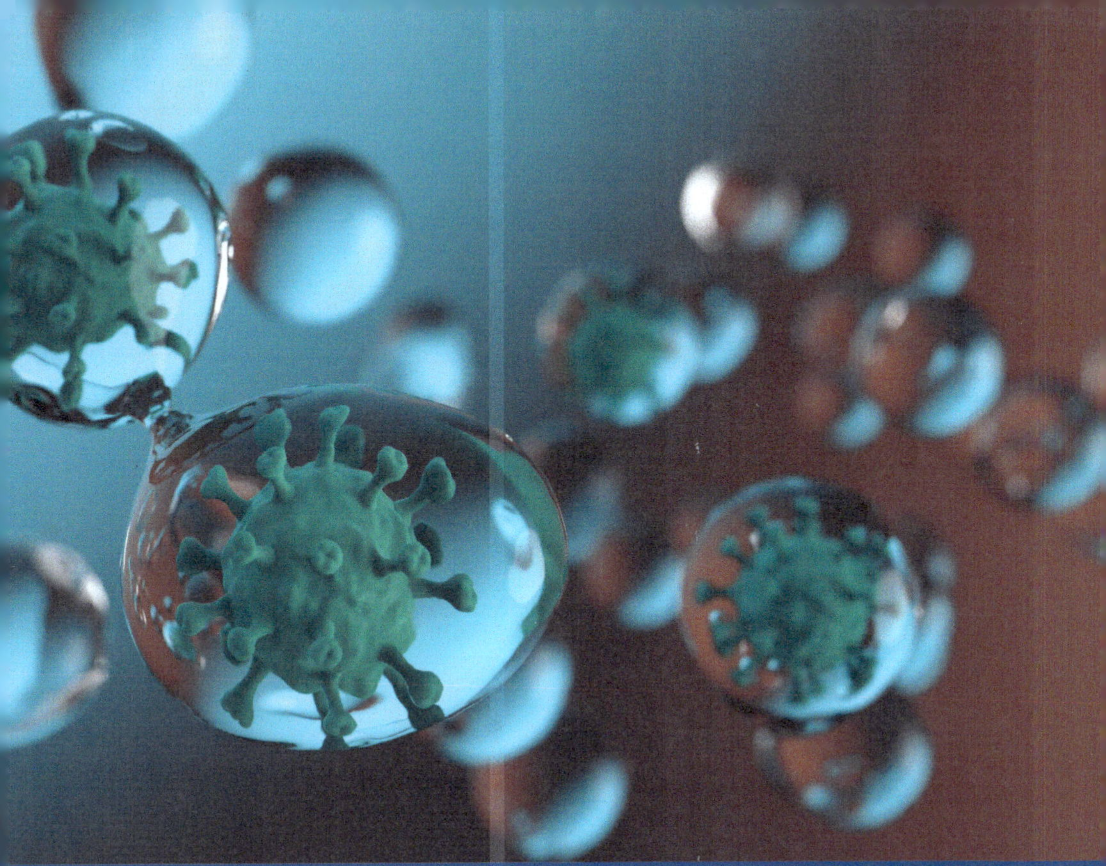

RECOMENDAÇÕES EM MEDICINA DE EMERGÊNCIA E MEDICINA INTENSIVA PARA O ATENDIMENTO A

COVID-19

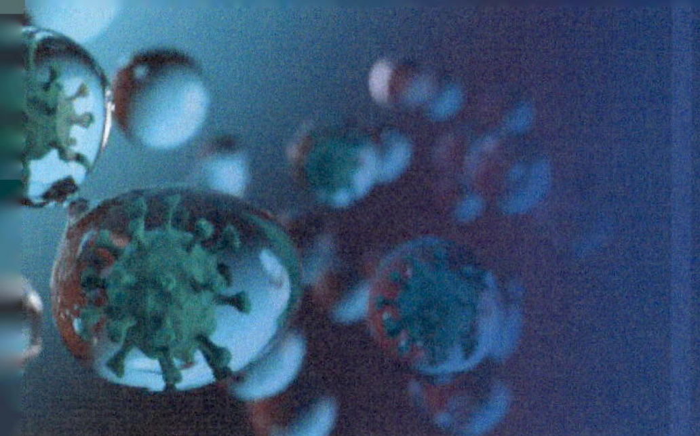

RECOMENDAÇÕES EM MEDICINA DE EMERGÊNCIA E MEDICINA INTENSIVA PARA O ATENDIMENTO A COVID-19

EDITORES

HÉLIO PENNA GUIMARÃES ▪ SUZANA MARGARETH AJEJE LOBO
DANIEL UJAKOW CORREA SCHUBERT ▪ FELIPE DAL-PIZZOL

EDITORES ASSOCIADOS

MARIA APARECIDA BRAGA ▪ THIAGO DOMINGOS CORRÊA
HUGO CORRÊA DE ANDRADE URBANO ▪ ROSENY DOS REIS RODRIGUES

São Paulo, 2020

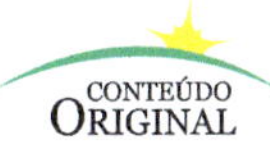

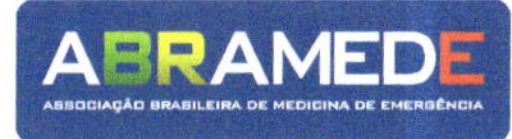

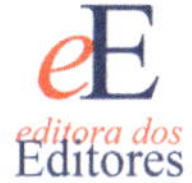

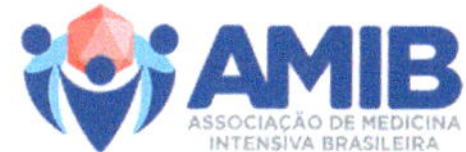

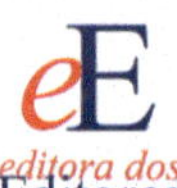

RECOMENDAÇÕES EM MEDICINA DE EMERGÊNCIA E MEDICINA INTENSIVA PARA O ATENDIMENTO A COVID-19

Editores: Hélio Penna Guimarães, Suzana Margareth Ajeje Lobo, Daniel Ujakow Correa Schubert, Felipe Dal-Pizzol

Editores Associados: Roseny dos Reis Rodrigues, Maria Aparecida Braga, Thiago Domingos Corrêa, Hugo Corrêa de Andrade Urbano

Apoio na organização Abramed: Carolina Basso

Apoio na organização Amib: Karla Peterson

Produção editorial: Triall Editorial Ltda.

Copydesk: Carla Tureta Moraes

Ilustração: Margarete Baldissara

Diagramação e projeto gráfico: Triall Editorial Ltda.

Capa: Triall Editorial Ltda.

Impresso no Brasil
Printed in Brazil
1ª impressão – 2020

ISBN: 978-65-86098-06-8

Editora dos Editores
São Paulo: Rua Marquês de Itu,408 - sala 104 – Centro.
(11) 2538-3117
Rio de Janeiro: Rua Visconde de Pirajá, 547 - sala 1121 – Ipanema.
www.editoradoseditores.com.br

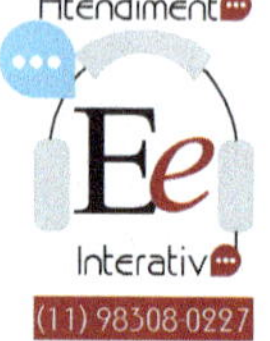

Este livro foi criteriosamente selecionado e aprovado por um Editor científico da área em que se inclui. A Editora dos Editores assume o compromisso de delegar a decisão da publicação de seus livros a professores e formadores de opinião com notório saber em suas respectivas áreas de atuação profissional e acadêmica, sem a interferência de seus controladores e gestores, cujo objetivo é lhe entregar o melhor conteúdo para sua formação e atualização profissional.
Desejamos-lhe uma boa leitura!

Dados Internacionais de Catalogação na Publicação (CIP)
(Câmara Brasileira do Livro, SP, Brasil)

Recomendações em medicina de emergência e medicina intensiva para o atendimento a covid-19 / editores Hélio Penna Guimarães ... [et al.]. -- 1. ed. -- São Paulo : Editora dos Editores Eireli, 2020.

Outros editores: Suzana Margareth Ajeje Lobo, Daniel Ujakow Correa Schubert, Felipe Dal-Pizzol

Vários colaboradores
Bibliografia
ISBN 978-65-86098-06-8

1. Coronavírus (COVID-19) - Aspectos imunológicos 2. Coronavírus (COVID-19) - Diagnóstico 3. Emergências médicas 4. Medicina intensiva I. Guimarães, Hélio Penna. II. Lobo, Suzana Margareth Ajeje. III. Schubert, Daniel Ujakow Correa. IV. Dal-Pizzol, Felipe

20-38125 CDD-616.9

Índices para catálogo sistemático:
1. Coronavírus : COVID-19 : Saúde pública : Ciências médicas 616.9
Maria Alice Ferreira - Bibliotecária - CRB-8/7964

Sobre os editores

Hélio Penna Guimarães

- Emergencista e Intensivista;
- Médico do Departamento de Pacientes Graves do Hospital Albert Einstein (HAEI);
- Presidente da Associação Brasileira de Medicina de Emergência (ABRAMEDE), biênio 2020-2021;
- Doutor em Ciências pela Universidade de São Paulo (USP);
- Coordenador-Médico do Instituto de Ensino do Hospital do Coração (HCor);
- Professor Afiliado do Departamento de Medicina da Escola Paulista de Medicina da Universidade Federal de São Paulo (EPM-UNIFESP);
- Médico da Unidade de Terapia Intensiva da EPM-UNIFESP/UTI e da UTI do Instituto de Infectologia Emilio Ribas (IIER).

Suzana Margareth Ajeje Lobo

- Intensivista;
- Mestre, Doutora e Livre-docente em Medicina pela Faculdade de Medicina de São José do Rio Preto (FMRP);
- Presidente da Associação de Medicina Intensiva Brasileira (AMIB), biênio 2020-2021;
- Médica do Hospital de Base de São José do Rio Preto (HBSJRP);
- Professora-Assistente da Faculdade de Medicina de São José do Rio Preto (FAMERP).

Daniel Ujakow Correa Schubert

- Emergencista do Instituto D'Or de Pesquisa e Ensino;
- Médico Emergencista da Sala Vermelha do Hospital Estadual Getúlio Vargas, SES-RJ.

Felipe Dal-Pizzol

- Professor do Curso de Medicina da Universidade do Extremo Sul Catarinense (UESC);
- Presidente da Sociedade Catarinense de Terapia Intensiva (SCTI);
- Editor-Associado da Revista Brasileira de Terapia Intensiva;
- Médico Intensivista;
- Editor-Chefe da Revista Brasileira de Terapia Intensiva.

Editores associados

Maria Aparecida Braga

- Médica Emergencista e Intensivista;
- Coordenadora da UTI da Unimed-BH;
- Vice-Presidente da Associação Brasileira de Medicina de Emergência (ABRAMEDE).

Thiago Domingos Corrêa

- Intensivista;
- Coordenador Médico do Centro de Terapia Intensiva do Departamento de Pacientes Graves (DPG) do Hospital Israelita Albert Einstein (HIAE);
- Doutor em Ciências pela Universidade de São Paulo (USP).

Hugo Corrêa de Andrade Urbano

- Intensivista;
- Médico Coordenador do Centro de Tratamento Intensivo do Hospital Vila da Serra, Nova Lima, MG;
- Diretor-Científico da Associação de Medicina Intensiva Brasileira (AMIB), biênio 2020-2021;
- Presidente da Sociedade Mineira de Terapia Intensiva (SOMITI), biênio 2016-2017 e 2018-2019

Roseny dos Reis Rodrigues

- Anestesiologista e Intensivista;
- Médica do Departamento de Pacientes Graves (DPG) do Hospital Israelita Albert Einstein (HIAE);
- Doutora em Medicina pela Universidade de São Paulo (USP).

Prefácio

A Associação Brasileira de Medicina de Emergência (ABRAMEDE) e Associação de Medicina Intensiva Brasileira (AMIB) alinhadas em suas missões de levar Educação Continuada para as equipes multiprofissionais atuantes nos Departamentos de Emergência e Unidades de Terapia Intensiva, apresentam agora, a toda a sociedade médica, suas *Recomendações em Medicina de Emergência e Medicina Intensiva para o Atendimento a Covid-19*. No atual momento da pandemia do COVID-19, A ABRAMEDE e a AMIB uniram-se em sólida parceria e não poderiam deixar de apresentar um publicação atual, que prima pelo conteúdo científico, escrita por renomados profissionais da Medicina de Emergência e Medicina Intensiva nacionais. As Diretorias Executivas, assim como os membros de Comitês e Departamentos desenvolveram este material para servir de apoio aos profissionais de saúde nas tomadas de decisão no dia a dia, de cuidado dos pacientes COVID-19 desde o pré-hospitalar até a internação na terapia intensiva. Lembramos que o conhecimento sobre a COVID-19 é constantemente atualizado. Nossos comitês e departamentos estão diariamente acompanhando estas mudanças, para levar aos membros da sociedade, informações atualizadas nas nossas diferentes mídias. Assim sugerimos a todos acessar em https://http://abramede.com.br/ e https://www. amib.org.br/pagina-inicial/coronavirus/a totalidade destes documentos.

Os profissionais de saúde devem estar prontos. Devem-se engajar-se em um plano de preparação que envolva todo o seu serviço de saúde, a fim de que estejam preparados para ampliar a capacidade de atendimento a pacientes graves.

Os Editores

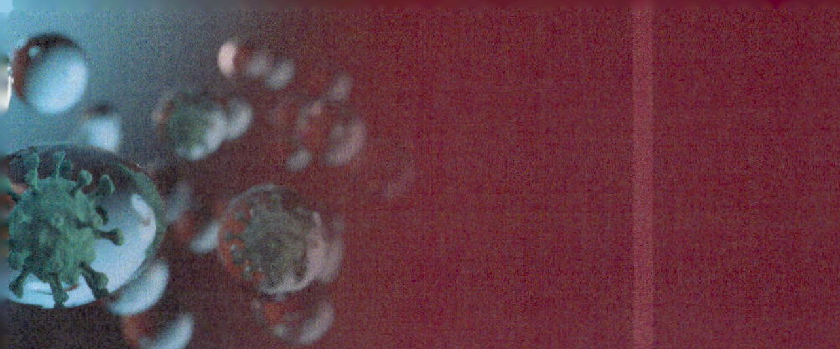

Sumário

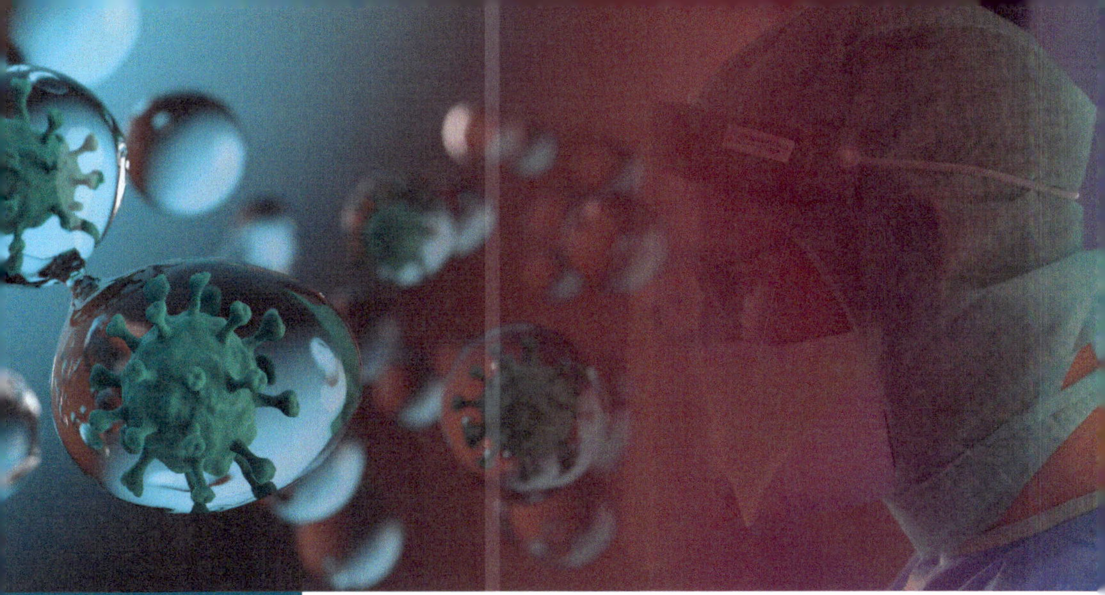

Capítulo

1

Coronavírus e Medicina de Emergência: Recomendações para o Atendimento Inicial do Médico Emergencista pela Associação Brasileira de Medicina de Emergência (ABRAMEDE)

Autores

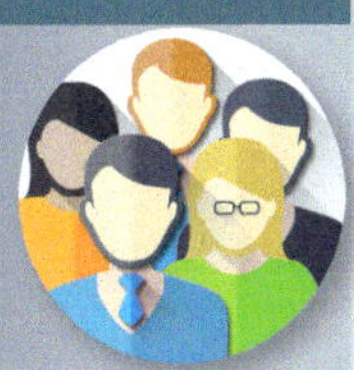

Associação Brasileira de Medicina de Emergência (ABRAMEDE)

- Hélio Penna Guimarães

  Médico Emergencista e Intensivista do Departamento de Pacientes Graves do Hospital Albert Einstein (HAEI). Professor Afiliado da Escola Paulista de Medicina da Universidade Federal de São Paulo/Unidade de Terapia Intensiva (EPM-UNIFESP/UTI) Instituto de Infectologia Emílio Ribas. Presidente da Associação Brasileira de Medicina de Emergência (ABRAMEDE).

- Maria Cecilia Damasceno

  Médica Emergencista. Presidente da Associação Brasileira de Medicina de Emergência (ABRAMEDE) – Regional São Paulo.

- Maria Aparecida Braga

  Médica Emergencista e Intensivista. Coordenadora da UTI da Unimed-BH. Vice-Presidente da Associação Brasileira de Medicina de Emergência (ABRAMEDE).

- Daniel Ujakow Correa Schubert

  Médico Emergencista. Instituto D'or de Pesquisa e Ensino/Hospital Estadual Getúlio Vargas (HEGV), SES-RJ.

- Kaile de Araujo Cunha

  Emergencista. Instituto D'Or de Pesquisa e Ensino/Hospital Estadual Getúlio Vargas (HEGV), SES-RJ.

- **Danyelle Rocha da Silva**
  Emergencista na UDI Rede D'Or.
- **Fernando Couto Portela**
  Internista na UDI Rede D'Or.
- **João Carlos Batista Santana**
  Médico Emergencista Pediátrico. Vice-Presidente da Associação Brasileira de Medicina de Emergência (ABRAMEDE).
- **Ana Paula da Rocha Freitas**
  Médica Emergencista. Primeira-secretária da Associação Brasileira de Medicina de Emergência (ABRAMEDE).
- **Sabrina Corrêa da Costa Ribeiro**
  Médica Emergencista. Primeira-Tesoureira da Associação Brasileira de Medicina de Emergência (ABRAMEDE).
- **Ivan de Mattos Paiva Filho**
  Médico Emergencista. Segundo-Secretário da Associação Brasileira de Medicina de Emergência (ABRAMEDE).
- **Breno Douglas Dantas Oliveira**
  Médico Emergencista. Segundo-Tesoureiro da Associação Brasileira de Medicina de Emergência (ABRAMEDE).

Comitê de Insuficiência Respiratória e Ventilação Mecânica da Associação de Medicina Intensiva Brasileira (AMIB)

- **Jorge Luis dos Santos Valiatti**
  Presidente do Comitê de Insuficiência Respiratória e Ventilação Mecânica da Associação de Medicina Intensiva Brasileira (AMIB).
- **Marcelo Alcantara Holanda**
  Membro do Comitê de Insuficiência Respiratória e Ventilação Mecânica da Associação de Medicina Intensiva Brasileira (AMIB).
- **Sérgio de Vasconcellos Baldisserotto**
  Membro do Comitê de Insuficiência Respiratória e Ventilação Mecânica da Associação de Medicina Intensiva Brasileira (AMIB).
- **Juliana Carvalho Ferreira**
  Membro do Comitê de Insuficiência Respiratória e Ventilação Mecânica da Associação de Medicina Intensiva Brasileira (AMIB).
- **Marco Antonio Soares Reis**
  Membro do Comitê de Insuficiência Respiratória e Ventilação Mecânica da Associação de Medicina Intensiva Brasileira (AMIB).
- **Patricia Rocco**
  Membro do Comitê de Insuficiência Respiratória e Ventilação Mecânica da Associação de Medicina Intensiva Brasileira (AMIB).
- **Marcelo Barciela Brandão**
  Membro do Comitê de Insuficiência Respiratória e Ventilação Mecânica da Associação de Medicina Intensiva Brasileira (AMIB).

Agradecimentos

- **Kamila Ramborger Goulart**

  Membro do Comitê de Insuficiência Respiratória e Ventilação Mecânica. Membro do Comitê INOVA da Associação de Medicina Intensiva Brasileira (AMIB).

- **Mário Ferreira Carpi**

  Coordenador do Curso Ventiped da Associação de Medicina Intensiva Brasileira (AMIB).

- **Bruno do Valle Pinheiro**

  Coordenador do Curso Venuti da Associação de Medicina Intensiva Brasileira (AMIB).

- **Alexandre Marini Ísola**

  Coordenador do Curso Venuti II da Associação de Medicina Intensiva Brasileira (AMIB) em nome do Comitê de Insuficiência Respiratória e Ventilação Mecânica da Associação de Medicina Intensiva Brasileira (AMIB).

- **Albert Chan, MD, FANZCA, FHKCA, FHKAM**

  (Anaesthesiology); Department of Anaesthesia and Intensive Care, Prince of Wales Hospital, Chinese University of Hong Kong. Clinical Simulation Committee, Hong Kong College of Anaesthesiologists. Hong Kong Jockey Club Innovation and Learning Centre for Medicine, Hong Kong Academy of Medicine. Center for Medical Simulation, Boston, Massachusetts.

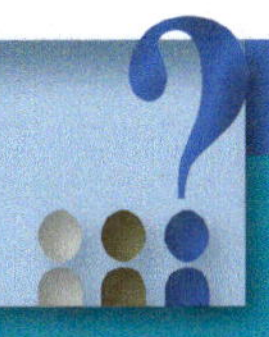

ASSUNTOS ABORDADOS

1. Introdução
2. O agente — SARS-CoV-2
3. Transmissibilidade e contágio
4. Manifestações clínicas
5. Diagnóstico
6. Exames de imagem
7. Manejo clínico
8. Notificação e registro
9. Prevenção
10. Orientação para a comunidade
11. Planos de contingência

1 INTRODUÇÃO

Um novo quadro de pneumonia viral associada a grave insuficiência respiratória surgiu em Wuhan, na China, em dezembro de 2019. Desde então, tem promovido intensa ansiedade e preocupação em autoridades de saúde e na população mundial. O agente causador, inicialmente reconhecido como um coronavírus (SARS-CoV-2), foi identificado e sequenciado, e, já em janeiro de 2020, a Organização Mundial da Saúde (OMS) emitiu um alerta de saúde sobre uma nova epidemia viral pela doença que recebeu o nome COVID-19. Em 11 de março de 2020, a doença foi classificada como pandemia.

Segundo dados internacionais, até 24 de maio de 2020, foram confirmados 5.428.388 de casos de COVID-19, com 345.360 óbitos. Os Estados Unidos da América são o país com maior número de casos (1.643.499), com 97.722 óbitos. O Brasil é o segundo país em número de casos confirmados (363.211) e o sexto país em número de óbitos (22.666) (***Figuras 1.1 a 1.4***).

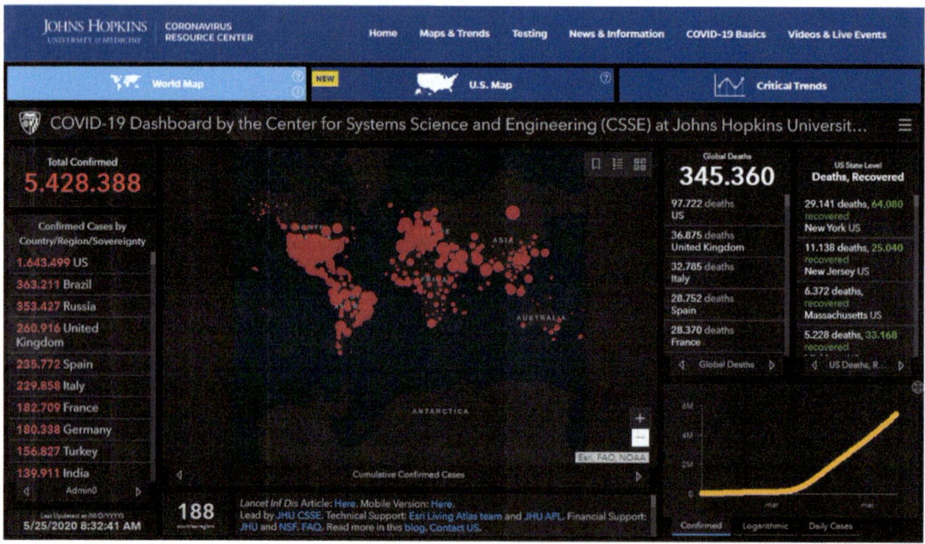

Figura 1.1 Dados do Coronavirus Resource Center, *Johns Hopkins* University (JHU).
Fonte: https://coronavirus.jhu.edu/map.html (acesso em 3 jun 2020)

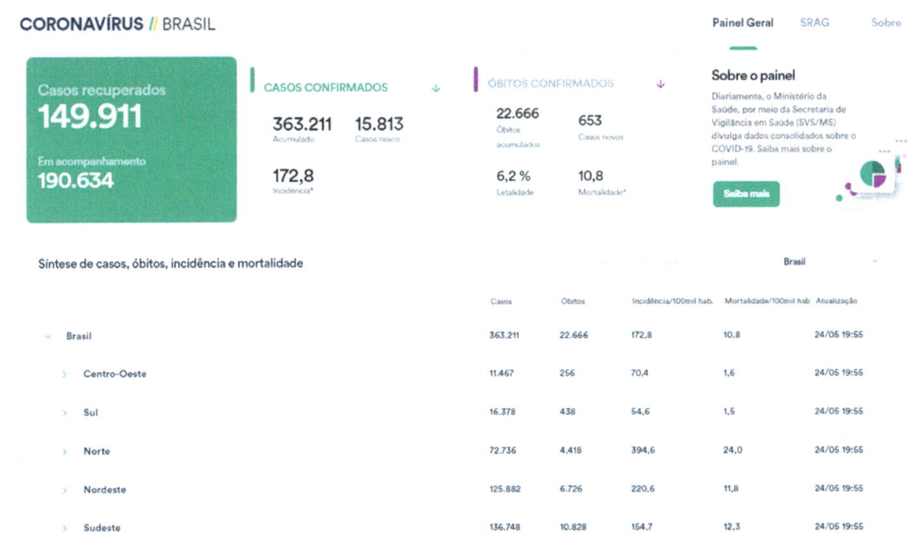

	Casos	Óbitos	Incidência/100mil hab.	Mortalidade/100mil hab	Atualização
Brasil	363.211	22.666	172,8	10,8	24/05 19:55
Centro-Oeste	11.467	256	70,4	1,6	24/05 19:55
Sul	16.378	438	54,6	1,5	24/05 19:55
Norte	72.736	4.418	394,6	24,0	24/05 19:55
Nordeste	125.882	6.726	220,6	11,8	24/05 19:55
Sudeste	136.748	10.828	154,7	12,3	24/05 19:55

Figura 1.2 Painel COVID-19, Ministério da Saúde.
Fonte: https://covid.saude.gov.br/ (acesso em 3 jun 2020)

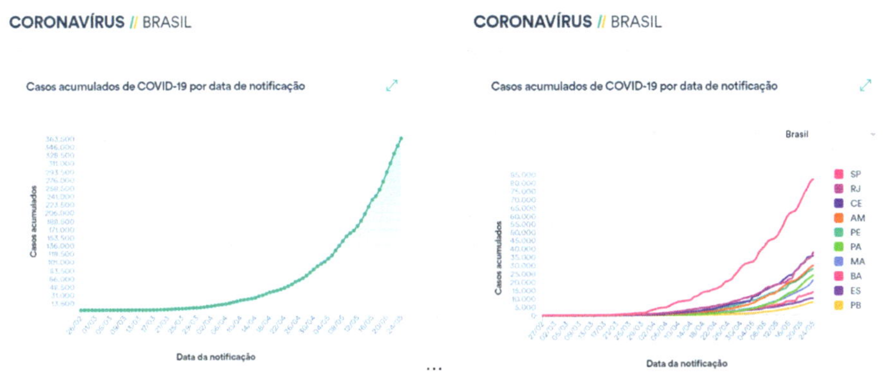

Figura 1.3 Casos acumulados de COVID-19: painel COVID 19, Ministério da Saúde.
Fonte: https://covid.saude.gov.br/ (acesso em 3 jun 2020)

Considerações epidemiológicas sugerem uma maior incidência e gravidade entre idosos do sexo masculino, fumantes e indivíduos com comorbidades (como cardiopatias, doença pulmonar obstrutiva crônica, diabetes *mellitus*, tabagismo, entre outras). Na Itália, até o dia 22 de maio de 2020, o Instituto Superior de Saúde já tinha contabilizado 228.418 casos de COVID-19, e 27.101 profissionais de saúde contraíram a doença. O número de óbitos (atualizado em 24 de maio de 2020) passava de 32.785. A mediana de idade era 62 anos, sendo 54% do sexo masculino. A mortalidade aumentava de maneira considerável a partir da sexta década de vida e conforme o número de comorbidades (***Figuras 1.5 e 1.6***).

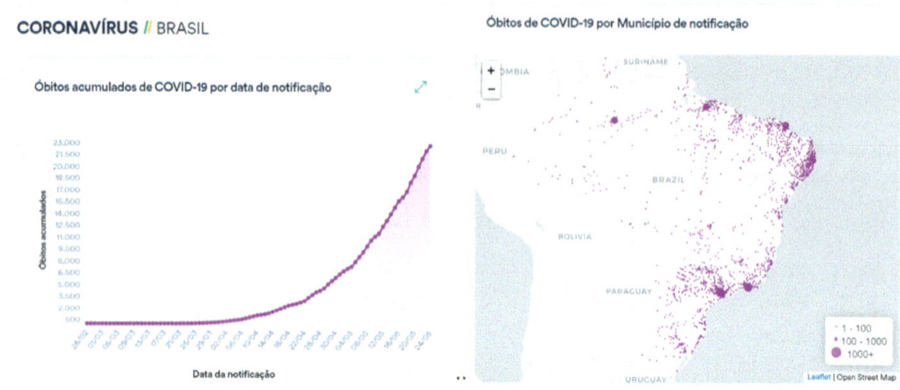

Figura 1.4 Óbitos acumulados por COVID-19: painel COVID-19, Ministério da Saúde.
Fonte: https://covid.saude.gov.br/ (acesso em 3 jun 2020)

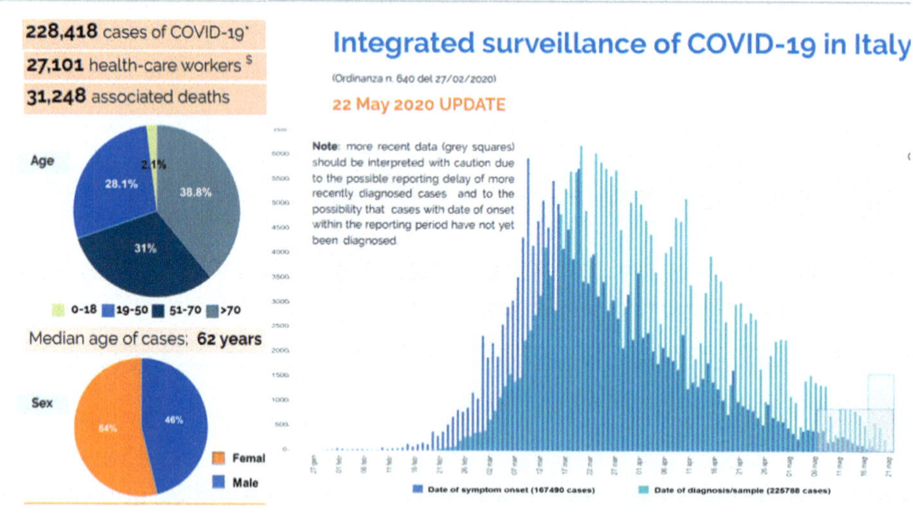

Figura 1.5 Infográfico do Istituto Superiore di Sanità.
Fonte: https://www.epicentro.iss.it/en/coronavirus/bollettino/Infografica_22maggio%20ENG.pdf (acesso em 3 jun 2020)

Integrated surveillance of COVID-19 in Italy

(Ordinanza n. 640 del 27/02/2020)

22 May 2020 UPDATE

Age (years)	Deaths [n (%)]	CFR[$]
0-9	4 (0%)	0.2%
10-19	0 (0%)	0%
20-29	13 (0%)	0.1%
30-39	61 (0.2%)	0.3%
40-49	269 (0.9%)	0.9%
50-59	1105 (3.5%)	2.7%
60-69	3233 (10.3%)	10.6%
70-79	8487 (27.2%)	25.8%
80-89	12792 (40.9%)	31.8%
>=90	5284 (16.9%)	28.7%
Not reported	0 (0%)	0%
Total	31248 (100%)	13.7%

Diseases	N	%
Ischemic heart disease	856	28.2
Atrial Fibrillation	681	22.5
Heart failure	490	16.2
Stroke	310	10.2
Hypertension	2071	68.3
Type 2-Diabetes	914	30.1
Dementia	480	15.8
COPD (Chronic Obstructive Pulmonary Disease)	498	16.4
Active cancer in the past 5 years	480	15.8
Chronic liver disease	120	4.0
Chronic renal failure	618	20.4
Dialysis	55	1.8
Respiratory failure	150	4.9
HIV Infection	6	0.2
Autoimmune diseases	115	3.8
Obesity	335	11.0
Number of comorbidities		
0 comorbidities	124	4.1
1 comorbidity	454	15.0
2 comorbidities	648	21.4
3 comorbidities and over	1806	59.6

Figura 1.6 Distribuição de mortes por COVID-19 por faixa etária e por número de comorbidades.

Fonte: https://www.epicentro.iss.it/en/coronavirus/bollettino/Report-COVID-2019_21_may_2020.pdf (acesso em 3 jun 2020)

Crianças são tipicamente mais suscetíveis a complicações da gripe; no entanto, até agora, esse grupo apresentou taxas de COVID-19 abaixo das esperadas, e as mortes nesse grupo parecem ser raras.

O número de casos graves é baixo entre **adultos jovens** e extremamente baixo em **crianças**. Apesar da preocupação com o risco potencial de transmissão vertical, poucas **gestantes** foram acometidas até o momento, e apenas recentemente foi demonstrado um caso de trasmissão materno-fetal.

INFORMAÇÕES COMPLEMENTARES

https://www.researchgate.net/publication/341414417_Transplacental_transmission_of_SARS-CoV-2_infection (acesso em 3 jun 2020)

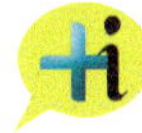

A mortalidade aumenta com a idade: próxima de zero em bebês e crianças; até 8% em pessoas com mais de 70 anos; e de 15% a 30% em idosos com comorbidades.

Como é desconhecido o potencial do SARS-CoV-2 para graves resultados adversos obstétricos e neonatais, é necessária uma triagem rigorosa dos casos suspeitos durante a gravidez, bem como o acompanhamento a longo prazo de mães confirmadas e seus recém-nascidos. Como relatado em estudo anterior, a infecção por coronavírus, por SARS, durante a gravidez pode causar parto prematuro, restrição de crescimento intrauterino, morte intrauterina e morte neonatal.

O acometimento inicial foi considerável **entre profissionais de saúde**, com 1.700 casos (15% deles considerados graves) e cinco óbitos. Esses dados podem estar relacionados a contato com pacientes sob maior carga viral e negligência nas medidas protetivas, de acordo com o estudo ***Clinical Characteristics of Coronavirus Disease 2019 in China*** (NEJM, 29 fev 2020). Na Itália, mais de 27 mil profissionais de saúde adoeceram. Passados pouco mais de dois meses do início da pandemia de COVID-19 no Brasil, 113 médicos morreram vítimas da doença. O Rio de Janeiro é o estado com o maior número de vítimas no período: 30 médicos faleceram por COVID-19. No Pará, foram 27 casos; em São Paulo, são ao menos 26 médicos. Há, ainda, casos em Pernambuco (seis), Amazonas, Minas Gerais e Paraíba (quatro cada), Ceará e Rio Grande do Norte (três cada), Paraná e Bahia (dois cada), além de Alagoas e Santa Catarina (um cada).

De acordo com o Ministério da Saúde, o Brasil teve 31.790 casos de profissionais da saúde confirmados para COVID-19. Outros 114 mil casos estão sob investigação. O Brasil é ainda o país onde mais morrem enfermeiros no mundo por conta da epidemia. De acordo com o Conselho Federal de Enfermagem, 143 enfermeiros foram vítimas da COVID-19 e há 16.064 casos confirmados. O estado com mais mortes é também o Rio de Janeiro (36), seguido por São Paulo (32). No último dia 12 [de maio], Dia Internacional da Enfermagem, profissionais da categoria fizeram atos em cidades como Rio de Janeiro e Brasília, em homenagem aos colegas perdidos e reivindicaram melhores condições de trabalho para a categoria.

Fonte: https://www.anamt.org.br/portal/2020/05/21/brasil-ultrapassa-a-marca-de-cem-medicos-mortos-por-covid-19-dois-por-dia/ (acesso em 3 jun 2020)

A taxa de letalidade é ainda de difícil definição, principalmente pela testagem baixa ou inexistente da população com sintomas brandos. Segundo relatório do Ministério da Saúde, a letalidade no Brasil encontra-se em 6,2% (***Figura 1***).

Nesse contexto, demonstra ser imperativo que os profissionais emergencistas compreendam os dados preliminares sobre a dinâmica dessa doença, suas possíveis apresentações, além das modalidades propostas de prevenção e tratamento.

2 O AGENTE — SARS-COV-2

A classificação atual dos coronavírus reconhece 39 espécies em 27 subgêneros, cinco gêneros e duas subfamílias pertencentes à família *Coronaviridae*, subordem

Cornidovirineae, ordem *Nidovirales*, reino *Riboviria*. Anteriormente conhecido como 2019-nCoV (novo coronavírus 2019), o agente responsável pela COVID-19 foi renomeado como SARS-CoV-2, numa declaração de consenso da International Committee on Taxonomy of Viruses, publicada em 2 de março de 2020.

INFORMAÇÕES COMPLEMENTARES

https://www.nature.com/articles/s41564-020-0695-z (acesso em 3 jun 2020)

O SARS-CoV-2 é um vírus RNA de fita simples, não segmentado e com polaridade positiva, pertencente ao gênero dos betacoronavírus da linhagem B.

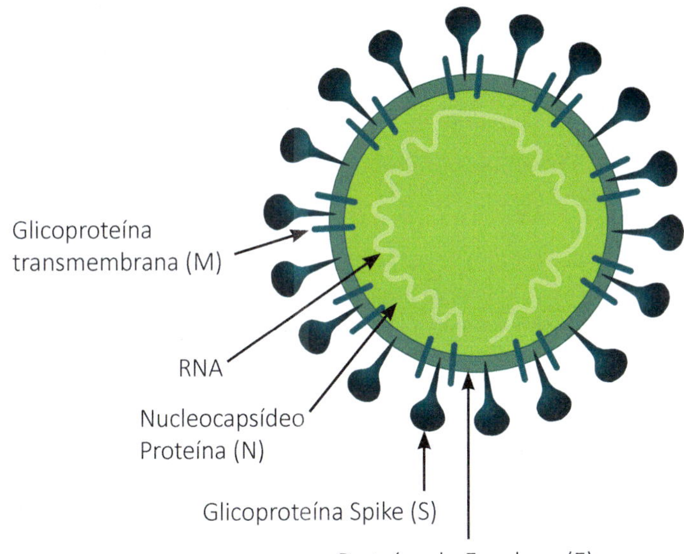

Figura 1.7 Membrana viral do coronavírus.
Fonte: Seah *et al*. (2020).

A ***Figura 1.7*** representa a membrana viral dos coronavírus, a qual contém a glicoproteína transmembrana (M), a glicoproteína *spike* (S) e a proteína do envelope (E), e ela envolve um nucleocapsídeo desordenado provavelmente helicoidal. A membrana viral é mais espessa, provavelmente porque a região carboxiterminal da proteína M forma uma camada interna extra. A proteína S medeia a entrada do coronavírus no hospedeiro pela primeira ligação a um receptor do hospedeiro e, depois, a fusão das membranas virais e hospedeiras.

Um domínio definido de ligação ao receptor (RBD) do envelope de SARS-CoV-2 reconhece especificamente a enzima de conversão da angiotensina 2 do receptor do hospedeiro (ACE2).

Ele foi o sétimo coronavírus humano identificado e tem similaridades com dois outros coronavírus respiratórios humanos altamente patogênicos: coronavírus da síndrome respiratória aguda grave (SARS-CoV) e coronavírus da síndrome respiratória do Oriente Médio (MERS-CoV), os quais também provocaram impactos recentes de larga escala em âmbito mundial.

Convém citar, porém, que tanto a SARS como a MERS parecem ter taxas mais altas de mortalidade e pior gravidade da doença até o momento. Também em comparação com a gripe pandêmica de 1918, representa carga menor de doença, conforme a ***Tabela 1.1***.

Tabela 1.1 Comparação de COVID-19 com SARS, MERS, influenza pandêmica de 1918 e influenza sazonal.

	COVID-19 a hoje	2002–2004 SARS	2012-2016 MERS	1918 Gripe pandêmica	Gripe sazonal (global)
R_0b	2,2	3	1,9-3,9	1,4-2,8	0,9-2,1
Total de casos	5.428.388	8.906	2.494	500 milhões	7.780.000
Mortes	345.360	744	858	50 milhões	389.000
Taxa de letalidade (%)	6,36	9	34	10	5

[a] Casos de COVID-19 em 25 de maio de 2020.

R_0b Número de casos novos/contaminações que podem desenvolver-se a partir de um caso confirmado.
Fonte: adaptada e atualizada de Yee *et al.* (2020).

3 TRANSMISSIBILIDADE E CONTÁGIO

A transmissão da COVID-19 de humano para humano ocorre principalmente por meio de:

Gotículas respiratórias	Produzidas por tosse ou espirro.
Contato	Inoculação por meio do contato *"fomite-to-face"* também é provavelmente um contribuinte significativo para a disseminação do vírus.

Aerossol	Gerado em alguns tipos de procedimento (como intubação orotraqueal e aspiração de vias aéreas).
Outros	Pacientes assintomáticos também podem transmitir a doença (transmissão possível durante o período de incubação), bem como pacientes com sintomas leves. Transmissões por via fecal-oral foram relatadas e **encontram-se em análise**.

O **período médio de incubação é de 5,2 dias** (intervalo de confiança [IC] de 95%, 4,1 a 7,0), com percentil 95 de distribuição em 12,5 a 14 dias. O reservatório animal do vírus ainda não foi identificado, mas o genoma do SARS-CoV-2 é semelhante ao coronavírus do morcego (94%), reforçando a suposição de que o vírus foi transmitido por um animal no mercado de Wuhan, na China.

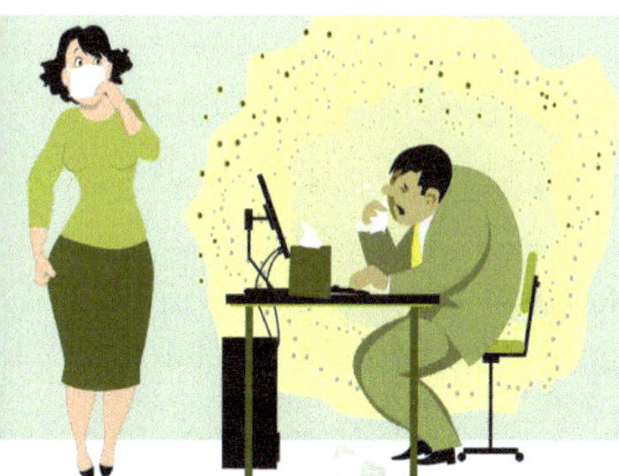

COMO OS VÍRUS SE ESPALHAM DE UM PAÍS PARA O OUTRO

- Transmissão para pequenos grupos de pessoas que tiveram contato com outras pessoas infectadas em locais onde o vírus se espalhou.
- Quando as pessoas infectadas retornam ao seu país de residência, o vírus é transmitido ao núcleo familiar.
- O núcleo da família transmite a doença a outros pequenos grupos de contato: escolas, trabalho, transporte público etc.
- O vírus espalha-se rápida e indiscriminadamente no novo país, começando novamente o ciclo.

O Ministério da Saúde (2020) define dois cenários de transmissão possíveis:

- **Transmissão local da COVID-19**: ocorrência de caso autóctone com vínculo epidemiológico a um caso confirmado identificado.

- **Transmissão comunitária da COVID-19**: ocorrência de casos autóctones sem vínculo epidemiológico a um caso confirmado, em área definida **OU** se identificado um resultado laboratorial positivo sem relação com outros casos na iniciativa privada ou na rotina de vigilância de doenças respiratórias **OU** se a transmissão se mantiver por cinco ou mais cadeias de transmissão.

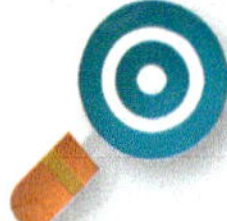

OBSERVAÇÃO

O Brasil encontra-se no cenário de transmissão comunitária; dessa maneira, deve-se realizar abordagem sindrômica, não se exigindo mais a identificação do fator etiológico por meio de exame específico para todos os casos suspeitos. Exame específico do agente causal deve ser solicitado nos serviços hospitalares e de emergência apenas para os casos de síndrome respiratória aguda grave — esse é o método de vigilância definido pelo Ministério da Saúde.

4 MANIFESTAÇÕES CLÍNICAS

Os primeiros achados incluem sintomas inespecíficos gripais. A maioria dos casos apresenta: febre (83% a 98%) ou tosse (76% a 82%); um terço dos casos relata algum grau de dispneia; menos comuns: mialgias (11%), rinorreia (10%), cefaleia (8%), dor no peito (2%) e sintomas gastrointestinais (3%). A maioria dos pacientes apresentou mais de um sintoma.

Aproximadamente 23% a 32% dos pacientes foram admitidos na Unidade de Terapia Intensiva (UTI), principalmente para melhor suporte à oxigenação, e 4% a 10% necessitaram de ventilação mecânica ou oxigenação extracorpórea por membrana (< 3%). Em média 80% das mortes por COVID-19 foram de pacientes com mais de 60 anos de idade, e mais de 75% já tinham comorbidades (como hipertensão, diabetes ou doença cardiovascular).

Em **pediatria**, o comportamento da infecção respiratória por COVID-19 parece ser semelhante ao que ocorre em adultos, entretanto com evolução clínica e desfecho bem mais favoráveis. Na China, neste período epidêmico, somente 0,9% de todos os infectados tinham menos de 15 anos, e 0,5% deles evoluíram com quadros mais severos. Na população pediátrica, o intervalo entre a incubação e as primeiras manifestações clínicas foi, em média, de 6,5 dias, que é superior ao intervalo de adultos (5,4 dias). A principal apresentação clínica em crianças é febre seguida de tosse e, menos frequentemente, dor de garganta e rinorreia. A febre desses pacientes durou somente 24 horas ou menos. A linfopenia tem sido constante na maioria dos infectados, e todos os mediadores inflamatórios mostraram-se dentro dos limites da normalidade. Nas radiografias de tórax, observou-se infiltrado pulmonar unilateral. Mesmo com quadros moderados, todas as crianças infectadas foram hospitalizadas e mantidas em isolamento respiratório e tiveram um tempo médio de permanência hospitalar de cinco dias. Nenhum paciente pediátrico fez uso de oxigenoterapia. Não foi registrado nenhum óbito entre eles, possivelmente por não terem qualquer comorbidade.

Dentre as manifestações extrapulmonares de gravidade por COVID-19, destacam-se manifestações cardiovasculares (injúria miocárdica, aumento de biomarcadores cardíacos, piora da função sistólica ventricular, aumento importante proBnP, até síndrome de Takotsubo/choque cardiogênico), manifestações neurológicas (acidente vascular encefálico, síndrome de Guillain-Barré) e manifestações tromboembólicas (trombose venosa profunda de extremidades e tromboembolia pulmonar).

5 DIAGNÓSTICO

O emergencista deve obter o histórico detalhado de qualquer paciente que se apresente no Departamento de Emergência com febre e sintomas respiratórios inespecíficos, bem como deve avaliar outras causas possíveis.

Paciente SUSPEITO é aquele **que reside ou que tenha estado em território com transmissão sustentada (comunitária) de COVID-19** e que apresente:

- Sensação febril ou febre (mesmo que relatada) E/OU
- Tosse OU
- Odinofagia OU
- Coriza/congestão nasal (crianças) OU
- Dispneia (*adultos*: frequência respiratória > 23 ipm, saturação de O_2 < 93% a 95% em ar ambiente; *crianças*: saturação de O_2 < 90%, cianose central, batimentos de asa do nariz, tiragem intercostal, gemência, taquipneia [< 2 meses: ≥ 60 ipm; 2 a 11 meses: ≥ 50 ipm; 1 a 5 anos: ≥ 40ipm])
- Febre pode não estar presente em alguns grupos, como pacientes jovens, idosos, imunossuprimidos ou aqueles que, em algumas situações, possam ter utilizado medicamento antitérmico. Nesses casos, avaliação clínica deve ser levada em consideração. Em idosos e crianças, devem-se considerar também critérios específicos de agravamento: síncope, confusão mental, sonolência excessiva, desidratação, irritabilidade e inapetência.

O diagnóstico laboratorial de COVID-19 é realizado por meio de:

- Coleta de *swab* combinado das secreções de nasofaringe (SNF) e orofaringe (SOF) ou do trato respiratório inferior;
- Reação de polimerase em cadeia com transcrição reversa em tempo real (rRT-PCR).

Considerando novos vírus ou novos subtipos virais em processos pandêmicos, essa coleta pode ser realizada até o sétimo dia do início dos sintomas (mas, preferencialmente, até o terceiro dia) — **é o teste padrão-ouro**. Seu resultado negativo, entretanto, não exclui o diagnóstico.

O diagnóstico laboratorial específico para coronavírus inclui as seguintes técnicas: detecção do genoma viral por meio das técnicas de rRT-PCR em tempo real e sequenciamento parcial ou total do genoma viral.

ATENÇÃO

Se houver suspeita de COVID-19, o paciente deve ser colocado em isolamento — e todos os princípios de prevenção de infecções devem ser empregados. Com base em experiências anteriores em MERS, se o teste inicial de um paciente com forte suspeita de infecção por SARS-CoV-2 for negativo, recomenda-se repetir o teste. **Outros métodos diagnósticos são o teste ELISA (para detecção de IgA, IgM e IgG) e teste rápido imunocromatográfico**. Deve-se realizar painel viral na síndrome respiratória aguda grave, incluindo pesquisa para SARS-CoV-2, para exclusão de outros diagnósticos (***influenza***, rinovírus, vírus sincicial respiratório).

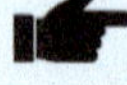

Caso provável de doença respiratória aguda por COVID-19
Caso suspeito que apresente resultado laboratorial inconclusivo para COVID-19 OU com teste positivo em ensaio de pancoronavírus.

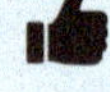

Caso confirmado de doença respiratória aguda por COVID-19
Indivíduo com confirmação laboratorial conclusiva para COVID-19, independentemente de sinais e sintomas.

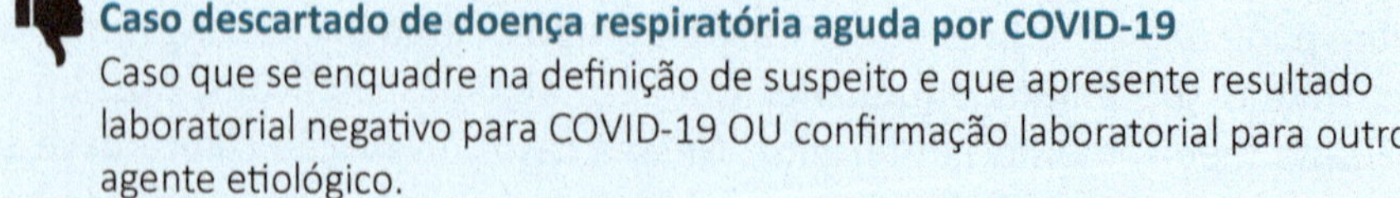

Caso descartado de doença respiratória aguda por COVID-19
Caso que se enquadre na definição de suspeito e que apresente resultado laboratorial negativo para COVID-19 OU confirmação laboratorial para outro agente etiológico.

Caso excluído de doença respiratória aguda por COVID-19
Caso notificado que não se enquadre na definição de suspeito. Nessa situação, o registro será excluído da base de dados nacional.

6 EXAMES DE IMAGEM

6.1 Radiografia de Toráx

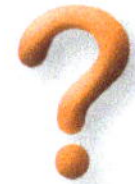

O QUE ENCONTRAR?

Opacidades de espaço aéreo multifocais de modo similar a outras infecções por coronavírus. Os achados da radiografia de tórax são tardios em comparação com a tomografia computadorizada (TC). As radiografias de tórax podem ser normais em doença precoce ou leve.

6.2 Tomografia de Tórax

A tomografia computadorizada (TC) NÃO deve ser usada como rastreio ou para o diagnóstico inicial por imagem da COVID-19.

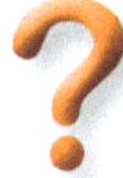

O QUE ENCONTRAR?

Opacidades com atenuação em vidro fosco periféricas (focais ou multifocais) e bilaterais (50% a 75% dos casos). Entre 9 e 13 dias, há o aparecimento de lesões com padrão de pavimentação em mosaico e consolidações. O desaparecimento das lesões é lento, com duração de um mês ou mais. Em crianças, o achado de consolidação circundada por atenuação em vidro fosco (sinal do halo) parece ser mais comum que em adultos.

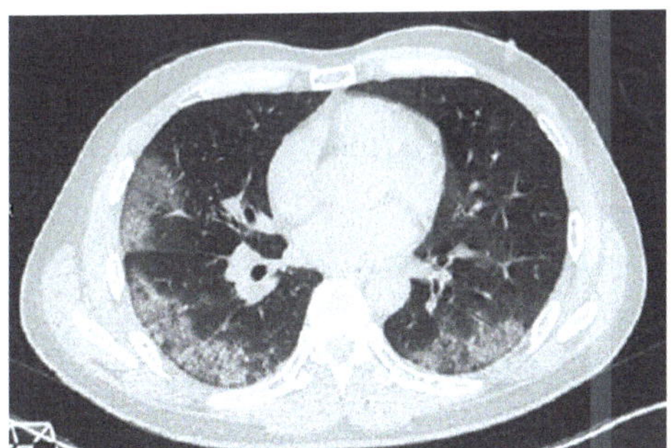
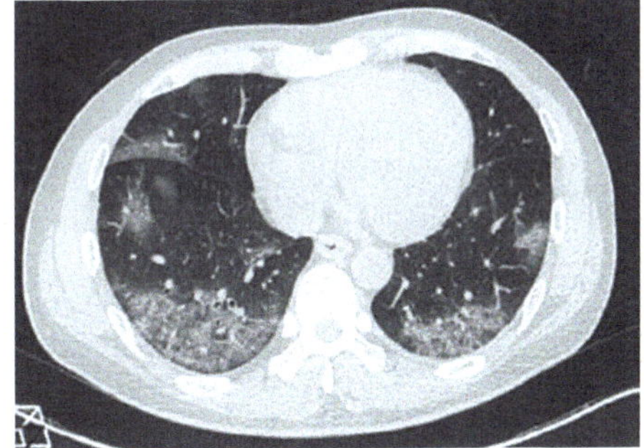

Figura 1.8 Tomografia computadorizada de tórax sem contraste com opacidades em vidro fosco multifocais e bilaterais, com predomínio periférico e posterior, que são achados pulmonares típicos da COVID-19.
Fonte: Araujo-Filho *et al.* (2020).

6.3 Ultrassonografia *Point Of Care* (Pocus)

As baixas sensibilidade e precisão da radiografia de tórax, associadas às dificuldades inerentes ao exame de tomografia torácica, abrem espaço para que a ultrassonografia *point of care* (POCUS) seja, potencialmente, uma ferramenta adequada para avaliação do paciente com COVID-19. Sugere-se o uso de POCUS em todo paciente: com indicação de internação, com deterioração clínica, antes e depois da intubação, durante manobra decremental de PEEP, logo antes da colocação em prona, logo após o retorno da posição prona, antes e depois da passagem de acessos centrais em cintura escapular etc.

Segundo Peng *et al*. (2020), as alterações pulmonares encontradas em pacientes com COVID-19 são:

- Espessamento da linha pleural com irregularidade da pleura;
- Linhas B em uma variedade de padrões, incluindo focal, multifocal e confluentes;
- Consolidações em uma variedade de padrões, incluindo pequenas consolidações multifocais, não translobares, e translobares com broncogramas aéreos móveis ocasionais;
- Aparecimento de linhas A durante a fase de recuperação;
- Derrames pleurais são incomuns.

TC Pulmonar	Ultrassonografia
Pleura espessada	Linha pleural espessada
Sombra e efusão de vidro fosco	Linhas B (multifocal, discreta ou confluente)
Sombra infiltrante pulmonar	Linhas B confluentes
Consolidação subpleural	Pequenas consolidações (centoméricas)
Consolidação translobar	Consolidação não translobar e translobar
Derrame pleural é raro	Derrame pleural é raro
Mais de dois lobos afetados	Distribuição multilobar de anormalidades
TC de pulmão sem alterações ou com alterações atípicas no estágio superprecoce, depois se difunde sombra de vidro difuso ou fosco, e, com o progresso da doença, há consolidação adicional do pulmão	As linhas focais de B são a principal característica no estágio inicial e na infecção leve; síndrome intersticial alveolar é a principal característica no estágio progressivo e em pacientes críticos; uma linha pode ser encontrada na convalescença; espessamento da linha pleural com linhas B desiguais pode ser observado em pacientes com fibrose pulmonar

Fonte: Peng *et al*. (2020).

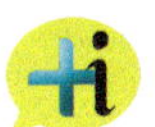

Para mais informações a respeito desse exame, consulte o protocolo para uso de POCUS no atendimento inicial de casos de COVID-19, disponível no site da Associação Brasileira de Medicina de Emergência (ABRAMEDE).

7 MANEJO CLÍNICO

No contexto da pandemia de COVID-19, o emergencista deve seguir passos definidos para reconhecimento precoce da doença (de modo a estabelecer isolamento e equipamentos de proteção individual adequados) e estratificação do risco, a fim de proceder ao tratamento conforme a gravidade. Nesse sentido, sugerem-se as seguintes etapas:

- Triagem inicial;
- Reconhecimento de casos suspeitos;
- Reconhecimento de síndrome respiratória aguda grave;
- Definição dos critérios de internação/local de internação/isolamento;
- Definição dos grupos de risco com pior prognóstico;
- Estabelecimento de condutas;
- Internação;
- Oxigen oterapia e suporte ventilatório iniciais para unidades de emergência.

7.1 Triagem Inicial

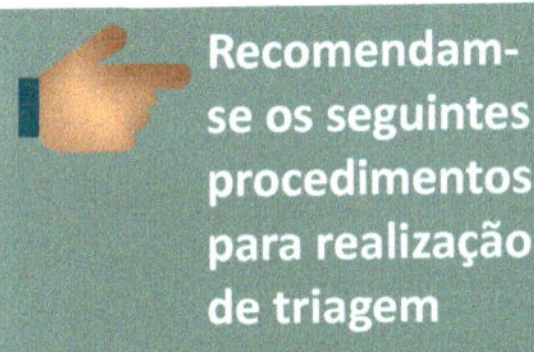

Recomendam-se os seguintes procedimentos para realização de triagem

- As portas de acesso ao hospital, para pacientes e funcionários, devem ser circuitos de entrada e saída diferentes.
- Promover treinamento da equipe, com equipamento de proteção, para identificação de pacientes com sintomas respiratórios em cada acesso.
- Exibir informações visuais (pôsteres, vídeos etc.) em locais estratégicos, a fim de fornecer instruções aos pacientes sobre higiene das mãos, higiene respiratória etc.
- Preparar a recepção de pacientes com sintomas respiratórios: área de identificação e priorização (triagem respiratória) de localização externa e/ou interna, bem como salas de espera alternativas.

	▪ Preparar áreas de avaliação com medidas de isolamento contra gotículas e contato. ▪ Preparar áreas de isolamento em espaços definidos e sinalizados. Essas áreas devem considerar a separação física com base nos raios de contaminação gerados, e nelas devem ser estabelecidas rotas de trânsito para evitar contato direto e coexistência entre pacientes.

7.2 Reconhecimento de Casos Suspeitos

Conforme já descrito, deve-se suspeitar de COVID-19 se o paciente apresentar:

Caso suspeito	(1) FEBRE + (2) PELO MENOS 1: ▪ Sensação febril ou febre (mesmo que relatada) E/OU ▪ Tosse OU ▪ Odinofagia OU ▪ Coriza/Congestão Nasal (Crianças) OU ▪ Dispneia: **Adultos:** frequência respiratória > 22 ipm, saturação de O_2 menor que 93-95% em ar ambiente. **Crianças:** saturação de O_2 < 90% em crianças, cianose central, batimentos de asa do nariz, tiragem intercostal, gemência, taquipneia (< 2 meses: ≥ 60 ipm; 2-11 meses: ≥ 50 ipm; 1-5 anos: ≥ 40 ipm).

7.3 Reconhecimento de Síndrome Respiratória Aguda Grave

Síndrome Respiratória Aguda Grave (SRAG)	▪ $SatO_2$ < 92% em ar ambiente ▪ FR > 22 ipm em adultos ou acima do limite superior ao normal de acordo com a idade em crianças ▪ Piora das condições clínicas de base ▪ Hipotensão responsiva a volume ▪ Sinais de desconforto respiratório – tiragem intercostal, batimento de asa de nariz, cianose central, desidratação, letargia e sonolência (em crianças) ▪ Diminuição de BCF (em gestantes)

7.4 Definição dos Critérios de Internação/Local de Internação/ Isolamento

Internação em Enfermaria	CASO SUSPEITO + SRAG
	▪ qSOFA = 1
	▪ SaO_2 < 92% em ar ambiente
	▪ Acometimento pulmonar extenso no exame de Imagem
	CRITÉRIOS qSOFA
	FR > 22 irpm (1 ponto)/PAS < 100 mmHg (1 ponto)/ Alteração Nível Consciência (1ponto)
Internação em UTI	**CASO SUSPEITO + SRAG +**
	▪ IRpA com necessidade de Ventilação Mecânica OU ▪ qSOFA ≥ 2 ou qSOFA = 1 e SO_2 ≤ 92% ▪ Necessidade de O_2 suplementar sob cateter de O_2 nasal > 2L/min para manter $SatO_2$ > 92% ▪ Instabilidade Hemodinâmica definida por hipotensão (PAM < 65 mmHg ou PAS < 90 mmHg); taquipneia persistente (FR > 30 irpm); ▪ Rebaixamento do Nível de Consciência

7.5 Definição dos Grupos de Risco com Pior Prognóstico

Na presença de um ou mais dos seguintes fatores de risco, o paciente enquadra-se como alto risco	▪ Idade > 65 anos;
	▪ Presença de comorbidades: doença cardiovascular, doença cerebrovascular, diabetes, hipertensão arterial sistêmica, pneumopatias, imunossupressão, câncer etc.
	▪ Uso de corticoide ou imunossupressores;
	▪ Gestantes.

7.6 Estabelecimento de Condutas

Critérios para coleta de pesquisa de COVID-19	Indicação em casos suspeitos e com critério de internação.
Critérios para isolamento	Casos suspeitos e/ou confirmados com ou sem critério de internação.
Critérios de suspensão do isolamento	Quatorze dias do início dos sintomas e 48 a 72 horas de melhora clínica.
Abordagem inicial	Casos inicialmente leves, que forem atendidos no Departamento de Emergência, devem ser manejados com medidas não farmacológicas, como repouso, hidratação, alimentação adequada, além de analgésicos e antitérmicos, bem como isolamento domiciliar por 14 dias a contar da data de início dos sintomas. O seguimento deve ser feito ambulatorialmente.

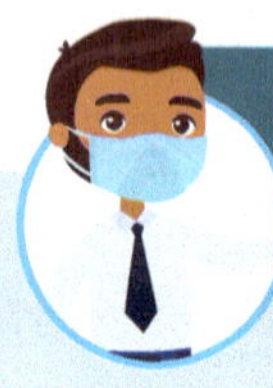

RECOMENDAÇÃO

Indica-se o uso de Oseltamivir para todos os casos de síndrome gripal sob risco de complicações. **Reforce-se:** é necessário que o paciente procure ajuda médica em caso de agravamento, mesmo em uso de Oseltamivir.

Administração de OSELTAMIVIR

Adultos: 75 mg, de 12 em 12 horas, por cinco dias

Crianças com mais de um ano:

≤ 15 kg: 30 mg, de 12 em 12 horas, por cinco dias

15 a 23 kg: 45 mg, de 12 em 12 horas, por cinco dias

23 a 40 kg: 60 mg, de 12 em 12 horas, por cinco dias

40 kg: 75 mg, de 12 em 12 horas, por cinco dias

Crianças com menos de um ano de idade:

0 a 8 meses: 3 mg/kg, de 12 em 12 horas, por cinco dias

9 a 11 meses: 3,5 mg/kg, de 12 em 12 horas, por cinco dias

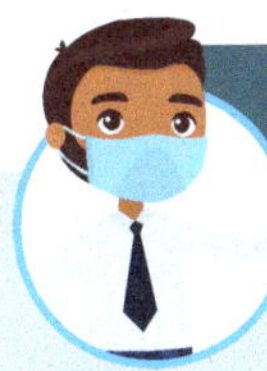

RECOMENDAÇÃO

Recomenda-se solicitar as seguintes investigações iniciais para todos os pacientes com doença grave (segundo a OMS, a definição de doença grave é: febre alta, desconforto respiratório ou pneumonia):

- Oximetria de pulso;
- Gasometria arterial (avaliar presença de hipercarbia ou acidose);
- USG/TC de tórax;
- Teste rápido para *influenza*;
- RT-PCR (SARS-CoV-2);
- Glicemia;
- Ureia;
- Bilirrubina total e frações;
- D-dímero;
- Hemograma completo;
- Coagulograma (TAP e ttpa);
- Marcadores inflamatórios (procalcitonina sérica e/ou proteína C-reativa, dependendo da disponibilidade);
- Troponina sérica;
- Lactato desidrogenase sérica.

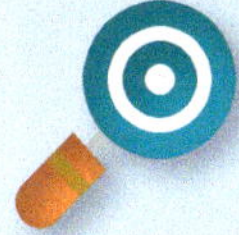

OBSERVAÇÃO

Devem-se avaliar hidratação e necessidade de O_2 suplementar (cateter nasal ou bolsa com reservatório); usar sintomáticos (evitando-se AINES) e broncodilatadores (preferência a dispositivo com espaçador; usar corticoide apenas em caso de broncospasmo).

7.7 Internação

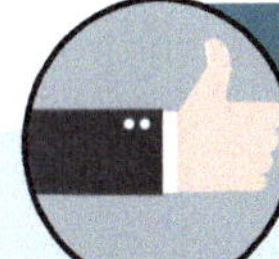

AÇÃO IMPORTANTE

Pacientes internados devem receber oseltamivir até resultado da pesquisa de ***influenza***: 75 mg, via oral, de 12 em 12 horas, por cinco dias. Caso o teste seja negativo para ***influenza***, deve-se suspender o uso.

Se o diagnóstico for incerto, ou se houver suspeita de coinfecção, deve-se considerar terapia empírica para pneumonia adquirida na comunidade, usando-se antibióticos para patógenos respiratórios típicos e atípicos. Em pacientes com SDRA, a superposição de infecção bacteriana e fúngica é frequentemente associada a choque e disfunção de múltiplos órgãos.

Não há tratamento nem vacina eficaz específicos para a doença. No entanto, medicamentos experimentais e combinações de medicamentos — como remdesivir, lopinavir (LPV)-ritonavir (RTV) e interferon beta-1b — estão sob investigação e poderiam ser considerados para uso compassivo em casos extremos de pacientes graves. Foi demonstrado que remdesivir e interferon beta-1b têm atividade antiviral superior a LPV e RTV *in vitro*. Atualmente se discute o uso de hidroxicloroquina e azitromicina nos casos de COVID-19 em fase inicial.

Pacientes que evoluem para síndrome respiratória aguda ou choque associado ao coronavírus têm recebido diversas recomendações de tratamento por uso compassivo, pois não há, ainda, evidência sólida para recomendação formal de algumas das diversas opções de antirretrovirais.

Tendo em vista a alta quantidade de citocinas induzidas por infecções por SARS-CoV, MERS- CoV e SARS-CoV-2, os corticosteroides foram frequentemente considerados para o tratamento de pacientes com doença grave, mas a ocasional redução da lesão pulmonar induzida por inflamação não teve benefício claro; adicionalmente, evidências atuais sugerem que os corticosteroides, além de não terem impacto sobre a mortalidade, promovem retardo na depuração viral, com aumento da carga viral e viremia. Nesse cenário, corticosteroides sistêmicos NÃO devem ser administrados rotineiramente, de acordo com as orientações provisórias da OMS.

DICA

No Brasil, o Ministério da Saúde disponibilizou a lista de hospitais de referência, por estado, para o tratamento de pacientes com COVID-19.

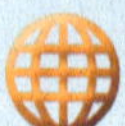

CONSULTE O *SITE*:
https://www.saude.gov.br/noticias/agencia-saude/46257-mapa-hospitais-referencia-nono-coronavirus (acesso em 4 jun 2020)

7.8 Oxigenoterapia e Suporte Ventilatório Iniciais para Unidades de Emergência

Em série de casos publicada, sobre pacientes chineses com pneumonia por COVID-19, confirmados por transcriptase reversa em tempo real–reação em cadeia da polimerase (rRT-PCR): três em cada quatro pacientes receberam oxigênio, 13% tinham ventilação não invasiva, 4% tinham ventilação invasiva, 9% necessitaram de terapia renal substitutiva e 3% demandaram oxigenação extracorpórea; 11% desses pacientes hospitalizados pioraram em curto período de tempo e morreram por disfunção de múltiplos órgãos. Esses dados, por sua vez, são insuficientes para traçar perfil clínico geral dos pacientes; e, obviamente, a COVID-19 pode causar insuficiência respiratória grave que requer admissão em UTI de um número potencialmente maior de pacientes.

Pacientes que entram na sala de emergência com clínica de desconforto respiratório, hipoxemia ou instabilidade hemodinâmica devem receber oxigenoterapia durante o atendimento, a fim de se manter a saturação de oxigênio ($SatO_2$) > 94%. Recomenda-se começar com cateter nasal a 5 L/min e ajustar para manter a saturação ideal ou usar uma máscara facial com bolsa reservatório a 10 L/min. Uma vez estável, $SatO_2$ deve ser mantida > 90% em adultos; e, em pacientes grávidas, recomenda-se $SatO_2$ > 92% a 95%.

Deve haver monitoramento constante de pacientes com COVID-19 para reconhecimemto de insuficiência respiratória precoce ou hipoxemia grave e, também, para obtenção de dados que indiquem que o paciente não está respondendo ao oxigênio-padrão, de modo a se iniciar suporte ventilatório avançado.

No gerenciamento de vias aéreas, não se deve executar uma abordagem avançada sem EPI. A abordagem deve ser por sequência rápida de intubação, feita pelo profissional mais experiente e com o mínimo de pessoas durante o procedimento. **Para considerações sobre intubação orotraqueal, consultem-se, no *site* da ABRAMEDE, as recomendações para pacientes com COVID-19**.

Ventilação mecânica invasiva protetora pode ser iniciada no modo volume ou pressão controlada (VCV ou PCV), com volume corrente igual a 6 mL/kg de peso predito e pressão de platô menor que 30 cmH_2O, com pressão de distensão ou *driving pressure* (= pressão de platô menos a PEEP) menor que 15 cmH_2O e frequência respiratória de 20 a 35 inspirações por minuto.

8 NOTIFICAÇÃO E REGISTRO

A doença respiratória aguda por COVID-19 é uma potencial Emergência de Saúde Pública de Importância Internacional (ESPII), segundo Regulamento Sanitário Internacional, sendo, portanto, um evento de saúde pública de notificação imediata. Os casos suspeitos de COVID-19 devem ser notificados em até 24 horas, pelo profissional de saúde responsável pelo atendimento, à Secretaria Municipal de Saúde.

IMPORTANTE

É fundamental a notificação imediata de casos de síndrome gripal e de SRAG, tratados como suspeita de COVID-19 na fase de transmissão comunitária, por meio da plataforma do FormSUS 2:

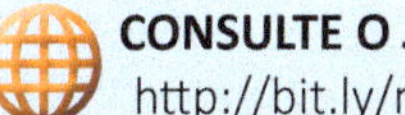

CONSULTE O *SITE*:
http://bit.ly/notificaCOVID19 (acesso em 4 jun 2020)

ATENÇÃO

Atentar para o uso do CID-10 correto, sempre que disponível no sistema de registro. O CID-10 a ser utilizado para síndrome gripal inespecífica é **J11**. O CID-10 específico para diagnóstico de COVID-19, confirmado por exames laboratoriais, é **U07.1**; e o CID-10 para diagnóstico clínico ou epidemiológico de COVID-19, quando a confirmação laboratorial é inconclusiva ou não está disponível, é **U07.2**.

9 PREVENÇÃO

9.1 Prevenção do Emergencista e da Equipe de Saúde no Atendimento Pré-Hospitalar e no Departamento de Emergência

A transmissão pessoa a pessoa da COVID-19 ocorre por meio de gotículas e contato. A transmissão por aerossóis limita-se a procedimentos que geram aerossóis, como intubação orotraqueal, extubação, aspiração aberta das vias aéreas, broncoscopia, fisioterapia respiratória, ressuscitação cardiopulmonar, necrópsia envolvendo tecido pulmonar, coleta de amostra para diagnóstico etiológico etc.

As medidas para prevenir transmissão viral no Departamento de Emergência incluem:

1. Definir normas e rotinas para os procedimentos adotados na prestação de serviços de atenção a pacientes com suspeita de COVID-19.
2. Organizar o fluxo de atendimento de pacientes suspeitos da seguinte forma:
    a. Sinalização à entrada do Departamento de Emergência, apontando para o fluxo de atendimento desses pacientes.
    b. Definição de área de espera e local exclusivo para atendimento de pacientes sintomáticos.
    c. Fornecimento de máscara cirúrgica aos pacientes sintomáticos e/ou identificados como suspeitos. Os pacientes devem utilizar máscara cirúrgica desde o momento em que forem identificados até sua chegada ao local definido para atendimento.
    d. Casos suspeitos de COVID-19 devem, preferencialmente, ser avaliados em sala privada com a porta fechada ou em sala de isolamento de infecções aéreas, se disponível.
3. Capacitar pacientes e profissionais de saúde no Departamento de Emergência para o uso (e garantir suprimento) dos EPIs. A precaução é contra contato e aerossóis (máscara N95, óculos e luvas).

4. Prover isolamento hospitalar em quarto privativo com porta fechada; a entrada deve estar sinalizada, alertando para isolamento respiratório para gotículas e contato.
5. Reforçar as medidas de higienização das mãos e a etiqueta respiratória.
6. Garantir higiene ambiental adequada.
7. Os pacientes serão alocados em quarto de pressão negativa.
8. Fornecer orientações para assistência domiciliar a pacientes suspeitos ou confirmados e a contatos.

CURIOSIDADE

O tempo de sobrevivência do coronavírus em superfícies secas não excede quatro horas, exigindo cuidados ambientais regulares e limpeza. Há relatos potenciais de duração de até nove horas, mas o vírus é rapidamente eliminado com o uso de medidas simples, como etanol 70% e clorexidina.

9.2 Cuidados no Atendimento Pré-Hospitalar

Para os serviços pré-hospitalares, a ABRAMEDE recomenda a adoção de procedimentos de paramentação para atendimento a vítimas de doenças infectocontagiosas (pacientes suspeitos e confirmados) como a COVID-19, para precaução contra gotículas, contato e, eventualmente, aerossóis.

Os materiais a serem utilizados são:

Óculos

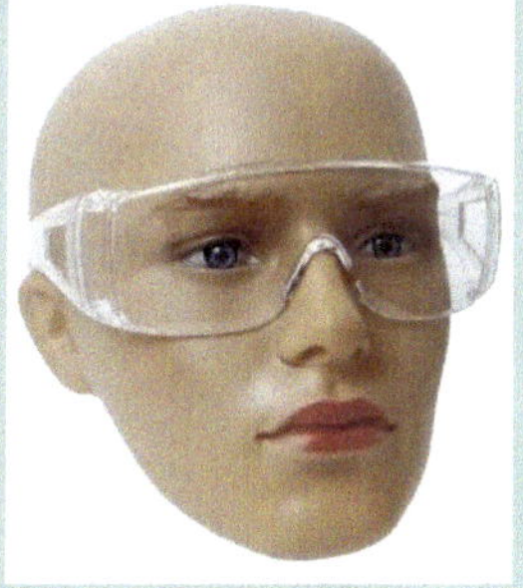

https://produto.mercadolivre.com.br

São de reúso e, após cada utilização, devem ser higienizados corretamente com o produto padronizado.

Máscara cirúrgica

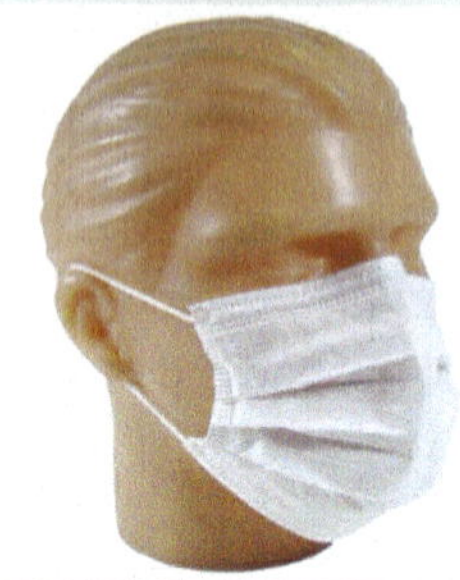

https://www.ortoponto.com.br

- Deve cobrir a boca e o nariz e ser ajustada com segurança para minimizar os espaços entre ela e a face.
- Deve ser substituída por uma nova máscara, limpa e seca, assim que a antiga se tornar suja ou úmida; ou, então, seguir a rotina do serviço e da instituição/Comissão de Controle de Infecção Hospitalar (CCIH) para trocas durante o turno de trabalho.
- Não se deve reutilizar máscara cirúrgica descartável.
- Máscaras de tecido não são recomendadas em serviços de saúde, **sob qualquer circunstância**.

Máscara N95

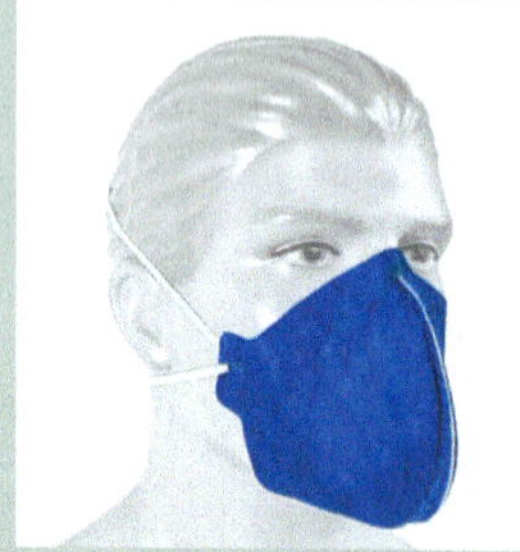

https://www.shopfisio.com.br

- máscara N95, em caso de procedimentos e manejo de via aérea (intubação orotraqueal e/ou ventilação assistida com dispositivo bolsa/valva/máscara);

Macacão Tyvec®/Tychen®

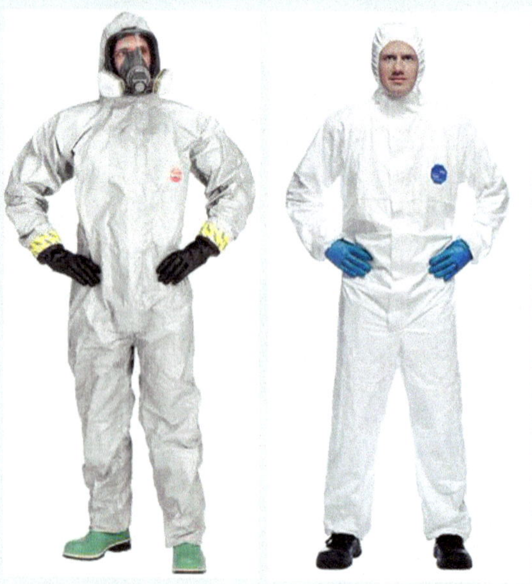

https://www.aluconepi.com.br

Luvas

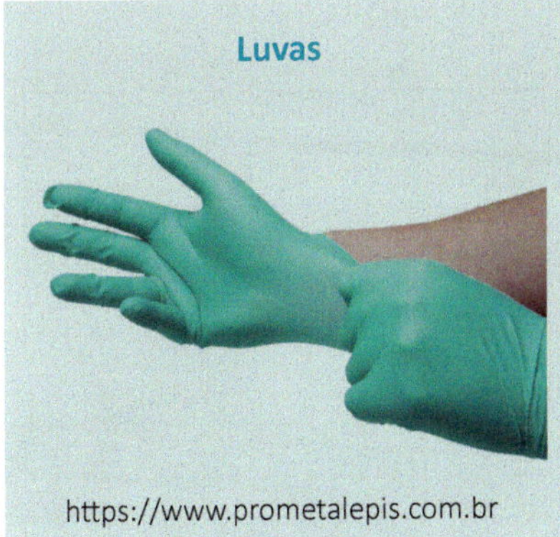

https://www.prometalepis.com.br

O uso de luvas não substitui a higienização das mãos.

Avental ou capote

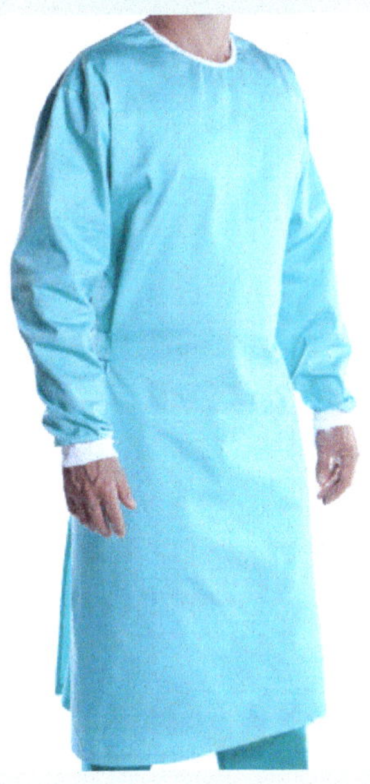

http://www.estilomedico.com.br

- Deve ter mangas longas, punho de malha ou elástico e abertura posterior (gramatura mínima de 30 g/m^2).
- Recomenda-se o uso de capote ou avental impermeável (estrutura impermeável e gramatura mínima de 50 g/m^2) ao participar (ou executar) de PGA ou na presença de vômitos, diarreia, hipersecreção orotraqueal, sangramento, entre outros.

O *kit* contempla materiais para atendimento de diversas outras doenças infectocontagiosas:

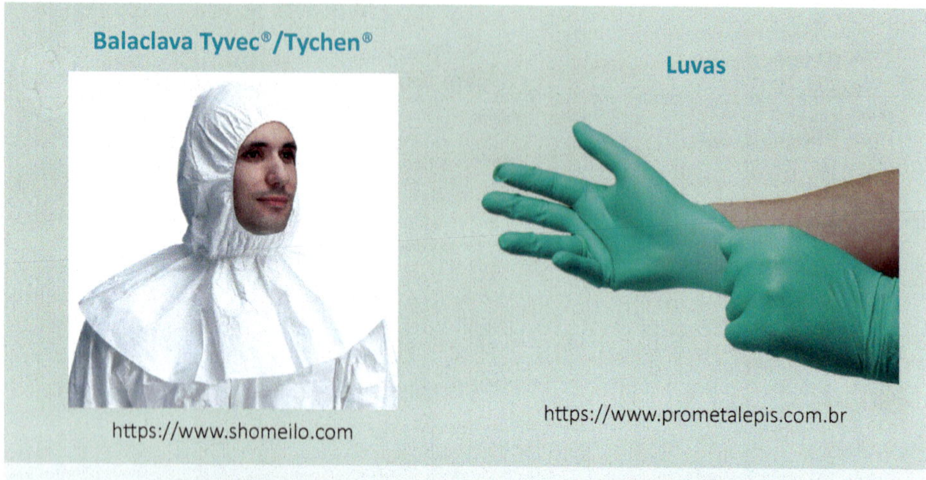

Balaclava Tyvec®/Tychen®

https://www.shomeilo.com

Luvas

https://www.prometalepis.com.br

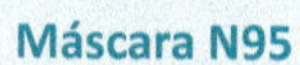

Máscara N95

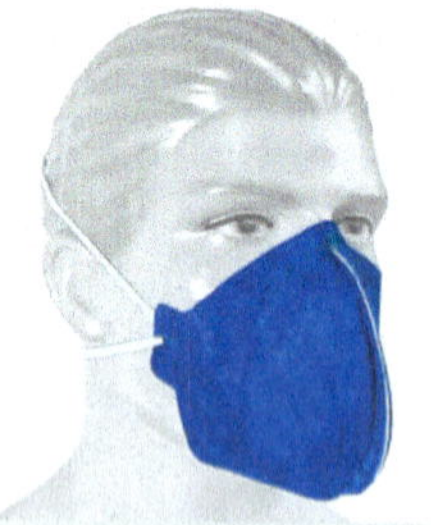

https://www.shopfisio.com.br

Óculos

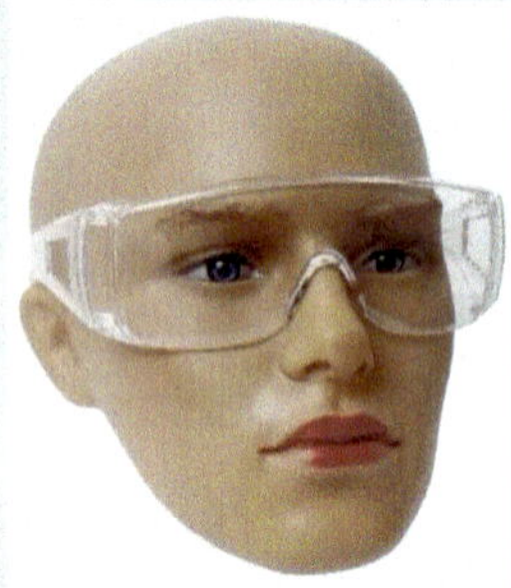

https://produto.mercadolivre.com.br

Luvas nitrílica

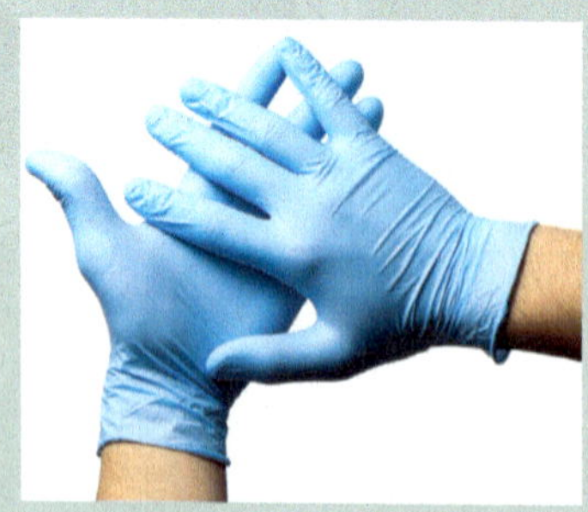

https://www.superepi.com.br

Macacão Tyvec®/Tychen® com capuz

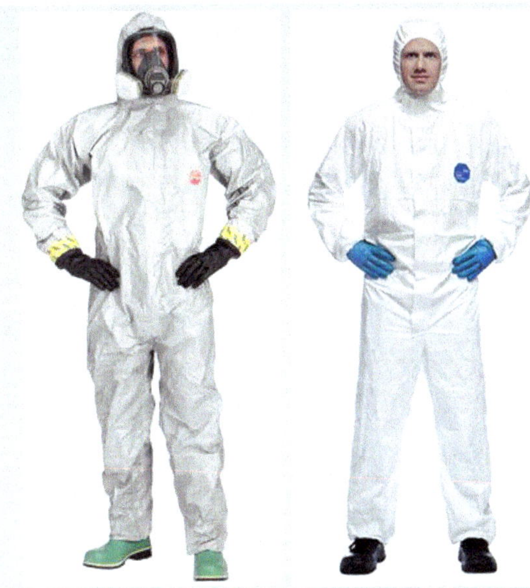

https://www.aluconepi.com.br

Avental ou capote

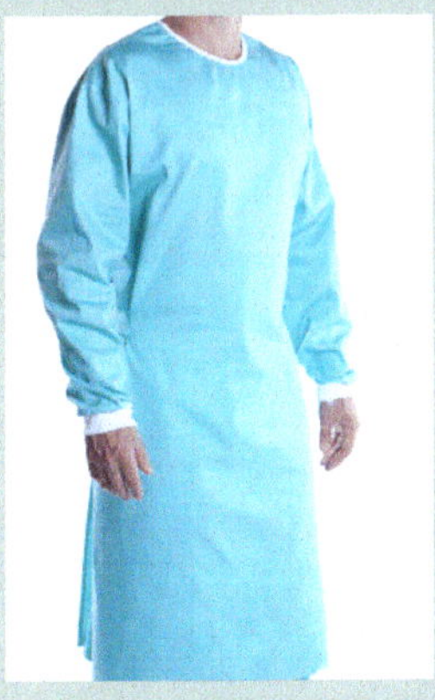

http://www.estilomedico.com.br

Perneiras

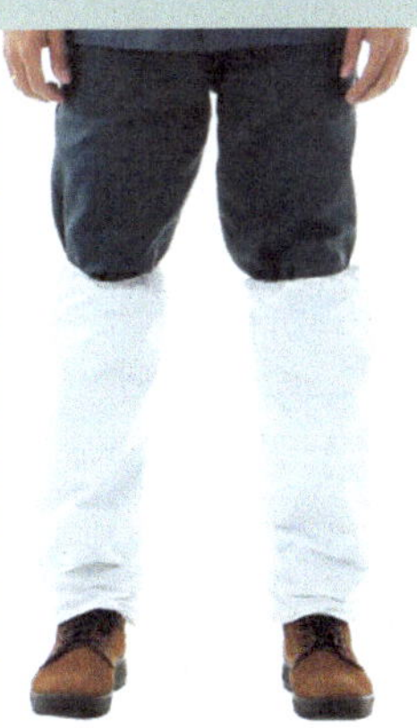

https://www.superepi.com.br

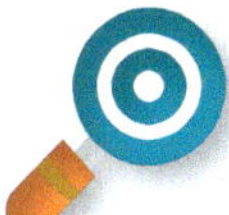

OBSERVAÇÃO

Em pacientes com manejo de via aérea: para procedimentos geradores de aerossóis, como intubação ou aspiração traqueal, ventilação não invasiva, ressuscitação cardiopulmonar e ventilação manual, ANTES da intubação ou de qualquer procedimento de manipulação de via aérea, substituir a máscara cirúrgica por respirador de partículas (máscara N95 ou PFF2). Para **intubados**, colocar filtro no tubo endotraqueal.

Orientar profissionais de saúde sobre a retirada dos EPIs após o atendimento a vítimas de doenças infectocontagiosas (pacientes suspeitos e confirmados) como COVID-19:

1. Retirar EPIs somente após deixar o paciente no hospital de referência. Colocar em saco infectante apropriado e identificado.
2. Retirar as luvas.
3. Tirar o avental juntamente com o segundo par de luvas.
4. Retirar o capuz do macacão, puxando pela região occipital.
5. Retirar o macacão Tyvec®/Tychen® com cautela para que a face externa não entre em contato com a roupa do profissional.
6. Retirar os óculos de proteção.
7. Retirar a máscara cirúrgica; removê-la usando a técnica apropriada (ou seja, não tocar na frente, mas remover por trás).
8. Descartar o primeiro par de luvas.
9. Higienizar as mãos com álcool em gel.

10 ORIENTAÇÃO PARA A COMUNIDADE

No momento, ainda não há tratamento nem vacina específicos para a infecção humana por SARS-CoV-2. Sendo assim, a ABRAMEDE adota como recomendação para a comunidade:

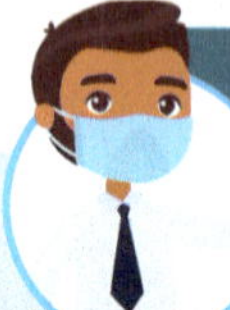

RECOMENDAÇÃO

- Higiene de mãos com água e sabonete ou produto alcoólico/álcool em gel.
- Etiqueta respiratória: ao tossir ou espirrar, cobrir nariz e boca com lenço descartável ou utilizar o antebraço. Descartar o lenço em lixeira e higienizar as mãos com água e sabonete ou produto alcoólico/álcool em gel.
- Procurar atendimento em serviço de saúde em caso de sintomas respiratórios.
- A OMS e a ABRAMEDE não recomendam que indivíduos assintomáticos (ou seja, que não têm sintomas respiratórios) na comunidade usem máscaras **cirúrgicas**. As máscaras cirúrgicas são recomendadas para pessoas sintomáticas na comunidade.

- Considerando o número crescente de casos de COVID-19, o Ministério da Saúde divulgou que o uso de **máscaras de pano** pela população pode ser um método de barreira importante **quando combinado** com os demais cuidados de higiene já preconizados. Pessoas que usarem máscaras devem seguir as boas práticas de uso, remoção e descarte, assim como higienizar adequadamente as mãos antes e depois da remoção.

11 PLANOS DE CONTINGÊNCIA

A ABRAMEDE recomenda a formatação de planos de contingência para lidar com a doença respiratória aguda por COVID-19, em consonância com os planos de contingência (estaduais e nacional) já em atividade em alguns estados brasileiros — os quais definem o nível de resposta e a estrutura de comando correspondente a ser configurada, em cada esfera e nível de complexidade. Esses planos consistem na gestão do surto por meio da definição de compromissos, cadeia de comando e estruturas; da organização de serviços a serem executados; e do acompanhamento de ações planejadas de resposta proporcional e restrita aos riscos. Eles devem estar alinhados às políticas estaduais e nacionais de saúde em implantação.

INFORMAÇÕES COMPLEMENTARES

***LINKS* ÚTEIS**

O Ministério da Saúde disponibilizou aplicativos sobre o coronavírus com as seguintes funcionalidades: informações, dicas, mapa de unidades de saúde, além de uma avaliação rápida sobre sintomas relatados, com a definição de caso suspeito do vírus.

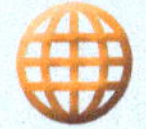

Secretaria de Estado da Saúde: www.saude.sp.gov.br
iOS: https://apps.apple.com/br/app/coronav%C3%ADrus-sus/id1408008382
Android: https://play.google.com/store/apps/details?id=br.gov.datasus.guardioes&hl=pt_BR
(acesso em 4 jun 2020)

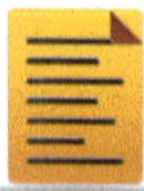

NOTA

A medicina baseada em evidências requer avaliação crítica da literatura, levando-se em conta a metodologia dos estudos e o número de pacientes incluídos. Nem todas as referências utilizadas nesta recomendação são igualmente robustas. Considerando a importância do tema e as constantes publicações, que demandam atualização contínua, a ABRAMEDE optou por criar um repositório de artigos para livre consulta e estudo em seu site: www.abramede.com.br. No site da ABRAMEDE também são continuamente publicadas recomendações sobre procedimentos e diversas atualizações.

REFERÊNCIAS

1. Bouadma L, Lescure FX, Lucet JC, YazdanpanahJ. Severe SARS-CoV-2 infections: practical considerations and management strategy for intensivists [Internet]. Intensive Care Med. [acesso em 2 jun 2020]. Disponível em: https ://doi.org/10.1007/s0013 4-020-05967 –x.
2. Yee J, Unger L, Zadravecz F, Cariello P, Seibert A, Johnson MA, et al. Novel coronavirus 2019 (COVID-19): emergence and implications for emergency care [Internet]. JACEP; 2020. [acesso em 2 jun 2020]. Disponível em: https://onlinelibrary.wiley.com/doi/10.1002/emp2.12034.
3. Giwa A, Deksai A. Novel coronavirus COVID-19: an overview for emergency clinicians. Emergency Medicine Pratice; 2020 Feb.
4. Cui J, Li F, Shi Z-L. Origin and evolution of pathogenic coronaviruses. Nat Rev Microbiol. 2019;17(3):181-92.
5. Zhu N, Zhang D, Wang W, Li X, Yang B, Song J, et al. A novel coronavirus from patients with pneumonia in China, 2019. N Engl J Med. 2020. NEJMoa2001017.
6. Wuhan Municipal Health Committee [Internet].[acesso em 2 jun 2020]. Disponível em: http://wjw.wuhan.gov.cn/front/web/showDetail/2019123108989.
7. Centers for Disease Control and Prevention. 2019 novel coronavirus (2019-nCoV) situation summary [Internet]. CDC; 2020. [acesso em 2 jun 2020]. Disponível em: https://www.cdc.gov/coronavirus/2019-ncov/summary.html.
8. Callaway E, Cyranoski D. Why snakes probably aren't spreading the new China virus. Nature [Internet]. 2020. [acesso em 2 jun 2020]. Disponível em: https://www.nature.com/articles/d41586-020-00180-8.
9. Trends in Microbiology. Epidemiology, genetic recombination, and pathogenesis of coronaviruses [Internet]. [acesso em 15 fev 2020]. Disponível em: https://www.cell.com/trends/microbiology/fullteext.
10. Wang C, Horby PW, Hayden FG, Gao GF. A novel coronavirus outbreak of global health concern [Internet]. Lancet. 2020. [acesso em 2 jun 2020]. Disponível em: https://www.thelancet.com/journals/lancet/article/PIIS0140-6736(20)30185-9/abstract.
11. Li Q, Guan X, Wu P, Wang X, Zhou L, Tong Y, et al. Early transmission dynamics in Wuhan, China, of novel coronavirus-infected pneumonia. N Engl J Med. 2020;382(13):1199-207.

12. Perlman S. Another decade, another coronavirus. N Engl J Med. 2020;382(8):760-2.
13. Rothe C, Schunk M, Sothmann P, Bretzel G, Froeschl G, Wallrauch C, et al. Transmission of 2019-nCoV infection from an asymptomatic contact in Germany. N Engl J Med. 2020; NEJMc2001468.
14. Riou J, Althaus CL. Pattern of early human-to-human transmission of Wuhan 2019-nCoV [Internet]. Microbiology. [acesso em 25 fev 2020]. Disponível em: http://biorxiv.org/lookup/doi/10.1101/2020.01.23.917351.
15. Read JM, Bridgen JR, Cummings DA, Ho A, Jewell CP. Novel coronavirus 2019-nCoV: early estimation of epidemiological parameters and epidemic predictions [Internet]. Infectious Diseases (except HIV/AIDS). [acesso em 26 fev 2020]. Disponível em: http://medrxiv.org/lookup/doi/10.1101/2020.01.23.20018549.
16. Coronavirus 2019-nCoV [Internet]. [acesso em 24 fev 2020]. Disponível em: https://gisanddata.maps.arcgis.com/apps/opsdashboard/index.html#/bda7594740fd40299423467b48e9ecf6.
17. Coburn BJ, Wagner BG, Blower S. Modeling influenza epidemics and pandemics: insights into the future of swine flu (H1N1). BMC Med. 2009;7:30.
18. Chen N, Zhou M, Dong X, Qu J, Gong F, Han Y, et al. Epidemiological and clinical characteristics of 99 cases of 2019 novel coronavirus pneumonia in Wuhan, China: a descriptive study [Internet]. Lancet. 2020. [acesso em 2 jun 2020]. Disponível em: https://www.thelancet.com/journals/lancet/article/PIIS0140-6736(20)30211-7/abstract.
19. World Health Organization. Statement on the meeting of the International Health Regulations 2005 Emergency Committee regarding the outbreak of novel coronavirus 2019 (n-CoV) [Internet]. 2020 Jan 23. [acesso em 2 jun 2020]. Disponível em: https://www.who.int/news-room/detail/23-01-2020-statement-on-the-meeting-of-the-international-health-regulations-(2005)-emergency-committee-regarding-the-outbreak-of-novel-coronavirus-(2019-ncov).
20. Centers for Disease Control and Prevention. Interim clinical guidance for management of patients with confirmed 2019 novel coronavirus (2019-nCoV) infection [Internet]. [acesso em 2 jun 2020]. Disponível em: https://www.cdc.gov/coronavirus/2019-ncov/hcp/clinical-guidance-management-patients.html.
21. World Health Organization. Laboratory guidance [Internet]. [acesso em 2 jun 2020]. Disponível em: https://www.who.int/emergencies/diseases/novel-coronavirus-2019/technical-guidance/laboratory-guidance.
22. Centers for Disease Control and Prevention. Infection control: novel coronavirus 2019 (2019-nCoV) [Internet]. CDC; 2020. [acesso em 2 jun 2020]. Disponível em: https://www.cdc.gov/coronavirus/2019-ncov/hcp/infection-control.html.
23. OSHA Fact Sheet. Respiratory infection control: respirators versus surgical masks occupational safety and health administration [Internet]. [acesso em 15 fev 2020]. Disponível em: https://www.osha.gov/Publications/respirators-vs-surgicalmasks-factsheet.html.
24. Tran K, Cimon K, Severn M, Pessoa-Silva CL, Conly J. Aerosol generating procedures and risk of transmission of acute respiratory infections to healthcare workers: a systematic review. PLoS One. 2012;7(4):e35797.

25. Smith JD, MacDougall CC, Johnstone J, Copes RA, Schwartz B, Garber G. Effectiveness of N95 respirators versus surgical masks in protecting health care workers from acute respiratory infection: a systematic review and meta-analysis. CMAJ. 2016;188(8):567-74.
26. Radonovich LJ, Simberkoff MS, Bessesen M, Brown AC, Cummings DAT, Gaydos CA, et al. N95 respirators vs medical masks for preventing influenza among health care personnel: a randomized clinical trial. JAMA. 2019;322(9):824-33.
27. Raboud J, Shigayeva A, McGeer A, Bontovics E, Chapman M, Gravel D, et al. Risk factors for SARS transmission from patients requiring intubation: a multicentre investigation in Toronto, Canada. PLoS One. 2010;5(5):e10717.
28. MacIntyre CR, Chughtai AA. Facemasks for the prevention of infection in healthcare and community settings. BMJ. 2015;350:h694.
29. Centers for Disease Control and Prevention. Interim guidance: home care for 2019-nCoV [Internet]. CDC; 2020. [acesso em 15 fev 2020]. Disponível em: https://www.cdc.gov/coronavirus/2019-ncov/hcp/guidance-home-care.html.
30. World Health Organization. Clinical management of severe acute respiratory infection when novel coronavirus (nCoV) infection is suspected [Internet]. [acesso em 25 fev 2020]. Disponível em: https://www.who.int/publicationsdetail/clinical-management-of-severe-acute-respiratory-infection-when-novelcoronavirus-(ncov)-infection-is-suspected.
31. Chan KS, Lai ST, Chu CM, Tsui E, Tam CY, Wong MML, et al. Treatment of severe acute respiratory syndrome with lopinavir/ritonavir: a multicentre retrospective matched cohort study. Hong Kong Med J. 2003;9(6):399-406.
32. Chu C, Cheng V, Hung I, Wong M, Chan KH, Chan KS, et al. Role of lopinavir/ritonavir in the treatment of SARS: initial virological and clinical findings. Thorax. 2004;59(3):252-6.
33. Jiang H, Deng H, Wang Y, Liu Z, Sun M, Zhou P, et al. The possibility of using Lopinave/Litonawe (LPV/r) as treatment for novel coronavirus COVID-19 pneumonia: a quick systematic review based on earlier coronavirus clinical studies. Zhonghua Jizhen Yixue Zazhi. 2020;29(2):182-6.
34. Xiao JZ, Ma L, Gao J, Yang Z, Xing X, Zhao H, et al. Glucocorticoid-induced diabetes in severe acute respiratory syndrome: the impact of high dosage and duration of methylprednisolone therapy. Zhonghua Nei Ke Za Zhi. 2004;43(3):179-82.
35. Wang M, Cao R, Zhang L, Yang X, Liu J, Xu M, et al. Remdesivir and chloroquine effectively inhibit the recently emerged novel coronavirus (2019-nCoV) in vitro. Cell Res. 2020 Mar;30(3):269-71.
36. Dyall J, Gross R, Kindrachuk J, Johnson RF, Olinger GG Jr., Hensley LE, et al. Middle East respiratory syndrome and severe acute respiratory syndrome: current therapeutic options and potential targets for novel therapies. Drugs. 2017;77(18):1935-66.
37. Johnson NPAS, Mueller J. Updating the accounts: global mortality of the 1918–1920 «Spanish» influenza pandemic. Bull Hist Med. 2002;76(1):105-15.
38. Chowell G, Miller MA, Viboud C. Seasonal influenza in the United States, France, and Australia: transmission and prospects for control. Epidemiol Infect. 2008;136(6):852-64.

39. Paget J, Spreeuwenberg P, Charu V, Taylor RJ, Iuliano AD, Bresee J, et al. Global mortality associated with seasonal influenza epidemics: new burden estimates and predictors from the GLaMOR Project [Internet]. J Glob Health. 2019. [acesso em 24 fev 2020]. Disponível em: https://www.ncbi.nlm.nih.gov/pmc/articles/PMC6815659/.
40. Chen N, Zhou M, Dong X, Qu J, Gong F, Han Y, et al. Epidemiological and clinical characteristics of 99 cases of 2019 novel coronavirus pneumonia in Wuhan, China: a descriptive study [Internet]. Lancet. 395(10223):507-13. [acesso em 2 jun 2020]. Disponível em: https://doi.org/10.1016/S0140-6736(20)30211-7.
41. Huang C, Wang Y, Li X, Ren L, Zhao J, Hu Y, et al. Clinical features of patients infected with 2019 novel coronavirus in Wuhan, China [Internet]. Lancet. 395(10223):497-506. [acesso em 2 jun 2020]. Disponível em: https://doi.org/10.1016/S0140-6736(20)30183-5.
42. Brasil. Ministério da Saúde. Secretaria de Saúde do Estado de São Paulo. Centro de Operações de Emergências em Saúde Pública (COE-nCoV-SP). Plano de contingência do Estado de São Paulo para infecção humana pelo novo coronavírus (2019-nCoV). Ministério da Saúde; 2020.
43. Cai J, Xu J, Lin D, Yang Z, Xu L, Qu Z, et al. A case series of children with 2019 novel coronavirus infection: clinical and epidemiological features. Clin Infect Dis. 2020. doi:10.1093/cid/ciaa198.
44. Araujo-Filho JAB, Sawamura MVY, Costa AN, Cerri GG, Nomura CH. Pneumonia por COVID-19: qual o papel da imagem no diagnóstico? [Internet] J Bras Pneumol. 2020;46(2):e20200114. [acesso em 15 abr 2020]. Disponível em: http://www.scielo.br/scielo.php?script=sci_arttext&pid=S1806-37132020000201003&lng=en.
45. Peng Q, Wang X, Zhang L. Findings of lung ultrasonography of novel corona virus pneumonia during the 2019–2020 epidemic [Internet]. Intensive Care Med. 2020. [acesso em 3 jun 2020]. Disponível em: https://doi.org/10.1007/s00134-020-05996-6.
46. Seah I, Su X, Lingam G. Revisiting the dangers of the coronavirus in the ophthalmology practice [Internet]. Eye. 2020. [acesso em 3 jun 2020]. Disponível em: https://doi.org/10.1038/s41433-020-0790-7.
47. Romero-Hernández S, Uribe JS, López EIZ, Pérez Nieto OR, Uribe AFF, Gutiérrez MAB, et al. Protocolo de atención para COVID-19 (SARS-CoV-2) de la Sociedad Mexicana de Medicina de Emergencias. 2020; 10.13140/RG.2.2.16460.97922.
48. World Health Organization. Novel coronavirus (2019-nCoV): situation report, 8 [Internet]. WHO; 2020. [acesso em 14 abr 2020]. Disponível em: https://apps.who.int/iris/handle/10665/330773.
49. Rasmussen SA, Thompson LA. Coronavirus disease 2019 and children: what pediatric health care clinicians need to know. *JAMA Pediatr.* 2020 Apr 3; doi:10.1001/jamapediatrics.2020.1224.
50. Colégio Brasileiro de Radiologia e Diagnóstico por Imagem. Recomendações de uso de métodos de imagem para pacientes suspeitos de infecção pelo COVID-19 [Internet]. São Paulo: CBR; 2020. [acesso em 16 mar 2020]. Disponível em: https://cbr.org.br/wp- content/uploads/2020/03/CBR_Recomenda%C3%A7%C3%B5es-de-uso-de-m%C3%A9todos-de-imagem_16-03-2020.pdf.

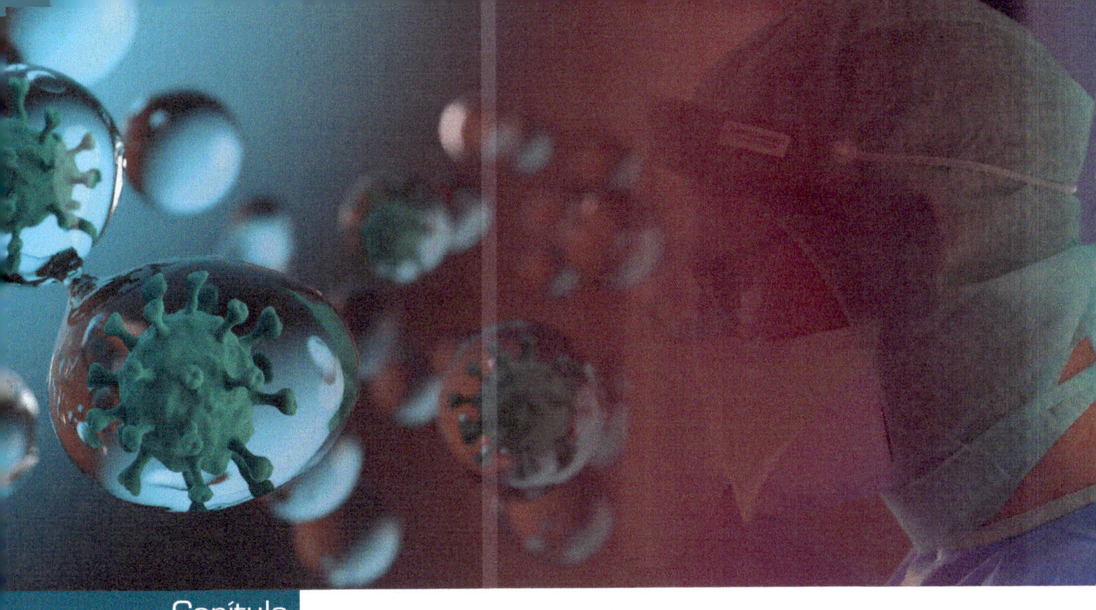

Capítulo

2 Recomendações para o Atendimento de Pacientes Suspeitos ou Confirmados de Infecção Pelo Novo Coronavírus (SARS-COV-2) Pelas Equipes de Atendimento Pré-Hospitalar Móvel

Associação Brasileira de Medicina de Emergência (ABRAMEDE)

Conselho Federal de Enfermagem (COFEN)

Colégio Brasileiro de Enfermagem em Emergência (COBEEM)

Autores

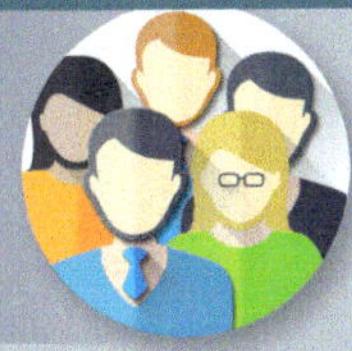

- **Hélio Penna Guimarães**

  Emergencista e Intensivista. Presidente da Associação Brasileira de Medicina de Emergência (ABRAMEDE). Médico do Departamento de Pacientes Graves (DPG) do Hospital Israelita Albert Einstein (HIAE). Professor Afiliado do Departamento de Medicina da Escola Paulista de Medicina da Universidade Federal de São Paulo (EPM-UNIFESP). Doutor em Ciências pela Universidade de São Paulo (USP).

- **Maria Cecilia Damasceno**

  Emergencista. Doutora em Ciências pela Universidade de São Paulo (USP). Coordenador da Emergência do Estado de São Paulo.

- **Jorge Michel Ribera**

  Emergencista. Coordenador Médico do Grupo de Resgate-SES/ESP (GRAU).

- **Antônio Onimaru**

  Emergencista. Coordenador Médico do Serviço de Atendimento Móvel de Urgência (SAMU) Regional Assis. Médico Assistencial do Grupo de Resgate – SES/ESP (GRAU).

- **Marisa Malvestio**

  Enfermeira. Doutora em Enfermagem pela Universidade de são Paulo (USP). Membro da Comissão Nacional de Urgência do Conselho Federal de Enfermagem (COFEN).

- **Mario José Bueno**

  Emergencista. Hospital Quinta D´Or- Rede D'Or'-RJ.

- **Livia Barudi Damasceno**

  Enfermeira Especialista em Atendimento Pré-hospitalar e Gestão da Qualidade em Saúde. Diretora Técnica de Enfermagem do Grupo de Resgate – SES/ESP (GRAU).

- **Ivan de Mattos Paiva Filho**

  Emergencista. Segundo-Secretário da Associação Brasileira de Medicina de Emergência (ABRAMEDE).

- **Michel Cadenas**

  Emergencista. Coordenador do Comitê de Medicina Pré-hospitalar da Associação Brasileira de Medicina de Emergência (ABRAMEDE).

- **Sérgio Martuchi**

  Enfermeiro. Mestre em Enfermagem pela Universidade de São Paulo (USP). Presidente do Colégio Brasileiro de Enfermagem em Emergências (COBEEM).

- **Dinorá Claudia Cenci**

  Enfermeira Emergencista. Membro do Departamento de Enfermagem da Associação Brasileira de Medicina de Emergência (ABRAMEDE), Regional Rio Grande do Sul. Coordenadora do Núcleo de Educação Permanente (NEP) do Serviço de Atendimento Móvel de Urgência (SAMU) Porto Alegre/RS.

- **Cintia Maria Guedes de Moraes**

  Enfermeira Emergencista. Membro do Departamento de Enfermagem da Associação Brasileira de Medicina de Emergência (ABRAMEDE), Regional Minas Gerais. Enfermeira da Fundação Centro de Hematologia e Hemoterapia de Minas Gerais (Hemominas) e do Serviço de Atendimento Móvel de Urgência de Belo Horizonte/MG.

- **Daniela Aparecida Morais**

  Enfermeira Emergencista. Presidente do Departamento de Enfermagem da Associação Brasileira de Medicina de Emergência (ABRAMEDE), Regional Minas Gerais. Titulada em Emergência pelo Colégio Brasileiro de Enfermagem em Emergência (COBEEM). Enfermeira do Serviço de Atendimento Móvel de Urgência de Belo Horizonte/MG. Professora Adjunta do Centro Universitário de Belo Horizonte (UNIBH). Doutora em Enfermagem pela Universidade Federal de Minas Gerais (UFMG).

- **Marcio Neres dos Santos**

  Enfermeiro Emergencista. Presidente do Departamento de Enfermagem da Associação Brasileira de Medicina de Emergência (ABRAMEDE). Grupo Hospitalar Conceição (GHC), Porto Alegre/RS. Titulado em Emergência pelo Colégio Brasileiro de Enfermagem em Emergência (COBEEM). Professor Adjunto da Pontifícia Universidade Católica do Rio Grande do Sul (PUCRS). Doutor em Biologia Molecular e Celular.

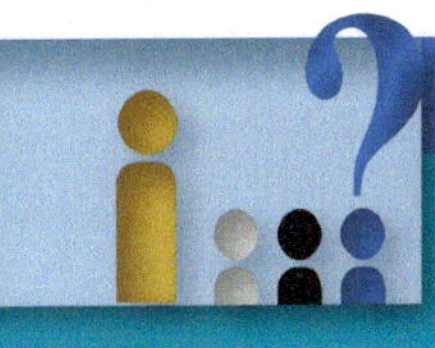

ASSUNTOS ABORDADOS

1. Aspectos gerais
2. Preparação do veículo para atendimento
3. Atendimento ao paciente
4. Transporte para a unidade hospitalar
5. Chegada à unidade de saúde
6. Limpeza e desinfecção da viatura (após o atendimento)
7. Limpeza e desinfecção de materiais e equipamentos utilizados no atendimento
8. Diretrizes gerais para uso de uniforme
9. Diretrizes gerais para uso de EPI
10. Procedimentos de paramentação
11. Base operacional
12. Central de Regulação das urgências
13. Orientações específicas para o atendimento de pacientes em aeronaves de asa fixa ou rotativa
14. Monitoramento dos profissionais do APH móvel e apoio emocional
15. Medidas para expansão da capacidade do sistema de resposta do APH móvel

A medicina de emergência, em sua atuação pré-hospitalar móvel, abrange a execução de procedimentos diversos, desde atendimento domiciliar ou nas ruas e rodovias, até o transporte de pacientes à unidade hospitalar. E, na atual pandemia, essa atuação se estende a pacientes com suspeita ou diagnóstico de COVID-19.

As unidades móveis pré-hospitalares apresentam diversas especificidades em virtude de: (a) características do espaço físico onde se processa o cuidado, (b) condições operacionais de trabalho, (c) número de profissionais nas equipes, de equipamentos disponíveis e de procedimentos realizados, sem contar (d) a particularidade dos cenários do atendimento. Diante de uma pandemia como a de COVID-19, essas características podem conferir maior risco aos seus profissionais.

Sabendo-se que há poucas evidências de ações efetivas para mitigar os riscos de exposição das equipes pré-hospitalares móveis, a Associação Brasileira de Medicina de Emergência (ABRAMEDE), o Colégio Brasileiro de Enfermagem em Emergência (COBEEM) e o Conselho Federal de Enfermagem (COFEN) analisaram evidências publicadas, experiências já implementadas e lições aprendidas de outros países para, então, apresentar recomendações adicionais sobre atendimento e ações de controle a fim de mitigar a exposição ao SARS-CoV-2 (causador da COVID-19) e sua transmissão no atendimento pré-hospitalar.

Desse modo, levando em conta o atual cenário de evidências pouco documentadas ou acessíveis, a ABRAMEDE, o COBEEM e o COFEN recomendam as medidas apresentadas neste protocolo.

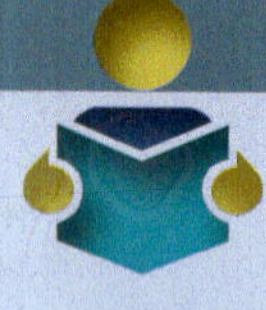

NOTAS DOS AUTORES

As recomendações aqui descritas baseiam-se em diretrizes e artigos publicados e revisados, assim como na opinião de especialistas. Parte delas deve ser, portanto, ponderada como grau de evidência nível C (evidência limitada ou opinião de especialistas).

1 ASPECTOS GERAIS

A segurança e a proteção das equipes devem ser princípios norteadores de todas as ações gestoras e assistenciais.

A higiene adequada das mãos é medida fundamental para a prevenção de doenças, e o uso de equipamento de proteção individual (EPI) específico durante a assistência a pacientes e durante a limpeza da viatura/ambulância é obrigatório. Recomendações específicas são apresentadas no ***Tópico 8 — Diretrizes gerais para uso de uniforme*** .

Os serviços de atendimento pré-hospitalar móvel (APH móvel) e transporte devem organizar-se, desenvolvendo e cumprindo protocolos e fluxos predefinidos para detecção, orientação e encaminhamento adequado de casos suspeitos ou confirmados, viabilizando a abordagem correta pelos profissionais de atendimento pré-hospitalar.

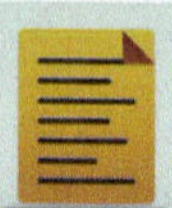

NOTA
Recomenda-se viabilizar a abordagem direta desses casos por médicos reguladores com o apoio de enfermeiros capacitados.

Durante o acionamento da equipe pré-hospitalar pela Central de Regulação, sempre que houver suspeita ou identificação de casos de COVID-19, as equipes assistenciais devem ser notificadas antes do deslocamento, para adequada preparação do cenário de atendimento e disponibilização de recursos adequados, incluindo os EPIs indicados.

Ainda que o acionamento seja para um caso NÃO relacionado a COVID-19, as equipes devem manter-se alertas para avaliação da cena; e, diante de caso suspeito, é necessário priorizar a paramentação específica e informar a Central de Regulação imediatamente.

Para o atendimento de pacientes inconscientes, sem possibilidade de informação ou acesso à história clínica, considerando a determinação de pandemia, **deve-se considerar suspeita de COVID-19**, priorizando a paramentação e comunicando a Central de Regulação.

No atendimento pré-hospitalar a casos suspeitos e confirmados de COVID-19 com sintomas leves, eles devem ser notificados ao médico regulador antes do embarque do paciente, para decisão sobre transporte ou orientação na cena, conforme o caso.

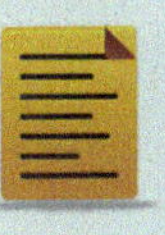

NOTA 1

Recomenda-se que pacientes com sintomas leves permaneçam na residência, em isolamento domiciliar, por 14 dias, **com orientação de procura ao serviço médico em casos de agravo (dispneia e febre elevada frequente)**.

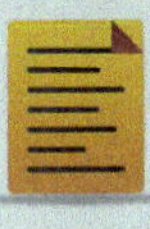

NOTA 2

A regulação médica deve considerar se há alternativas seguras para realizar o transporte.

Procedimentos geradores de aerossóis (PGAs) expõem os profissionais a elevado risco de contaminação e requerem precauções adicionais quanto ao uso de EPI. Recomendações específicas são apresentadas no ***Tópico 9 — Diretrizes gerais para uso de EPI***.

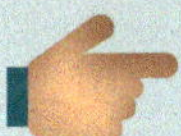

Recomenda-se a instituição de equipes dedicadas de resposta para transferências entre unidades de saúde.

2 PREPARAÇÃO DO VEÍCULO PARA ATENDIMENTO

É necessário reduzir, remover ou guardar em compartimento fechado os equipamentos e materiais não essenciais ao atendimento. Isso reduz o risco de contaminação e o tempo consumido na limpeza terminal após o transporte.

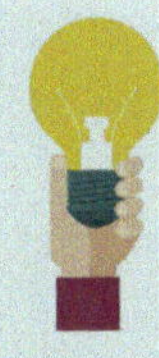

SUGERE-SE AINDA:

- envolver os bancos dianteiros com saco plástico (trocando sempre que houver rompimento);
- proteger mochilas e outros itens impermeáveis com filme PVC para facilitar limpeza posterior;
- utilizar caixas menores, e de material lavável, para medicamentos essenciais, para serem carregadas fora da viatura. A mochila/maleta principal, contendo medicamentos completos, pode ser mantida protegida dentro da viatura/ambulância.

Deve-se evitar abrir armários e compartimentos, a menos que seja essencial. Se algum equipamento for necessário, deve ser retirado do armário antes de se iniciar o atendimento ao paciente.

É preciso manter as janelas da viatura/ambulância abertas para favorecer a ventilação e a circulação do ar. O ar-condicionado, ou a ventilação, nos veículos deve ser configurado para extrair o ar de dentro do veículo, e não para fazê-lo circular nele novamente.

3 ATENDIMENTO AO PACIENTE

Ver fluxograma na página a seguir.

4 TRANSPORTE PARA A UNIDADE HOSPITALAR

A definição da unidade de destino deve ser feita ANTES da saída de cena para evitar deslocamento desnecessário e maior tempo de transporte e exposição da equipe.

A unidade de saúde receptora deve ser avisada sobre a chegada do paciente, para que possa preparar-se adequadamente (paramentação e definição do local adequado para suporte ao paciente).

Deve-se minimizar o número de pessoas no salão com o paciente durante o transporte. Familiares devem ser orientados a seguir por meios próprios.

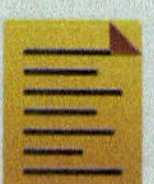

NOTA
Avaliar a necessidade de acompanhante para pacientes menores de idade e idosos. Se necessário, o acompanhante deve receber máscara cirúrgica e sentar-se no banco próximo da porta traseira, que deve estar com a janela aberta.

Durante o transporte, as janelas da ambulância devem permanecer abertas para melhor ventilação do veículo, a fim de aumentar a troca de ar durante o transporte.

Na cena de atendimento ao paciente com suspeita ou diagnóstico de COVID-19, as equipes pré-hospitalares devem orientar familiares e demais populares presentes a permanecer em isolamento domiciliar ou a procurar a Unidade Básica de Saúde mais próxima caso apresentem sintomas.

Os PGAs devem ser evitados dentro da ambulância durante o transporte. Sua realização deve restringir-se ao indispensável para a estabilidade clínica do paciente. Caso esses procedimentos sejam necessários, garantir janelas abertas e sistema de exaustão ligado.

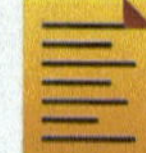

NOTA
O número de transportes entre unidades de saúde deve elevar-se no período de maior pico da pandemia. Os serviços precisam avaliar a possibilidade de dispor de uma ou mais **equipes dedicadas** ao transporte de pacientes com suspeita/diagnóstico de COVID-19 durante cada plantão.

Pacientes com suspeita ou diagnóstico de COVID-19 devem utilizar máscara cirúrgica durante o atendimento e o transporte à unidade de saúde, se tolerado.

Em suspeita ou confirmação de COVID-19, deve-se analisar com critério a administração de oxigênio por meio de dispositivos. →

Considerar:

- Usar o menor fluxo necessário para o melhor resultado possível; para tanto, titular a resposta com base na oximetria de pulso e na resposta clínica do paciente.
- Se oxigenioterapia for indicada, utilizar preferencialmente cânulas e cateteres nasais com fluxo de até 5 L/min e colocar máscara cirúrgica sobre a cânula.

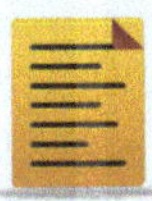

NOTA 1

Máscaras não reinalantes têm alto potencial de aerossolização e devem ser utilizadas apenas se absolutamente necessário; por exemplo, em caso de desconforto respiratório moderado a grave, hipóxia significativa ou falha na resposta ao cateter nasal.

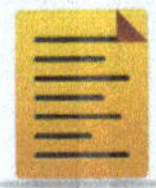

NOTA 2

Macronebulização é contraindicada no APH neste momento de pandemia.

Médicos do suporte avançado de vida (SAV) devem antecipar a necessidade de PGAs e realizá-los fora da ambulância/viatura, em ambiente arejado. →

Durante a realização, solicitar a familiares e outras pessoas não paramentadas que se mantenham afastados, evitando contato desnecessário com aerossóis.

Considerar as recomendações já disponíveis no atendimento a pacientes com suspeita ou diagnóstico de COVID-19. →

A intubação precoce é indicada nos casos de instabilidade respiratória. Para maiores informações sobre o protocolo de intubação orotraqueal em caso de suspeita ou diagnóstico de COVID-19, consulte o ***Capítulo 4*** deste livro.

As recomendações sobre ressuscitação cardiopulmonar (RCP) de pacientes com suspeita ou confirmação de COVID-19 estão disponíveis no ***Capítulo 7*** deste livro.

O protocolo de suplementação de oxigênio em pacientes com suspeita ou diagnóstico de COVID-19 estão disponíveis no ***Capítulo 3*** deste livro.

Em caso de óbito de pacientes com suspeita ou diagnóstico de COVID-19, comunicar à Central de Regulação imediatamente; orientar os familiares quanto aos procedimentos, segundo protocolos locais, e a evitar manipulação do corpo.

No transporte de casos suspeitos ou confirmados de COVID-19 entre unidades de saúde, a Central de Regulação deve considerar se há alternativas de transporte.	Se a transferência do paciente for realmente necessária: ▪ O paciente deve utilizar máscara cirúrgica durante todo o percurso, desde que tolerada, exceto se indicada oxigenoterapia por máscara; ▪ A Central de Regulação deve entrar em contato com o hospital referenciado para informar as condições clínicas do paciente e confirmar a transferência, antes de iniciar o deslocamento.

É preciso minimizar o número de pessoas na ambulância com o paciente durante o transporte. Familiares devem ser orientados a seguir por meios próprios. Casos extraordinários devem ser avaliados com a Central de Regulação.

Diante do transporte de paciente em uso de ventilação mecânica, a equipe de SAV deve avaliar a compatibilidade dos circuitos da unidade de origem e do ventilador de transporte e, se possível, utilizá-los. Pode-se considerar o transporte com o equipamento em uso na unidade de origem, a depender da portabilidade. O uso de filtro HEPA é condição essencial.

5 CHEGADA À UNIDADE DE SAÚDE

As equipes pré-hospitalares não devem circular pela unidade hospitalar sem necessidade.

Na chegada ao hospital de destino, um dos membros da equipe da ambulância deve informar a unidade receptora de sua chegada ANTES de desembarcar o paciente.

A unidade receptora deve apoiar a transferência do paciente para o Departamento de Emergência ou Medicina Intensiva, garantindo que a rota seja predefinida, com transporte rápido e seguro ao paciente e à equipe.

No hospital de destino, manter o paciente (em maca ou cadeira de rodas) com máscara e distante 1 metro ou mais dos demais pacientes ou de pessoas presentes no ambiente durante os procedimentos de transição de cuidado.

A transferência do cuidado entre os atendimentos pré e intra-hospitalar pode ser realizada verbalmente até que os registros possam ser feitos.

Os registros devem ser então realizados. Atenção: evitar, nesta etapa dos registros, a contaminação de impressos (quando houver), dispositivos eletrônicos, pranchetas, canetas, entre outros.

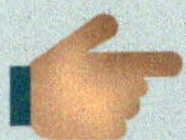

Recomenda-se usar materiais laváveis de acrílico e reduzir a presença de impressos dentro da ambulância, repondo sempre que necessário.

A movimentação e o transporte interno de um paciente com suspeita/diagnóstico de COVID-19 **não são de responsabilidade da equipe pré-hospitalar móvel**.

São diretrizes gerais:

- O transporte interno deve ser limitado e planejado.
- O pessoal da área de destino deve ser previamente informado sobre a condição de suspeição/confirmação de COVID-19 de modo a se preparar para o recebimento.
- Deve-se oferecer máscara cirúrgica para o paciente, se tolerada, durante todo o transporte para minimizar dispersão.
- Ao chegar ao setor de destino, o paciente não pode aguardar em áreas comuns.
- Não deve haver retardo em atividades/exames ou procedimentos a serem realizados.

6 LIMPEZA E DESINFECÇÃO DA VIATURA (APÓS O ATENDIMENTO)

Após cada atendimento de paciente com suspeita ou diagnóstico de COVID-19, é necessário proceder à limpeza e à desinfecção adequada da viatura/ambulância.

A limpeza da viatura é uma ação de toda a equipe, incluindo condutor, técnico de enfermagem, enfermeiro e médico.

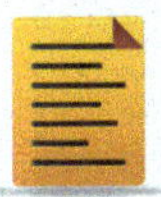

NOTA

Os serviços podem optar por contratar serviços, desde que sejam garantidas as condições técnicas para o procedimento.

É obrigatório o uso de EPI padronizado durante os procedimentos de limpeza.

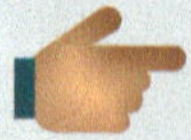 Recomenda-se que a limpeza seja realizada imediatamente após a transferência de cuidado do paciente, **ainda na unidade de destino**, para reduzir a exposição dos profissionais.	▪ Indica-se que os hospitais referenciados organizem áreas destinadas à limpeza terminal de ambulâncias/viaturas pré-hospitalares móveis. ▪ Na impossibilidade de limpeza e desinfecção da viatura/ambulância no hospital de destino, com a necessidade de deslocamento a uma área específica para os devidos procedimentos, a equipe deve permanecer paramentada, inclusive com a máscara indicada, a fim de reduzir a possibilidade de contaminação. ▪ Na **ausência** de PGAs durante o atendimento, limpeza concorrente deve ser feita conforme Protocolos Nacionais do SAMU (PE24) ou protocolos locais, utilizando-se álcool 70%, hipoclorito ou outro produto indicado para essa finalidade. ▪ Na **presença** de PGAs durante o atendimento, limpeza terminal deve ser feita conforme Protocolos Nacionais do SAMU (PE23) ou protocolos locais, utilizando-se álcool 70% e hipoclorito (ou outro desinfetante padronizado) – ou outro produto indicado para esse fim. ▪ **Manter atenção especial a todos os pontos de contato, incluindo maçanetas e cabine do condutor.** ▪ Para reduzir o risco de explosão, recomenda-se que os cilindros sejam lavados apenas com água e sabão, inclusive os que estão guardados na reserva técnica das bases descentralizadas. ▪ Garantir que a maca esteja totalmente descontaminada, incluindo a parte inferior e a base. ▪ O piso do veículo deve ser descontaminado com solução detergente seguida de solução à base de cloro 1%. ▪ Após a limpeza, se possível, manter o veículo ventilado, com as janelas abertas e o exaustor configurado, de modo a extrair o ar enquanto se faz o deslocamento até a base descentralizada.

7 LIMPEZA E DESINFECÇÃO DE MATERIAIS E EQUIPAMENTOS UTILIZADOS NO ATENDIMENTO

Materiais e equipamentos reutilizáveis, empregados no atendimento, devem ser rigorosamente higienizados e reprocessados após cada uso, de acordo com melhores práticas, protocolos e realidades locais.	▪ Esfigmomanômetro, estetoscópio, termômetro, glicosímetro, desfibrilador externo automático (DEA), desfibrilador manual, maletas/mochilas e oxímetro de pulso devem receber higienização e desinfecção. Para maiores informações, consulte a Nota Técnica n. 4/2020 e a RDC n. 15 da Agência Nacional de Vigilância Sanitária (ANVISA), bem como os Protocolos Nacionais do SAMU (PE36). ▪ Materiais utilizados em procedimentos invasivos e/ou que geram aerossóis, como laringoscópio, lâminas de laringoscópio, Bougie, fio-guia, dispositivo bolsa/máscara/válvula, máscara não reinalante e pacotes de procedimentos (***kits***), entre outros, devem ser reprocessados conforme protocolo local. Para cabos e lâminas de laringoscópio, publicações sugerem desinfecção de alto nível ou esterilização. Para maiores informações, consulte: https://www.mja.com.au/journal/2020/212/10/consensus-statement-safe-airway-society-principles-airway-management-and (acesso em: 9 maio 2020); https://www.aorn.org/guidelines/aorn-support/covid19-faqs (acesso em: 9 maio 2020).
Materiais de consumo com os quais o profissional tenha tido contato com luva contaminada, durante o atendimento de pacientes com suspeita ou diagnóstico de COVID-19, que não possam ser higienizados (embalagens em papel), ainda que não utilizados diretamente no cuidado, devem ser desprezados.	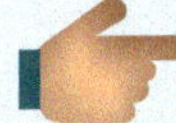 Recomenda-se a proteção desses materiais de consumo em embalagens impermeáveis a fim de reduzir o desperdício.

8 DIRETRIZES GERAIS PARA USO DE UNIFORME

O uso de uniforme de mangas longas e botas é obrigatório. **Atenção:** é facultado o uso de botas de borracha de cano alto na composição do uniforme durante a pandemia, tendo em vista a facilidade de limpeza com água, sabão e hipoclorito de sódio a 1%.

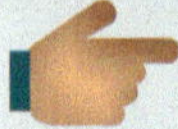

Recomenda-se que os profissionais tenham um uniforme adicional caso haja necessidade de troca durante o plantão.

Aconselha-se o uso de uniforme apenas no local de trabalho, não circulando com esse EPI em ambientes públicos, como restaurantes e transporte público, entre outros.

Se os uniformes forem lavados em casa (e não nos hospitais nem por empresas especializadas), indica-se:

- transportar em saco plástico bem fechado, que deverá ser descartado posteriormente;
- lavar separadamente das demais roupas da casa e, em seguida, efetuar a higienização da máquina de lavar, com um ciclo pequeno de lavagem **sem roupas**, com uso de sabão em pó. Para esse ciclo de higienização da máquina, recomenda-se associação com hipoclorito de sódio.

Indica-se que os serviços realizem comunicados pelo rádio a cada início de plantão, para relembrar os profissionais do uso adequado de uniforme e EPI durante a pandemia.

9. DIRETRIZES GERAIS PARA USO DE EPI

Todos os integrantes da equipe pré-hospitalar DEVEM usar EPIs específicos no atendimento a casos suspeitos e confirmados de COVID-19.

O uso de EPI deve ser responsável e racional.

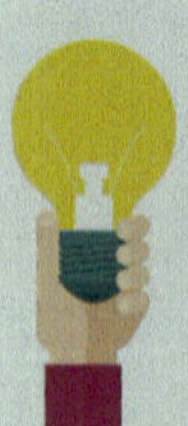

A ABRAMED, o COFEN e o COBEEM sugerem:

Uso de vestimentas que protejam o corpo inteiro (macacões), incluindo a cabeça (proteção 360º), de modo a ampliar a segurança dos profissionais de atendimento pré-hospitalar que entram em ambientes já saturados, com superfícies contaminadas e onde estão presentes múltiplos contatos, o que exige medidas de proteção mais rígidas.

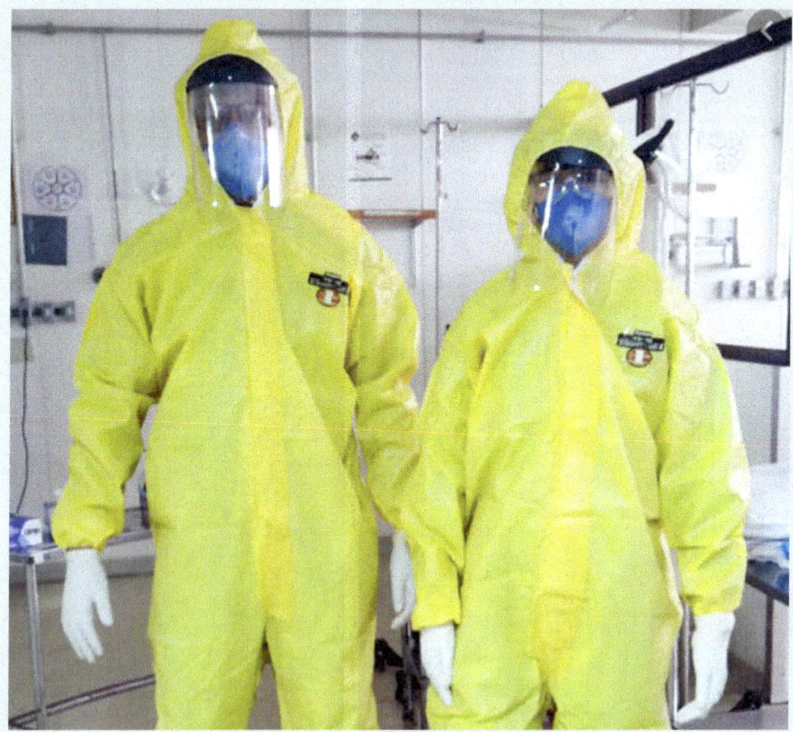

Figura 2.1 Vestimenta para proteção de corpo inteiro, incluindo resguardo da cabeça (360°).

Fonte: https://agenciabrasilia.df.gov.br/2020/04/03/igesdf-comprou-5-mil-macacoes-protetores-para-profissionais-de-saude/

Todos os integrantes da equipe devem paramentar-se antes de entrar no ambiente onde exista um paciente com suspeita ou diagnóstico de COVID-19.

A sequência de paramentação e desparamentação deve ser garantida, a fim de evitar contaminação inadvertida. Desparamentação e cuidados inadequados com os EPIs são a principal causa de contaminação entre profissionais da saúde.

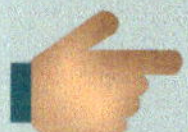

Recomenda-se a retirada da paramentação sob observação de um companheiro, de modo a auxiliar no cuidado com as regras.

Descontaminar as mãos com álcool em gel 70% ou solução alcoólica a 70% ajuda a evitar a propagação da infecção; por esse motivo, deve-se aplicar álcool nas mãos a cada item do EPI removido e após a conclusão do procedimento.

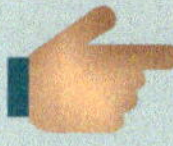

Recomenda-se aos núcleos de educação que realizem vídeos instrucionais sobre paramentação e desparamentação, viabilizando treinamento para as equipes de viaturas/ambulâncias (**sem aglomeração**).

Os profissionais devem evitar tocar a face, estando ou não em uso de EPI, durante todo o período do plantão.

EPIs reutilizáveis, como óculos e protetores faciais, devem ser limpos de acordo com as instruções do fabricante e os protocolos locais.

As máscaras do tipo N95 (ou similares) devem ser utilizadas desde que não estejam danificadas, sujas ou úmidas. **É relevante considerar que seu manuseio é potencialmente gerador de contaminação**.

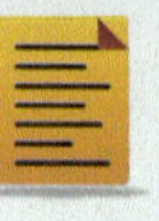

NOTA
A troca e o descarte de máscaras do tipo N95 (ou similares) devem obedecer às rotinas e aos protocolos locais.

A máscara do tipo cirúrgica deve cobrir a boca e o nariz, sendo ajustada com segurança para minimizar o espaço entre a face e a máscara.

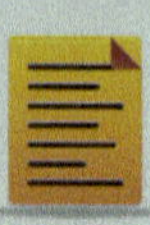

NOTA 1
Ela deve ser substituída por uma nova máscara limpa e seca assim que a antiga se tornar suja ou úmida; não reutilizar máscaras cirúrgicas descartáveis.

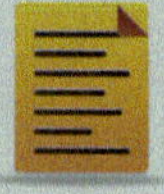

NOTA 2
Máscaras de tecido não são recomendadas em serviços de saúde, sob qualquer circunstância.

Na ambulância, se a cabine do motorista for separada do salão, o motorista não precisa usar EPI enquanto dirige, desde que a divisória do veículo esteja fechada ou selada durante todos os deslocamentos e que o profissional não participe das ações envolvendo contato com o paciente.

Se a cabine do condutor tiver comunicação com o salão da ambulância, ou se esse profissional participar dos cuidados ao paciente, ele deverá utilizar os EPIs já recomendados.

No preparo para a condução do veículo até a unidade hospitalar, após o atendimento, recomenda-se retirar luvas, bem como higienizar as mãos com álcool em gel ou solução alcoólica 70% e colocar novas luvas ANTES de entrar na cabine e iniciar o trajeto, a fim de reduzir o risco de contaminação da cabine.

Todos os EPIs descartáveis usados devem ser descartados como resíduos infectantes e desprezados ao final do atendimento. Não se deve permitir o acúmulo de resíduos nas ambulâncias e nos depósitos, evitando o risco de contaminação dos profissionais.

10. PROCEDIMENTOS DE PARAMENTAÇÃO

10.1 Uso de Avental

Sequência de paramentação e desparamentação padrão do avental impermeável			
Paramentação		**Desparamentação**	
A sequência correta de paramentação segue a regra mnemônica **AMOGoL**.		A sequência correta de desparamentação segue a regra mnemônica **LAGOM**.	
A	A vental descartável	L	Luvas descartáveis (sem tocar na parte contaminada) Realizar descontaminação da mão com álcool em gel ou solução alcoólica 70%
M	Máscara N95 ou similar (caso de PGA)	A	Avental descartável (de dentro para fora, enrolando a peça; não tocar na parte externa) Realizar descontaminação da mão com álcool em gel
O	Óculos ou protetor ocular	G	Gorro (retirado pela parte superior sem agitação) ***Realizar descontaminação da mão com álcool em gel ou solução alcoólica 70%***
Go	Gorro	O	Óculos (tocando apenas nas hastes) ***Realizar descontaminação da mão com álcool em gel ou solução alcoólica 70%***
L	Luvas descartáveis	M	Máscara N95 (não tocar na parte anterior da máscara) Realizar descontaminação da mão com álcool em gel ou solução alcoólica 70%

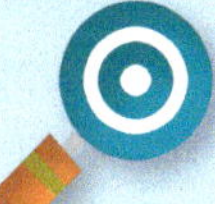

OBSERVAÇÕES

- Para favorecer a vedação da máscara (de qualquer tipo), recomenda-se aparar ou retirar a barba.
- O uso de adornos (como anéis, colares, relógios e brincos) **é proibido**, conforme NR n. 32 da ANVISA.

10.2 Uso de Macacão

Profissionais de saúde que atuam no atendimento pré-hospitalar estão altamente expostos à contaminação. Desse modo, a adoção de **medidas de controle** é fator crucial para evitar a disseminação da doença e as baixas por licença médica nesse grupo.

IMPORTANTE

Vestimentas longas, de mangas compridas, impermeáveis e descartáveis, como os aventais impermeáveis sugeridos pela Organização Mundial da Saúde (OMS) e pelo Ministério da Saúde (MS), são o "estado da arte" na proteção contra a atual pandemia de COVID-19. Os aventais, no entanto, permitem que partes do corpo, como o pescoço, a região abaixo do joelho e o dorso, fiquem parcialmente expostas. Além disso, a realização de procedimentos no ambiente pré-hospitalar (residência e dentro da ambulância) pode ser dificultada, aumentando o risco de exposição.

O uso de vestimenta que protege o corpo inteiro (do tipo macacão), em associação ou não a cobre-botas, luvas e toucas, pode estender a segurança ao corpo todo, com proteção em 360º. Para que sejam resistentes a agentes biológicos, essas vestimentas devem possuir costuras termosseladas, pois elas reduzem a possibilidade de penetração de aerossóis, fluidos corporais e líquidos diversos.

ATENÇÃO

Na seleção de EPI do tipo macacão, é preciso considerar que algumas opções da vestimenta não são apropriadas para emergências biológicas **como a vivenciada atualmente**. Os serviços que optarem pela compra de macacões devem atentar às normas regulatórias do setor (EN e ASTM), a fim de que, entre os diferentes tipos, seja feita a escolha adequada.

A ABRAMEDE, o COFEN e o COBEEM sugerem o uso de vestimentas (***Figura 2.1***) que protejam o corpo inteiro (macacões), incluindo a cabeça (proteção 360º), de modo a ampliar a segurança dos profissionais de atendimento pré-hospitalar que entram em ambientes já saturados, com superfícies contaminadas e onde estão presentes múltiplos contatos, o que exige medidas de proteção mais rígidas.

A sequência genérica de paramentação e desparamentação com uso de vestimenta para proteção de corpo inteiro, do tipo macacão, é apresentada em seguida.

Sequência de paramentação e desparamentação da vestimenta para proteção de corpo inteiro (Macacão)			
Paramentação		**Desparamentação**	
1	Separar os EPIs ***realizar descontaminação da mão com álcool em gel ou solução alcoólica 70%***	1	Retirar o par externo de luvas
2	Colocar máscara cirúrgica ou n95	2	Retirar o macacão, começando pelo capuz, se houver
3	Colocar os óculos de proteção		
4	Colocar a primeira luva de látex	3	Retirar o par interno de luvas ***realizar descontaminação da mão com álcool em gel ou solução alcoólica 70%***
5	Colocar o macacão de proteção 360º com capuz		
6	Vestir o capuz do macacão	4	Retirar o protetor ocular realizar descontaminação da mão com álcool em gel ou solução alcoólica 70%
7	Colocar o avental impermeável sobreposto e amarrar		
8	Colocar a segunda luva de látex	5	Retirar a máscara facial *realizar descontaminação da mão com álcool em gel ou solução alcoólica 70%*

OBSERVAÇÕES

Para maiores informações, acesse também:

- https://prefeitura.pbh.gov.br/sites/default/files/estrutura-de-governo/saude/2018/documentos/ebola/cartilha_ebola_medidas_prevencao_controle_2014.pdf (acesso em: 11 maio 2020)
- https://www.gov.uk/government/publications/covid-19-guidance-for-ambulance-trusts/covid-19-guidance-for-ambulance-trusts (acesso em: 11 maio 2020)

11 BASE OPERACIONAL

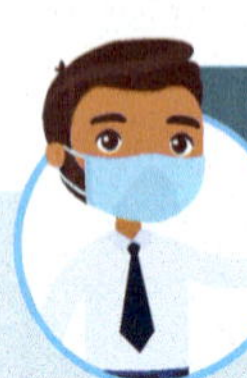

RECOMENDAÇÕES

- Durante a permanência da equipe na base, retirar as botas e deixá-las na entrada.
- Seguir as mesmas orientações quanto a comportamentos sociais durante a permanência na base, mantendo 1 metro de distância de outras pessoas e evitando contato físico e uso compartilhado de itens.
- Evitar o excesso de itens pessoais em armários nas bases.
- Manter janelas e portas bem abertas para arejar o ambiente.

12 CENTRAL DE REGULAÇÃO DAS URGÊNCIAS

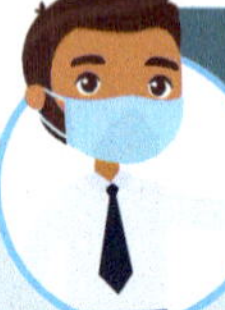

RECOMENDAÇÕES

- Utilizar *headsets* individuais e higienização com álcool 70%.
- Manter distanciamento de no mínimo 1 metro entre os pontos de trabalho do *call center*.
- Utilizar plástico-filme para envelopar o *mouse* e o teclado do computador.
- A cada troca de usuário, realizar higienização da bancada com álcool 70%.
- Utilizar máscaras de pano nos ambientes coletivos.
- Adequar e sistematizar fluxos de entrada e saída de profissionais, bem como horários de descanso, refeição e repouso, para evitar aglomeração nas dependências da Central de Regulação.
- Sistematizar e intensificar a higienização da Central de Regulação, incluindo as áreas externas e comuns.

13 ORIENTAÇÕES ESPECÍFICAS PARA O ATENDIMENTO DE PACIENTES EM AERONAVES DE ASA FIXA OU ROTATIVA

13.1 Para a Equipe de Médicos e Enfermeiros

A seguir, são apresentadas medidas de controle da infecção pelo novo coronavírus (SARS-CoV-2) — casos suspeitos e confirmados — durante o transporte aeromédico com asa fixa ou rotativa.

Além dos EPIs-padrão para atendimento de pacientes com suspeita ou diagnóstico de COVID-19 (os quais devem ser usados por TODOS — pilotos e tripulantes operacionais), o transporte aeromédico deve ser realizado APENAS com o paciente em MACA DE ISOLAMENTO DO TIPO BOLHA.

Após a utilização da maca:

- calçar luvas, limpar e higienizar **superfícies fixas e internas** com quaternário de amônia e biguanida ou outras soluções padronizadas no serviço;
- calçar luvas, limpar e higienizar **equipamentos** com quaternário de amônia e biguanida ou outras soluções padronizadas no serviço.

14 MONITORAMENTO DOS PROFISSIONAIS DO APH MÓVEL E APOIO EMOCIONAL

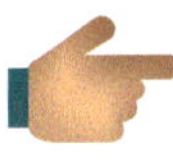

Recomenda-se que os serviços desenvolvam políticas e mecanismos para identificar profissionais sintomáticos e, assim, antecipar medidas protetivas e reduzir a exposição de outros profissionais.

AÇÕES IMPORTANTES

- Monitoramento e registro das condições de saúde dos profissionais do APH móvel. No início de cada plantão, profissionais sintomáticos devem avisar a Central de Regulação sobre a presença de sinais como tosse, febre, dor de cabeça e outros sintomas relevantes e relacionados.
- Profissionais do APH móvel **sintomáticos**, e com suspeita/confirmação, devem ser afastados e prioritariamente testados, conforme protocolos institucionais.
- Profissionais do APH móvel devem ser incentivados a reportar exposição desprotegida, viabilizando o monitoramento.
- Profissionais do APH móvel **assintomáticos** podem permanecer em atividade, mas devem manter o monitoramento.
- É importante que os serviços de APH móvel disponibilizem canais de atendimento para que os profissionais possam procurar ajuda emocional durante o período de combate à pandemia de COVID-19.

15 MEDIDAS PARA EXPANSÃO DA CAPACIDADE DO SISTEMA DE RESPOSTA DO APH MÓVEL

As experiências compartilhadas por outros países que vivenciam a pandemia de COVID-19, bem como as lições aprendidas, demonstram que os serviços pré-hospitalares móveis devem esperar alta demanda de solicitações nos próximos meses e um decréscimo de profissionais devido a afastamentos.

Diante desse cenário, os serviços devem revisar ou elaborar planos de contingência e tomar medidas para expandir sua capacidade de resposta a essas solicitações, com novas estratégias de abordagem e tratamento de casos, contratação de recursos adicionais e novas modalidades de resposta, para além do envio de ambulância e medidas para proteção de seus profissionais.

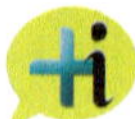

Para mais informações, acesse: http s://www.cdc.gov/cpr/readiness/healthcare/Expanding-EMS-Systems.htm (acesso em: 11 maio 2020)

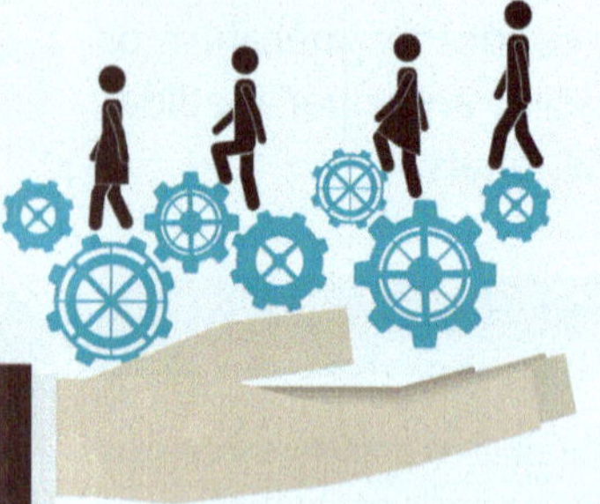

ESFORÇOS CONJUNTOS

COM ESSES OBJETIVOS, RECOMENDA-SE QUE:

- Sejam coordenados esforços, políticas e procedimentos para **integrar a resposta de serviços complementares ou similares**, como SAMU 192, Corpo de Bombeiros, Exército, Aeronáutica, serviços de concessionárias de rodovias e empresas de ambulâncias privadas já contratadas nos municípios;
- Sejam realizados protocolos conjuntos para triagem, comunicação, acionamento e resposta dentro da capacidade de cada agência, principalmente para reduzir resposta em duplicidade (envio de dois recursos para um mesmo evento), preservando recursos;
- Seja estabelecido um **protocolo de perguntas para melhorar a acuidade na detecção de casos graves e/ou** sejam definidas **mensagens pré-gravadas para selecionar chamadas** e referenciar casos não graves para unidades adequadas e para linhas exclusivas a casos de COVID-19 e/ou outros agravos de relevância no território de cobertura;

- Os serviços alterem ou ajustem seus protocolos para permitir que equipes de regulação definam situações de baixa complexidade em que as **solicitações de socorro devam receber orientações** sobre isolamento, uso de sintomáticos e encaminhamento para unidades de saúde no território **por meios próprios** (sem envio de ambulância) ou por outros tipos de veículos ou serviços;
- Os serviços alterem ou ajustem seus protocolos para permitir que as equipes de regulação orientem as equipes assistenciais das ambulâncias sobre o **uso de medicações seguido de liberação da cena** (sem necessidade de transporte para o hospital) ou encaminhamento para unidades não hospitalares, como Unidades Básicas de Saúde, entre outras;
- Os serviços **estabeleçam logística ou contratem serviços** para distribuição de equipes, materiais, limpeza terminal e outros afazeres, com o objetivo de CONCENTRAR os profissionais existentes no atendimento e reduzir exposição e tempo consumido em tarefas não finalísticas;
- Os serviços analisem a necessidade de **estabelecer ambulâncias dedicadas** (unidades de suporte básico de vida e unidades de suporte avançado de vida), principalmente para realizar transporte interunidades (incluindo, aqui, os hospitais de campanha também), garantindo EPI adequado, condições de limpeza concorrente e terminal, além de horários de descanso e descompressão adequados (para essas ambulâncias dedicadas, recomenda-se reduzir materiais e equipamentos ao mínimo necessário, bem como assegurar *checklist* dedicado);
- Sejam adotadas **medidas para reduzir o tempo de inatividade das ambulâncias**, como: inatividade relacionada a tempo excessivo de espera na transição hospitalar; inatividade relacionada ao remanejamento de pessoal; inatividade decorrente da realização de limpeza terminal etc.; na solução desses problemas, recomenda-se considerar: colocar em operação parte da frota de reserva técnica, além de equipes contratadas ou dedicadas para limpeza, e o uso de macas de reserva dedicadas à transição hospitalar.

REFERÊNCIAS

1. Public Health England. COVID-19: guidance for ambulance trusts [Internet]. Gov.UK [atualização em 13 mar 2020]. [acesso em 11 maio 2020]. Disponível em: https://www.gov.uk/government/publications/covid-19-guidance-for-ambulance-trusts/covid-19-guidance-for-ambulance-trusts.

2. Brasil. Ministério da Saúde. Manejo de corpos no contexto do novo coronavírus: COVID-19 [Internet]. Brasília, DF: Ministério da Saúde; 2020. [acesso em 11 maio 2020]. Disponível em: https://www.unasus.gov.br/especial/covid19/pdf/70.
3. Yee J, Unger L, Zadravecz F, Cariello P, Seibert A, Johnson MA, et al. Novel coronavirus 2019 (COVID- 19): emergence and implications for emergency care [Internet]. JACEP; 2020. [acesso em 11 maio 2020]. Disponível em: https://onlinelibrary.wiley.com/doi/10.1002/emp2.12034.
4. Giwa A, Desai A, Duca A. Novel 2019 coronavirus SARS-CoV-2 (COVID-19): an updated overview for emergency clinicians [Internet]. Emerg Med Pract. 2020;22(5):1-28. [acesso em 11 maio 2020]. Disponível em: https://www.ncbi.nlm.nih.gov/pubmed/32207910.
5. São Paulo. Secretaria Estadual de Saúde. Equipamento de proteção individual para atendimento de casos suspeitos. Ebola: orientações para paramentação. São Paulo; 2014.
6. Ministério da Saúde. Secretaria de Vigilância em Saúde. Centro de Operações de Emergências em Saúde Pública. COE-n-COV: boletim epidemiológico n. 3. Brasília, DF: 21 fev. 2020.
7. Brasil. Ministério da Saúde. Nota técnica GVIMS/GGTES/ANVISA n. 04/2020. Orientações para serviços de saúde: medidas de prevenção e controle que devem ser adotadas durante a assistência aos casos suspeitos ou confirmados de infecção pelo novo coronavírus (SARS-CoV-2) [Internet]. [atualização em 8 maio 2020]. [acesso em 11 maio 2020]. Disponível em http://portal.anvisa.gov.br/documents/33852/271858/Nota+T%C3%A9cnica+n+04-2020+GVIMS-GGTESANVISA-ATUALIZADA/ab598660-3de4-4f14-8e6f-b9341c196b28.
8. Brasil. Ministério da Saúde. Protocolo de tratamento do novo coronavírus (2019-nCoV) [Internet]. Brasília, DF: Ministério da Saúde; 2020. [acesso em 11 maio 2020]. Disponível em: https://portalarquivos2.saude.gov.br/images/pdf/2020/fevereiro/05/Protocolo-de-manejo-clinico-para-o-novo-coronavirus-2019-ncov.pdf.
9. American Heart Association. Interim guidance for healthcare providers during COVID-19 outbreak [Internet]. Physician's Weekly; 2020. [acesso em 11 maio 2020]. Disponível em: https://www.physiciansweekly.com/interim-guidance-for-healthcare-providers-during-covid-19-outbreak/.
10. Associação Brasileira de Medicina de Emergência, Associação de Medicina Intensiva Brasileira. Recomendações para intubação orotraqueal em pacientes portadores de COVID-19 [Internet]. ABRAMEDE [versão 3; atualização em 10 abril 2020]. [acesso em 11 maio 2020]. Disponível em: http://abramede.com.br/wp-content/uploads/2020/04/Recomendacoes-IOT-FINAL-REVISAO-100420.pdf.
11. Associação Brasileira de Medicina de Emergência, Sociedade Brasileira de Cardiologia, Associação de Medicina Intensiva Brasileira. Recomendações para ressuscitação cardiopulmonar (RCP) de pacientes com diagnóstico ou suspeita de COVID-19 [Internet]. ABRAMEDE, SBC, AMIB; mar 2020. [acesso em 11 maio 2020]. Disponível em: http://abramede.com.br/wp-content/uploads/2020/03/RCP-ABRAMEDE-SBC-AMIB-7-230320.pdf.
12. Associação Brasileira de Medicina de Emergência, Associação de Medicina Intensiva Brasileira, Associação Médica Brasileira. Protocolo [de] suplementação de oxigênio

em paciente com suspeita ou confirmação de infecção por COVID-19 [Internet]. [acesso em 11 maio 2020]. Disponível em: https://www.amib.org.br/fileadmin/user_upload/protocolo_oxigenioterapia_covid19.pdf.

13. Brasil. Ministério da Saúde. Universidade Aberta do Sistema Único de Saúde. Coronavírus: COVID-19. Fluxo de atendimento telefônico: SAMU 192 [Internet]. Ministério da Saúde; mar 2020. [acesso em 11 maio 2020]. Disponível em: https://portalarquivos2.saude.gov.br/images/pdf/2020/marco/05/Fluxogramas-COVID-19-SAES-4.pdf.
14. Conselho Regional de Enfermagem de Minas Gerais. Manual de perguntas e respostas frequentes: COVID-19 [Internet]. [acesso em 1 abr 2020]. Disponível em: <https://www.corenmg.gov.br/documents/20143/1503413/Manual+de+Perguntas+e+Respostas+Frequentes+Covid-19/94cfb4b5-e2ed-d3f7-4375-6dd65418a5e6?t=1585230857516 .
15. Brasil. Ministério da Saúde. Secretaria de Atenção à Saúde. SAMU 192: protocolos de suporte avançado de vida [Internet]. 2. ed. Brasília, DF: Ministério da Saúde; 2016. [acesso em 11 maio 2020]. Disponível em: https://portalarquivos.saude.gov.br/images/pdf/2016/outubro/26/livro-avancado-2016.pdf.
16. Prefeitura Municipal de Porto Alegre. Secretaria Municipal de Saúde. Serviço de Atendimento Móvel de Urgência de Porto Alegre. Nota técnica n. 02/2020. Procedimento operacional padrão (POP): coronavírus. Porto Alegre; 17 mar 2020. 29 p.
17. Moraes CMG, Morais DA, Alves RL. Protocolo de atendimento: COVID-19. Belo Horizonte: Serviço de Atendimento Móvel de Urgência; 27 mar 2020. 54 p.
18. Michigan Department of Health and Human Services. Emergency system protocol: destination and transport of patients at risk for coronavirus disease (COVID-19) [Internet]. [data inicial: 2 maio 2020; revisão: 3 maio 2020; seção 8-30]. Bureau of EMS, Trauma & Preparedness; 2020. [acesso em 11 maio 2020]. Disponível em: https://www.michigan.gov/documents/mdhhs/nCoV_Destination_Protocol_Revision_Final_2.26.2020__682135_7.pdf.
19. Centers for Disease, Control and Prevention. Framework for expanding EMS system capacity during medical surge [Internet]. CDC; out 2018. [acesso em 11 maio 2020]. Disponível em: https://www.cdc.gov/cpr/readiness/healthcare/Expanding-EMS-Systems.htm.
20. Michigan Department of Health and Human Services. Personal protection during treatment of patients at risk for coronavirus disease (COVID-19) and decontamination of equipment after use. [acesso em 1 abr 2020]. Disponível em: https://www.michigan.gov/documents/mdhhs/8-31_Person_Protection_During_Treatment_of_Patients_at_Risk_for_Coronavirus_Disease_COVID-19_and_Decontaminat_of_Equipment_afte_Use_684370_7.pdf .
21. Brasil. Ministério da Saúde. Agência Nacional de Vigilância Sanitária. Segurança do paciente: higienização das mãos [Internet]. Brasília, DF: Ministério da Saúde; 2020. [acesso em 1 abr 2020]. Disponível em: http://www.anvisa.gov.br/servicosaude/manuais/paciente_hig_maos.pdf .
22. Brasil. Ministério da Saúde. Agência Nacional de Vigilância Sanitária. Resolução RDC n. 15, de 15 de março de 2012 [Internet]. Dispõe sobre requisitos de boas práticas

para o processamento de produtos para a saúde e dá outras providências. [acesso em 11 maio 2020]. Disponível em: https://bvsms.saude.gov.br/bvs/saudelegis/anvisa/2012/rdc0015_15_03_2012.html.

23. Association of periOperative Registered Nurses. COVID-19 FAQs [Internet]. AORN; 27 mar 2020. [acesso em 1 abr 2020]. Disponível em: https://www.aorn.org/guidelines/aorn-support/covid19-faqs .

24. Brewster DJ, Chrimes NC, Do T, Fraser K, Groombridge CJ, Higgs A, et al. Consensus statement: Safe Airway Society principles of airway management and tracheal intubation specific to the COVID-19 adult patient group [Internet]. Med J Aust. 16 mar 2020. [acesso em 11 maio 2020]. Disponível em: https://www.mja.com.au/journal/2020/212/10/consensus-statement-safe-airway-society-principles-airway-management-and.

25. Conselho Federal de Enfermagem. COVID-19: orientações sobre a colocação e retirada dos equipamentos de proteção individual (EPIs) [Internet]. Brasília, DF: COFEN; 2020. [acesso em 11 maio 2020]. Disponível em: http://www.cofen.gov.br/wp-content/uploads/2020/03/cartilha_epi.pdf.

26. Brasil. Ministério do Trabalho e Emprego. Portaria n. 485, de 11 de novembro de 2005 [Internet]. Aprova a Norma Regulamentadora n. 32 (Segurança e Saúde no Trabalho em Estabelecimentos de Saúde). Brasília, DF: Diário Oficial da União; 16 nov 2005; seção 1. [acesso em 11 maio 2020]. Disponível em: http://sbbq.iq.usp.br/arquivos/seguranca/portaria485.pdf.

27. Associação Brasileira de Medicina de Emergência, Conselho Federal de Enfermagem, Colégio Brasileiro de Enfermagem de Emergência. Recomendações para o atendimento de pacientes suspeitos ou confirmados de infecção pelo novo coronavírus (SARS-CoV-2) pelas equipes de atendimento pré-hospitalar móvel [Internet]. [acesso em11 maio 2020]. Disponível em: http://www.cofen.gov.br/wp-content/uploads/2020/04/RECOMENDACOES-ABRAMEDE-COFEN-COBEEM-APH-220420.pdf.pdf.

PRINCÍPIOS* DE MANEJO AVANÇADO DAS VIAS AÉREAS

CORONAVIRUS COVID-19

PARA CASOS SUSPEITOS** OU CONFIRMADOS

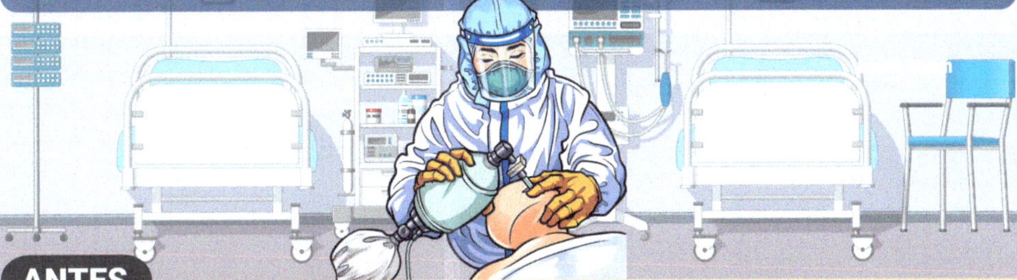

ANTES

PROTEÇÃO DA EQUIPE

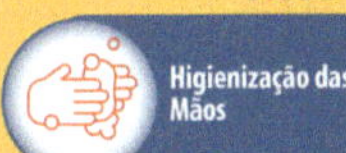
- Higienização das Mãos

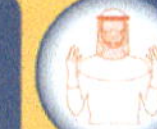
- Equipamento Completo de Proteção Pessoal***

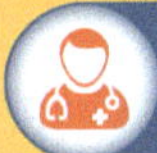
- Restrinja a Equipe Presente nos Procedimentos Geradores de Aerossóis****

- Use o Leito de Isolamento (Se Disponível)

PREPARAÇÃO

- Preparação Precoce de Drogas e do Equipamento
- Avaliação Meticulosa das Vias Aéreas

- Use Sistemas Fechados de Aspiração

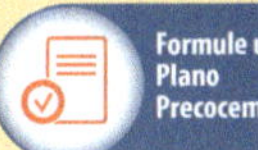
- Formule um Plano Precocemente

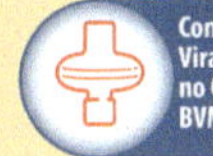
- Conecte os Filtros Virais/Bacterianos no Circuito e na BVM

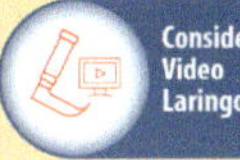
- Considere a Video Laringoscopia

DURANTE

DINÂMICA DA EQUIPE

- Papéis Bem Estabelecidos

- Plano de Vias Aéreas Bem Comunicado

- Use Comunicação em Alça-Fechada

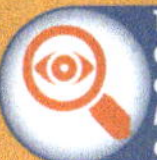
- Todos os Membros da Equipe Devem estar Vigilantes para Auto-Contaminação em Potencial

ASPECTOS TÉCNICOS

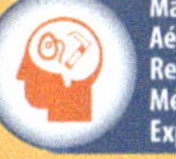
- Manejo das Vias Aéreas Deve ser Realizado pelo Médico mais Experiente
- Minimize o Vazamento da Máscara Facial Utilizando Técnica com 2 Mãos

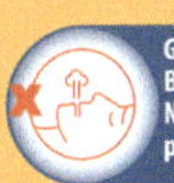
- Garanta o Bloqueio Neuromuscular para evitar Tosse

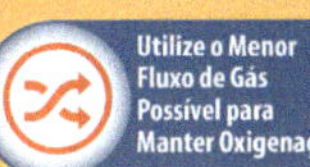
- Utilize o Menor Fluxo de Gás Possível para Manter Oxigenação

- Utilize Sequência Rápida e Evite ventilação com BVM quando possível

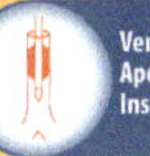
- Ventile Apenas Após o Cuff Ser Insuflado

DEPOIS

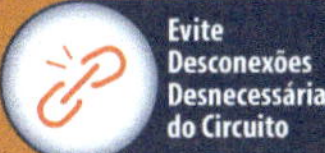
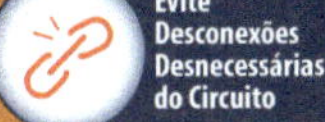
- Evite Desconexões Desnecessárias do Circuito

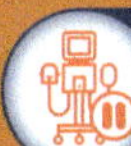
- Se a Desconexão for Necessária, Utilize EPI e Clampeie o Tubo

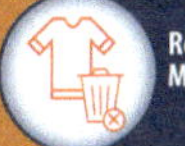
- Retire o EPI de Maneira Correta

- Higienize as Mãos

- Faça o Debriefing da Equipe

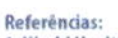

*Princípios do Manejo Avançado das Vias Aéreas são aplicáveis ao Centro Cirúrgico, Unidades de Terapia Intensiva, Departamentos de Emergência e Enfermarias. Princípios similares se aplicam à extubação dos pacientes com COVID-19

**Existem diferenças regionais e/ou institucionais quanto às definições de caso suspeito. Utilize aquelas preconizadas pela sua instituição.

***Equipamento de Proteção Individual (EPI), de acordo com sua instituição, pode incluir: Máscara com Filtro, Gorro, Óculos de Proteção, Capote Impermeável, Luvas

****Procedimentos Geradores de Aerossóis: Intubação Orotraqueal,Ventilação Não-INvasiva (evite), Traqueostomia, Ressuscitação Cardiopulmonar, Ventilação Manual antes da Intubação, Broncoscopia, Aspiração Aberta do Trato Respiratório

BVM: bolsa-válvula-máscara

Referências:

1. World Health Organization. Infection prevention and control during health care when novel coronavirus (nCoV) infection is suspected interim guidance. January 2020.
2. Center for Disease Control and Prevention. Interim Infection Prevention and Control Recommendations for Patients with Confirmed 2019 Novel Coronavirus (2019-nCoV) or Persons Under Investigation for 2019-nCoV in Healthcare Settings. Februrary 2020.

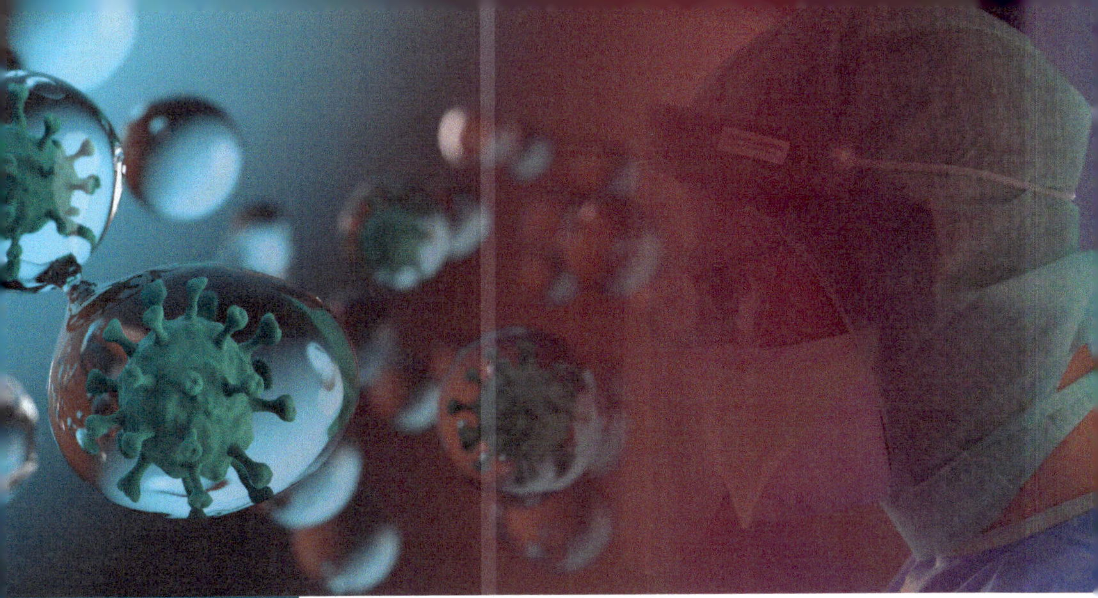

Capítulo

3 Recomendações sobre Oxigenioterapia no Departamento de Emergência para Pacientes Suspeitos ou Confirmados de COVID-19

Em nome da Associação Brasileira de Medicina de Emergência (ABRAMEDE)

Autores

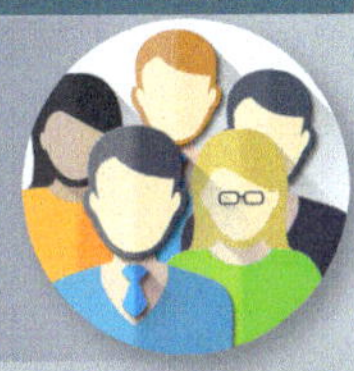

- **Hélio Penna Guimarães**

  Emergencista e Intensivista. Presidente da Associação Brasileira de Medicina de Emergência (ABRAMEDE). Médico do Departamento de Pacientes Graves (DPG) do Hospital Israelita Albert Einstein (HIAE). Médico da UTI do Instituto de Infectologia Emílio Ribas. Doutor em Ciências pela Universidade de são Paulo (USP).

- **Daniel Ujakow Correa Schubert**

  Emergencista, Instituto D'Or de Pesquisa e Ensino-RJ. Médico Emergencista da Sala Vermelha do Hospital Estadual Getúlio Vargas, SES-RJ.

- **Roseny dos Reis Rodrigues**

  Anestesiologista e Intensivista. Médica do Departamento de Pacientes Graves (DPG) do Hospital Israelita Albert Einstein. Doutora em Medicina pela Universidade de São Paulo (USP).

- **Ana Paula da Rocha Freitas**

  Emergencista. Primeira-Secretária da Associação Brasileira de Medicina de Emergência (ABRAMEDE). Médica da Emergência do Hospital de Pronto-socorro de Porto Alegre e do Hospital Mãe de Deus. Mestre em Ciências Médicas pela Universidade Federal do Rio Grande do Sul (UFRGS).

- **Thiago Domingos Corrêa**

  Intensivista. Coordenador Médico do Centro de Terapia Intensiva do Departamento de Pacientes Graves (DPG) do Hospital Israelita Albert Einstein (HIAE). Doutor em Ciências pela Universidade de São Paulo (USP).

- **Kaile de Araujo Cunha**

  Emergencista e Intensivista. Chefe da Unidade de Cuidados Clínicos Adulto do Hospital Universitário da Universidade Federal do Maranhão (HU-UFMA). Coordenador Médico da UTI-COVID do HU-UFMA. Coordenador da Residência em Medicina de Emergência UDI na Rede D'Or. Presidente da Associação Brasileira de Medicina de Emergência (ABRAMEDE), Regional Maranhão.

- **Mario José Bueno**

  Emergencista. Hospital Quinta D´or – Rede D'Or'-RJ. Médico do Ministério da Saúde.

- **Sérgio Timerman**

  Emergencista, Cardiologista e Intensivista. Diretor do Centro de Treinamento de Emergências Cardiovasculares e Ressuscitação e do Time de Resposta Rápida do Instituto do Coração (InCor) do Hospital das Clínicas da Faculdade de Medicina da Universidade de São Paulo (HC-FMUSP). Coordenador do Centro de Treinamento da Sociedade Brasileira de Cardiologia (SBC). Doutor em Ciências pela Universidade de são Paulo (USP).

- **Thiago Martins Santos**

  Emergencista. Docente da Faculdade de Ciências Médicas da Universidade Estadual de Campinas (UNICAMP).

- **Nicole Pinheiro Moreira**

  Emergencista. Preceptora da Residência de Medicina de Emergência IJF/ESP-CE

- **Diego Amoroso**

  Emergencista. Médico do Departamento de Pacientes Graves do Hospital Israelita Albert Einstein (HIAE).

- **Jule Rouse de Oliveira Gonçalves Santos**

  Emergencista. Supervisora da Residência de Medicina de Emergência da Escola Superior de Ciências da Saúde do Distrito Federal (ESCS/DF). Médica da Sala Vermelha do Hospital Regional de Santa Maria, DF. Presidente da Associação Brasileira de Medicina de Emergência (ABRAMEDE), Regional Distrito Federal.

- **Vitor Machado Benincá**

  Clínico e Emergencista. Médico Emergencista dos Hospitais Unimed Criciúma e São João Batista, SC. Médico Internista do Hospital São José de Criciúma (HSJC). Professor do Programa de Pós-graduação em Ciências da Saúde da Universidade do Extremo Sul Catarinense (UNESC).

ASSUNTOS ABORDADOS

1. Alvo de saturação de oxigênio no Departamento de Emergência
2. Frequência respiratória
3. Insuficiência respiratória
4. Suplementação de oxigênio
5. Uso de ventilação não invasiva ou de cateter nasal de alto fluxo no Departamento de Emergência
6. Autopronação no Departamento de Emergência
7. Trabalho ventilatório no Departamento de Emergência
8. Indicação de intubação orotraqueal
9. Broncoespasmo

A hipoxemia é um marcador importante da COVID-19,[1,2] e as limitações para a oferta de oxigênio a pacientes com essa doença vem sendo objeto de discussão, uma vez que as formas de oxigenoterapia devem evitar a maior disseminação da doença, sobretudo entre profissionais de saúde e demais pacientes não suspeitos que porventura compartilhem espaço no Departamento de Emergência. Assim sendo, entender o dimensionamento da oxigenoterapia é fundamental.

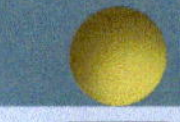

NOTAS DOS AUTORES

As recomendações aqui descritas baseiam-se em diretrizes e artigos publicados e revisados, assim como na opinião de especialistas. Parte delas deve ser, portanto, ponderada como grau de evidência nível C (evidência limitada ou opinião de especialistas).

1 ALVO DE SATURAÇÃO DE OXIGÊNIO NO DEPARTAMENTO DE EMERGÊNCIA

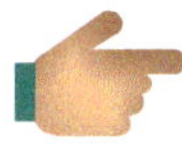

Recomenda-se manter a saturação de O_2 acima de 94% para maior segurança do paciente.

A curva de dissociação da hemoglobina[3] demonstra a relação entre SaO_2 e PaO_2, apresentando declínio exponencial da PaO_2 com saturações abaixo de 94%.

Em particular, é fortemente recomendado monitorar com segurança a saturação de pacientes com COVID-19 no Departamento de Emergência, considerando a velocidade de deterioração que esse grave quadro de insuficiência respiratória pode manifestar; escores de gravidade e de alerta iniciais desses quadros[4,5] recomendam escalonamento da vigilância quando o paciente apresenta saturação de O_2 abaixo de 94%, recebendo indicação de oxigenoterapia suplementar.

2 FREQUÊNCIA RESPIRATÓRIA

Recomenda-se suplementar oxigênio para todo paciente com frequência respiratória (FR) de 24 irpm ou mais; mesmo com saturação acima de 94%, pacientes com FR de 24 irpm ou mais estão sob maior risco de descompensação clínica, requerendo monitorização.[4]

Há casos relatados de pacientes com FR muito elevada, acima de 30 irpm, que se encontram hipoxêmicos, mas sem sinais de esforço respiratório. Esses pacientes devem ser suplementados com O_2 e reavaliados precocemente.[5] Consulte os ***Tópicos 4 e 7*** deste protocolo.

3 INSUFICIÊNCIA RESPIRATÓRIA

Define-se insuficiência respiratória como:[6,7]

$SatO_2$ < 90% em ar ambiente ou PaO_2 < 63 ou P/F < 200
\+
Rebaixamento do nível de consciência

ou

$SatO_2$ < 90% em ar ambiente ou PaO_2 < 63 ou P/F < 200
\+
Incapacidade de falar frases completas
\+
Sinais de esforço ventilatório importante
(FR > 30 + utilização de musculatura acessória ou batimento de asa de nariz)

ou

Hipoxemia severa (P/F < 100)

Fonte: Duca *et al.*; 2020 e Tobin; 2020.[6,7]

ATENÇÃO

Pacientes com insuficiência respiratória devem ser prontamente pré-oxigenados e intubados. Recomendações sobre intubação endotraqueal da Associação Brasileira de Medicina de Emergência (ABRAMEDE) constam no ***Capítulo 4*** deste material.

4 SUPLEMENTAÇÃO DE OXIGÊNIO

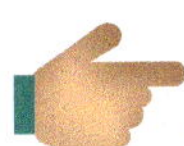

Recomenda-se iniciar a suplementação de O_2 para todo paciente com $SatO_2$ de 94% ou menos em ar ambiente.[5]

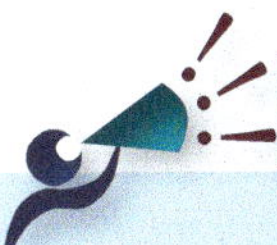

IMPORTANTE

Devido aos riscos de aerossolização, as alternativas para suplementação de O_2 em pacientes com suspeita ou diagnóstico de COVID-19 limitam-se a cateter nasal de O_2 (cateter do tipo óculos), máscara com reservatório não reinalante e cateter nasal de alto fluxo (***Figuras 1 e 2***). Todos os outros dispositivos (máscara de Hudson/Venturi ou nebulizador) estão contraindicados e devem ser evitados.[8,11]

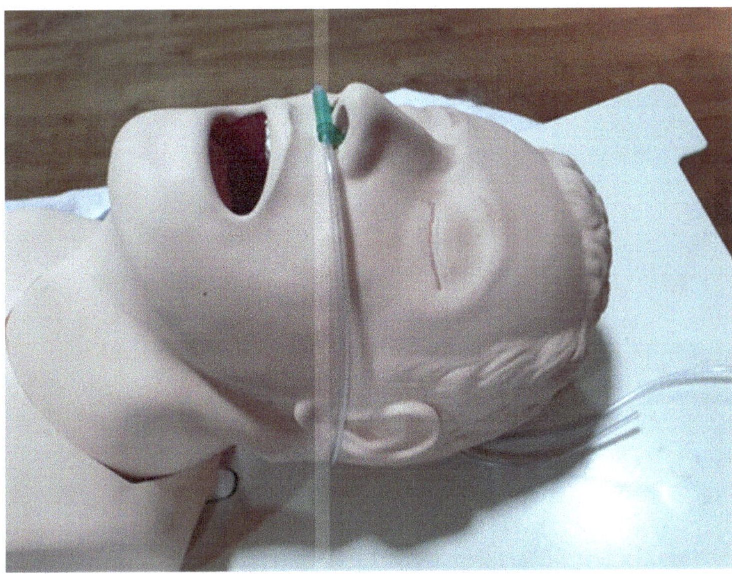

Figura 3.1 Cateter nasal de O_2 (cateter do tipo óculos).

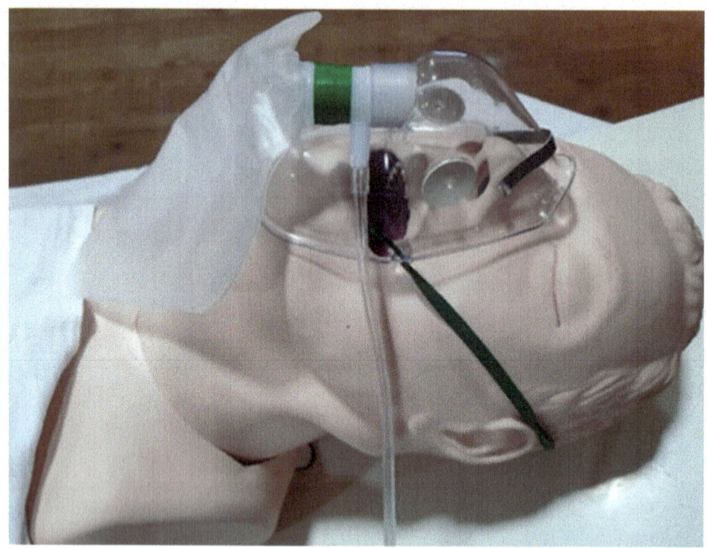

Figura 3.2 Máscara com reservatório não reinalante.

Recomenda-se colocar uma máscara cirúrgica por cima do dispositivo de suplementação de O_2, sobretudo cateter do tipo óculos nasal, como forma de evitar aerossolização.

ATENÇÃO

Não se recomenda colocar água ou soro no umidificador quando de suplementação de O_2 no Departamento de Emergência para evitar aerossolização; utilizar os menores fluxos possíveis para manter $SatO_2$ > 94% ou FR < 24.

Quanto maior o fluxo utilizado, maiores o risco de aerossolização e o potencial de contaminação de profissionais de saúde e pacientes; fluxo acima de 6 L/min[9,10] é considerado alto, com maior risco de geração de aerossol. Adicionalmente, pacientes que demandam altos fluxos (acima de 10 L/min em máscara com reservatório não reinalante) estão sob maior risco de descompensação clínica abrupta e evolução para necessidade de ventilação mecânica invasiva.

O cateter nasal de O_2 (do tipo óculos) pode ser utilizado com fluxos de até 6 L/min, mas, habitualmente, é preciso estar atento à necessidade de fluxos superiores a 3 L/min para oferta de O_2 sobre melhor fluxo e à necessidade de admissão em Unidade de Terapia Intensiva ou Semi-Intensiva.

A máscara com reservatório idealmente deve ser utilizada com o menor fluxo possível para manter insuflada a bolsa reservatória de O_2 de acordo com o volume-minuto do paciente; quando O_2 acima de 10 L/min é necessário, deve-se manter vigilância escalonada do paciente ou definir outras estratégias, incluindo ventilação não invasiva e intubação orotraqueal. Recomenda-se avaliar a relação PaO_2/FiO_2 do paciente para definição de gravidade com suplementação de O_2.

Para estimativa da FiO_2 aproximada de acordo com a oferta do dispositivo (***Tabelas 3.1 e 3.2***),[8] levam-se em conta a integridade do sistema ventilatório e o adequado volume corrente.

Tabela 3.1 Oferta aproximada de FiO_2 por cateter nasal e litragem de O_2 somada ao ar ambiente.

1 L/min	21-24%
2 L/min	25-28%
3 L/min	29-32%
4 L/min	33-36%
5 L/min	37-40%
6 L/min	41-44%

Tabela 3.2 Oferta aproximada de FiO_2 por máscara não reinalante com reservatório e litragem de O_2.

6 L/min	60%
7 L/min	70%
8 L/min	80%
9 L/min	+ 80%
10-15 L/min	+ 80%

5 USO DE VENTILAÇÃO NÃO INVASIVA OU DE CATETER NASAL DE ALTO FLUXO NO DEPARTAMENTO DE EMERGÊNCIA

5.1 Ventilação Não Invasiva

Desaconselha-se o uso inicial de ventilação não invasiva (VNI) no Departamento de Emergência, pelo risco de aerossolização, se o ambiente de administração não for um quarto individual com pressão negativa. O uso de VNI, modo

CPAP (pressão positiva contínua nas vias aéreas), está contraindicado pela Organização Mundial da Saúde (OMS), pois provoca aerossolização e eliminação de gotículas, havendo potencial contaminação dos profissionais envolvidos; e, ainda, não há benefício estabelecido no tratamento de falência respiratória hipoxêmica.[11-14] O alto uso de CPAP, recomendado em alguns protocolos internacionais, teve como interface o uso de *helmet*, com menor aerossolização e esgotamento de recursos invasivos.

Caso haja disponibilidade de sala individual com pressão negativa no Departamento de Emergência, pode-se realizar uma tentativa (*trial*) de VNI em pacientes que permaneçam com FR > 24 ou hipoxêmicos, sem sinais de insuficiência respiratória; indica-se que essa tentativa inicial não exceda 30 minutos, de modo a se avaliar a eficácia da resposta. A VNI, no entanto, não demonstrou benefício em termos de mortalidade ou prevenção de intubação na maioria das metanálises em insuficiência respiratória hipoxêmica, devendo ser considerada apenas para um *trial* inicial, evitando-se sua prolongada duração.[12]

ATENÇÃO

Pacientes em pressão positiva devem passar por vigilância redobrada e ter um limiar muito menor na decisão de progressão para intubação endotraqueal.

VNI em circuitos de BiPAP e CNAF está contraindicada em virtude da grande produção de aerossóis. Um teste curto (30 minutos) de VNI pode ser realizado em pacientes com insuficiência respiratória hipoxêmica (IRpA).

O teste de VNI deve levar em conta parâmetros máximos de: $FiO_2 \leq 50\%$ ou delta PP ≤ 10 cmH_2O e EPAP ≤ 10 cmH_2O. Para permitir uma VNI segura, deve-se utilizar apenas máscara acoplada a um circuito específico de ventilação mecânica conectado ao ventilador mecânico e ao filtro HEPA na saída exalatória do ventilador.

5.2 Cateter Nasal de Alto Fluxo

O uso de cateter nasal de alto fluxo (CNAF) pode ser considerado se houver disponibilidade de sala individual com pressão negativa, e todos os profissionais devem estar protegidos da aerossolização. Metanálises sugerem que o uso de CNAF está associado a uma redução do risco de intubação em falência respiratória hipoxêmica. O risco de aerossolização ainda não é bem estabelecido, mas estudos recentes sugerem que talvez não seja tão elevado quanto em VNI. Desse modo, obedecendo às particularidades logísticas, considera-se que o CNAF parece ter maiores vantagens que a VNI no contexto da COVID-19.[29]

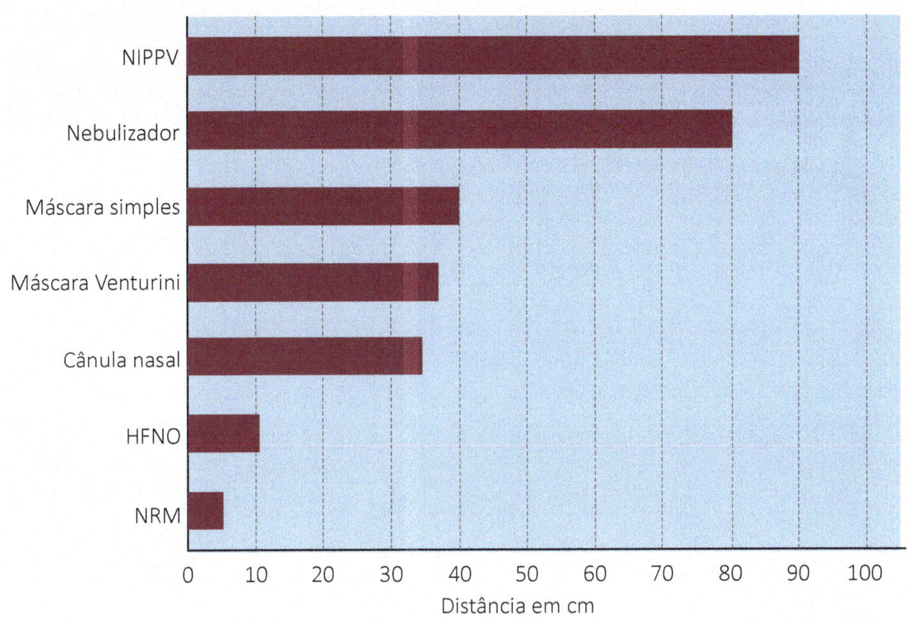

Figura 3.3 Comparação entre as diferentes dispersões de aerossóis, usando várias modalidades de tratamento.

Fonte: American College of Emergency Physicians; 2020.[28]

6 AUTOPRONAÇÃO NO DEPARTAMENTO DE EMERGÊNCIA

Autopronação tem sido considerada para pacientes que mantêm frequência ventilatória elevada (FR > 24) e hipoxemia a despeito de suplementação adequada de O_2, sem sinais de insuficiência respiratória; autopronação pode ser estabelecida, ainda, com cateter nasal de O_2 otimizado (6 L/min) antes do escalonamento para máscara com reservatório (***Figura 3.4***).

AÇÕES IMPORTANTES

Experiências nacionais e internacionais com autopronação têm indicado melhora da frequência ventilatória e da saturação quando o paciente está em posição prona voluntariamente.[5,15] O máximo de tempo que o paciente conseguir tolerar essa posição, caso haja melhora clínica, pode ser estimulado. Seu impacto na mortalidade e/ou na evolução para a necessidade de ventilação mecânica invasiva ainda não está bem estabelecido. Desse modo, não há substrato para que se recomende a aplicação rotineira, mas sua consideração precoce pode ser promissora, sobretudo quando da escassez de recursos.

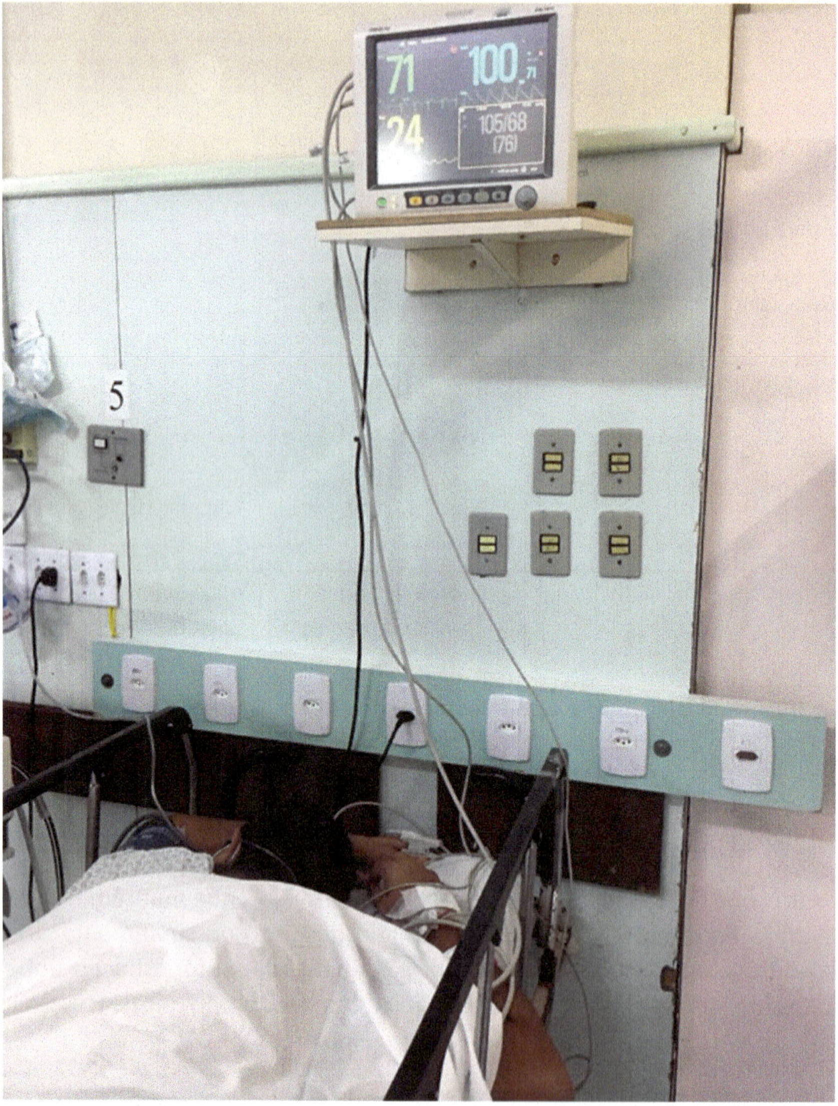

Figura 3.4 Paciente em autoprona + cateter nasal.

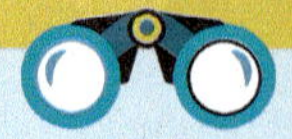

MAIS ATENÇÃO AO PACIENTE

Pacientes autopronados em ventilação espontânea devem ser vigiados atentamente em termos de deterioração clínica, e sua intubação não deve ser retardada caso haja sinais de insuficiência respiratória ou rebaixamento do nível de consciência.

7 TRABALHO VENTILATÓRIO NO DEPARTAMENTO DE EMERGÊNCIA

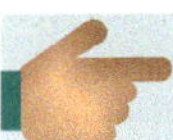

Recomenda-se o alvo de $SatO_2$ > 94% e FR < 24, evitando-se alcalose ou acidose respiratória importantes, e lactato < 2,0 mmol/L (ou < 17 mg/dL).

Segundo recentes dados provenientes da Itália, sobre os diferentes fenótipos de apresentação de pacientes com suspeita ou diagnóstico de COVID-19, é imperativo estabelecer uma estratégia de ventilação protetora. O aumento da pressão negativa intratorácica em situações de esforço ventilatório ou então frequências muito elevadas — pouco efetivas para a oxigenação — podem gerar lesão pulmonar autoinfligida pelo paciente (P-SILI),[16,17] estimulando a evolução da injúria pulmonar e agravando o quadro do paciente. Métodos para avaliação desse fenômeno não são amplamente disponíveis no Departamento de Emergência, mas alguns parâmetros, como ectoscopia clínica de esforço ventilatório, *drive* ventilatório inefetivo com retenção de CO_2 (visto em frequências muito elevadas e no fenômeno de reinalação de CO_2) e saturação de O_2 que não se sustenta, bem como aumento do lactato na gasometria[18] (na ausência de sinais de choque, traduzindo-se como aumento do trabalho ventilatório), podem ser indicativos de necessidade de ventilação mecânica invasiva e estabelecimento de estratégia de ventilação protetora.

8 INDICAÇÃO DE INTUBAÇÃO OROTRAQUEAL

Pacientes que necessitam de O_2 suplementar — em máscara com reservatório (acima de 5 L/min), ou em cateter nasal de O_2 (acima de 5 L/min), ou por meio de VNI (com FiO_2 > 50% e delta PP > 10 cm H_2O ou EPAP > 10 cmH_2O) — e que mantêm trabalho ventilatório elevado OU apresentam sinais de insuficiência respiratória devem ser prontamente pré-oxigenados e intubados.

9 BRONCOESPASMO

Broncodilatadores inalatórios	▪ Devemos seguir os protocolos de manejo de broncoespasmo já estabelecidos; ▪ Deve-se dar preferência ao uso de broncodilatadores inalatórios na forma de spray microdosador, evitando nebulização por essa impor um risco de aerossolização e contaminação;

	▪ Caso seja impossível o uso de microdosador e a nebulização não puder ser evitada, esta deve ser realizada em sala com pressão negativa/isolamento, com a utilização de equipamento de proteção individual (epi) apropriado em toda a equipe; ▪ No caso de utilização de nebulização, deve-se evitar a entrada na sala onde esta foi realizada por até 3 horas após o procedimento. ▪ O uso de broncodilatadores de longa duração.
Corticoesteroides	▪ O uso de corticosteroides inalatórios deve ser mantido caso exista indicação, tanto para uso contínuo quanto para exacerbação, em associação com broncodilatadores de curta e/ou longa duração; ▪ Deve-se administrar corticosteroides sistêmicos no tratamento das exacerbações sempre que indicado.
Antibioticoterapia	▪ Deve-se administrar antibioticoterapia sistêmica sempre que indicado, preferencialmente associações que incluam azitromicina.
Ventilação Não-invasiva	▪ Pacientes com indicação de ventilação não-invasiva devem receber esse suporte, desde que em sala com isolamento/pressão negativa, adequado selamento da máscara facial (zero a mínimo escape de ar) e uso de epi completo pela equipe de saúde;
Manejo invasivo/ intubação traqueal e ventilação mecânica	▪ Deve-se seguir o que é preconizado em diretrizes específicas para abordagem da via aérea em qualquer paciente no contexto da pandemia; ▪ Sugere-se utilização de Cetamina para a sedo-analgesia e indução dos pacientes com broncoespasmo, desde que não haja contraindicação ao uso da mesma.
Manejo ambulatorial	▪ Deve-se manter o manejo ambulatorial conforme indicado pelas diretrizes específicas, sem necessidade de modificação em face à COVID-19. Isso inclui corticosteroides tanto inalatórios quanto sistêmicos, conforme o caso.

REFERÊNCIAS BIBLIOGRÁFICAS

1. Force ARDSDT, Ranieri VM, Rubenfeld GD, Thompson BT, Ferguson ND, Caldwell E, Fan E, Camporota L, Slutsky AS, (2012) Acute respiratory distress syndrome: the Berlin Definition. JAMA

2. Gattinoni L. et al. COVID-19 pneumonia: different respiratory treatment for different phenotypes? (2020) Intensive Care Medicine;
3. Morgan TJ. The oxyhaemoglobin dissociation curve in critical illness. Crit Care Resusc. 1999 Mar;1(1):93-100. PubMed PMID: 16599868.
4. Liao X, Wang B, et al. Novel coronavirus infection during the 2019 2020 epidemic: preparing intensive care units the experience in Sichuan Province, China. Intensive Care Med. 2020
5. Sun Q, et al. Lower mortality of COVID-19 by early recognition and intervention: experience from Jiangsu Province. Ann. Intensive Care (2020) 10:33
6. Piva S. Brescia-COVID Respiratory Severity Scale (BCRSS)/Algorithm. MDCalc. 2020.
7. Tobin MJ. Basing Respiratory Management of Coronavirus on Physiological Principles. American Journal of Respiratory and Critical Care Medicine. April. 2020.
8. Benumof JL. Airway Management: Principles and Practice. St Louis, Mosby, 1996. P209-210.
9. Yu IT, Xie ZH, Tsoi KK. Why did outbreaks of severe acute respiratory syndrome occur in some hospital wards but not in others? Clin Infect Dis. 2007;44:1017–1025
10. Cheung JC, et al. Staff safety during emergency airway management for COVID 19 in Hong Kong. Lancet. Feb. 2020.
11. World Health Organization. Infection prevention and control during health care when novel coronavirus (nCoV) infection is suspected Interim guidance. January 2020.
12. World Health Organization. Clinical management of severe acute respiratory infection when novel coronavirus (2019 nCoV) infection is suspected. January 2020.
13. Tran K, Cimon K, Severn M, Pessoa Silva CL, Conly J. Aerosol generating procedures and risk of transmission of acute respiratory infections to healthcare workers: a systematic review. PLoS One 2012; 7: e35797.
14. Simonds AK, et al. Evaluation of droplet dispersion during non invasive ventilation, oxygen therapy, nebuliser treatment and chest physiotherapy in clinical practice: implications for management of pandemic influenza and other airborne infections. Health Technol Assess. 2010
15. Scaravilli V, et al. Prone positioning improves oxygenation in spontaneously breathing nonintubated patients with hypoxemic acute respiratory failure: A retrospective study./Journal of Critical Care 30 (2015) 1390–1394
16. Brochard L, Slutsky A, Pesenti A, (2017) Mechanical Ventilation to Minimize Progression of Lung Injury in Acute Respiratory Failure. Am J Respir Crit Care Med 195: 438-442
17. Yoshida T, et al. Patient self-inflicted lung injury and positive endexpiratory pressure for safe spontaneous breathing. Curr Opin Crit Care 2019, 25:000–000
18. Gil, A. Influence of mechanical ventilation on blood lactate in patients with acute respiratory failure. Intensive Care Medicine volume 24, pages924–930(1998)
19. Emanuel EJ. Fair Allocation of Scarce Medical Resources in the Time of Covid-19. NEJM. March 23. 2020.
20. Vergano M, et al. Clinical Ethics Recommendations for the Allocation of Intensive Care Treatments, in Exceptional, Resource-Limited Circumstances. Italian Society of Anesthesia, Analgesia, Resuscitation, and Intensive Care (SIAARTI). March 16, 2020

21. Mounk Y. The extraordinary decisions facing Italian doctors. Atlantic. March 11, 2020
22. Weingart S. Managing Initial Mechanical Ventilation in the Emergency Department. Ann Emerg Med. 2016
23. Pan L, et al. How to face the novel coronavirus infection during the 2019 2020 epidemic: the experience of Sichuan Provincial People's Hospital. Intensive Care Med. Feb. 2020.
24. Guan W, et al. Clinical Characteristics of Coronavirus Disease 2019 in China. NEJM. Feb. 2020.Wu Z, McGoogan JM. Characteristics of and Important Lessons From the Coronavirus Database 2019 (COVID 19) Outbreak in China. JAM A. Feb. 2020
25. Yang X, Yu, Y, et al. Clinical course and outcomes of critically ill patients with SARS CoV 2 pneumonia in Wuhan, China: a single centered, retrospective, observational study. Lancet Respiratory Medicine. Feb. 2020
26. Xie et al. Critical care crisis and some recommendations during the COVID 19 epidemic in China. Intensive Care Med. 2020
27. Meng, L, et al. Intubation and Ventilation amid the COVID-19 Outbreak. Anesthesiology 2020.
28. ACEP COVID-19 Field Guide -https://www.acep.org/corona/covid-19-field-guide/work-safety/aerosolization/#ref5
29. Alhazzani W, Møller MH, Arabi YM, et al. Surviving Sepsis Campaign: guidelines on the management of critically ill adults with coronavirus disease 2019 (COVID-19) [published online ahead of print, 2020 Mar 28]. Intensive Care Med. 2020;1-34. doi:10.1007/s00134-020-06022-5

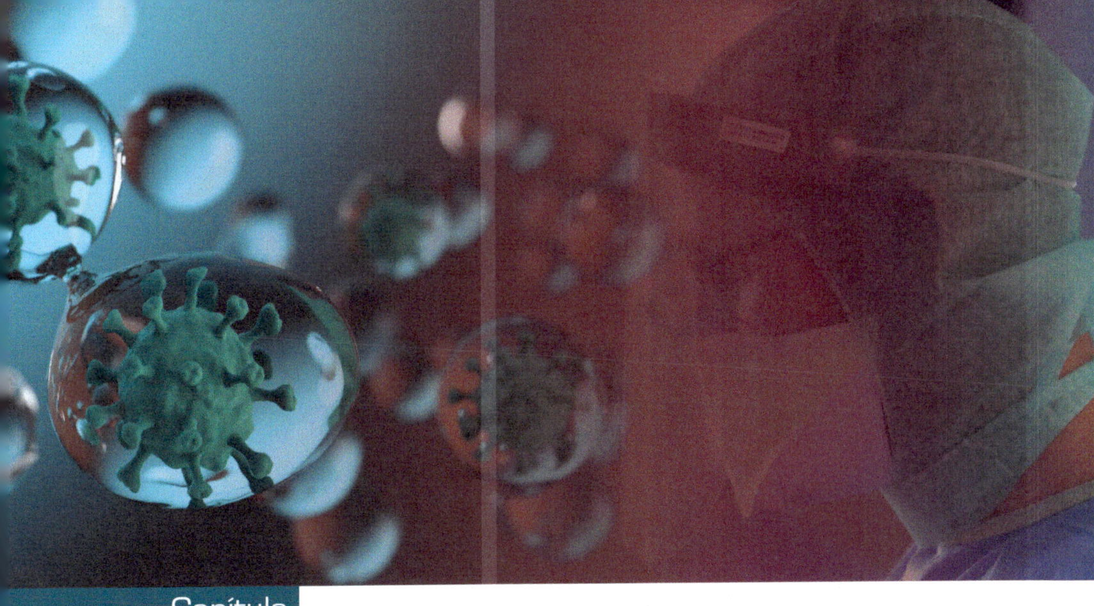

Capítulo

4

Recomendações para Intubação Orotraqueal em Pacientes Portadores de COVID-19

Associação Brasileira de Medicina de Emergência (ABRAMEDE)

Associação de Medicina Intensiva Brasileira (AMIB)

Sociedade Brasileira De Cardiologia (SBC) e Associação de Medicina Intensiva Brasileira (Amib)

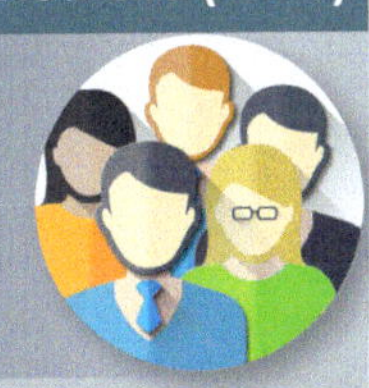

- Hélio Penna Guimarães

  Emergencista e Intensivista. Presidente da Associação Brasileira de Medicina de Emergência (ABRAMEDE). Médico do Departamento de Pacientes Graves (DPG) do Hospital Israelita Albert Einstein (HIAE). Médico da UTI do Instituto de Infectologia Emílio Ribas. Doutor em Ciências pela Universidade de São Paulo (USP).

- Daniel Ujakow Correa Schubert

  Emergencista. Instituto D'Or de Pesquisa e Ensino-RJ. Médico Emergencista da Sala Vermelha do Hospital Estadual Getúlio Vargas (HEGV), SES-RJ.

- Roseny dos Reis Rodrigues

  Anestesiologista e Intensivista. Médica do Departamento de Pacientes Graves (DPG) do Hospital Israelita Albert Einstein (HIAE). Doutora em Medicina pela Universidade de São Paulo (USP).

- Sergio Timerman

  Emergencista, Cardiologista e Intensivista. Diretor do Centro de Treinamento de Emergências Cardiovasculares e Ressuscitação e do Time de Resposta Rápida do Instituto do Coração (InCor) do Hospital das Clínicas da Faculdade de Medicina da Universidade de São Paulo (HC-FMUSP). Coordenador do Centro de Treinamento da Sociedade Brasileira de Cardiologia (SBC). Doutor em Ciências pela Universidade de São Paulo (USP).

- **Ana Paula da Rocha Freitas**

  Emergencista. Primeira-Secretária da Associação Brasileira de Medicina de Emergência (ABRAMEDE). Médica da Emergência do Hospital de Pronto-socorro de Porto Alegre e do Hospital Mãe de Deus. Mestre em Ciências Médicas pela Universidade Federal do Rio Grande do Sul (UFRGS).

- **Thiago Domingos Corrêa**

  Intensivista. Coordenador Médico do Centro de Terapia Intensiva do Departamento de Pacientes Graves (DPG) do Hospital Israelita Albert Einstein (HIAE). Doutor em Ciências pela Universidade de São Paulo (USP).

- **Kaile de Araujo Cunha**

  Emergencista e Intensivista. Chefe da Unidade de Cuidados Clínicos Adulto do Hospital Universitário da Universidade Federal do Maranhão (HU-UFMA). Coordenadora Médica da UTIs-COVID do HU UFMA. Coordenadora da Residência em Medicina de Emergência UDI da Rede D'Or. Presidente da Associação Brasileira de Medicina de Emergência (ABRAMEDE), Regional Maranhão.

- **Mario José Bueno**

  Emergencista. Hospital Quinta D´or – Rede D'Or'-RJ. Médico do Ministério da Saúde.

- **Thiago Martins Santos**

  Emergencista. Docente da Faculdade de Ciências Médicas da Universidade Estadual de Campinas (UNICAMP).

- **Nicole Pinheiro Moreira**

  Emergencista. Preceptora da Residência de Medicina de Emergência IJF/ESP-CE

- **Diego Amoroso**

  Emergencista. Médico do Departamento de Pacientes Graves do Hospital Israelita Albert Einstein (HIAE).

- **Jule Rouse de Oliveira Gonçalves Santos**

  Internista. Supervisora da Residência de Medicina de Emergência da Escola Superior de Ciências da Saúde do Distrito Federal (ESCS/DF). Médica da Sala Vermelha do Hospital Regional de Santa Maria (HRSM), DF. Presidente da Associação Brasileira de Medicina de Emergência (ABRAMEDE), Regional Distrito Federal.

- **Leandro Carvalho**

  Intensivista. Diretor-Científico da Sociedade Mineira de Terapia Intensiva (SOMITI).

- **Fernando Bacal**

  Cardiologista. Diretor do Núcleo de Transplantes do Instituto do Coração do Hospital das Clínicas da Faculdade de Medicina da Universidade de São Paulo (InCor-HC-FMUSP). Diretor Científico da Sociedade Brasileira de Cardiologia (SBC), biênio 2020/2021.

- **Marcelo Queiroga**

  Cardiologista. Presidente da Sociedade Brasileira de Cardiologia (SBC), biênio 2020-2021. Diretor do Departamento de Cardiologia Intervencionista do Hospital Alberto Urquiza Wanderley (HAUW).

Colaboração em nome do Comitê de Insuficiência Respiratória e Ventilação Mecânica da AMIB

- **Jorge Luis dos Santos Valiatti**
  Intensivista. Presidente do Comitê de Insuficiência Respiratória e Ventilação Mecânica da Associação de Medicina Intensiva Brasileira (AMIB)
- **Marcelo Alcantara Holanda**
  Intensivista. Membro do Comitê de Insuficiência Respiratória e Ventilação Mecânica da Associação de Medicina Intensiva Brasileira (AMIB)
- **Sérgio de Vasconcellos Baldisserotto**
  Intensivista. Membro do Comitê de Insuficiência Respiratória e Ventilação Mecânica da Associação de Medicina Intensiva Brasileira (AMIB)
- **Juliana Carvalho Ferreira**
  Intensivista. Membro do Comitê de Insuficiência Respiratória e Ventilação Mecânica da Associação de Medicina Intensiva Brasileira (AMIB)
- **Marco Antonio Soares Reis**
  Intensivista. Membro do Comitê de Insuficiência Respiratória e Ventilação Mecânica da Associação de Medicina Intensiva Brasileira (AMIB)
- **Patricia Rocco**
  Intensivista. Membro do Comitê de Insuficiência Respiratória e Ventilação Mecânica da Associação de Medicina Intensiva Brasileira (AMIB)
- **Marcelo Barciela Brandão**
  Intensivista. Membro do Comitê de Insuficiência Respiratória e Ventilação Mecânica da Associação de Medicina Intensiva Brasileira (AMIB)
- **Kamila Ramborger Goulart**
  Intensivista Membro do Comitê de Insuficiência Respiratória e Ventilação Mecânica. Membro do Comitê INOVA da Associação de Medicina Intensiva Brasileira (AMIB)
- **Mário Ferreira Carpi**
  Intensivista. Coordenador do Curso Ventiped da Associação de Medicina Intensiva Brasileira (AMIB)
- **Bruno do Valle Pinheiro**
  Intensivista. Coordenador do Curso Venuti da Associação de Medicina Intensiva Brasileira (AMIB)
- **Alexandre Marini Ísola**
  Intensivista. Coordenador do Curso Venuti II da Associação de Medicina Intensiva Brasileira (AMIB)

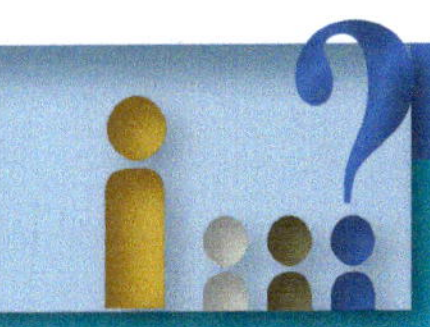

ASSUNTOS ABORDADOS

1. Indicações de intubação
2. Procedimento

Os procedimentos para acesso invasivo das vias aéreas em pacientes com COVID-19 são muito frequentes, dado o caráter eminentemente respiratório dessa grave infecção, em particular suas manifestações de hipoxemia acentuada, as quais promovem a necessidade de intubação orotraqueal (IOT).[1,2] São claras as evidências sobre a potencial contaminação dos profissionais de saúde em grandes epidemias virais, especialmente em procedimentos geradores de aerossóis (PGAs)[3].

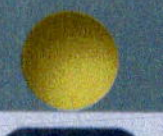

NOTAS DOS AUTORES

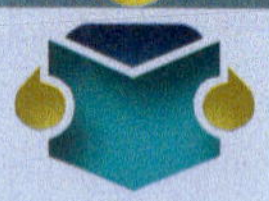

As recomendações aqui descritas baseiam-se em diretrizes e artigos publicados e revisados, assim como na opinião de especialistas. Parte delas deve ser, portanto, ponderada como grau de evidência nível C (evidência limitada ou opinião de especialistas). Atualizações podem ser necessárias à medida que mais evidências científicas estiverem disponíveis.

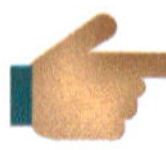

Considerando o cenário descrito, a Associação Brasileira de Medicina de Emergência (ABRAMEDE), a Associação de Medicina Intensiva Brasileira (AMIB) e a Sociedade Brasileira de Cardiologia recomendam as práticas apresentadas a seguir.

Tendo em vista que a abordagem definitiva da via aérea é um PGA, deve-se minimizar ao máximo a exposição dos profissionais. Desse modo, participarão inicialmente do procedimento na área contaminada uma equipe mínima — sugerem-se um médico líder, um auxiliar que ajude com dispositivos e manobras do procedimento em si (enfermeiro, fisioterapeuta ou outro médico) e um circulante para realizar medicações e outras ações fora do campo do procedimento (enfermeiro ou técnico de enfermagem), preferencialmente em quarto com pressão negativa. Um segundo médico e um profissional da saúde circulante (enfermeiro, técnico de enfermagem) devem estar paramentados em antessala prontamente acessíveis para acionamento.[4-8]

Considerando a necessidade de evitar maior potencial de exposição da equipe e maximizar o sucesso já em primeira tentativa de laringoscopia, o intubador deve ser o médico mais experiente no manejo de vias aéreas de pacientes graves, incluindo experiência com dispositivos extraglóticos, técnicas alternativas de intubação e cricotireoidostomia cirúrgica ou outros dispositivos.[4-10]

Ter em vista que, caso a unidade já esteja trabalhando em setor de coorte, sendo considerada inteiramente contaminada, todo o material utilizado é tido como previamente contaminado. Os princípios de minimização de exposição dos profissionais aos PGAs devem ser mantidos, utilizando-se sempre o mínimo de equipe necessária para a intubação.[1,2]

1 INDICAÇÕES DE INTUBAÇÃO

- Pacientes que apresentam necessidade de O_2 suplementar com Venturi 50% ou com cânula nasal de O_2 > 5 L/min ou de ventilação mecânica não invasiva com FiO_2 > 50% ou com delta > 10 cmH_2O ou EPAP > 10 cmH_2O para manter SpO_2 > 94% ou FR ≤ 24 rpm.
- Pacientes que não se adaptaram ou toleraram a interface de ventilação não invasiva (VNI).
- Pacientes dependentes de VNI.

2 PROCEDIMENTO

2.1 Antes de Intubar

- **Paramentação com equipamento de proteção individual (EPI) para aerossolização:** máscara N95, touca, óculos de proteção, *face shield*, avental impermeável descartável e luvas de cano longo; propés também podem ser recomendados em alguns serviços.[1-4]
- Preparar todo o material de intubação fora da área de risco de contaminação, incluindo fármacos de indução/bloqueio neuromuscular já aspirados em seringas e identificados, tubos endotraqueais com *cuff* testados, videolaringoscópio (e laringoscópio apenas em condição de absoluta ausência ou falha do videolaringoscópio), capnógrafo, dispositivo extraglótico (ou maleta de via aérea difícil), soro fisiológico, fármacos vasopressores e sedação/analgesia pós-intubação montadas em bomba de infusão contínua. Também deixar programado o ventilador mecânico com os parâmetros iniciais da ventilação, conforme protocolo institucional.[4-12]
- Convém citar que, em caso de uso do dispositivo extraglótico, o equipamento preferencialmente deve possibilitar a intubação através dele em sequência (exemplo: máscara laríngea tipo LMA® Fastrach); o tubo laríngeo tem melhor evidências em atendimentos pré-hospitalares, particularmente em condições de parada cardiorrespiratória, mas demanda um novo manuseio de vias aéreas posteriormente, para assegurar a via aérea definitiva. Lembrar que todos os dispositivos extraglóticos permitem alguma geração de aerossol durante a ventilação, e medidas adicionais de proteção devem ser consideradas. A introdução do dispositivo extraglótico já acoplado a filtro HEPA ou HME-F minimiza o risco de contaminação; adicionalmente, quando em uso de dispositivos extraglóticos, deve-se cobrir a boca do paciente com máscara cirúrgica para minimizar o contato com secreções.[4-12]

- Fazer um *briefing* sobre o plano da abordagem, definindo funções da equipe antes de entrar na área contaminada, inclusive estabelecendo posições de cada colaborador ao lado e na cabeceira do leito. Deixar claro para a equipe o que se espera de cada um de seus membros durante o procedimento (***Figura 4.1***).[6-9,11]

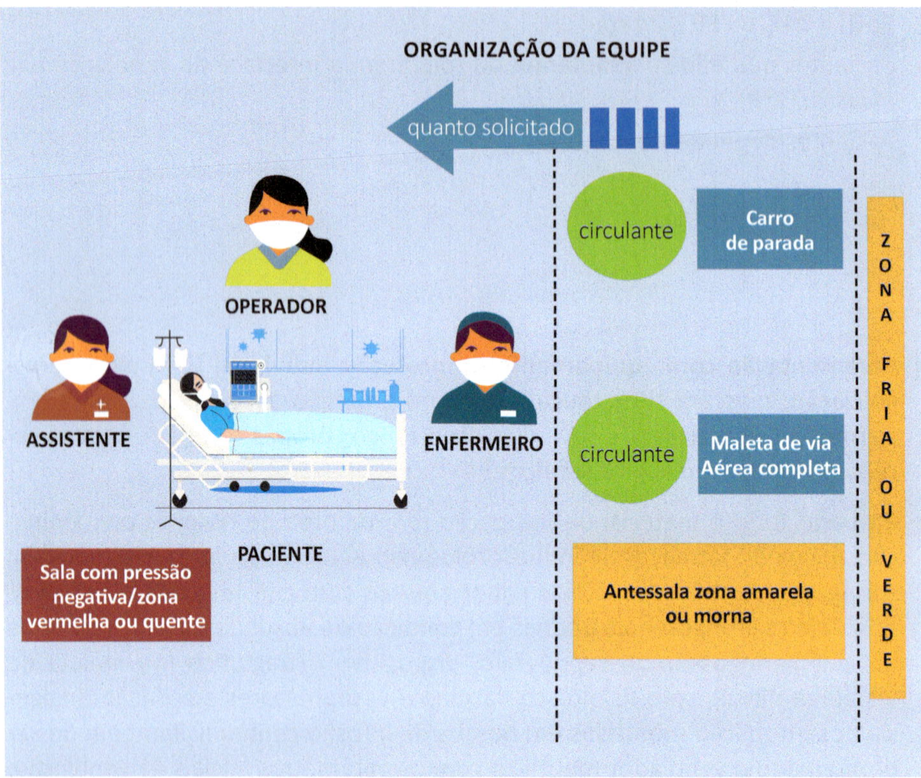

Figura 4.1 Sugestão de organização de equipe.

- Estabelecer o sistema de "comunicação em alça fechada". Convém lembrar que, diante de um paciente hipoxêmico, a equipe tende a aumentar a rapidez de atividades e procedimentos; nesse ambiente, é importante reconhecer que, ao atender um paciente sabidamente com COVID-19 (ou suspeita), é necessário manter o foco na segurança da equipe, ainda que isso desacelere etapas em função de outras — por exemplo: a necessidade imediata de maior nível de proteção com os EPIs. O líder (médico intubador ou "operador") deve estabelecer as tarefas e transmitir segurança, clareza, respeito e tranquilidade em suas ações.[6-9]
- No ambiente "coorte", o uso de EPIs pode ocasionar mais dificuldade na comunicação e na identificação dos profissionais que estão atuando naquele

ambiente. A identificação dos profissionais com etiqueta sobre aventais pode colaborar para a solução desses problemas.

- Um sistema de *checklist* (ou outros recursos visuais) deve ser usado para ajudar na preparação dos materiais e na realização do procedimento.[6-9,11]
- Cada um dos materiais deve ser separado e identificado, e, uma vez aberto, descartado se não utilizado.

2.2 Material Necessário para a Intubação (Incluindo Via Aérea Difícil)

- Todo material necessário para a intubação convencional deve ser previamente arrumado numa mesa auxiliar (tubo endotraqueal de mais de um tamanho, seringa para insuflar o balonete, fio-guia (e/ou Bougie), unidade bolsa/válvula/máscara (BVM), dispositivos extraglóticos, capnógrafo, filtros HEPA ou HME-F, dispositivos para fixação do tubo e aspiradores (em sistema fechado).[1-6]
- O uso de videolaringoscópio tem sido preconizado como primeira escolha na intubação desses pacientes, aumentando a chance de sucesso em primeira tentativa, principalmente em vias aéreas anatomicamente difíceis, pois amplia a visão da via aérea, evita a necessidade de uma linha direta de visão até a via aérea e exige menos força para intubação; também possibilita maior distanciamento entre o médico e a via aérea do paciente e possui lâminas descartáveis, o que diminui a chance de contaminação.[4,6-13] O laringoscópio convencional não deve ser a primeira opção para essa intubação, sendo reservado para situações de absoluta exceção.
- O uso de pinças fortes é importante para a clampagem do tubo quando houver necessidade de mudança de circuitos/ventiladores com o objetivo de minimizar a produção de aerossol.[6-8] Pelo mesmo motivo, deve-se considerar a conexão direta ao ventilador de transporte, o qual deve, idealmente, utilizar o mesmo circuito dos ventiladores da Unidade de Terapia Intensiva de referência, caso a IOT seja efetuada. Para confirmar a IOT, é recomendado como padrão-ouro o uso de capnografia, principalmente no contexto de via aérea difícil ou com visualização dificultada pelos EPIs (óculos e *face shield*), levando-se em conta também a dificuldade no uso de estetoscópio e o risco de contaminação atrelado.[4,5,7,12]

Material necessário	Equipamento necessário	Fármacos
▪ 5 *kits* de EPIs (gorro, máscara N95, dois pares de luvas de cano longo, avental/capote impermeável, óculos de proteção, protetor facial/ *face shield*) ▪ Fio Bougie e fio-guia ▪ Videolaringoscópio (lâminas descartáveis 3 e 4) ▪ Unidade bolsa/válvula/ máscara (BVM) ▪ Laringoscópio convencional (lâminas curvas 3 e 4 – lâmina reta 4) ▪ Tubo endotraqueal 7,0; 7,5; 8,0; 8,5 ▪ Borracha para obstrução do tubo ("êmbolo de seringa" ou conector de broncoscópio) ▪ Filtros HME-F e HEPA, o mesmo a ser utilizado no circuito do ventilador ▪ Dispositivo extraglótico (máscara laríngea ou tubo laríngeo, n. 3, 4 e 5) ▪ Lâmina de bisturi n. 11 com cabo + tubo endotraqueal 6,0, **ou** cânula para traqueostomia 4,5 com *cuff* **ou** *kit* próprio de cricotireoidostomia por punção ▪ Pinça reta longa (Kosher) ou curva (Kelly) ▪ Cuffômetro ▪ Estetoscópio	▪ Circuito de ventilação mecânica ▪ Ventilador de transporte e monitor de transporte (se necessária a remoção) + capnógrafo ▪ Bomba infusora com três canais **ou** três bombas infusoras	**Quando utilizada pré-medicação** ▪ Lidocaína 2% sem vasoconstritor 1,5 mg/kg (não usar lidocaína *spray* 10%) ▪ Fentanil 2 a 3 mL (100 a 150 mcg) **Indução sugerida** ▪ Etomidato 0,3 mg/kg ou cetamina 2 mg/kg **Neurobloqueadores sugeridos** ▪ Succinilcolina 1,5 mg/kg ou rocurônio 1,2 a 1,5 mg/kg (utilizar o peso real dos pacientes para cálculo dos BNMs) **Fármacos para sedação e analgesia contínua** ▪ Midazolam 5 mg/mL ▪ Fentanil 50 mcg/mL ▪ Propofol 10 mg/mL **Para suporte hemodinâmico** ▪ Epinefrina 1 mg/1 mL ▪ Norepinefrina 8 mg/4 mL

2.3 Pré-Oxigenação

- Manter o paciente sentado para facilitar a pré-oxigenação.
- Por três a cinco minutos, pré-oxigenar com unidade máscara/trach care/filtro HEPA ou HME-F/válvula/bolsa/reservatório (***Figura 4.2***) (utilizar fluxo de oxigênio de 15 L/min) com o cuidado de evitar vazamentos OU utilizar máscara não reinalante com fluxo de 15 L/min. Se, nesse momento, o paciente ainda se mantiver com SpO_2 abaixo de 94, iniciar VNI pelo mesmo período de tempo.

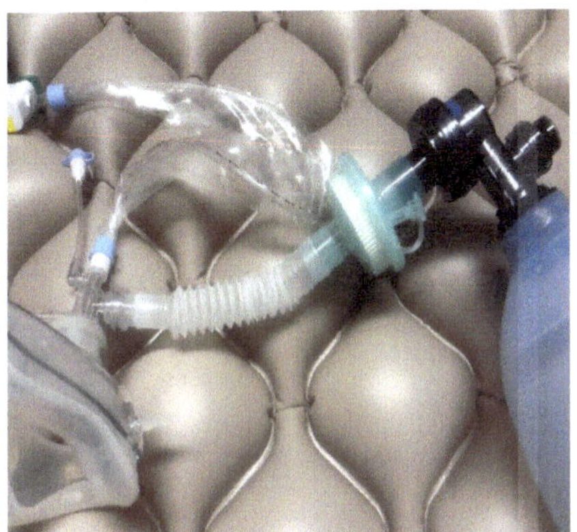
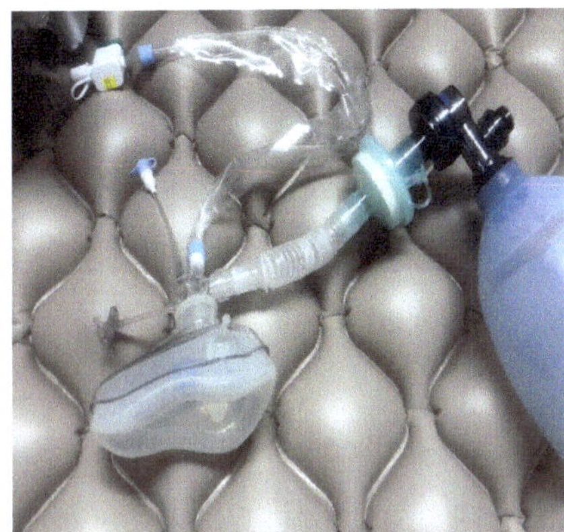

Figura 4.2 Montagem do circuito de pré-oxigenação com dispositivo BVM.

2.4 Durante a Intubação Orotraqueal

- Utilizar a sequência rápida de intubação.[4-12]
- Posicionar adequadamente o paciente (*sniffing position* ou posição olfativa/*ramp position*).
- Cabeceira elevada (30 a 45 graus) para ganhar "capacidade residual funcional" nesses pacientes sabidamente com pouca reserva respiratória.
- Evitar ventilação assistida com BVM, pela produção de aerossóis e pelo risco de contaminação do ambiente e dos profissionais.
- A lidocaína e o fentanil são medicações passíveis de uso como parte da otimização pré-IOT, apesar de não necessariamente serem usadas de forma rotineira na sequência rápida de intubação em pacientes com COVID-19.[14] Múltiplas diretrizes de manejo de via aérea na COVID-19 consideram o uso de bloqueio neuromuscular efetivo como a etapa farmacológica mais relevante para minimizar o risco de contaminação da equipe.[5-12]

- A lidocaína na dose de até 1,5 mg/kg pode abolir os reflexos laríngeos e potencializar o efeito anestésico de outras drogas, se utilizada como pré-medicação em até três minutos antes da indução. Como efeitos adversos desse fármaco podem ocorrer náuseas e vômitos, crise convulsiva e arritmias.
- O fentanil tem como efeitos adversos mais notáveis a hipotensão e a depressão respiratória, essa última particularmente indesejável por tratar-se de bradipneia e apneia durante o período em que a medicação é realizada, ocasionando pré-oxigenação subótima; *pushes* ou *bolus* intravenosos podem gerar condição de tórax rígido, o que também dificulta a ventilação e a expansibilidade torácica.
- Após indução e completo bloqueio neuromuscular, realiza-se o posicionamento do paciente (com posicionamento do coxim em região occipital). É importante certificar-se de que o paciente esteja completamente relaxado antes da tentativa de laringoscopia, evitando-se, assim, estimular o reflexo de tosse do paciente, um evento de elevado risco para a formação de aerossol. Por outro lado, esse é um momento de crucial atenção, pois esses pacientes podem dessaturar rapidamente, sendo importante considerar, eventualmente, a realização de ventilação com BVM (com técnica adequada de selagem da máscara no rosto do paciente, considerando riscos potenciais ao paciente e à equipe).
- Caso haja disponibilidade, o Bougie pode ser utilizado desde a primeira tentativa, considerando evidências de que seu uso aumenta as chances de sucesso na IOT.[17] Ressalta-se a importância de o intubador e seu auxiliar estarem familiarizados com o uso do dispositivo. Ao utilizá-lo, é importante o máximo de cuidado na retirada para evitar a contaminação da equipe assistente.
- Nas condições em que o paciente encontra-se com adequado bloqueio neuromuscular e sedação, a oclusão total do tubo pode ser preterida, uma vez que não haveria fluxo de ar/aerossolização, até a conexão ao ventilador/dispositivo BVM,[9] mas é fundamental a confirmação dessa condição para evitar a contaminação da equipe.
- Sobre vedação/oclusão do tubo endotraqueal com uma tampa plástica com passagem para fio-guia ou um êmbolo de borracha "vazada" para passagem do fio-guia, conforme a ***Figura 3***, é conveniente citar que não existe motivo racional para o seu uso, já que se tem virtualmente a mesma quantidade de aerossol na cavidade oral do doente, quando se compara com a parte interna do tubo endotraqueal, se o paciente estiver adequadamente sob ação de bloqueio neuromuscular e com a boca aberta. Deve estar claro que não há evidências que apontem segurança para o paciente e eficácia de proteção para a equipe com essa manobra. Se realizada, o preparo do tubo deve ser feito antes da indução e do bloqueio neuromuscular.

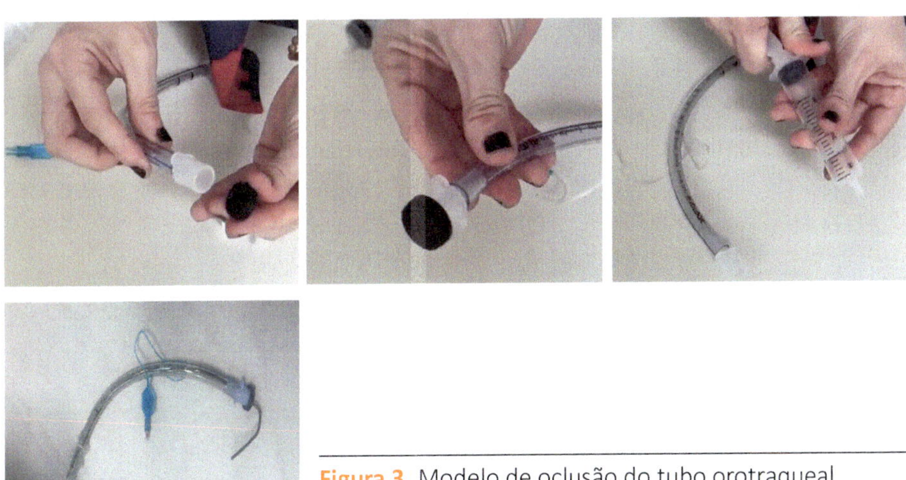

Figura 3 Modelo de oclusão do tubo orotraqueal.

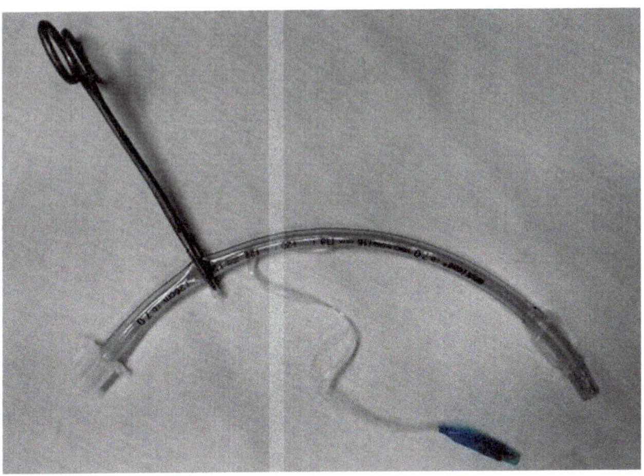

Figura 4 Pinça reta para oclusão do tubo.

- Caso ocorra falha na primeira tentativa de intubação, e contanto que o paciente mantenha saturação adequada, dependendo da avaliação do médico intubador, pode-se realizar uma segunda tentativa, otimizando a técnica e/ou o posicionamento do paciente; novamente, a videolaringoscopia deve ser utilizada. Caso ocorra falha na laringoscopia ou hipoxemia, um dispositivo extraglótico para o resgate pode ser considerado,[6-11] **sempre acoplado a filtro HEPA ou HME-F para evitar a contaminação da equipe**. Caso se opte por resgate com BVM, recomenda-se a técnica de preensão da máscara com a eminência tenar de ambas as mãos (***Figura 5***; *thenar grip*, *vice grip* ou *V-E grip*).[16,17] Deve-se atentar para um correto selamento da máscara na face do paciente, com atendimento por dois profissionais (um responsável apenas pelo selamento da máscara), e para a colocação de filtro **HEPA** ou **HME-F** entre ela e a bolsa.

- Após a intubação endotraqueal, a confirmação da localização do tubo deve ser feita por meio de capnografia e conexão diretamente no ventilador, evitando-se o uso de BVM e estetoscópio pelo risco de contaminação e por serem eles menos eficazes. Considerar não realizar radiografia de tórax para esse fim; e considerar ultrassonografia para checar a posição do tubo.[16-17]

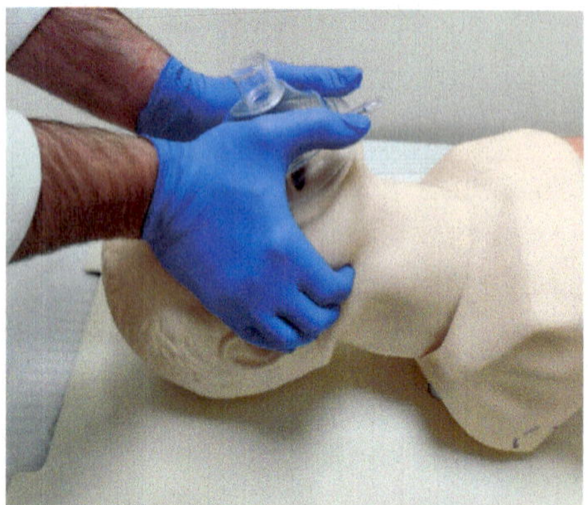

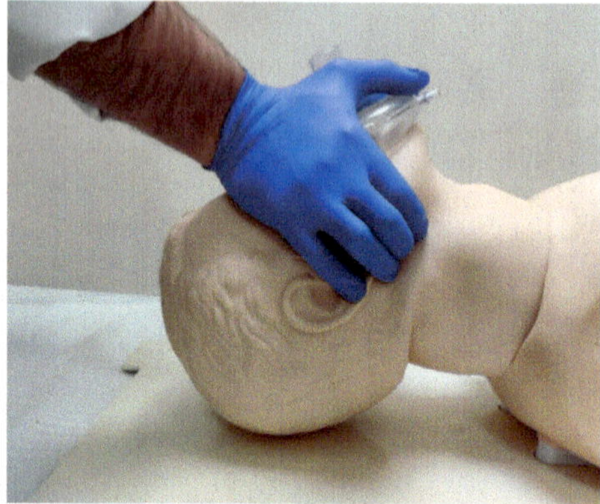

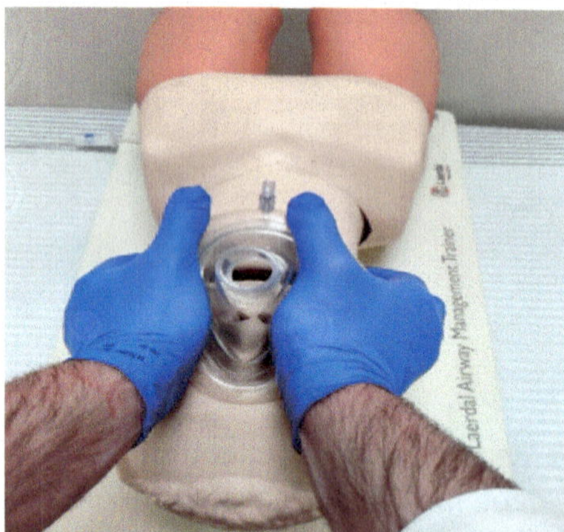

Figura 5 Thenar grip, vice grip ou V-E grip.

- Atentar para a adequada instalação do filtro **HEPA ou HME-F** entre o tubo e a conexão do ventilador ou da bolsa e na válvula expiratória do ventilador.
- Fármacos vasopressores e soluções cristaloides, pelo potencial de hipotensão pós-intubação, devem estar prontamente disponíveis,[10,11] sendo preferencial o uso de vasopressores (norepinefrina), exceto se evidências de hipovolemia.

- Epinefrina e norepinefrina podem ser utilizadas com segurança em veias periféricas, por um período limitado de tempo.[20]
- Fentanil, midazolam e/ou propofol devem ser utilizados para sedação e analgesia pós-intubação, devendo-se atentar para a hemodinâmica do paciente após o início da infusão.
- Se indicado, o acesso venoso profundo (central) e arterial após a intubação deve ser realizado pela mesma equipe, aproveitando-se os EPIs e demais preparativos; para isso, os materiais devem ser preparados antes do início da intubação endotraqueal.
- Realizar com a equipe o *debriefing* dos pontos positivos e dos pontos passíveis de melhoria.

Atenção máxima à desparamentação.

- Preferência pelo uso de equipamentos de transporte, caso haja necessidade de deslocamento rápido ao destino definitivo, evitando a contaminação de outros materiais e facilitando a logística de recebimento de novos pacientes no local de origem.
- Relatos sugerem que alguns pacientes que necessitam de intubação demandam altas pressões (> 20 cmH_2O de pressão de pico), por isso o dispositivo extraglótico pode não selar adequadamente a via aérea, sendo insuficiente para ventilar o paciente até o hospital de referência e espalhando aerossóis durante a trajetória.
- O dispositivo extraglótico não provê uma via aérea definitiva, devendo ser considerado dispositivo de resgate e temporário, requerendo-se a sua substituição por tubo endotraqueal ou traqueostomia assim que possível.

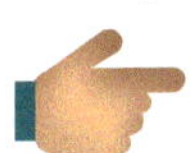

- Recomenda-se cricotireoidostomia cirúrgica nos casos de falha de intubação e falha da ventilação com dispositivo extraglótico, sendo ela realizada por profissional experiente e de forma segura. Alguns métodos podem ser considerados, como o método auxiliado por Bougie,[19-21] recomendado por diversas diretrizes de manejo de via aérea no contexto da COVID-19,[8,9,11] e o uso de cricotireóstomo ou técnica de Seldinger.

- O acesso inadequado a EPIs tem levado à busca e à improvisação de compartimentos de barreira de proteção para uso durante a IOT, como o uso de cubo/caixa de acrílico sobre a cabeça do paciente, no momento da intubação.

Deve-se considerar que a caixa restringe o movimento das mãos e exige treinamento antes do uso em pacientes reais.[22,23] Os usuários desse dispositivo devem estar prontos para abandoná-lo caso o manuseio das vias aéreas mostre-se difícil. Dessa forma, considerando os entraves logísticos e ergonômicos associados ao uso da caixa de acrílico para intubação, não se recomenda o uso desse dispositivo, no momento, no Departamento de Emergência, até melhores evidências do contrário.

Princípios da Ventilação Mecânica Após Intubação Orotraqueal	▪ Modo pressão controlada (PCV). ▪ Volume corrente de 6 mL/kg de peso predito. ▪ PEEP inicial de 15 cmH_2O. ▪ FR de 20 a 24 rpm para manter volume-minuto (VM) entre 7 e 10 L/min. ▪ ***Driving pressure*** (pressão de platô menos PEEP) ≤ 15 cmH_2O. ▪ Alvo inicial de SpO_2 entre 93% e 96%. ▪ Alvo inicial de $ETCO_2$ entre 30 e 45. ▪ Gasometria arterial após IOT para eventuais ajustes nos parâmetros iniciais.
Troca de Tubo Orotraqueal	▪ Arrumar mesa do lado de fora. ▪ Colocar FiO_2 a 100% e deixar fixação solta para facilitar a retirada. ▪ Ventilar o paciente por três minutos com FiO_2 de 100%. ▪ Colocar o ventilador em modo ***stand-by***. ▪ Desinsuflar o ***cuff***. ▪ Passar a sonda trocadora (mensurar a numeração a ser introduzida). ▪ Trocar o tubo. ▪ Insuflar o balonete. ▪ Conectar o circuito e ligar o ventilador. ▪ Confirmar a posição do tubo por capnografia.

PROTOCOLO DE INTUBAÇÃO OROTRAQUEAL PARA CASO SUSPEITO OU CONFIRMADO DE COVID-19

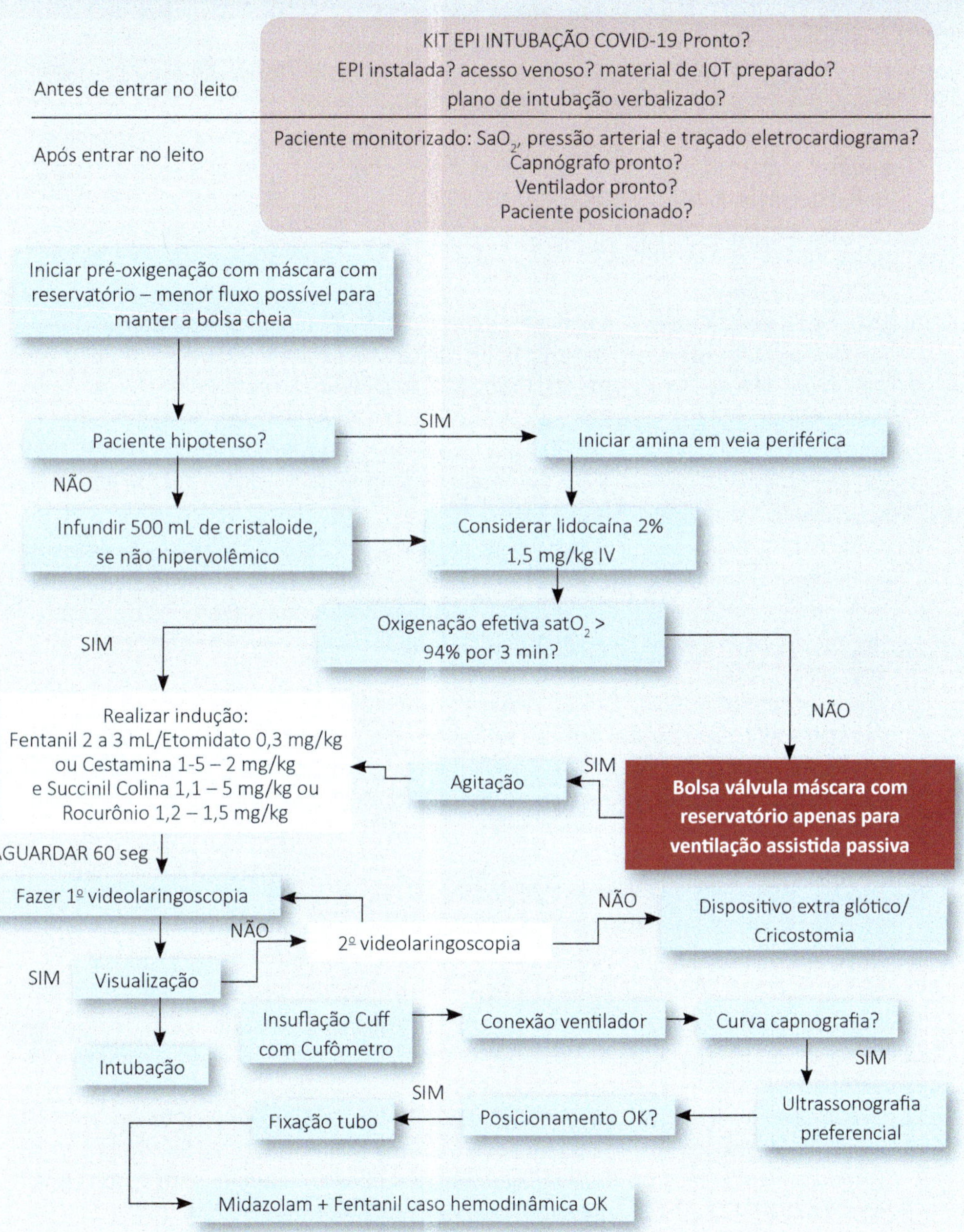

REFERÊNCIAS

1. Wujtewicz M, Dylczyk-Sommer A, Aszkiełowicz A, Zdanowski S, Piwowarczyk S, Owczuk R. COVID-19: what should anaethesiologists and intensivists know about it? Anaesthesiol Intensive Ther. 2020 Mar 20;52(1):34-41.
2. Giwa A, Desai A. Novel coronavirus COVID-19: an overview for emergency clinicians. Emerg Med Pract. 2020 Feb 27;22(2 Suppl 2):1-21.
3. Tran K, Cimon K, Severn M, Pessoa-Silva CL, Conly J. Aerosol generating procedures and risk of transmission of acute respiratory infections to healthcare workers: a systematic review. PLoS One. 2012;7(4):e35797.
4. Wax RS, Christian MD. Practical recommendations for critical care and anesthesiology teams caring for novel coronavirus (2019-nCoV) patients. Can J Anaesth. 2020;67(5):568-76.
5. Cheung JC, Ho LT, Cheng JV, Cham EYK, Lam KN. Staff safety during emergency airway management for COVID-19 in Hong Kong. Lancet Respir Med. 2020 Apr;8(4):e19.
6. Brown CA, Mosier JM, Carlson JN, Gibbs MA. Pragmatic recommendations for intubating critically ill patients with suspected COVID-19. JACEP Open. 2020;1:80-4.
7. Sorbello M, El-Boghdadly K, Di Giacinto I, Cataldo R, Esposito C, Falcetta S, et al. The Italian coronavirus disease 2019 outbreak: recommendations from clinical practice. Anaesthesia. 2020 Jun;75(6):724-32.
8. Cook TM, El-Boghdadly K, McGuire B, McNarry AF, Patel A, Higgs A. Consensus guidelines for managing the airway in patients with COVID-19: guidelines from the Difficult Airway Society, the Association of Anaesthetists the Intensive Care Society, the Faculty of Intensive Care Medicine and the Royal College of Anaesthetists. Anaesthesia. 2020 Jun;75(6):785-99.
9. Brewster DJ, Chrimes NC, Do TB, Fraser K, Groombrigde CJ, Higgs A, et al. Consensus statement: Safe Airway Society principles of airway management and tracheal intubation specific to the COVID-19 adult patient group [Internet]. Med J Aust. 2020. [preprint, 2020 Apr 1]. [acesso em 6 jun 2020]. Disponível em: https://www.mja.com.au/journal/2020/consensus-statement-safe-airway-society-principles-airway-management-and-tracheal.
10. Zuo MZ, Huang YG, Ma WH, Xue ZG, Zhang JQ, Gong Y, et al. Expert recommendations for tracheal intubation in critically ill patients with noval coronavirus disease 2019. Chin Med Sci J. 2020 Feb 27. doi: 10.24920/003724. [Epub ahead of print].
11. Kovacs G, Sowers N, Campbell S, French J, Atkinson P. Just the facts: airway management during the COVID-19 pandemic. CJEM. 2020 Mar;30:1-5.
12. Meng L, Qiu H, Wan L, Ai Y, Xue Z. Intubation and ventilation amid the COVID-19 outbreak: Wuhan's experience [Internet]. Anesthesiology. 2020. [acesso em 6 jun 2020]. Disponível em: https://doi.org/10.1097/ALN.0000000000003296.
13. Alhazzani W, Møller MH, Arabi YM, Loeb M, Gong MN, Fan E, et al. Surviving Sepsis Campaign: guidelines on the management of critically ill adults with coronavirus disease 2019 (COVID-19). Intensive Care Med. 2020;46(5):854-87.
14. Caro D. Pretreatment medications for rapid sequence intubation in adults outside the operating room [Internet]. UpToDate. [acesso em 9 abr 2020]. Disponível em:

https://www.uptodate.com/contents/pretreatment-medications-for-rapid-sequence-intubation-in-adults-outside-the-operating-room.

15. Driver BE, Prekker ME, Klein LR, Reardon RF, Miner JR, Fagerstrom ET, et al. Effect of use of a Bougie vs endotracheal tube and stylet on first-attempt intubation success among patients with difficult airways undergoing emergency intubation. JAMA. 2018 Jun 5;319(21):2179-89.
16. Joffe AM, Hetzel S, Liew EC. A two-handed jaw-thrust technique is superior to the one-handed "EC-clamp" technique for mask ventilation in the apneic, unconscious person. Anesthesiology . 2010;113:873-5.
17. Gerstein NS, Carey MC, Braude DA, Tawil I, Petersen TR, Deriy L, et al. Efficacy of face-mask ventilation techniques in novice providers. J Clin Anesth. 2013;24:193-7.
18. Tian DH, Smyth C, Keijzers G, Macdonald SP, Peake S, Udy A, et al. Safety of peripheral administration of vasopressor medications: a systematic review. Emerg Med Australas. 2020;32(2):220-7.
19. Braude D, Webb H, Stafford J, Stulce P, Montanez L, Kennedy G, et al. The Bougie-aided cricothyrotomy. Air Med J. 2009;28(4):191-4.
20. Johnston TMC, Davis PJ. The occasional Bougie-assisted cricothyroidotomy. Can J Rural Med. 2020;25(1):41-8.
21. Hill C, Reardon R, Joing S, Falvey D, Miner J. Cricothyrotomy technique using gum elastic bougie is faster than standard technique: a study of emergency medicine residents and medical students in an animal lab. Acad Emerg Med. 2010;17(6):666-9.
22. Everington K. Taiwanese doctor invents device to protect US doctors against coronavirus [Internet]. Taiwan News, 2020 Mar 23. [acesso em 6 jun 2020]. Disponível em: https://www.taiwannews.com.tw/en/news/3902435.
23. Canelli L, Connor CW, Gonzales M, Nozari A. Barrier enclosure during endotracheal intubation. N Engl J Med. 2020 Apr 3. doi: 10.1056/NEJMc2007589.
24. De Jong A, Molinari N, Terzi N, Mongardon N, Arnal JM, Guitton C, et al. Early identification of patients at risk for difficult intubation in the intensive care unit. Am J Respir Crit Care Med. 2013 Apr 15;187(8):832-9.
25. Jarman AF, Hopkins CL, Hansen JN, Brown JR, Burk C, Youngquist ST. Advanced airway type and its association with chest compression interruptions during out-of-hospital cardiac arrest resuscitation attempts. Prehosp Emerg Care. 2017 Sep-Oct;21(5):628-35.
26. Bernoche C, Timerman S, Polastri TF, Giannetti NS, Siqueira AWS, Piscopo A et al. Atualização da diretriz de ressuscitação cardiopulmonar e cuidados de emergência da Sociedade Brasileira de Cardiologia – 2019. Arq Bras Cardiol. 2019;113(3):449-663.
27. American Heart Association. Destaques das atualizações direcionadas nas diretrizes de 2019 da American Heart Association para ressuscitação cardiopulmonar e atendimento cardiovascular de emergência [Internet]. AHA, 2019. [acesso em 14 maio 2020]. Disponível em: https://eccguidelines.heart.org/wp-content/uploads/2019/11/2019-Focused-Updates_Highlights_PTBR.pdf.
28. Resuscitation Council UK. Guidance for the resuscitation of COVID-19 patients in hospital [Internet]. [acesso em 6 jun 2020]. Disponível em: http://resus.org.uk.

29. American Heart Association. Coronavirus (COVID-19) resources for CPR training & resuscitation [Internet]. AHA; 2020. [acesso em 6 jun 2020]. Disponível em: https://cpr.heart.org/en/resources/coronavirus-covid19-resources-for-cpr-training.
30. Newell C, Grier S, Soar J. Airway and ventilation management during cardiopulmonary resuscitation and after successful resuscitation. Crit Care. 2018 Aug 15;22(1):190.
31. Gabrielli A, Layon AJ, Wenzel V, Dorges V, Idris AH. Alternative ventilation strategies in cardiopulmonary resuscitation. Curr Opin Crit Care. 2002 Jun;8(3):199-211.
32. Bobrow BJ, Ewy GA, Clark L, Chikani V, Berg RA, Sanders AB, et al. Passive oxygen insufflation is superior to bag-valve-mask ventilation for witnessed ventricular fibrillation out-of-hospital cardiac arrest. Ann Emerg Med. 2009 Nov;54(5):656-62.
33. Wen C, Yu T, Wang L. Progress of mecanical ventilation during cardiopulmonary resuscitation. Zhonghua Wei Zhong Bing Ji Jiu Yi Xue. 2017 Sep;29(9):853-6.
34. Kill C, Dersch W, Wulf H. Advanced life support and mechanical ventilation. Curr Opin Crit Care. 2012 Jun;18(3):251-5.
35. Tam CF, Cheung KS, Lam S, Wong A, Yung A, Sze M, et al. Impact of coronavirus disease 2019 (COVID-19) outbreak on ST-segment-elevation myocardial infarction care in Hong Kong, China. Circ Cardiovasc Qual Outcomes. 2020 Apr;13(4):e006631.
36. Cao Y, Li Q, Chen J, Guo X, Miao C, Yang H, et al. Hospital emergency managment plan during the COVID-19 epidemic. Acad Emerg Med. 2020 Apr;27(4):309-11.

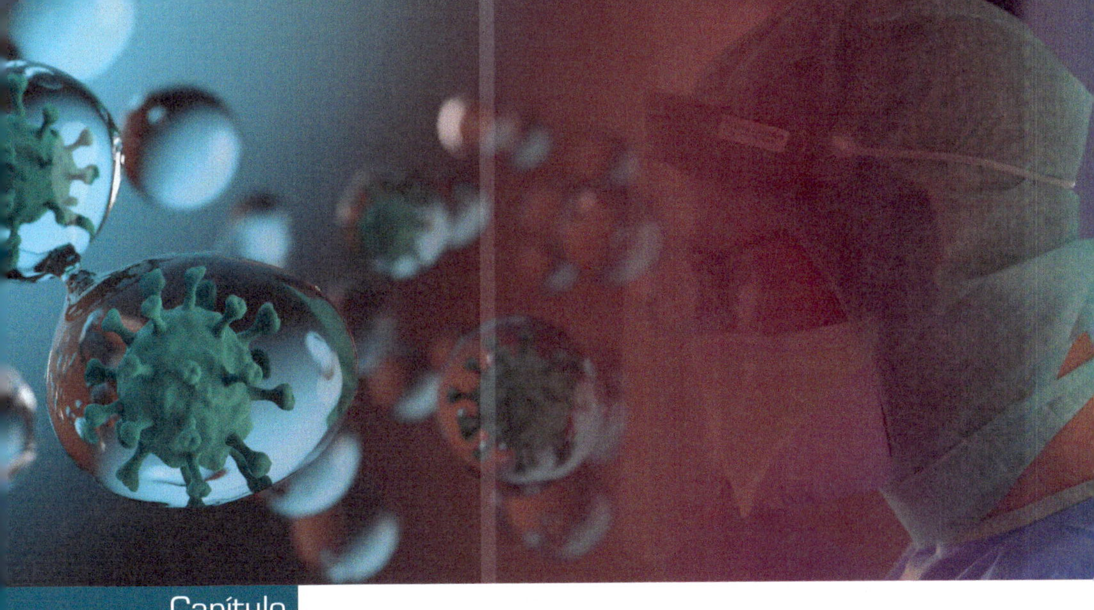

Capítulo

5 Recomendações Sobre o Início de Ventilação Mecânica no Departamento de Emergência para Pacientes com Suspeita ou Diagnóstico de COVID-19

Associação Brasileira de Medicina de Emergência (ABRAMEDE)

Autores

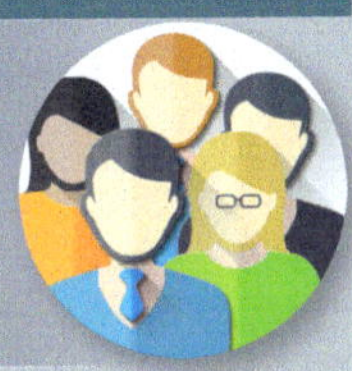

- **Hélio Penna Guimarães**
  Emergencista e Intensivista. Presidente da Associação Brasileira de Medicina de Emergência (ABRAMEDE). Médico do Departamento de Pacientes Graves (DPG) do Hospital Israelita Albert Einstein (HIAE). Médico da UTI do Instituto de Infectologia Emílio Ribas. Doutor em Ciências pela Universidade de são Paulo (USP).
- **Daniel Ujakow Correa Schubert**
  Emergencista, Instituto D'Or de Pesquisa e Ensino-RJ. Médico Emergencista da Sala Vermelha do Hospital Estadual Getúlio Vargas, SES-RJ.
- **Roseny dos Reis Rodrigues**
  Anestesiologista e Intensivista. Médica do Departamento de Pacientes Graves (DPG) do Hospital Israelita Albert Einstein. Doutora em Medicina pela Universidade de São Paulo (USP).
- **Ana Paula da Rocha Freitas**
  Emergencista. Primeira-Secretária da Associação Brasileira de Medicina de Emergência (ABRAMEDE). Médica da Emergência do Hospital de Pronto-socorro de Porto Alegre e do Hospital Mãe de Deus. Mestre em Ciências Médicas pela Universidade Federal do Rio Grande do Sul (UFRGS).
- **Thiago Domingos Corrêa**
  Intensivista. Coordenador Médico do Centro de Terapia Intensiva do Departamento de Pacientes Graves (DPG) do Hospital Israelita Albert Einstein (HIAE). Doutor em Ciências pela Universidade de São Paulo (USP).

- **Kaile de Araujo Cunha**
  Emergencista e Intensivista. Chefe da Unidade de Cuidados Clínicos Adulto do Hospital Universitário da Universidade Federal do Maranhão (HU-UFMA). Coordenador Médico da UTI-COVID do HU-UFMA. Coordenador da Residência em Medicina de Emergência UDI na Rede D'Or. Presidente da Associação Brasileira de Medicina de Emergência (ABRAMEDE), Regional Maranhão.
- **Mario José Bueno**
  Emergencista. Hospital Quinta D´or – Rede D'Or'-RJ. Médico do Ministério da Saúde.
- **Clarice Daniele Alves de Oliveira Costa**
  Intensivista pela Associação de Medicina Intensiva Brasileira (AMIB). Mestre em Ciênicas Médicas pela Universidade Federal do Rio Grande do Sul (UFGRS). ECLS (ECMO specialist) pela ESLO. Médica Rotina da UTI e UNI do Hospital Quinta D'or, Rede D'or-RJ. Responsável pela Unidade de Terapia Intensiva do Hospital de Campanha Lagoa-Barra.
- **Sergio Timerman**
  Intensivista. Neurointensivista pelo Hospital Sírio Libanês (HSL). Mestre em Ciênicas Médicas pela Universidade Federal do Rio Grande do Sul (UFGRS). ECLS (ECMO specialist) pela ESLO. Médico Rotina da UTI e UNI do Hospital Quinta D'or, Rede D'or-RJ. Responsável pela Unidade de Terapia Intensiva do Hospital de Campanha Lagoa-Barra.
- **Thiago Martins Santos**
  Emergencista, Cardiologista e Intensivista. Diretor do Centro de Treinamento de Emergências Cardiovasculares e Ressuscitação e do Time de Resposta Rápida do Instituto do Coração (InCor) do Hospital das Cl´nicas da Faculdade de Medicina da Universidade de São Paulo (HC-FMUSP). Coordenador do Centro de Treinamento da Sociedade Brasileira de Cardiologia (SBC). Doutor em Ciências pela Universidade de São Paulo (USP).
- **Nicole Pinheiro Moreira**
  Emergencista. Docente da Faculdade de Ciências Médicas da Universidade Estadual de Campinas (UNICAMP).
- **Diego Amoroso**
  Emergencista. Preceptora da Residência de Medicina de Emergência IJF/ESP-CE.
- **Jule Rouse de Oliveira Gonçalves Santos**
  Emergencista. Médica do Departamento de Pacientes Graves do Hospital Israelita Albert Einstein (HIAE).

Associação Brasileira de Medicina de Emergência (ABRAMEDE)

- **Leonardo Gaperini**
  Fisioterapeuta Emergencista. Coordenador do Departamento de Fisioterapia da Associação Brasileira de Medicina de Emergência (ABRAMEDE). Serviço de Emergência do Hospital Nossa Senhora da Conceição/Grupo Hospitalar Conceição (GHC), Porto Alegre/RS.
- **Marivânia Olga Stédile**
  Fisioterapeuta Emergencista. Serviço de Emergência do Hospital Nossa Senhora da Conceição/Grupo Hospitalar Conceição (GHC), Porto Alegre/RS

- **Marcos Cesar Ramos Mello**

  Fisioterapeuta Intensivista. Membro do Departamento de Fisioterapia da Associação Brasileira de Medicina de Emergência (ABRAMEDE). Consultor Speaker da Vapotherm. Hospital São Paulo Universidade Federal de São Paulo (UNIFESP). Hospital Beneficência Portuguesa de São Paulo (HBPSP), SP. Professor na Faculdade INSPIRAR.

- **Karina Tavares Timenetsky**

  Fisioterapeuta Intensivista. Departamento de Pacientes Graves do Hospital Israelita Albert Einstein (HIAE), São Paulo. Professora Permanente do Programa de Mestrado Profissional em Enfermagem do HIAE. Professor-Associado do Programa de Pós-graduação *Lato Sensu* do HIAE. Doutora em Ciências.

- **Raquel Afonso Caserta Eid**

  Fisioterapeuta Intensivista. Departamento de Pacientes Graves do Hospital Israelita Albert Einstein (HIAE). Coordenadora da Pós-graduação de Fisioterapia em Terapia Intensiva do HIAE. Membro da Câmara Técnica de Inovação e Tecnologia do CREFITO 3. Mestre em Ciências.

- **Carla Luciana Batista**

  Fisioterapeuta Intensivista do Departamento de Pacientes Graves do Hospital Israelita Albert Einstein (HIAE).

- **Patrícia Vieira Gorgonio**

  Fisioterapeuta Emergencista. Fisioterapeuta Sênior da Pronto-Atendimento do Hospital Albert Einstein (HIAE).

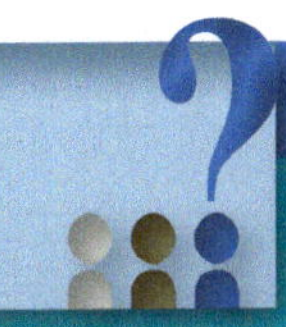

ASSUNTOS ABORDADOS

1. Introdução
2. Ventilação com dispositivo bolsa/válvula/máscara
3. Modo ventilatório
4. Volume
5. FiO_2
6. PEEP
7. Razão I:E
8. Cuidados ventilatórios prolongados no Departamento de Emergência
9. Titulação da PEEP
10. Recrutamento alveolar
11. Ventilação mecânica invasiva em posição prona

1 INTRODUÇÃO

É fundamental o estabelecimento de estratégias de ventilação mecânica (VM) protetora, aplicadas ainda no Departamento de Emergência, para pacientes com suspeita ou diagnóstico de COVID-19, após a intubação endotraqueal nesses locais. A despeito da demanda imediata de leitos de terapia intensiva para esses pacientes, ficam facultados ao emergencista os ajustes necessários da VM.

A fisiopatologia da COVID-19 ainda não é totalmente conhecida, e os pacientes que necessitam de intubação endotraqueal muitas vezes se apresentam com inúmeros fenótipos e diferentes graus de evolução da doença. Desse modo, as recomendações devem ser individualizadas. Em sua maioria, os casos apresentam boa complacência pulmonar e hipoxemia severa, o que requer um controle ventilatório seguro, em harmonia com as recomendações iniciais.

2 VENTILAÇÃO COM DISPOSITIVO BOLSA/VÁLVULA/MÁSCARA

Desaconselha-se a ventilação com dispositivo bolsa/válvula/máscara (BVM) após prévia ou depois da intubação, por se tratar de circuito aberto. Caso ela seja necessária, recomenda-se a instalação de um filtro HEPA ou HMEF entre o tubo e a unidade BVM.

A unidade BVM pode causar volumes muito elevados no paciente, sob altas pressões, gerando lesão pulmonar secundária iatrogênica. É fundamental apertar a unidade BVM com cuidado, em até no máximo metade de seu conteúdo, utilizando preferencialmente uma única mão, com baixas pressões e válvula redutora de pressão (*pop off*) acionada. Relatos e experiências demonstram dificuldade de reoxigenação desses pacientes mesmo com o uso de unidade BVM, caso ela não tenha válvula de PEEP; se disponível a válvula de PEEP, seu uso é recomendado, sendo ela titulada de acordo com a resposta de oxigenação do paciente.

3 MODO VENTILATÓRIO

Indica-se acoplar o paciente diretamente ao ventilador mecânico após a intubação. A escolha do modo ventilatório — controlado a volume ou controlado a pressão — fica em consonância com a experiência da equipe assistente. No contexto de emergência, e com múltiplos pacientes entrando ao mesmo tempo, o modo ventilado a pressão parece ser mais seguro, porém existe a necessidade de vigilância importante sobre o volume corrente.

DICA

Modos mais avançados de VM podem e devem ser usados no Departamento de Emergência, desde que o profissional emergencista tenha treinamento e conhecimento para isso.

4 VOLUME

Recomenda-se a instalação de medidas de ventilação protetora (4 a 6 mL/kg de peso predito). No Departamento de Emergência, muitas vezes se desconhece a história em detalhes do paciente, e indicam-se 6 mL/kg de peso predito e um volume-minuto elevado (8 a 12 L/min), titulado pela frequência respiratória, até a coleta de uma gasometria arterial para titulação desses valores.

O quadro clínico desses pacientes muitas vezes se apresenta com hipoxemia severa e taquipneia importante. Assim, infere-se que esses pacientes estejam com um volume-minuto elevado basal, o que deve ser almejado inicialmente como forma de evitar acidemia respiratória e descompensação clínica.

5 FIO_2

Iniciar com FiO_2 de 100% logo após intubação.

Sabendo que a apresentação clínica com hipóxia é mais comum, deve-se tratá-la. O alvo de saturação de O_2 de segurança, no Departamento de Emergência, deve ser acima de 94%. É recomendável titular FiO_2 com PEEP.

6 PEEP

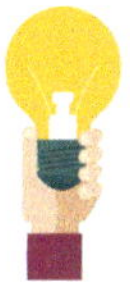

Sugere-se titular a PEEP de acordo com a saturação de O_2 do paciente, iniciando com valores mais altos.

- Após intubação orotraqueal (IOT), nota-se que a maioria dos pacientes com quadro suspeito ou confirmado de COVID-19 apresenta queda da saturação. Desse modo, é fundamental titulação da PEEP com FiO_2 de 100% para almejar uma saturação de segurança acima de 94% já no Departamento de Emergência.
- Diversos protocolos institucionais, bem como experiências nacionais e internacionais, têm discutido o uso e a aplicação de valores mais elevados de PEEP

já no início para esses pacientes. Não há consenso, mas a maioria dos estudos tem demonstrado que esses pacientes ficam bem com valores iniciais a partir de 13 a 15 cmH_2O.

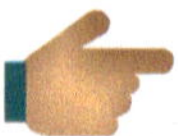

Recomenda-se antecipar os impactos fisiológicos da aplicação da PEEP nesses pacientes.

- A aplicação de PEEP, sobretudo elevada (acima de 10 cmH_2O), aumenta a pressão intratorácica e diminui o retorno venoso, causando impactos hemodinâmicos importantes. Muitas vezes, os pacientes se encontram desidratados e com pouca ingesta líquida em razão de dispneia e hipoxemia severa. Ao mesmo tempo, sabe-se da importância de um balanço negativo no impacto da mortalidade de pacientes com SDRA. Assim, a realização de *bolus* de cristaloides para melhora hemodinâmica requer parcimônia.

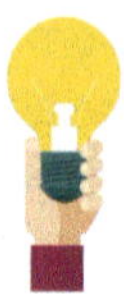

Sugere-se administração precoce de vasopressores (noradrenalina ou adrenalina) ainda em veia periférica, caso haja indicação.

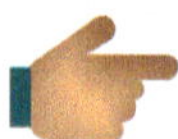

Indica-se titular a FiO_2 com a PEEP após o alcance de uma saturação acima de 94%.

- Após alcançar o alvo de $SatO_2$ de 94% com a PEEP aplicada, deve-se continuar essa titulação até que se consigam valores satisfatórios, com FiO_2 de 60% ou menos.

7 RAZÃO I:E

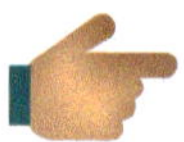

Recomenda-se individualizar a razão I:E de acordo com as comorbidades do paciente.

- Por padrão, a razão 1:2 é recomendada. Caso o paciente possua história de doença pulmonar obstrutiva crônica ou asma com broncospasmo ativo, indica-se aumentar essa razão até 1:3 a 1:4, de modo a evitar autoPEEP e consequente hiperinsuflação pulmonar com todos os seus efeitos deletérios.

8 CUIDADOS VENTILATÓRIOS PROLONGADOS NO DEPARTAMENTO DE EMERGÊNCIA

Considerando a potencial demanda de leitos em Unidades de Terapia Intensiva (UTIs), é importante que os médicos e fisioterapeutas emergencistas saibam realizar o manejo ventilatório fino dos pacientes que continuam no Departamento de Emergência por longos períodos.

9. TITULAÇÃO DA PEEP

Segundo novas hipóteses italianas, os diferentes fenótipos da doença podem incorrer em dois estados pulmonares completamente diferentes: o padrão L e o padrão H.

Padrão l	Determina baixa elastância pulmonar, razão V/Q também baixa (com perda do tônus regulador da vasculatura pulmonar), baixo peso pulmonar e baixa recrutabilidade. Esses pacientes se apresentarão com hipoxemia importante e não se beneficiarão de manobras de recrutamento alveolar, o que pode ser evidenciado com uma PEEP ideal abaixo de 13 a 15.
Padrão H	Determina alta elastância pulmonar, alto ***shunt*** direito-esquerdo, alto peso pulmonar e alta recrutabilidade. São os pacientes com SDRA clássica. Eles provavelmente se beneficiarão de PEEPs mais elevadas, tituladas pela FiO_2.

Após a intubação traqueal, é relevante considerar, caso o paciente não possua perspectiva de leito na UTI, o possível fenótipo de doença pulmonar que ele possui: a presença de áreas de consolidação/atelectasia em áreas dependentes na tomografia sugere um padrão mais H. Na ausência de tomografia, infiltrados e condensações bilaterais na radiografia de tórax ou achados de ultrassonografia pulmonar podem sugerir esse padrão. Caso o paciente apresente padrão tomográfico predominante em vidro fosco, radiografia de tórax pouco expressiva e ultrassom pulmonar com predomínio de linhas B ou consolidações subpleurais, sugere-se padrão L. Esses pacientes podem não se beneficiar de PEEPs elevadas e necessitarão de FiO_2 elevada e ventilação protetora, visto que sua complacência é normal.

PROGRAMAÇÃO INICIAL DO VENTILADOR MECÂNICO NO DEPARTAMENTO DE EMERGÊNCIA
Modo volume ou pressão controlada (VCV ou PCV).
Volume corrente de 6 mL/kg de peso predito.
PEEP inicial de 13 a 15 cmH_2O.

PROGRAMAÇÃO INICIAL DO VENTILADOR MECÂNICO NO DEPARTAMENTO DE EMERGÊNCIA
Ajuste da FR para manter volume-minuto entre 7 e 10 L/min.
Driving pressure (pressão de platô menos PEEP) ≤ 15 cmH_2O.
Alvo inicial de SpO_2 entre 93 e 96%.
Alvo inicial de $ETCO_2$ entre 30 e 45.
Gasometria arterial após IOT para eventuais ajustes nos parâmetros iniciais.

10 RECRUTAMENTO ALVEOLAR

O recrutamento alveolar (RA) melhora a distribuição heterogênea das lesões em pacientes com SDRA. No entanto, pode resultar em graves complicações respiratórias e circulatórias. Sendo assim, essa prática não é recomendada rotineiramente. A expansibilidade pulmonar deve ser avaliada antes da aplicação, observando-se os seguintes passos:

- Deve ser realizada em modo PCV com pressão de distensão de 15 cmH_2O.
- PEEP 10 cmH_2O.
- Aumentar o valor da PEEP em 5 cmH_2O a cada dois minutos até atingir 35 cmH_2O.
- Baixar o valor da PEEP para 25 cmH_2O.
- Iniciar manobra de titulação decremental da PEEP em volume controlado.
- Na MRM, após identificação da PEEP que produz a melhor complacência, ou de dois ou mais passos da PEEP com complacência equivalentes, escolhe-se uma PEEP 2 a 3 cmH_2O acima desse valor no ajuste da VM.
- Antes de ajustar o valor da PEEP para o obtido como adequado, procede-se a uma nova MRM, após a qual a PEEP pode ser ajustada diretamente para 2 a 3 cmH_2O acima do valor encontrado como melhor complacência na titulação decremental.

11 VENTILAÇÃO MECÂNICA INVASIVA EM POSIÇÃO PRONA

Adotada como estratégia para os pacientes que apresentarem os seguintes critérios:

- PaO_2/FiO_2 < 150 mmHg ou manifestações de imagens radiológicas do tórax características, sem contraindicações;
- por período superior a 16 horas por vez, podendo ser interrompida quando PaO_2/FiO_2 for superior a 150 mmHg por mais de quatro horas na posição supina.

INFORMAÇÕES COMPLEMENTARES

Mais informações sobre a técnica encontram-se em:

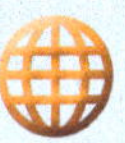

http://abramede.com.br/wp-content/uploads/2020/04/RECOMENDACOES-FISIOTERAPIA-220420.pdf (acesso em 4 jun 2020)

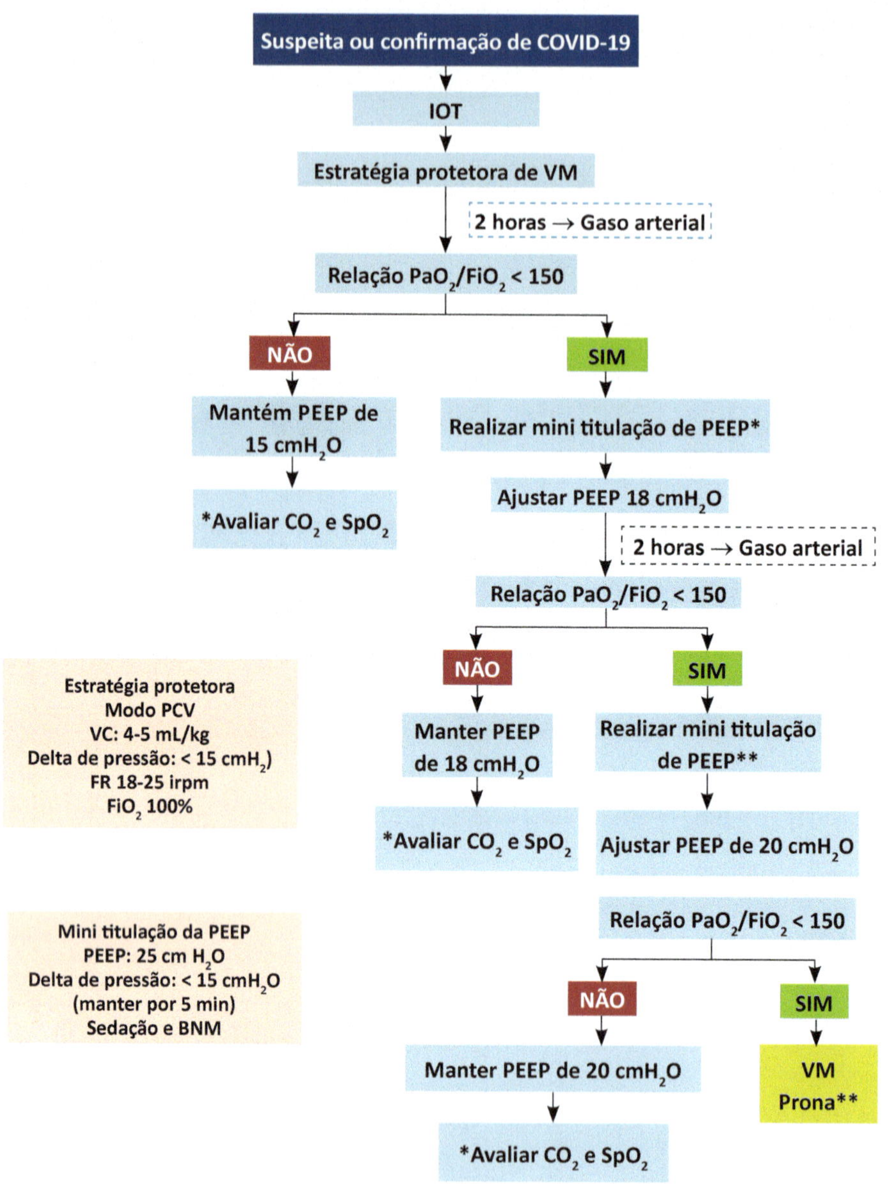

* A hipercapnia moderada é permitida pH > 7,20

** Seguir protocolo de PRONA - caso não responda, realizar minititulação de PEEP novamente – ajustar PEEP 18 cmH_2O

Figura 5.1 Estratégia de ventilação mecânica.

REFERÊNCIAS

1. Weingart S. Managing initial mechanical ventilation in the emergency department. Ann Emerg Med. 2016;68(5):614-7.
2. ARDS Definition Task Force, Ranieri VM, Rubenfeld GD, Thompson BT, Ferguson ND, Caldwell E, et al. Acute respiratory distress syndrome: the Berlin Definition. JAMA. 2012;307(23):2526-33.
3. Brochard L, Slutsky A, Pesenti A. Mechanical ventilation to minimize progression of lung injury in acute respiratory failure. Am J Respir Crit Care Med. 2017;195(4):438-42.
4. Yoshida T, Grieco DM, Brochard L, Fujino Y. Patient self-inflicted lung injury and positive endexpiratory pressure for safe spontaneous breathing. Curr Opin Crit Care. 2020;26(1):59-65.
5. Gattinoni L, Chiumello D, Caironi P, Busana M, Romitti F, Brazzi L, et al. COVID-19 pneumonia: different respiratory treatment for different phenotypes? Intensive Care Med. 2020;1-4.
6. Shi H, Han X, Jiang N, Cao Y, Alwalid O, Gu J, et al. Radiological findings from 81 patients with COVID-19 pneumonia in Wuhan, China: a descriptive study. Lancet. 2020;20(4):425-34.
7. Buonsenso D, Piano A, Raffaelli F, Bonadia N, Donati KG, Franceschi F. Point-of-care lung ultrasound findings in novel coronavirus disease-19 pnemoniae: a case report and potential applications during COVID-19 outbreak. Eur Rev Med Pharmacol Sci. 2020;24(5):2776-80.
8. Peng QY, Wang XT, Zhang LN; Chinese Critical Care Ultrasound Study Group. Findings of lung ultrasonography of novel corona virus pneumonia during the 2019–2020 epidemic. Intensive Care Med. 2020;46(5):849-50.

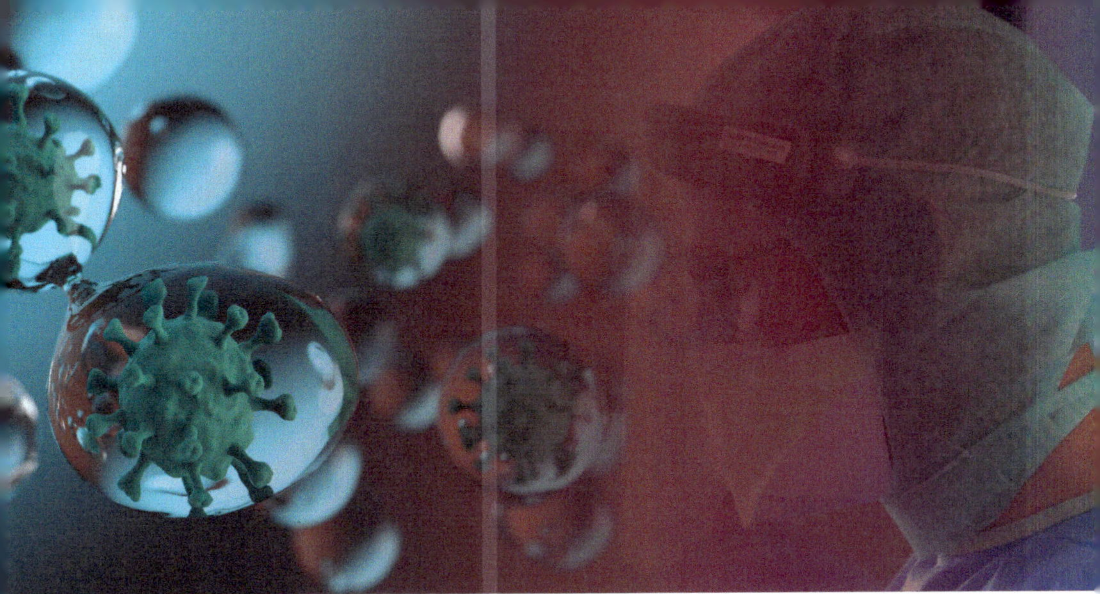

Capítulo

6 Recomendações para o Uso do Ultrassom *Point of Care* (POCUS) no Atendimento Inicial da COVID-19

Autores

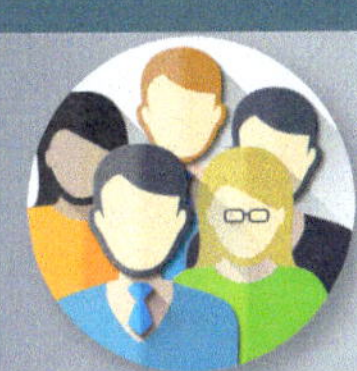

- **Tiago Giraldi**

  Médico Intensivista. Coordenador Médico da UTI-COVID da Disciplina de Emergências do Hospital de Clínicas da Universidade Estadual de Campinas (HC-UNICAMP). Professor da Disciplina de Emergências da Faculdade de Ciências Médicas (FCM) da Unicamp e Pesquisador de POCUS.

- **Paula Nocera**

  Anestesiologista e Corresponsável da Residência dos Serviços Médicos de Anestesia. Pesquisadora de POCUS na Educação Médica. Coordenadora do Curso de POCUS do Instituto de Ensino e Pesquisa do Hospital Sírio Libanês (HSL).

- **Ana Cláudia Tonelli**

  Docente Responsável pela Implantação Curricular do POCUS no Curso de Medicina da Universidade do Rio dos Sinos (Unisinos). Médica Internista do Serviço de Medicina Interna do Hospital de Clínicas de Porto Alegre (HCPA). Preceptora Responsável pelo Ensino de POCUS na Residência Médica. Pesquisadora de POCUS no Contexto de Pacientes Internados e na Educação Médica.

- **Mario Henrique Franco**

  Médico Emergencista da Unidade de Emergência Referenciada do Hospital das Clínicas da Universidade Estadual de Campinas (HC-UNICAMP). Plantonista da UTI-COVID da Disciplina de Emergências do HC-Unicamp. Professor da Disciplina de Emergências da Faculdade de Ciências Médicas (FCM) da UNICAMP.

- **Leonardo Andrade Ferraro**

  Médico Anestesista. Professor da Disciplina de Anestesiologia, Dor e Terapia Intensiva da Universidade Federal de São Paulo (UNIFESP), onde é responsável pelo setor de POCUS.

- **José Mariz**
  Médico Internista no Serviço de Urgência do Hospital de Braga e Docente na Escola de Medicina da Universidade do Minho, Braga, Portugal. Atualmente é o Coordenador do Núcleo de Estudos de Ecografia da Sociedade Portuguesa de Medicina Interna (SPMI).
- **Thiago Martins Santos**
  Docente Médico da Disciplina de Emergências do Departamento de Clínica Médica da Faculdade de Ciências Médicas da Universidade Estadual de São Paulo (FCM-UNICAMP). Pesquisador de POCUS no contexto de pacientes gravemente enfermos e na educação médica.

Colaboração e Revisão

- **Benito Pio Vitorio Ceccato Júnior**
  Faculdade de Ciências Médicas de Minas Gerais (FCM-MG) e IMEDE- Belo Horizonte.
- **Cândido Gregório Sarmet Moreira Damas dos Santos**
  Professor do Instituto de Ciências da Saúde Carlos Chagas.
- **Harley De Nicola**
  Médico Assistente do Setor de Radiologia Intervencionista do DDI-Unifesp e coordenador da Pós-Graduação em ultrassonografia da Fidi. Doutorado em Medicina (Radiologia Clínica) pela Escola Paulista de Medicina da Universidade Federal de São Paulo (EPM/UNIFESP).
- **Leticia Martins Azeredo**
  IMEDE Belo Horizonte e Hospital Mater Dei – Belo Horizonte, Hospital de Base do Distrito Federal.
- **Rodrigo Abdalla de Vasconcelos**
  Escola Paulista de Medicina da Universidade Federal de São Paulo EPM-UNIFESP).
- **Wagner Iared**
  Escola Paulista de Medicina da Universidade Federal de São Paulo EPM-UNIFESP).

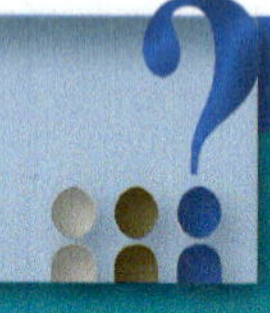

ASSUNTOS ABORDADOS

1. Qual o grau de acometimento pulmonar?
2. Como está a pré-carga do VD (diâmetro/oscilação da VCI)?
3. Qual a causa de choque?
4. O paciente está ventilando?

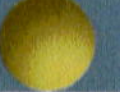

NOTAS DOS AUTORES

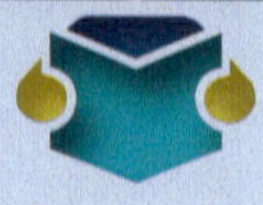

O ultrassom *point of care* (POCUS) é uma ferramenta moderna de propedêutica à beira do leito. Conforme pontuado por Narula *et al.*,[1] é momento de associar o ultrassom como quinto pilar do exame físico, aliado a inspeção, palpação, percussão e ausculta. Na atual pandemia, o POCUS pode ser, potencialmente, um aliado valioso na assistência ao paciente com COVID-19.

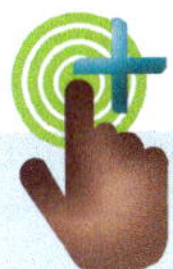

INFORMAÇÕES COMPLEMENTARES

Assista, no *link* abaixo, às **videoaulas do Núcleo de POCUS** da Universidade Estadual de Campinas (UNICAMP), as quais foram abertas para toda a comunidade. Ressalte-se que elas **são anteriores** à pandemia de COVID-19, mas podem auxiliar nos conceitos discutidos neste protocolo.

https://www.youtube.com/playlist?list=PLYmSXPzF4Gd6jFve15Z3yDeY25hGq-Cqz (acesso em 4 jun 2020)

De acordo com as diretrizes mais recentes do Ministério da Saúde,[2] o diagnóstico de COVID-19 é feito por meio de uma abordagem sindrômica inicial da doença, o que inclui história clínica, aferição de sinais vitais e exame físico. Sua confirmação laboratorial, como já sabemos, é feita por testes específicos. As mesmas diretrizes incluem exames laboratoriais gerais e a realização de tomografia de tórax (TC) nos casos em que haja acometimento do trato respiratório inferior. Portanto, **o POCUS não faz parte do algoritmo de diagnóstico da COVID-19**.

Há, todavia, relatos recentes de alterações pulmonares em TC que se correlacionam com achados do POCUS pulmonar, o que abre espaço para avaliação e acompanhamento dos pacientes por meio dessa modalidade, mas não se restringindo a ela. Desse modo, a fim de aumentar o grau de segurança nas decisões clínicas, **sugere-se a avaliação com POCUS em pacientes**:

- com acometimento do trato respiratório inferior, particularmente os muito graves e/ou instáveis (ou em locais em que não há TC disponível); a finalidade é oferecer mais substratos para a tomada de decisão sobre a melhor estratégia de ventilação e oxigenação;
- que apresentarem piora clínica aguda (por exemplo, choque e/ou insuficiência respiratória) na unidade de emergência ou nas unidades de internação, como enfermarias ou Unidades de Terapia Intensiva (UTIs); o objetivo é orientar o diagnóstico diferencial e, consequentemente, oferecer condutas adequadas;
- que necessitem de passagem de acessos venosos centrais, a fim de aumentar a segurança do procedimento (passagem guiada por ultrassom) e possibilitar a checagem de seu sucesso (**assunto não abordado neste protocolo**).

A fim de **minimizar o tempo de contato com o paciente, é importante ser sistemático**, gravando imagens e vídeos para documentação e comparação com exames posteriores.

Além disso, é preciso respeitar e seguir o **protocolo de limpeza e higienização da máquina de ultrassom**[3,4] (*Anexo 1*). **Consulte sua instituição sobre as medidas adotadas por ela e sempre faça o exame com paramentação e EPIs adequados.**

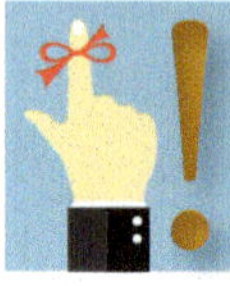

LEMBRE-SE!

Lembre-se de sempre interpretar o POCUS adequando-o ao contexto clínico, associado à melhor evidência disponível e à melhor técnica para obtenção de imagens. Mantenha sempre em mente os **diagnósticos diferenciais**. E lembre-se de que essa é uma doença nova, portanto as informações coletadas com o POCUS devem ser **interpretadas com prudência**.

O POCUS pode auxiliar na resposta às seguintes perguntas clínicas:

- Qual o grau de acometimento pulmonar?
- Como está a **pré-carga do VD** (diâmetro/oscilação da veia cava inferior [VCI])?
- Qual a causa de **choque** (se houver)?
- O paciente **está ventilando** (pode haver intubação seletiva, atelectasia, pneumotórax)?

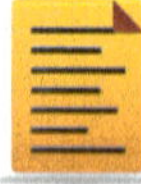

NOTA

Para esta revisão, inserimos alguns vídeos recentes de pacientes com COVID-19. No entanto, algumas das figuras a seguir não são de pacientes com COVID-19, mas representam exemplos de como as alterações nesses pacientes podem apresentar-se.

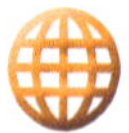

Acesse, no *link* abaixo, a videoaula de **POCUS no doente crítico com COVID-19**, apresentada no Congresso Médico *On-Line* de Medicina de Emergência contra a COVID-19 (**COMECC19**).
https://www.youtube.com/watch?v=DieVV8D7DnQ (acesso em 4 jun 2020)

1 QUAL O GRAU DE ACOMETIMENTO PULMONAR?

A seguir, é descrita uma sugestão de campos pulmonares a serem avaliados com o POCUS pulmonar.[5] Serão avaliadas 12 regiões da parede torácica. Assim, cada hemitórax será avaliado em seis regiões, sendo quatro anteriores e duas posteriores. Os campos posteriores devem ser avaliados sempre que possível, particularmente nos atendimentos iniciais, à procura de lesões sugestivas de COVID-19, as quais têm sido frequentes nesses campos.

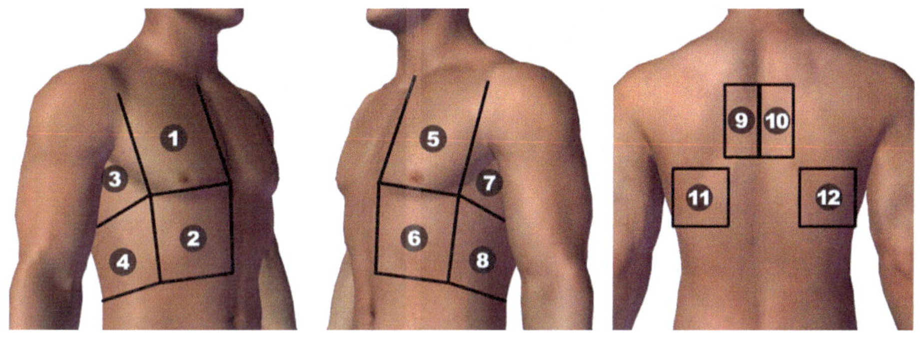

Figura 6.1 Cada hemitórax anterior deve ser explorado em quatro áreas, a fim de avaliar a presença de síndrome intersticial. A linha axilar anterior é o limite entre as regiões anteriores e laterais, e a linha mamilar é o limite entre as regiões superiores e inferiores.

Inicialmente, Peng *et al.*[6] descreveram os principais achados na ultrassonografia pulmonar de pacientes com COVID-19. As alterações encontradas têm sido multifocais, por isso a importância da exploração de diversos campos pulmonares. Além disso, algumas regiões com aeração ainda inalterada (combinação de deslizamento pleural preservado e linhas A, ***Figura 6.2***) podem ser encontradas em permeio às áreas doentes, particularmente no início da doença ou em pacientes com quadros mais leves.

As principais alterações descritas são:

- Linhas B (multifocais, esparsas ou confluentes, ***Figuras 3 e 4***);
- Irregularidades da linha pleural (***Figura 6.5***);
- Consolidações subpleurais pequenas (***Figura 6.6***);
- Consolidações translobares ou não translobares (***Figura 6.7***).

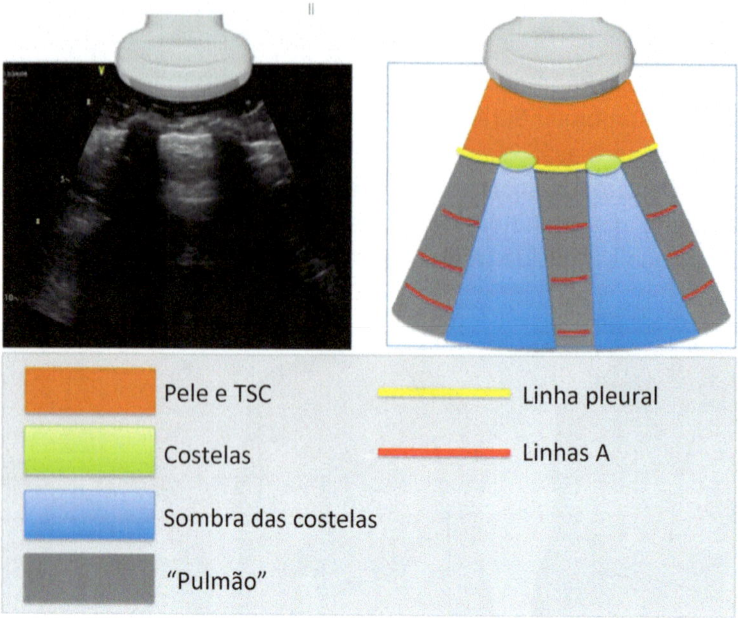

Pele e TSC
Linha pleural
Costelas
Linhas A
Sombra das costelas
"Pulmão"

TSC = tecido subcutâneo

Figura 6.2 Aeração normal. Quando associadas à presença de deslizamento pleural, as linhas A indicam que o pulmão está cheio de ar, sem evidência de edema intersticial identificável no espaço subpleural. Situações de insuficiência respiratória aguda que podem cursar com linhas A são broncospasmo (problema de vias aéreas) e embolia pulmonar (problema na artéria pulmonar). É possível, ainda, encontrar áreas com linhas A entremeadas por outras alterações nos pacientes com COVID-19, uma vez que a distribuição das alterações patológicas pulmonares é heterogênea.

Acesse o link para ver a imagem de um paciente com COVID-19: https://www.youtube.com/watch?v=HO7XfQyotpM&list=PLYmSXPzF4Gd4y7NqPySMFAaI2prHbMGzS&index=2&t=0s. Acesso em 4 jun 2020.

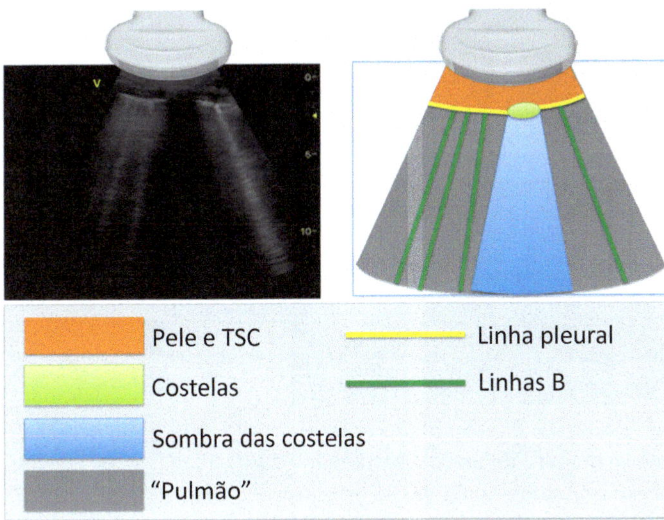

Figura 6.3
Perda moderada de aeração. Nesta representação, há poucas linhas B, o que indica edema intersticial de menor intensidade. Conforme o edema evolui, as linhas B ficam mais grossas até se tornarem coalescentes (***Figura 6.5***).[5]

Acesse o link para ver a imagem de um paciente com COVID-19: https://www.youtube.com/watch?v=VfsUDAZuHyE&list=PLYmSXPzF4Gd4y7NqPySMFAal2prHbMGzS&index=3&t=0s. Acesso em 4 jun 2020.

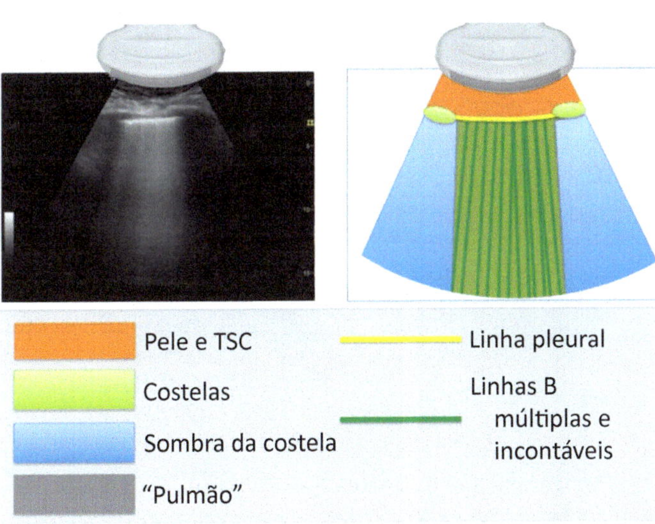

Figura 6.4
Perda grave de aeração. Nesta representação, há incontáveis linhas B, o que indica edema intersticial de maior intensidade. Conforme o edema evolui, elas ficam mais coalescentes e podem culminar com consolidação.[5]

Acesse o link para ver a imagem de um paciente com COVID-19: https://www.youtube.com/watch?v=eKR4zaWE940&list=PLYmSXPzF4Gd4y7NqPySMFAal2prHbMGzS&index=3

Figura 6.5
Irregularidade da linha pleural. Observe como a pleura encontra-se espessada e irregular nesta imagem.

Acesse o link para ver a imagem de um paciente com COVID-19: https://www.youtube.com/watch?v=QVCr7BP-Fnk&list=PLYmSXPzF4Gd4y7NqPySMFAaI2prHbMGzS&index=4

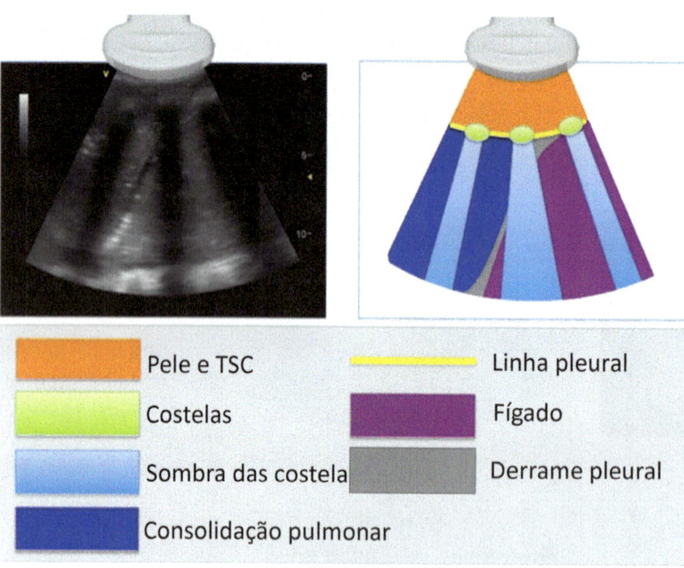

Figura 6.6
Consolidação pulmonar. Observe a semelhança das ecogenicidades entre pulmão e fígado (figura do topo à E). O derrame pleural, apesar de descrito, tem sido raro nos pacientes com COVID-19.

Acesse o link para ver a imagem de um paciente com COVID-19: https://www.youtube.com/watch?v=eZ2Q7s7DKRo&list=PLYmSXPzF4Gd4y7NqPySMFAaI2prHbMGzS&index=5

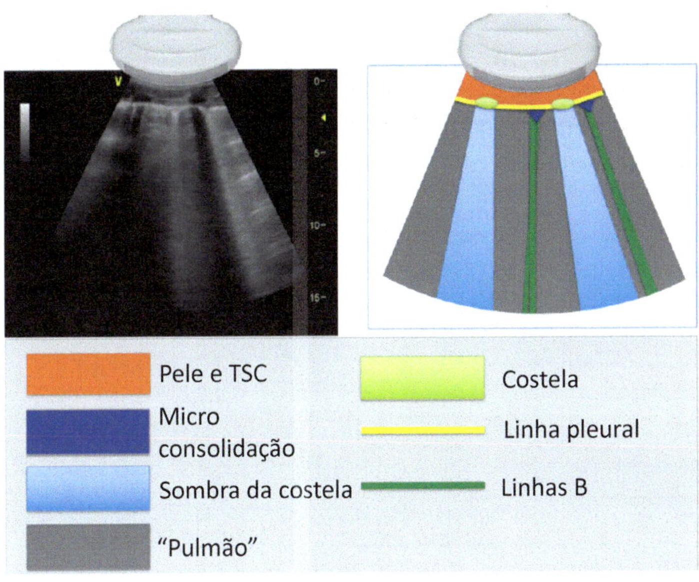

Figura 6.7 As consolidações pulmonares subpleurais acompanham-se de linhas B, eventualmente mais grosseiras e coalescidas. Essas pequenas consolidações tendem a ser múltiplas.

Acesse o link para ver a imagem de um paciente com COVID-19: https://www.youtube.com/watch?v=KqLJSdkuadk&list=PLYmSXPzF4Gd4y7NqPySMFAaI2prHbMGzS&index=6

Recentemente, Volpicelli *et al.*[7,8] observaram a presença de um artefato semelhante à linha B, mas que dela difere em alguns aspectos e que foi nomeado como **feixe de luz** (*light beam*). Trata-se de uma grossa faixa vertical brilhante que se inicia de uma larga porção da linha pleural, que pode apresentar-se regular ou irregular, e que aparece e desaparece de acordo com a respiração, como se ligasse e desligasse um feixe de luz (***Figura 6.8***).

Esse artefato parece ser frequente nas fases iniciais de pneumopatia da COVID-19, quando pequenas áreas de insterstício doente se alternam com áreas sadias do parênquima pulmonar. Para evitar erros de interpretação dos artefatos verticais, e para a correta observação do feixe de luz, os autores recomendam o uso de transdutores curvilíneos de baixa frequência (de modo a permitir observação de pelo menos 10 cm de profundidade) e o posicionamento do foco na profundidade da linha pleural.

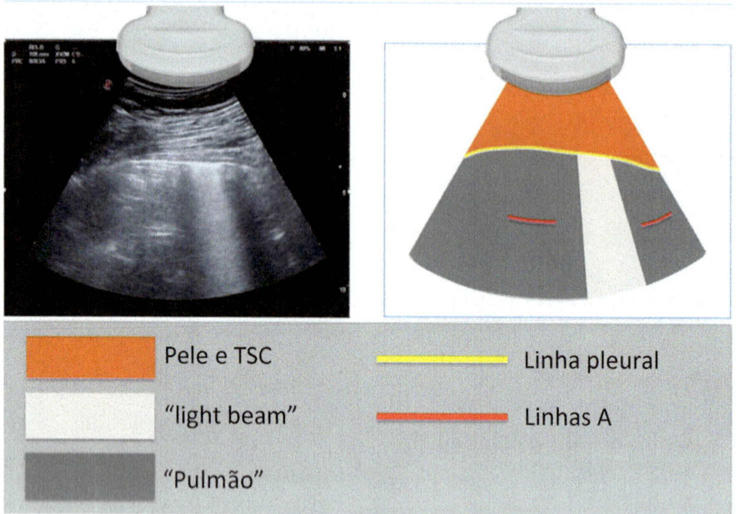

Figura 6.8 Artefato em feixe de luz ou ***light beam***. Observe que, aqui, não há sombra das costelas, pois a imagem foi feita com o transdutor paralelo ao espaço intercostal.

Acesse o artigo de Volpicelli *et al.*,[8] no qual há vários vídeos de light beam (no apêndice).
https://link.springer.com/article/10.1007/s00134-020-06048-9?error=cookies_not_supported para ser direcionado para o artigo de Volpicelli e colegas[8], no qual há vários vídeos de *light* beam no apêndice.

A ***Tabela 6.1*** relaciona os achados do POCUS pulmonar com a gravidade da doença e suas características clínicas.[9]

Tabela 6.1 Achados ao POCUS pulmonar em relação ao espectro de gravidade da COVID-19.

Acometimento pulmonar	Achados ao POCUS pulmonar	Quadro clínico/ condutas possíveis
Leve a moderado	▪ Aparecimento e disseminação de linhas B que aumentam em número crescente de campos avaliados ▪ A linha pleural começa a se tornar irregular ▪ Áreas acometidas (linhas B) se intercalam com áreas de pulmão sadio (linhas A e deslizamento pleural) ▪ Pequenas consolidações (~ 1 cm)	▪ Frequência respiratória > 30/min ▪ Saturação de oxigênio ≤ 93% em ar ambiente ▪ Necessidade de oxigênio suplementar

Tabela 6.1 Achados ao POCUS pulmonar em relação ao espectro de gravidade da COVID-19.

Acometimento pulmonar	Achados ao POCUS pulmonar	Quadro clínico/ condutas possíveis
Grave	▪ Aumento de linhas B em número e localização, podendo inclusive ser visualizadas em regiões anteriores. As linhas B se tornam coalescentes/ confluentes ▪ Pequenas consolidações aumentam em número e tamanho	▪ Saturação de oxigênio ≤ 93% com oxigênio suplementar ▪ Sinais clínicos de dificuldade respiratória ▪ Necessidade de aumento no oxigênio suplementar ou no suporte respiratório
Muito grave	▪ Linhas B numerosas e coalescentes, inclusive em áreas anteriores e superiores do pulmão ▪ Consolidações pequenas nas áreas anteriores e superiores do pulmão ▪ Áreas posterobasais com significativa síndrome alveolar intersticial bilateral, progredindo para consolidação com ou sem broncograma aéreo ▪ Derrame pleural é incomum	▪ Provavelmente será necessária ventilação mecânica ▪ Necessidade de alta fração de oxigênio inspirada

2 COMO ESTÁ A PRÉ-CARGA DO VD (DIÂMETRO/OSCILAÇÃO DA VCI)?

A avaliação da veia cava inferior (VCI) (***Figura 6.13***) pode oferecer auxílio na compreensão do estado volêmico. Ela deve ser interpretada no contexto clínico, com prudência. VCI dilatada geralmente é associada a condições que alterem a capacidade do VD em bombear o sangue adiante, **podendo haver múltiplas causas, não necessariamente relacionadas com hipervolemia**.

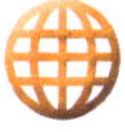

Acesse, no *link* abaixo, a videoaula de POCUS na avaliação do coração e da VCI. https://www.youtube.com/watch?v=hY0GrDJVyJI&list=PLYmSXPzF4Gd6jFve15Z3yDeY25hGq-Cqz&index=11&t=10s. Acesso em 4 jun 2020.

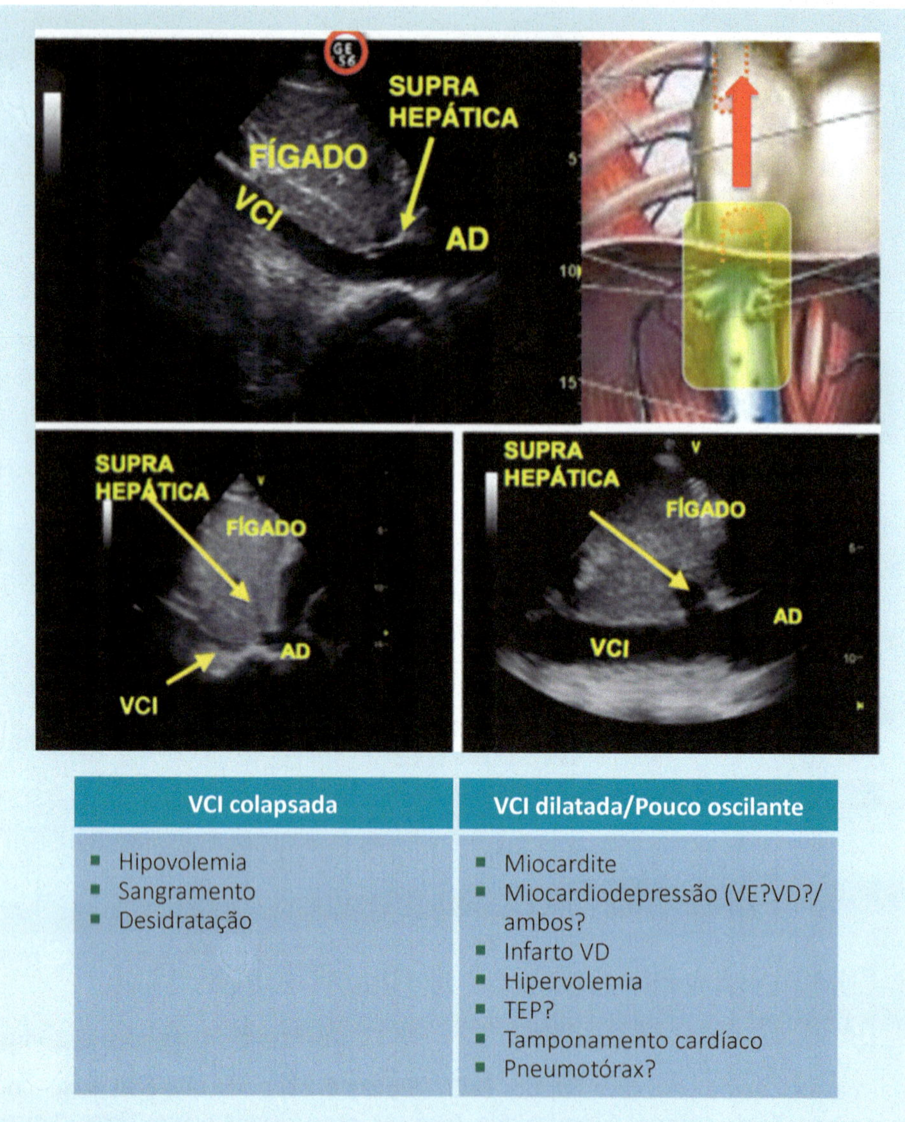

VCI colapsada	VCI dilatada/Pouco oscilante
▪ Hipovolemia ▪ Sangramento ▪ Desidratação	▪ Miocardite ▪ Miocardiodepressão (VE?VD?/ ambos? ▪ Infarto VD ▪ Hipervolemia ▪ TEP? ▪ Tamponamento cardíaco ▪ Pneumotórax?

Figura 6.9 Na figura superior, vê-se a VCI normal utilizando-se o transdutor setorial. Para a visualização, ele deve estar orientado longitudinalmente e com o marcador em sentido cranial (círculo e seta vermelhos). Também se observam diagnósticos diferenciais que podem ser pensados e investigados com base nos achados da VCI.

3 QUAL A CAUSA DE CHOQUE?

Além dos achados supracitados, o envolvimento cardíaco pode agravar o quadro clínico. Uma série de 138 pacientes hospitalizados com COVID-19 demonstrou que 16,7% desenvolvem arritmias e 7,2% tiveram uma parada cardíaca.[10] Foram também publicados relatos de caso de insuficiência cardíaca aguda, infarto do miocárdio e miocardite. Como se trata de pacientes, em sua maioria, hipertensos, diabéticos e idosos, é provável que tenham baixa reserva funcional, e, neles, o aumento da demanda metabólica pode causar sérias complicações.

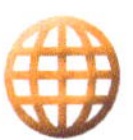

Assista, no *link* abaixo, à videoaula de POCUS na avaliação do choque e da insuficiência respiratória nos pacientes **EM GERAL**.
https://www.youtube.com/watch?v=8bSWfwgiVtk&list=PLYmSXPzF4Gd6jFve15Z3yDeY25hGq-Cqz&index=12&t=2s. Acesso em 4 jun 2020.

Choque distributivo tem sido frequentemente observado nesses pacientes. Portanto, é provável que também se encontrem sinais de hipovolemia — *kissing walls* (***Figura 6.9***) e VCI colapsada (***Figura 6.10***).

Choque cardiogênico também tem sido descrito:

- Um estudo com 52 pacientes críticos, em Wuhan, encontrou lesão cardíaca em 23% (15% em sobreviventes, 28% em não sobreviventes).[11]
- Outro estudo com 191 pacientes, de Wuhan, encontrou insuficiência cardíaca em 52% de não sobreviventes *versus* 12% de sobreviventes. Lesão cardíaca aguda foi encontrada em 59% de não sobreviventes *versus* 1% de sobreviventes ($p < 0{,}0001$ para ambas).[12]

Não obstante, **choque obstrutivo** também pode ocorrer:

- Há relatos frequentes da ocorrência de embolia pulmonar associada à doença, que pode manifestar-se ao POCUS cardíaco com aumento das câmaras direitas e VCI dilatada.[13]
- Um relato de caso recente descreveu a ocorrência de tamponamento cardíaco num paciente com COVID-19.[14]

A avaliação da função miocárdica deve ser **qualitativa**, porém os emergencistas mais habituados à ecocardiografia hemodinâmica podem lançar mão de outros métodos de avaliação, como os referentes à diastologia e a débito/índice cardíacos, que não serão abordados aqui.

A **contratilidade** pode ser classificada em **normal ou diminuída**, e, nesse segundo caso, **contratilidade pouco diminuída ou muito diminuída**. Isso pode ser feito por meio da técnica de *eyeballing*,[15] cuja tradução livre poderia ser "olhômetro". Nessa técnica, o examinador utiliza **duas janelas cardíacas** para reunir as melhores informações possíveis e classifica a contratilidade conforme descrito, sendo importante já ter observado um **coração com contratilidade normal** como parâmetro de comparação.

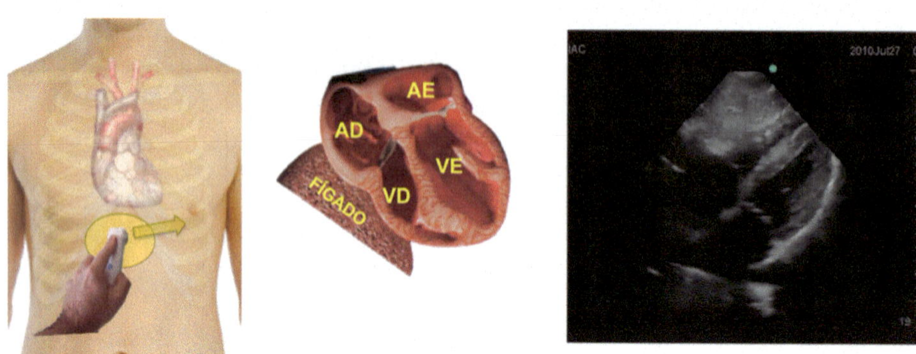

Figura 6.10 Na janela subcostal, é necessário pressionar gentilmente o transdutor, a fim de, através do fígado, visualizar o coração. Com movimentos de rolagem (*rocking*) do transdutor, é possível ver mais as estruturas da base do coração e do ápice, que podem aparecer incompletamente, como na imagem à direita.

Um vídeo sobre manipulação de transdutor:
https://www.youtube.com/watch?v=RskrEsAGzec. Acesso em 4 jun 2020.

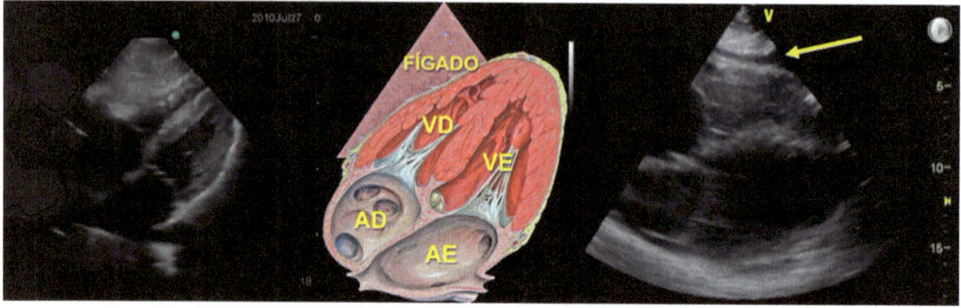

Figura 6.11 Observa-se no centro a representação esquemática das estruturas visualizadas na janela subcostal. À esquerda, um coração normal no final da sístole, com as válvulas atrioventriculares ainda fechadas. Observe, em relação à direita, o tamanho das câmaras e a espessura do miocárdio. E também, à direita, a presença de uma lâmina de derrame pericárdico (seta).

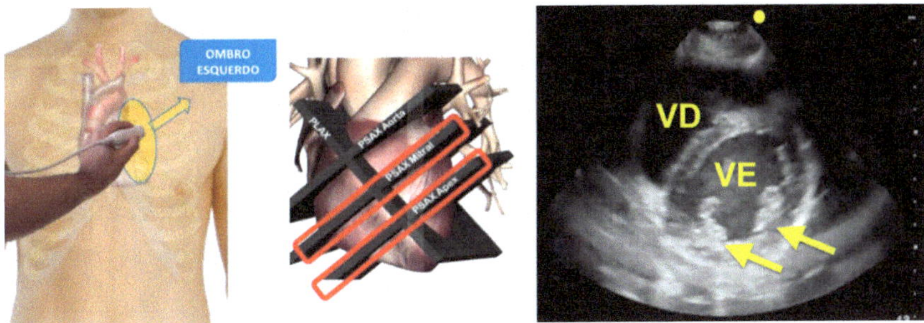

Figura 6.12 Na janela paraesternal de eixo curto, faz-se um corte ortogonal do maior eixo cardíaco na altura dos músculos papilares, a fim de se observar a contratilidade do miocárdio, bem como sua espessura na sístole e diástole e as proporções entre as câmaras cardíacas (normais nesta figura à direita). As setas representam os músculos papilares.

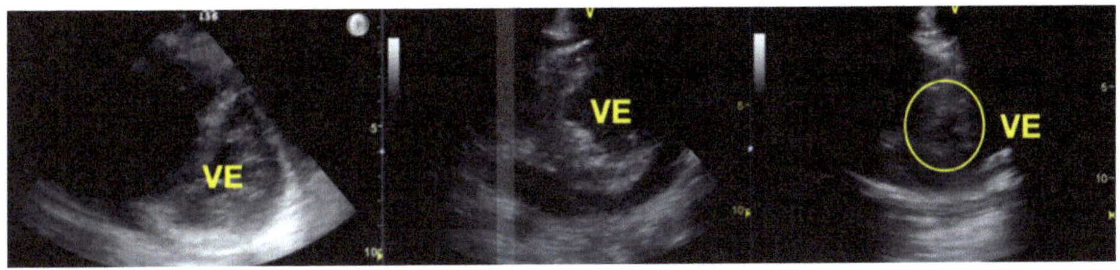

Figura 6.13 Aqui estão três situações clínicas distintas na janela paraesternal de eixo curto. Na figura à esquerda, um aumento importante do VD, deixando o VE com formato de letra D por causa da retificação do septo (trata-se de paciente com choque obstrutivo por embolia pulmonar); na figura ao centro, o coração envolto por derrame pericárdico (seta); e, na figura à direita, um VE pequeno, com as paredes internas praticamente se encontrando na telessístole. Se associado à taquicardia, esse achado é chamado de ***kissing walls***,[16] geralmente relacionado com hipovolemia.

4 O PACIENTE ESTÁ VENTILANDO?

O POCUS pode ser útil também para avaliação do sucesso da intubação traqueal, aliada à ausculta e à capnografia (se disponível). O transdutor pode ser colocado nos campos médios e nas bases pulmonares, e a **movimentação pleural deverá ser sincrônica com os movimentos do AMBU/ventilador.**

IMPORTANTE

Deve-se ter familiaridade com o modo M, a fim de evitar interpretações errôneas.

Para tanto, pode-se utilizar um recurso ultrassonográfico denominado **modo M**, em que um segmento da imagem, escolhido pelo examinador, é colocado numa imagem secundária na tela e transformada numa espécie de gráfico, no qual ela seria o eixo "y", e o tempo, o eixo "x". Os deslizamentos das pleuras entre si, durante o ciclo respiratório, provocam um artefato que se assemelha a uma areia, e a isso se chama "sinal da praia" (***Figura 6.14***). O modo M ainda é útil na detecção de atelectasias e intubações seletivas (***Figura 6.15***) e de pneumotórax (***Figura 6.16***).[5]

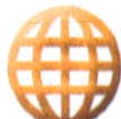

Acesse, no *link* abaixo, a videoaula de POCUS pulmonar nos pacientes EM GERAL. https://www.youtube.com/watch?v=102tOTP9TUc&list=PLYmSXPzF4Gd6jFve15Z3yDeY25hGq-Cqz&index=6&t=0s. Acesso em 4 jun 2020.

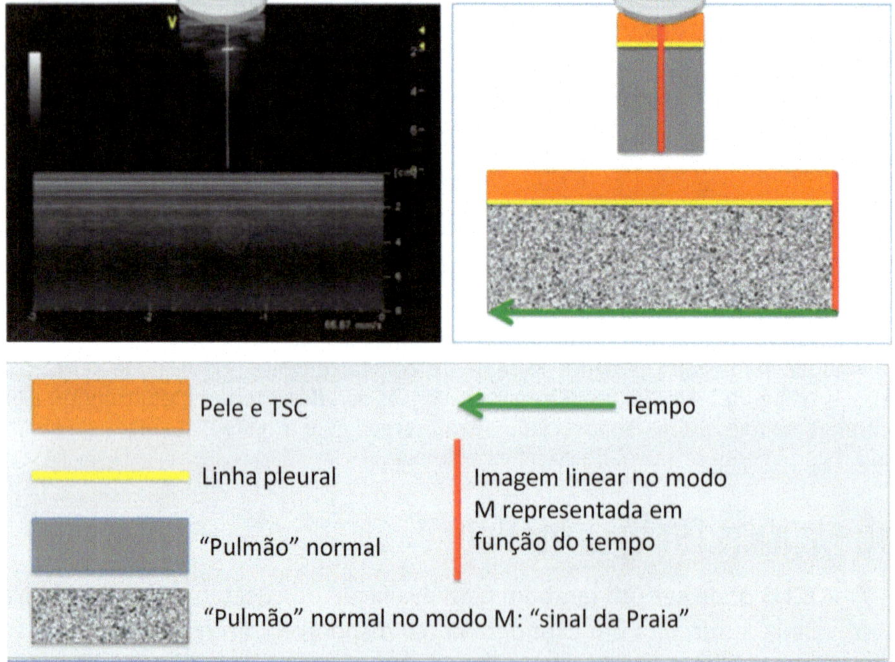

Figura 6.14 Sinal da praia; pulmão ventilado ao modo M. À esquerda, a imagem gerada no ultrassom; à direita, a representação esquemática das estruturas observadas.

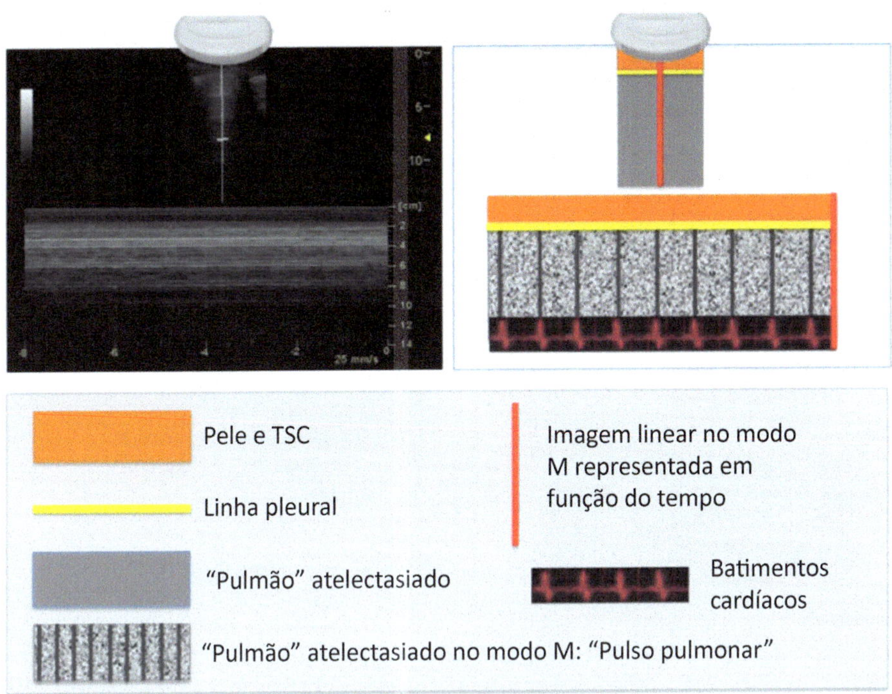

Figura 6.15 Pulso pulmonar. A IOT seletiva e a atelectasia podem cursar com interrupção do deslizamento pleural durante o ciclo respiratório. Entretanto, as pleuras se mantêm coesas entre si, passando a pulsar de acordo com os batimentos cardíacos, gerando artefato conhecido como pulso pulmonar (*lung pulse*). Portanto, um paciente em IOT seletiva cursará com sinal da praia na topografia do pulmão direito (pois geralmente é o seletivamente intubado) e pulso pulmonar na topografia do pulmão esquerdo (que não está sendo ventilado).

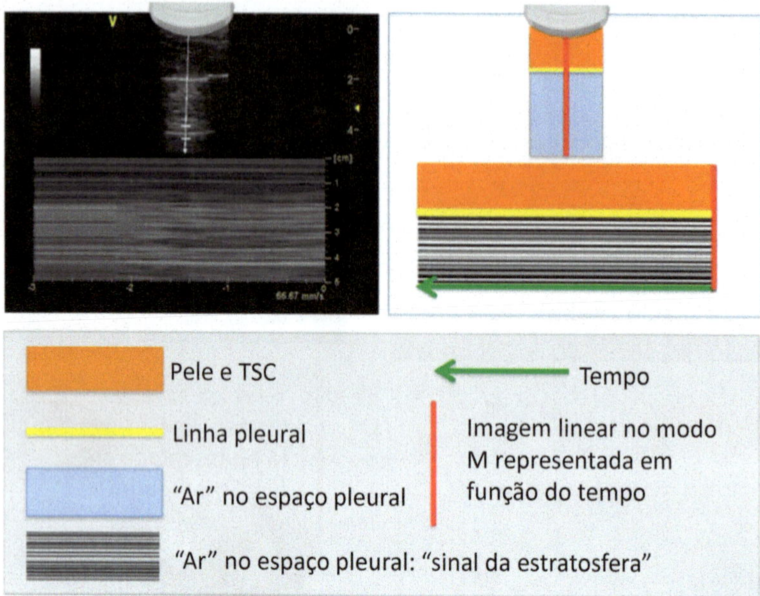

Figura 6.16 Sinal da estratosfera. Sinal sugestivo de pneumotórax quando há fator desencadeante e quadro clínico compatíveis. A ausência de deslizamento pleural, associada ao descolamento das pleuras, provoca um artefato característico semelhante a um código de barras.

REFERÊNCIAS

1. Narula J, Chandrashekhar Y, Braunwald E. Time to add a fifth pillar to bedside physical examination: inspection, palpation, percussion, auscultation, and insonation. JAMA Cardiol. 2018;3(4):346-50.
2. Brasil. Ministério da Saúde. Protocolo de manejo clínico do coronavírus (COVID-19) na atenção primária à saúde [Internet]. Brasília, DF: Ministério da Saúde; 2020. [acesso em 23 maio 2020]. Disponível em: https://www.saude.gov.br/images/pdf/2020/marco/20/20200318-ProtocoloManejo-ver002.pdf.
3. American College of Emergency Physicians. Cleaning protocol COVID19 [Internet]. Dallas: ACEP; 2020. [acesso em 23 maio 2020]. Disponível em: https://documentcloud.adobe.com/link/track?uri=urn%3Aaaid%3Ascds%3AUS%3A30d46410-0b3f-4a6e-a53b-824e2cd0d72f#pageNum=1.
4. United States. Environmental Protection Agency. List N: disinfectants for use against SARS-CoV-2 [Internet]. Washington: EPA; 2020. [acesso em 25 maio 2020]. Disponível em: https://www.epa.gov/pesticide-registration/list-n-disinfectants-use-against-sars-cov-2.
5. Volpicelli G, Elbarbary M, Blaivas M, Lichtenstein DA, Mathis G, Kirkpatrick AW, et al. International evidence-based recommendations for point-of-care lung ultrasound. Intensive Care Med. 2012;38(4):577-91.

6. Peng QY, Wang XT, Zhang LN; Chinese Critical Care Ultrasound Study Group. Findings of lung ultrasonography of novel corona virus pneumonia during the 2019-2020 epidemic. Intensive Care Med. 2020:1-2.
7. Volpicelli G, Lamorte A, Villén T. What's new in lung ultrasound during the covid-19 pandemic [Internet]. Intensive Care Med. 2020. [acesso em 4 jun 2020]. Disponível em: https://doi.org/10.1007/s00134-020-06048-9.
8. Volpicelli, G. Gargani L. Sonographic signs and patterns of COVID-19 pneumonia. Ultrasound J. 2020;12(1):22.
9. Smith MJ, Hayward SA, Innes SM, Miller ASC. Point-of-care lung ultrasound in patients with COVID-19: a narrative review. Anaesthesia. 2020 Apr 10;10.1111/anae.15082.
10. Wang D, Hu B, Hu C, Zhu F, Liu X, Zhang J, et al. Clinical characteristics of 138 hospitalized patients with 2019 novel coronavirus-infected pneumonia in Wuhan, China. JAMA. 2020;323(11):1061-9.
11. Yang X, Yu Y, Xu J, Shu H, Xia J, Liu H, et al. Clinical course and outcomes of critically ill patients with SARS-CoV-2 pneumonia in Wuhan, China: a single-centered, retrospective, observational study. Lancet Respir Med. 2020;8(5):475-81.
12. Zhou F, Yu T, Du R, Fan G, Liu Y, Liu Z, et al. Clinical course and risk factors for mortality of adult inpatients with COVID-19 in Wuhan, China: a retrospective cohort study. Lancet. 2020;395:1054-62.
13. Klok FA, Kruip MJHA, van der Meer NJM, Arbous MS, Gommers DAMPJ, Kant KM, et al. Incidence of thrombotic complications in critically ill ICU patients with COVID-19. Thromb Res. 2020 Jul;191:145-7.
14. Hua A, O'Gallagher K, Sado D, Byrne J. Life-threatening cardiac tamponade complicating myo-pericarditis in COVID-19. Eur Heart J. 2020 Mar 30;ehaa253.
15. Gudmundsson P, Rydberg E, Winter R, Willenheimer R. Visually estimated left ventricular ejection fraction by echocardiography is closely correlated with formal quantitative methods. Int J Cardiol. 2005;101(2):209-12.
16. Leung JM, Levine EH. Left ventricular end-systolic cavity obliteration as an estimate of intraoperative hypovolemia. Anesthesiology. 1994;81(5):1102-9.

Anexo 1

Protocolo de Limpeza e Higienização da Máquina de Ultrassom

Preparo e Paramentação para Uso da Ultrassonografia a Beira do Leito na COVID-19

ANTES DE ENTRAR NO QUARTO/BOX

1

Avalie a indicação: esse exame é realmente necessário?

2

Utilize o equipamento destinado para os casos ou suspeita de SARS-CoV-2 (remova todos os itens disponíveis- cabos, pasta, impressora, tradutores não utilizados).

3

Posicione o aparelho na entrada do quarto/box garanta que esteja com recipiente individual de gel.

4

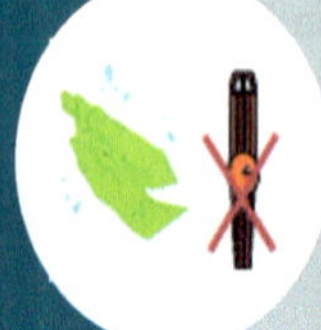

Retire adornos, e itens pessoais, higienize as mãos e inicie a paramentação conforme o protocolo (GERAÇÃO ou NÃO GERAÇÃO de AEROSSOL- se houver geração de Aerossol, EVITE a ultrassonografia à beira do leito. Se for utilizar, cubra todo o equipamento com capa protetora, inclusive os transdutores.

5

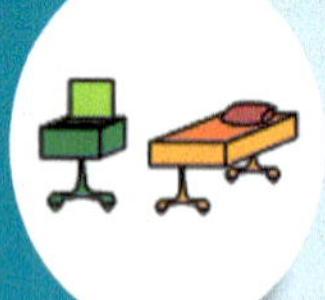

Entre no quarto com o equipamento e posicione-o para o uso.

6

Higienize as mãos, calce as luvas e proceda o exame.

DENTRO DO QUARTO/BOX

1 

Ao terminar a avaliação, despreze o recipiente de gel (resíduo contaminante – saco branco). Se tiver sido utilizada a capa protetora, remova-a do aparelho de ultrassom, longe do paciente.

2 

Retire as luvas de procedimento e despreze-as no recipiente para contaminantes (saco branco).

3 

Higienize as mãos, calce novo par de luvas.

4 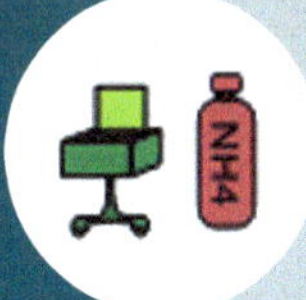

Na área de saída do quarto/box, utilize compressas embebidas em quartenário de amônio (ou desinfectante padronizado para COVID-19 e adequado ao aparelho) e higienize a tela, o teclado, a base e os botões da base.

5 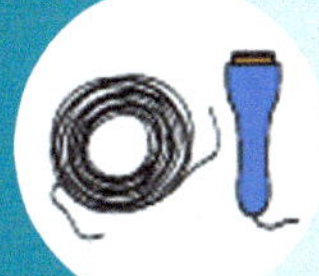

Higienize os transdutores e cabos, incluindo o cabo de energia, despreze a compressa no Hamper no quarto/box.

6 

Retire as luvas, higienize as mãos e complete a parte de dentro do quarto/box do protocolo de desparamentação.

7 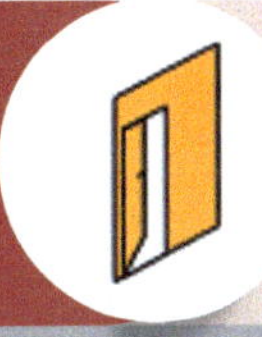

Com uma mão abra a porta e com outra retire o aparelho de ultrassom do quarto/box.

APÓS SAIR DO QUARTO/BOX

1

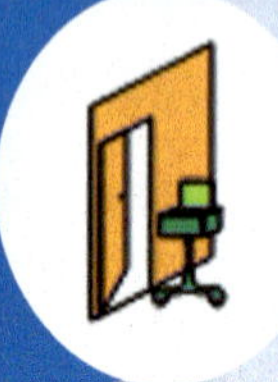

Posicione o aparelho de ultrassom em local seguro fora do quarto/box.

2

Higienize as mãos e complete a desparamentação conforme o protocolo.

3

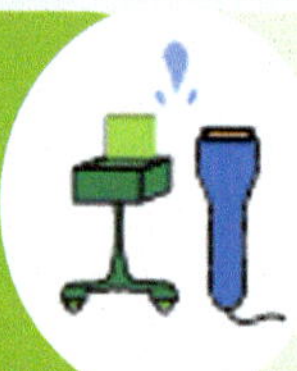

Revise o aparelho de ultrassom, procure por respingos e se houver limpe novamente.

4

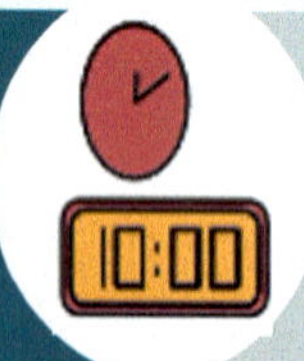

Aguarde no mínimo 10 minutos até o próximo uso.

5

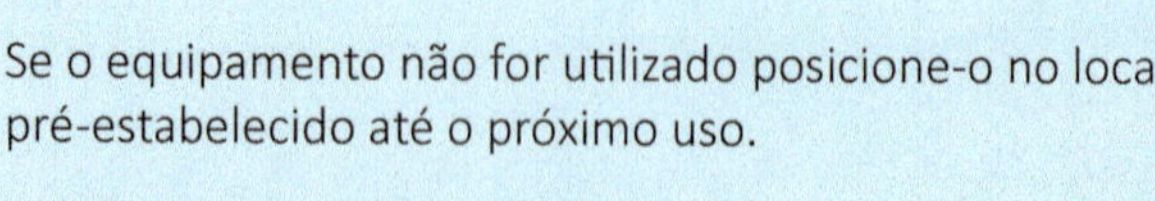

Se o equipamento não for utilizado posicione-o no local pré-estabelecido até o próximo uso.

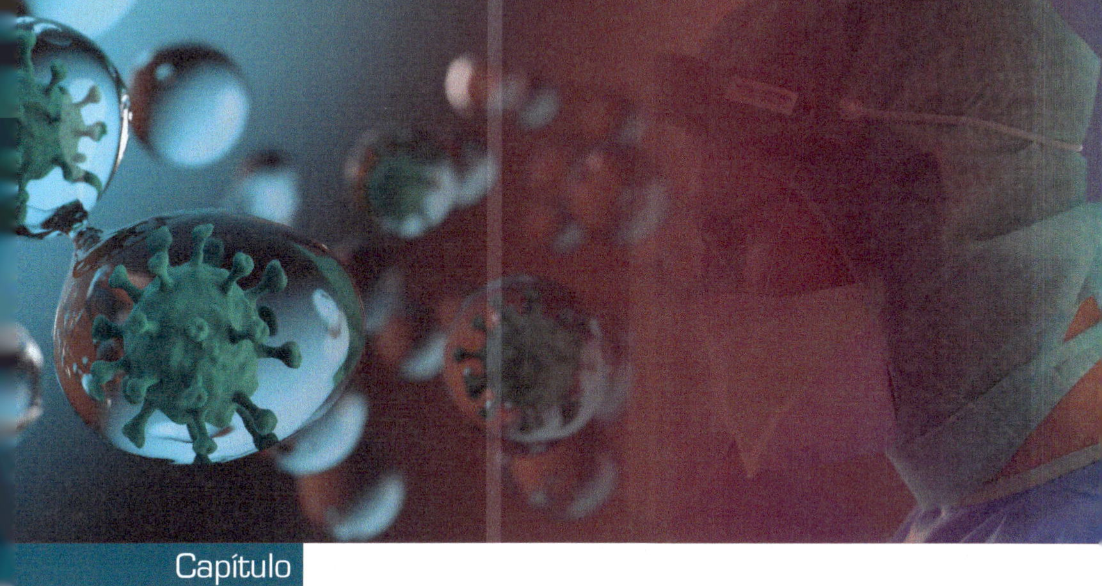

Capítulo

7 Recomendações para Ressuscitação Cardiopulmonar (RCP) de Pacientes com Diagnóstico ou Suspeita de COVID-19

Associação Brasileira de Medicina de Emergência (ABRAMEDE)
Sociedade Brasileira de Cardiologia (SBC)
Associação de Medicina Intensiva Brasileira (AMIB)
Sociedade Brasileira de Anestesiologia (SBA)
Associação Médica Brasileira (AMB)

Autores

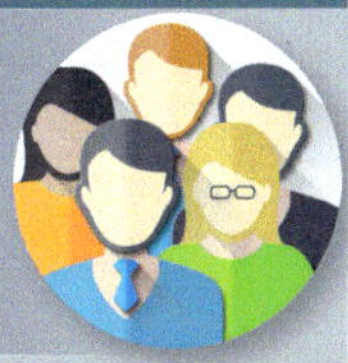

- **Hélio Penna Guimarães**

  Emergencista e Intensivista. Presidente da Associação Brasileira de Medicina de Emergência (ABRAMEDE). Médico do Departamento de Pacientes Graves (DPG) do Hospital Israelita Albert Einstein (HIAE). Médico da UTI do Instituto de Infectologia Emílio Ribas. Doutor em Ciências pela Universidade de são Paulo (USP).

- **Sérgio Timerman**

  Emergencista, Cardiologista e Intensivista. Diretor do Centro de Treinamento de Emergências Cardiovasculares e Ressuscitação e do Time de Resposta Rápida do Instituto do Coração (InCor) do Hospital das Clínicas da Faculdade de Medicina da Universidade de São Paulo (HC-FMUSP). Coordenador do Centro de Treinamento da Sociedade Brasileira de Cardiologia (SBC). Doutor em Ciências pela Universidade de são Paulo (USP).

- **Roseny dos Reis Rodrigues**

  Anestesiologista e Intensivista. Médico do Departamento de Pacientes Graves (DPG) do Hospital Israelita Albert Einstein. Doutor em Medicina pela Universidade de São Paulo (USP).

- **Thiago Domingos Corrêa**

  Intensivista. Coordenador Médico do Centro de Terapia Intensiva do Departamento de Pacientes Graves (DPG) do Hospital Israelita Albert Einstein (HIAE). Doutor em Ciências pela Universidade de São Paulo (USP).

- **Daniel Ujakow Correa Schubert**

  Emergencista, Instituto D'Or de Pesquisa e Ensino-RJ. Médico Emergencista da Sala Vermelha do Hospital Estadual Getúlio Vargas, SES-RJ.

- **Ana Paula da Rocha Freitas**

  Emergencista. Primeira-Secretária da Associação Brasileira de Medicina de Emergência (ABRAMEDE). Médica da Emergência do Hospital de Pronto-socorro de Porto Alegre e do Hospital Mãe de Deus. Mestre em Ciências Médicas pela Universidade Federal do Rio Grande do Sul (UFRGS).

- **Álvaro Rea Neto**

  Membro do Conselho Consultivo e Presidente do Comitê de Cardiointensivismo da Associação de Medicina Intensiva Brasileira (AMIB). Membro do Conselho Consultivo de Ex. Presidentes e Presidente do Comitê de Cardiointensivismo da AMIB. Título de Especialista pela Associação Brasileira de Medicina Intensiva Brasileira (AMIB). Professor de Medicina do Departamento de Clínica Médica da Universidade Federal do Paraná (UFPR). Diretor do Centro de Estudos e Pesquisas em Emergências e Terapia Intensiva (CEPETI).

- **Thatiane Facholi Polastri**

  Enfermeira. Coordenadora dos Cursos da American Heart Association do Centro de Treinamento de Emergências Cardiovasculares e Ressuscitação do Instituto do Coração (InCor) do Hospital das Clínicas da Faculdade de Medicina da Universidade de São Paulo (HC-FMUSP).

- **Matheus Fachini Vane**

  Anestesiologista. Hospital das Clínicas da Faculdade de Medicina da Universidade de São Paulo (HC-FMUSP). Doutor em Ciências pela Universidade de São Paulo (USP). Professor da Faculdade de Ciências Médicas de São José dos Campos (HUMANITAS).

- **Thomaz Bittencourt Couto**

  Anestesiologista. Coordenador Nacional do Curso de Suporte Avançado de Vida Anestesia (SAVA) da Sociedade Brasileira de Anestesiologia (SBA). Diretor Administrativo da SBA. Mestre e Doutor em Anestesiologia pela Universidade Estadual de São Paulo (UNESP), Botucatu – SP. Reitor da Universidade do Vale do Sapucaí (UNIVÀS), Pouso Alegre – MG.

- **Antonio Carlos Aguiar Brandão**

  Pediatra Emergencista. Médico do Centro de Simulação Realística do Hospital Israelita Albert Einstein (HIAE). Professor da Faculdade Israelita de Ciências da Saúde Albert Einstein. Médico do Pronto-socorro do Instituto da Criança e do Adolescente (ICr) do Hospital das Clínicas da Faculdade de Medicina da Universidade de São Paulo (HC-FMUSP). Doutor em Ciências pela Universidade de São Paulo (USP).

- **Natali Schiavo Giannetti**

  Cardiologista. Assistente do Centro de Treinamento de Emergências Cardiovasculares e Ressuscitação e do Time de Resposta Rápida do Instituto do Coração (InCor) do Hospital das Clínicas da Faculdade de Medicina da Universidade de São Paulo (HC-FMUSP).

- **Thiago Timerman**

  Cirurgião Cardíaco. Intensivista do Hospital Sancta Maggiore. Instrutor dos Cursos BLS e ACLS da AHA.

- **Ludhmila Abrahão Hajjar**

  Emergencista, Cardiologista, Intensivista. Professora-Associada de Cardiologia da Faculdade de Medicina da Universidade de São Paulo (FMUSP). Atualmente é Diretora de Ciência, Tecnologia e Inovação da Sociedade Brasileira de Cardiologia (SBC), biênio, 2020-2021 e atua nas áreas de Cardio-Oncologia e de terapia intensiva. Vice-Coordenadora da PG em Cardiologia da FMUSP e Coordenadora de Cardio-Oncologia do do Instituto do Câncer do Estado de São Paulo (ICESP) e do Instituto do Coração (Incor).

- **Fernando Bacal**

  Cardiologista. Diretor do Núcleo de Transplantes do InCor-HC-FMUSP e Diretor Científico da Sociedade Brasileira de Cardiologia (2020/2021).

Marcelo Antônio Cartaxo Queiroga Lopes
Cardiologista. Presidente da Sociedade Brasileira de Cardiologia (2020-2021) e Diretor do Departamento de Cardiologia Intervencionista – Hospital Alberto Urquiza Wanderley.

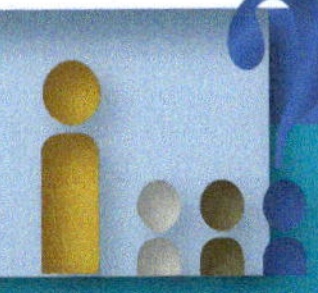

ASSUNTOS ABORDADOS

A ressuscitação cardiopulmonar (RCP) é um procedimento máximo de emergência e passível de ocorrência em pacientes com COVID-19. Demanda, portanto, atenção especial, particularmente quanto ao risco maior de aerossóis durante as manobras de compressão torácica e ventilação, oferecendo risco relevante de contaminação para a equipe.

Considerando esse cenário, em que evidências sólidas estão pouco documentadas ou acessíveis, a Associação Brasileira de Medicina de Emergência (ABRAMEDE), a Sociedade Brasileira de Cardiologia (SBC), a Associação de Medicina Intensiva Brasileira (AMIB) e a Sociedade Brasileira de Anestesiologia (SBA), representantes oficiais de especialidades afiliadas à Associação Médica Brasileira (AMB), apresentam a seguir as práticas destinadas especificamente ao atendimento de pacientes com diagnóstico ou suspeita de COVID-19. Em todos os outros casos, mantêm-se as diretrizes de 2015 da Aliança Internacional dos Comitês de Ressuscita*ção* (ILCOR), as diretrizes de 2019 da American Heart Association (AHA)[1] e a *atualização* de 2019 da Diretriz de *Ressuscitação* Cardiopulmonar e Cuidados de Emergência da SBC.

1 PREVENÇÃO DE PARADA CARDIORRESPIRATÓRIA

Todos os pacientes com suspeita ou diagnóstico de COVID-19 que estejam sob maior risco de deterioração aguda ou parada cardiorrespiratória (PCR) devem ser adequadamente sinalizados aos Times de Resposta Rápida (TRR) ou às equipes que procederão ao atendimento.[2,4-6] O uso dos escores de gravidade e dos sistemas de rastreamento e disparo de códigos amarelos permite a detecção precoce de pacientes graves e pode otimizar o atendimento de eventuais PCRs.[2,9]

A potencial dificuldade para laringoscopia/intubação deve ser avaliada na admissão do paciente no hospital e/ou em Unidades de Terapia Intensiva (UTI) e estar registrada em prontuário. Escores como MACOCHA[1*] ou mnemônicos como LEMON[2**] podem auxiliar na determinação de via aérea difícil, prévio acionamento de suporte e solicitação de equipamentos de via aérea difícil.[10,11]

Considerando as recentes terapias em fase de avaliação com cloroquina ou hidroxicloroquina e seu potencial risco de alargar o intervalo QT em até 17% dos casos, é fundamental considerar o risco de arritmias ventriculares polimórficas graves, especialmente ***torsades de pointes***, e a consequente ocorrência de PCR em ritmos chocáveis.[4,12,13,20]

ATENÇÃO

Os grupos de maior risco para taquicardias polimórficas nesse contexto são: idosos, pacientes do sexo feminino e indivíduos que tenham miocardite relacionada com COVID-19, insuficiência cardíaca, disfunção hepática ou renal, distúrbios eletrolíticos (particularmente redução de potássio e magnésio), bradicardia; torna-se fundamental identificar os pacientes que já tenham intervalo QT corrigido (QTc) prolongado (superior a 500 ms) com monitoração diária do eletrocardiograma (ECG) durante o uso dos fármacos.[4,12,13,20]

2 TOMADA DE DECISÃO

Os processos da tomada de decisão para início (ou não) da RCP devem continuar sendo individualizados nos serviços de atendimento pré-hospitalar, nos departamentos de emergência e na UTI. É preciso sempre levar em consideração os benefícios ao paciente, a segurança e a exposição da equipe, além do potencial de futilidade das manobras. A RCP deve ser sempre realizada, a menos que diretivas previamente definidas indiquem o contrário.[1,2]

As decisões/diretivas de "não ressuscitação cardiopulmonar" (NRCP) devem estar adequadamente documentadas e ser comunicadas à equipe. Os cuidados paliativos e de terminalidade devem seguir a política local e institucional.[1-3]

---

* MACOCHA: Mallampati III ou IV, síndrome da Apneia (obstrutiva), limitação da coluna Cervical, abertura Oral < 3 cm, Coma, Hipoxemia e operador não Anestesiologista intubou previamente.

** LEMON: *Look* (olhar externo: micrognatia, deformidades de face), Evaluate (3:3:2), Mallampatti, Obstrução/obesidade, *Neck* (pescoço sem mobilidade).

3 ORIENTAÇÕES SOBRE PRECAUÇÕES

A precaução PADRÃO + AEROSSOL é a indicada a todos os membros da equipe de ressuscitação, a fim de garantir adequada proteção individual (conforme diretrizes de atendimento a casos de COVID-19) durante a RCP. A pronta disponibilidade de equipamentos de proteção individual (EPIs), como *kits* de paramentação no carro de emergência, promoverá menor retardo no início das compressões torácicas e continuidade do atendimento.[2,4,6-9]

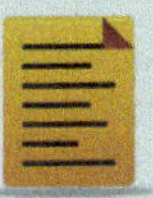

NOTA: Devem constar no *kit* de EPI: máscara 4N95, *face shield,* avental impermeável, gorro, luvas descartáveis de cano alto e óculos de proteção.

Ainda que possa ocorrer atraso no início das compressões torácicas, a segurança da equipe é prioritária, e o uso de EPIs adequados é indispensável aos que atendem a PCR.

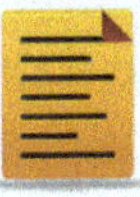

NOTA: Em particular, não se deve iniciar RCP em um paciente com suspeita ou diagnóstico de COVID-19 **até que a equipe esteja totalmente** paramentada.[2,4,6-9]

É necessário restringir o número de funcionários no local do atendimento (se for um quarto individual comum).[2,5,16,18]

A higiene das mãos tem papel importante na redução da transmissão de COVID-19. Higienize as mãos adequadamente com água e sabão, em caso de sujidade, ou álcool em gel.[2,16]

É importante que todas as orientações do Ministério da Saúde e dos governos locais sejam respeitadas.

4 ATENDIMENTO INICIAL

O reconhecimento de PCR segue a conduta preconizada por ILCOR/AHA e SBC, sendo iniciado por avaliação de responsividade, respiração (somente avaliação dos movimentos respiratórios) e presença de pulso central.[1,3]

Em adultos, a RCP deve ser iniciada por compressões torácicas contínuas. Se o paciente ainda não estiver com uma via aérea invasiva/avançada instalada (tubo orotraqueal, dispositivo extraglótico), deve-se manter a máscara de oxigênio, com baixo fluxo, ou uma toalha sobre a boca e o nariz do paciente, até que a via aérea invasiva seja obtida.[12]

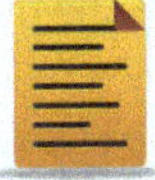

NOTA: Movimentos de compressão torácica podem desencadear eliminação de aerossóis e devem ser iniciados com particular atenção a esse cuidado descrito.

Em crianças, deve-se realizar RCP preferencialmente por meio de compressões e ventilações com unidade bolsa/válvula/máscara (BVM) acoplada a filtro HEPA até obtenção da via aérea definitiva, uma vez que a parada pediátrica é, na maioria das vezes, secundária a causas respiratórias, e a RCP somente com compressão é sabidamente menos eficaz nessa população.[1] Caso o equipamento não esteja disponível, uma alternativa razoável é realizar RCP somente com compressão, mantendo uma máscara ou toalha sobre a boca do paciente.[23]

ATENÇÃO

Embora alguns serviços orientem que os cuidados no atendimento pré-hospitalar a uma PCR, na ausência de profissional médico, consistam em RCP somente com as mãos (*hands only*), o **cuidado descrito acima sobre vedação da cavidade oral do paciente**, para proteção contra aerossolização, permanece recomendado.[4,9,12,13]

Monitorização para determinar ritmo/modalidade de parada (chocável ou não chocável) deve ser realizada o mais rápido possível, a fim de não atrasar a desfibrilação de um ritmo chocável e o estabelecimento do algoritmo adequado.[1,3]

A desfibrilação em ritmos chocáveis não deve ser adiada para acesso às vias aéreas ou outros procedimentos.[1,3,14]

Se o paciente estiver com máscara facial de oxigenação antes da ocorrência da PCR, ela deve ser mantida até a intubação, mas sem fluxo alto de oxigênio (6 a 10 L/min no máximo), sob risco de geração de aerossóis.

Se o paciente não estiver com dispositivo de via aérea, o profissional deve colocar um pano/uma toalha sobre a boca e o nariz da vítima e realizar compressões contínuas.

É necessário identificar e tratar quaisquer causas reversíveis antes de considerar interromper a RCP, com especial consideração para hipóxia, acidemia e trombose coronária, causas citadas como frequentes em publicações atuais sobre COVID-19.[2,3] Adicionalmente, taquicardia ventricular polimórfica do tipo ***torsade de pointes*** (associada a alargamento de QT desencadeado por fármacos em tratamento) e tamponamento cardíaco (associada a miocardite), bem como eventual pneumotórax associado a ventilação mecânica, estão descritos como causas de PCR.

5 MANEJO DAS VIAS AÉREAS

Deve-se evitar ventilação com BVM ou bolsa/tubo endotraqueal, pelo elevado risco de geração de aerossóis e contaminação da equipe.[2,14-16] No caso de absoluta necessidade de ventilação com BVM, a técnica de selamento da máscara deve sempre envolver dois profissionais, e é preciso utilizar uma cânula orofaríngea (Guedel). Nesse caso, realizar 30 compressões e duas ventilações **em adultos** e 15 compressões e duas ventilações **em crianças**, até que a via aérea invasiva seja estabelecida, quando então se recomenda uma ventilação a cada seis segundos **para adultos e crianças**. Preconiza-se a instalação de filtros (HEPA) entre a máscara e a bolsa (***Figuras 7.1 a 7.3***).

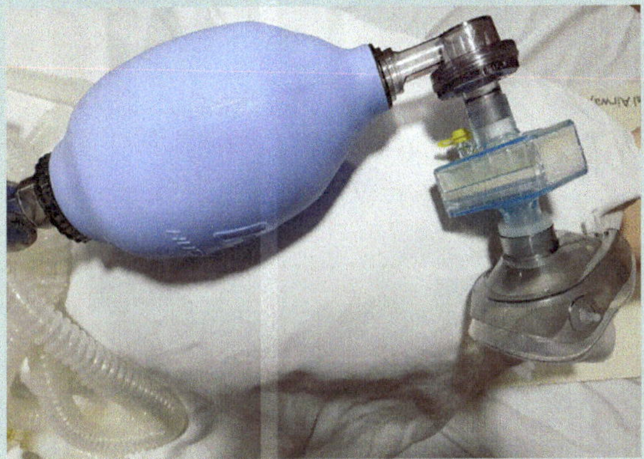

Figura 7.1 Dispositivo BVM com filtro HEPA.
Fonte: arquivo pessoal dos autores

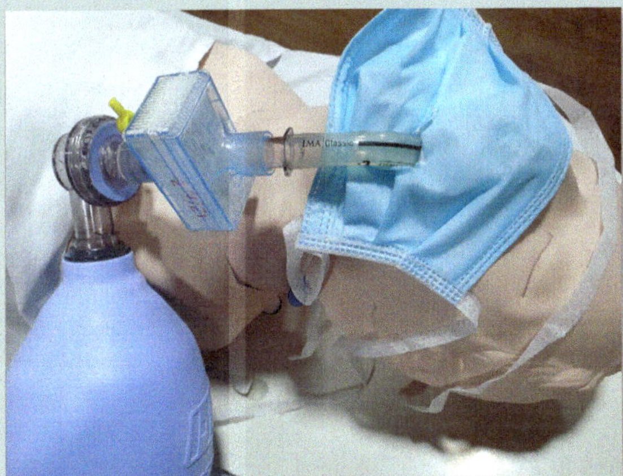

Figura 7.2 Paciente com dispositivo extraglótico, oclusão da cavidade oral com máscara e filtro HEPA.
Fonte: arquivo pessoal dos autores

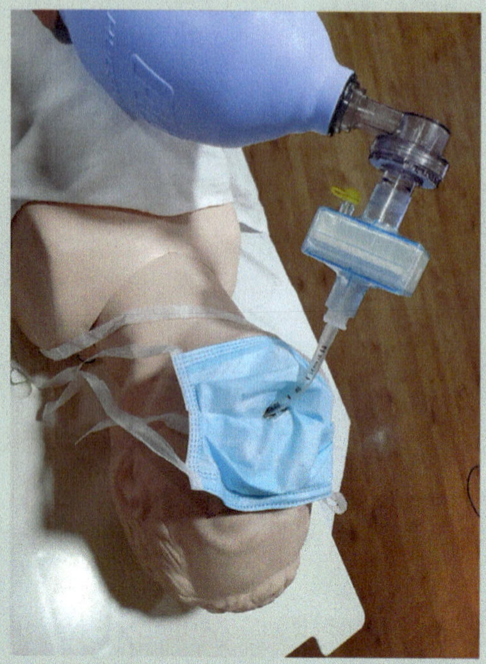

Figura 7.3 Paciente intubado, com BVM + filtro HEPA e oclusão da cavidade oral com máscara.
Fonte: arquivo pessoal dos autores

Considerando ser a hipóxia uma das principais causas de PCR nesses pacientes, o acesso invasivo da via aérea deve ser priorizado, para isolamento, por menor probabilidade de geração de aerossóis e consequente menor contaminação da equipe, bem como melhor padrão de ventilação/oxigenação.[15-19] Durante a instrumentalização da via aérea, a compressão torácica deve ser interrompida para proteção da equipe. Sugere-se que sua instrumentalização ocorra nos períodos de checagem de pulso para diminuir o intervalo sem compressões. Recomenda-se, ainda, que o médico mais experiente realize a intubação orotraqueal.

A intubação usando-se videolaringoscopia com lâmina de maior angulação deve ser a primeira escolha para um acesso rápido, seguro e definitivo das vias aéreas, sendo a prioridade desde a primeira tentativa, realizada sempre pelo médico mais experiente. No caso de falha, o apoio de um segundo médico deve ser imediatamente solicitado, e, em segunda tentativa, novamente se priorize o uso de videolaringoscopia.[17-19]

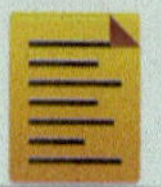

NOTA: Para **crianças**, recomenda-se videolaringoscopia com lâmina adequada ao tamanho do paciente, sem necessidade de maior angulação.[23]

Na impossibilidade de intubação, ou havendo falha, devem-se utilizar dispositivos extraglóticos (tubo laríngeo ou máscara laríngea, de modo que a intubação possa ser feita através deles), os quais permitem ventilação mecânica em circuito fechado, além de capnografia, até que haja adequado acesso definitivo à via aérea (intubação traqueal ou cricostomia).[17-19] Em **crianças**, utilizar preferencialmente máscara laríngea adequada ao peso como dispositivo extraglótico.[23]

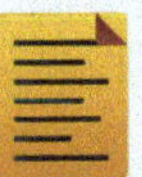

NOTA 1: No Brasil, a instalação de dispositivos extraglóticos faz parte do escopo profissional de médicos e enfermeiros, podendo ser alternativa para o acesso às vias aéreas em unidades de suporte intermediário pré-hospitalar e nos atendimentos realizados por enfermeiros.[1,3] No entanto, **recomenda-se a utilização do tubo endotraqueal sempre que possível, com o objetivo de reduzir a formação de aerossóis**.

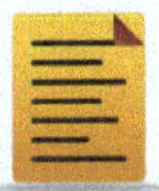

NOTA 2: Quanto aos dispositivos extraglóticos, entre os disponíveis, é importante priorizar, sempre que possível, aqueles com maior vedação e os que apresentam passagem para sequencial introdução do tubo orotraqueal (*fast track*).

Mesmo que o paciente esteja intubado ou usando dispositivo extraglótico, é importante proceder à oclusão e à vedação da sua boca, o que pode ser feito com toalhas, gazes ou máscaras cirúrgicas, a fim de reduzir a aerossolização.

Quando a PCR ocorrer em paciente sob ventilação mecânica, ele deve permanecer conectado ao ventilador, em circuito de ventilação fechado, e os parâmetros precisam ser ajustados da seguinte forma (Ver Quadro 7.1):

- Modo a volume, assistido-controlado, ajustado a 6 mL/kg do peso predito do paciente.
- Fração inspirada de oxigênio (FiO_2) a 100%.
- Frequência respiratória em torno de dez ventilações/minuto; tempo inspiratório de um segundo.
- Disparo (*trigger*) a fluxo: desligar a sensibilidade; se não for possível, mudar o modo de pressão para a menor sensibilidade possível (varia de acordo com o ventilador: de –15 a –20). E a sensibilidade deve ser ajustada para ser a menor possível ao disparo.
- Pressão positiva no final da expiração (PEEP): de zero.
- Ajuste dos alarmes: alarmes de volume corrente (ajustar máximo e mínimo permitidos pelo equipamento); alarmes de pressão (máximo de 60 cmH_2O e mínimo de 1 ou 0 cmH_2O); alarmes de volume-minuto (devem permitir o máximo e o mínimo de cada aparelho); alarme de frequência respiratória (ajustar para o máximo permitido, com tempo de apneia de 60 segundos).

Quadro 7.1 Passos para setar o ventilador mecânico para RCP.

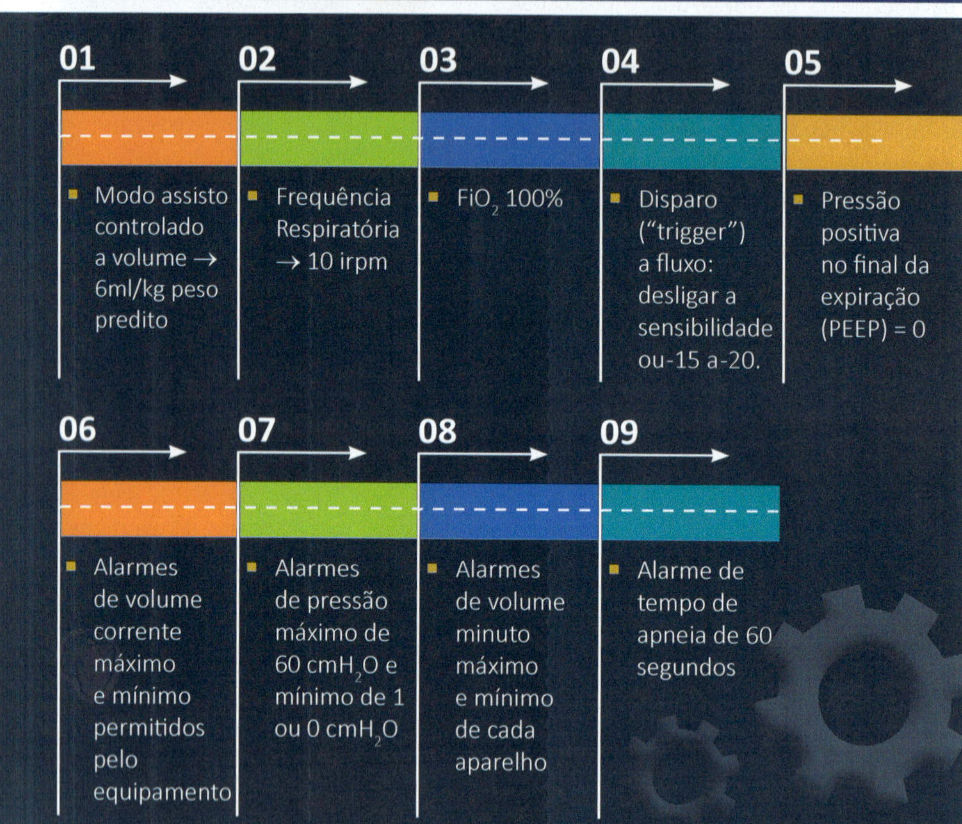

Fonte: arquivo dos autores

Os mesmos parâmetros devem ser ajustados no caso de crianças. É preciso avaliar continuamente se o ventilador está conseguindo manter esses parâmetros sem autodisparo pela compressão, gerando hiperventilação e aprisionamento de ar, com pressões excessivas (sistematicamente acima de 60 cmH_2O). Em crianças, pode ser necessária a sua desconexão do ventilador; nesse caso, utilizar unidade BVM conectada a filtro HEPA.

Alguns ventiladores apresentam a função RCP/PCR, que ajusta automaticamente os limites de alarme e aciona os parâmetros aqui descritos. Em ventilação mecânica, preconiza-se a instalação de filtro HEPA no circuito ventilatório após o tubo orotraqueal e outro na via do circuito expiratório.[17-19]

Uso de pinças retas fortes é importante para clampear o tubo quando houver necessidade de mudança de circuitos/ventiladores (BVM para o circuito de ventilador mecânico, por exemplo), com o objetivo de minimizar a aerossolização.

Ao aplicar desfibrilação, para segurança da equipe e do paciente, deve-se sempre preferir o uso de pás adesivas, que não demandam desconexão do ventilador para liberação do choque; nos caso de pás manuais para desfibrilação, é preciso liberar o choque após colocar o ventilador em modo *stand-by*, desconectar o tudo orotraqueal do ventilador, mas é fundamental manter o filtro HEPA acoplado ao tubo.

6 COMPRESSÕES TORÁCICAS

Realizar compressões torácicas de alta qualidade, garantindo:

- Frequência de 100 a 120 compressões/minuto;
- Em **adultos**, profundidade de no mínimo 5 cm (evitando compressões com profundidade maior que 6 cm);
- Em **lactentes**, profundidade de um terço do diâmetro anteroposterior do tórax, e, **Em crianças**, de um terço do diâmetro anteroposterior do tórax ou no mínimo 5 cm;
- O retorno completo do tórax após cada compressão, evitando apoiar-se no tórax da vítima.

Observar, ainda, os seguintes aspectos:

- minimizar interrupções das compressões (fazer pausas de no máximo dez segundos para realização de duas ventilações; considere obter uma fração de compressão torácica o maior possível, tendo como objetivo um mínimo de 60% a 80%;
- revezar com outro socorrista a cada dois minutos, para evitar cansaço e compressões de má qualidade;
- se o paciente estiver em decúbito dorsal horizontal, realizar as compressões no centro do tórax, na metade inferior do osso esterno.

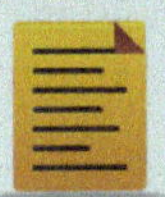

NOTA: Entendendo as particularidades do uso de EPIs pelos profissionais quando de aerossolização, a alta demanda física das manobras, o potencial de exaustão e a necessidade de equipe reduzida presente na ressuscitação, sugere-se o uso de dispositivos mecânicos de RCP para adultos, se disponíveis.

7 RESSUSCITAÇÃO EM POSIÇÃO PRONADA/PRONA

Caso o paciente esteja em posição pronada, sem uma via aérea invasiva instalada, sugere-se reposicioná-lo rapidamente em posição supina, bem como estabelecer as manobras de RCP e, o mais breve possível, a instalação de via aérea invasiva, preferencialmente por intubação orotraqueal.

Se o paciente já estiver sob intubação orotraqueal e ventilação mecânica, recomenda-se iniciar as manobras de RCP com o paciente ainda em posição prona; o ponto de referência para posicionamento das mãos segue a projeção do mesmo lugar das compressões torácicas (T7-10), na região interescapular. Indica-se que tentativas de retorno do paciente para a posição supina sejam executadas com o máximo de segurança ao despronar, evitando desconexão do ventilador e risco de aerossolização. Se houver disponibilidade de pás adesivas do desfibrilador, deve-se colá-las em posição anteroposterior.[20,21,23,24] Caso não haja pás adesivas, deve-se tentar a desfibrilação colocando a pá esternal na região dorsal e a pá apical na lateral do paciente.

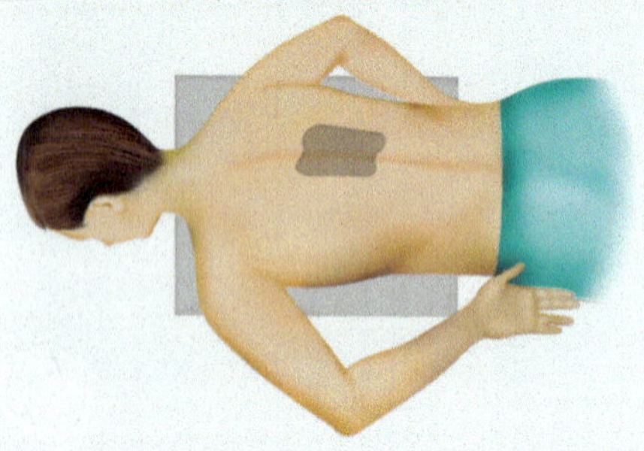

Figura 7.4 Local das mãos para realizar compressões em paciente na posição prona.[22]

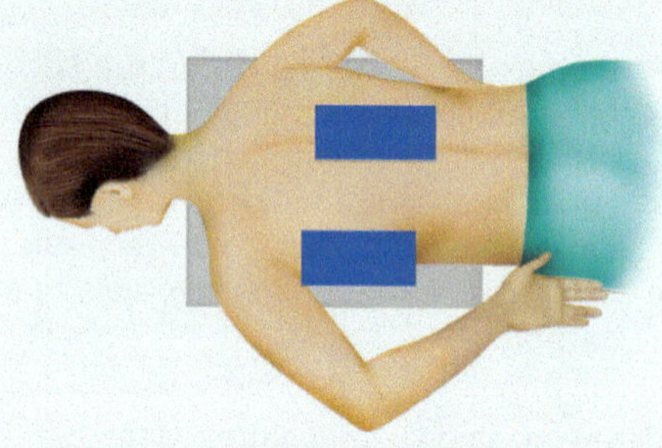

Figura 7.5 Posição sugerida das pás para desfibrilação

É importante que a eficácia da RCP seja avaliada usando-se o CO_2 expirado (PCO_2 acima de 10 mmHg) e pressão arterial invasiva (considerando-se valores da pressão diastólica acima de 20 mmHg). Convém citar que as evidências para essa manobra são ainda incertas, e, sempre que possível, a posição prona deve ser revertida na supina, mais adequada para a realização de RCP de alta qualidade, com ventilação apropriada.

8 AÇÕES APÓS PARADA CARDIORRESPIRATÓRIA

Antecipar a solicitação de leito em UTI com isolamento respiratório ou em área de coorte, antes do retorno da circulação espontânea (RCE) do paciente.[1-3,16,18]

Descartar ou higienizar todo o equipamento usado durante a RCP, seguindo as recomendações do fabricante e as diretrizes locais da instituição.[2]

Quaisquer superfícies usadas para posicionar equipamentos de vias aéreas/ressuscitação também terão de ser higienizadas, de acordo com as diretrizes locais. Verificar se o equipamento usado no manejo das vias aéreas (por exemplo: laringoscópio, máscaras faciais) não foi deixado sobre o leito do paciente. **Procurar deixar os equipamentos em uma bandeja.**[2,14]

ATENÇÃO

Após o atendimento, remover o EPI com segurança, evitando autocontaminação.[2,16] Toda atenção deve ser dedicada a esse passo, tendo em vista que a contaminação dos profissionais de saúde ocorre com mais frequência nessa etapa, em razão do contato com secreções e gotículas.

9 ORIENTAÇÕES PRÉ-HOSPITALARES

Em ambiente pré-hospitalar, RCP não deve ser iniciada em pacientes com suspeita ou diagnóstico de COVID-19 com sinais óbvios de morte.[1,3]

Os profissionais devem utilizar precaução PADRÃO + AEROSSOL para o atendimento de vítimas com suspeita ou diagnóstico de COVID-19.

ATENÇÃO

Orientar a população, ao ligar para 192, a informar se a vítima é caso suspeito de COVID-19, pois facilitará a paramentação prévia da equipe de atendimento. Sugere-se que os telefonistas e reguladores do serviço médico de emergência realizem busca ativa desses pacientes, indagando sobre sintomas gripais, febre e dispneia.

Compressões contínuas devem ser realizadas. **Ventilação boca a boca e uso de máscara de bolso não devem ser considerados para pacientes com suspeita ou diagnóstico de COVID-19**.[2]

Levando em conta que a maioria das paradas extra-hospitalares ocorre em domicílio, o socorrista leigo, em caso de PCR extra-hospitalar **pediátrica**, muito provavelmente será um membro da família ou o cuidador da criança, que já está em contato próximo e exposto a secreções. Nesse caso, o socorrista leigo deve realizar compressões e considerar ventilação boca a boca, caso seja capaz de fazê-lo e esteja disposto a isso, uma vez que a maior parte das paradas pediátricas ocorre por causa respiratória.[23]

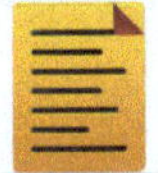

NOTA: RCP somente com compressão é alternativa razoável caso o socorrista não seja capaz de fazer a ventilação ou não tenha tido contato prévio com a criança.[23]

Os socorristas devem colocar um pano/uma toalha sobre a boca e o nariz da vítima ou posicionar uma máscara com baixo fluxo de oxigênio contínuo, de modo a evitar a suspensão de aerossóis durante a RCP.

Não atrasar a desfibrilação! Uso precoce de desfibrilador externo automático (DEA) aumenta significativamente as chances de sobrevivência da pessoa e não aumenta o risco de infecção.

Ventilação com pressão positiva com BVM deve ser evitada ao máximo; se efetivamente necessária, deve ser realizada por dois profissionais, sendo um deles responsável exclusivamente pelo acoplamento da máscara à face do paciente, da forma mais adequada possível, evitando vazamento de ar. A unidade BVM só deve ser utilizada com um filtro HEPA interposto à máscara.

Em crianças, fazer RCP preferencialmente com compressões e ventilações com unidade BVM acoplada a filtro HEPA.

O manejo das vias aéreas, no atendimento pré-hospitalar, deve seguir as recomendações já mencionadas, de forma a garantir que a unidade BVM e outros equipamentos de ventilação estejam preparados com filtros HEPA e que uma via aérea avançada (intubação orotraqueal ou dispositivo extraglótico) seja instalada precocemente.

Abrir as portas traseiras do veículo de transporte e ativar o sistema AVAC (aquecimento, ventilação e ar condicionado) durante os procedimentos de geração de aerossóis (realizar esse procedimento longe do tráfego de pedestres).

Não permitir que acompanhantes sejam levados na ambulância no mesmo compartimento do paciente. Os pacientes com suspeita ou diagnóstico de COVID-19 não podem ter acompanhantes sob risco de contaminação, segundo as recomendações do Ministério da Saúde. Sugere-se orientar que os acompanhantes se dirijam à unidade de saúde de referência por meios próprios para obter maiores informações.

Se o veículo não possuir compartimento isolado para o motorista: abrir as saídas de ar externas na área do motorista e ligar os ventiladores de exaustão traseiros na configuração mais alta.

10 TREINAMENTO E *DEBRIEFING*

Debriefing deve ser feito ao final de cada procedimento, a fim de proporcionar melhorias e crescimento da equipe.[1,3]

É necessário realizar, o mais precocemente possível, treinamento de habilidades para colocação e, principalmente, retirada correta do EPI e para simulações de atendimento a casos de PCR, envolvendo todas as equipes que atuam no atendimento a pacientes com suspeita ou diagnóstico de COVID-19.[16-19]

É imperativo que haja treinamento e educação permanentes, tendo em vista a proteção da equipe e uma maior segurança no atendimento ao paciente. Recomenda-se fortemente o uso de cenários para simulação realística e de recursos de educação a distância.

REFERÊNCIAS

1. American Heart Association. Destaques das atualizações direcionadas nas diretrizes de 2019 da American Heart Association para ressuscitação cardiopulmonar e atendimento cardiovascular de emergência [Internet]. AHA; 2019. [acesso em 18 maio 2020]. Disponível em: https://eccguidelines.heart.org/wp-content/uploads/2019/11/2019-Focused-Updates_Highlights_PTBR.pdf.
2. Resuscitation Council UK. Guidance for the resuscitation of COVID-19 patients in hospital [Internet]. [acesso em 18 maio 2020]. Disponível em: http://resus.org.uk.
3. Bernoche C, Timerman S, Polastri TF, Giannetti NS, Siqueira AWS, Piscopo A et al. Atualização da Diretriz de Ressuscitação Cardiopulmonar e Cuidados de Emergência da Sociedade Brasileira de Cardiologia – 2019. Arq Bras Cardiol. 2019;113(3):449-663.
4. World Health Organization. Infection prevention and control during health care when novel coronavirus (nCoV) infection is suspected [Internet]. WHO; 2020. [acesso em 18 maio 2020]. Disponível em: https://www.who.int/publications-detail/infection-prevention-and-control-during-health-care-when-novel-coronavirus-(ncov)-infection-is-suspected-20200125.
5. World Health Organization. Clinical management of severe acute respiratory infection when novel coronavirus (2019-nCoV) infection is suspected [Internet]. WHO; 2020. [acesso em 18 maio 2020]. Disponível em: https://www.who.int/publications-detail/clinical-management-of-severe-acute-respiratory-infection-when-novel-coronavirus-(ncov)-infection-is-suspected.
6. Pan L, Wang L, Huang X. How to face the novel coronavirus infection during 2019-2020 epidemic: the experience of Sichuan Provincial People's Hospital. Intensive Care Med. 2020 Apr;46(4):573-5.
7. Cheung JC, Ho LT, Cheng JV, Cham EYK, Lam KN. Staff safety during emergency airway management for COVID-19 in Hong Kong. Lancet. 2020 Apr;8(4):e.19.
8. Tran K, Cimon K, Severn M, Pessoa-Silva CL, Conly J. Aerosol generating procedures and risk of transmission of acute respiratory infections to healthcare workers: a systematic review. PLoS One. 2012;7(4):e35797.
9. Simonds AK, Hanak A, Chatwin M, Morrell M, Hall A, Parker KH, et al. Evaluation of droplet dispersion during non-invasive ventilation, oxygen therapy, nebuliser treatment and chest physiotherapy in clinical practice: implications for management of pandemic influenza and other airborne infections. Health Technol Assess. 2010 Oct;14(46):131-72.
10. De Jong A, Molinari N, Terzi N, Mongardon N, Arnal JM, Guitton C, et al. Early identification of patients at risk for difficult intubation in the intensive care unit: development and validation of the MACOCHA score in a multicenter cohort study. Am J Respir Crit Care Med. 2013 Apr 15;187(8):832-9.
11. Higgs A, McGrath BA, Goddard C, Rangasami J, Suntharalingam G, Gale R, et al. Guidelines for the management of tracheal intubation in critically ill adults. Br J Anaesth. 2018 Feb;120(2):323-52.
12. Resuscitation Council UK. Resuscitation Council UK statement on COVID-19 in relation to CPR and resuscitation in first aid and community settings [Internet]. [atualização em 13 maio 2020]. [acesso em 18 maio 2020]. Disponível em: https://www.

resus.org.uk/media/statements/resuscitation-council-uk-statements-on-covid-19-coronavirus-cpr-and-resuscitation/covid-community/.

13. Jarman AF, Hopkins CL, Hansen JN, Brown JR, Burk C, Youngquist ST. Advanced airway type and its association with chest compression interruptions during out-of-hospital cardiac arrest resuscitation attempts. Prehosp Emerg Care. 2017 Sep-Oct;21(5):628-35.
14. Hill C, Reardon R, Joing S, Falvey D, Miner J. Cricothyrotomy technique using gum elastic bougie is faster than standard technique: a study of emergency medicine residents and medical students in an animal lab. Acad Emerg Med. 2010 Jun;17(6):666-9.
15. Yang X, Yu Y, Xu J, Shu H, Xia J, Liu H, et al. Clinical course and outcomes of critically ill patients with SARS-CoV-2 pneumonia in Wuhan, China: a single-centered, retrospective, observational study. Lancet Respir Med. 2020 May;8(5):475-81.
16. Xie J, Tong Z, Guan X, Du B, Qiu H, Slutsky AS. Critical care crisis and some recommendations during the COVID-19 epidemic in China. Intensive Care Med. 2020 May;46(5):837-40.
17. Wax RS, Christian MD. Practical recommendations for critical care and anesthesiology teams caring for novel coronavirus (2019-nCoV) patients. Can J Anaesth. 2020 May;67(5):568-76.
18. Peng PWH, Ho PL, Hota SS. Outbreak of a new coronavirus: what anaesthetists should know. Br J Anaesth. 2020 May;124(5):497-501.
19. Brewster DJ, Chrimes N, Do TB, Fraser K, Groombridge CJ, Higgs A, et al. Consensus statement: Safe Airway Society principles of airway management and tracheal intubation specific to the COVID-19 adult patient group. Med J Aust. 2020 May 1.
20. Resuscitation Council UK, Neuroanaesthesia Society of Great Britain and Ireland, Society of British Neurological Surgeons. Management of cardiac arrest during neurosurgery in adults: guidelines for healthcare providers. London; Aug 2014 [revisão em julho 2019].
21. Cave DM, Gazmuri RJ, Otto CW, Nadkarni VM, Cheng A, Brooks SC, et al. Part 7: CPR techniques and devices: 2010 American Heart Association guidelines for cardiopulmonary resuscitation and emergency cardiovascular care. Circulation. 2010;122(18 Suppl 3):S720-8.
22. Mazer SP, Weisfeldt M, Bai D, Cardinale C, Arora R, Ma C, et al. Reverse CPR: a pilot study of CPR in the prone position. Resuscitation. 2003 Jun;57(3):279-85.
23. Edelson DP, Sasson C, Chan PS, Atkins DL, Aziz K, Becker LB, et al. Interim guidance for basic and advanced life support in adults, children, and neonates with suspected or confirmed covid-19: from the Emergency Cardiovascular Care Committee and Get With the Guidelines®-Resuscitation Adult and Pediatric Task Forces of the American Heart Association in collaboration with the American Academy of Pediatrics, American Association for Respiratory Care, American College of Emergency Physicians, The Society of Critical Care Anesthesiologists, and American Society of Anesthesiologists: supporting organizations: American Association of Critical Care Nurses and National EMS Physicians. Circulation. 2020 Apr 9. [Epub ahead of print].

Anexo 1

Algoritmo de Atendimento PCR para Pacientes Suspeitos ou Confirmados – COVID-19

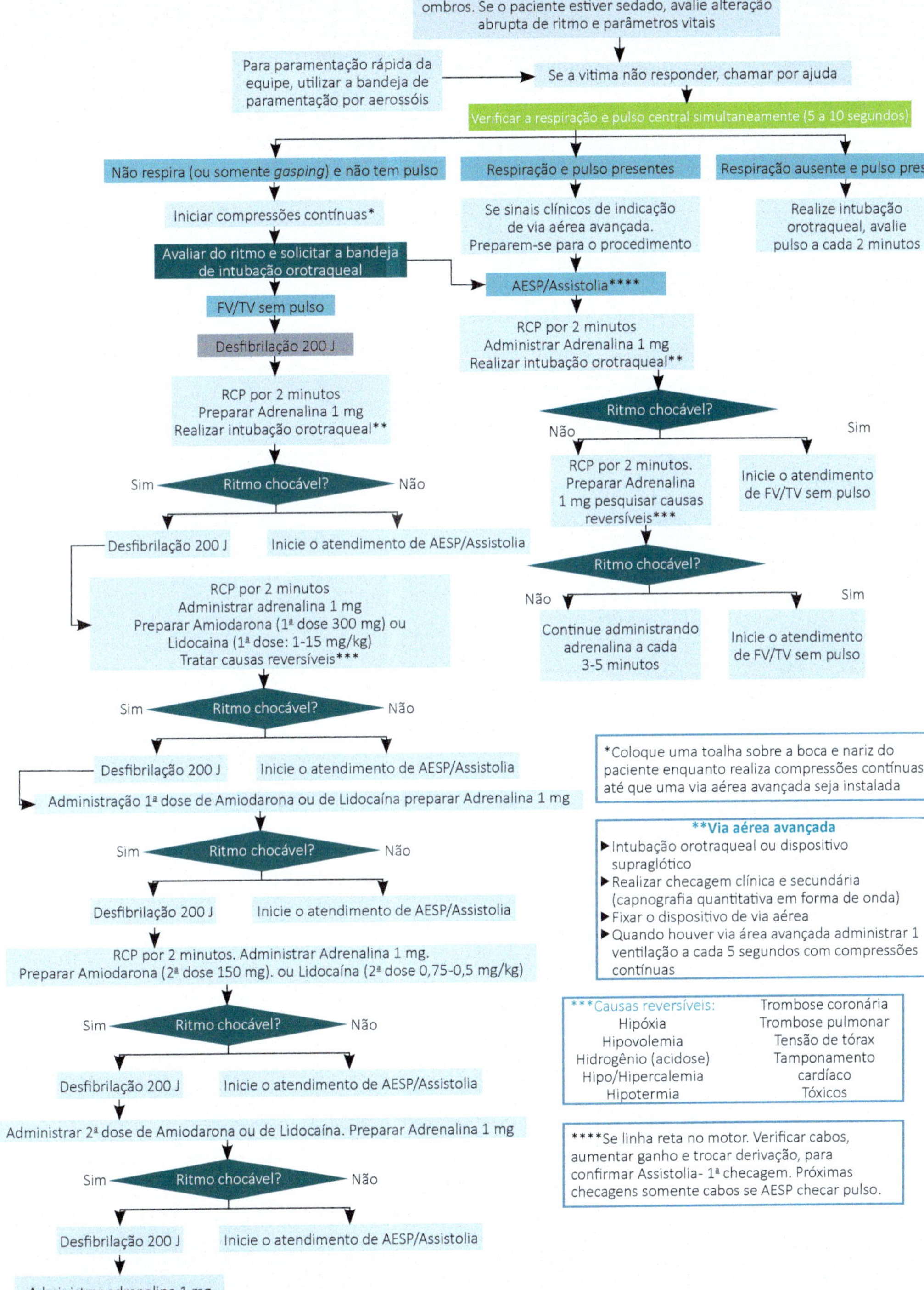

FV/TV = fibrilação ventricular/taquicardia ventricular; AESP = atividade elétrica sem pulso.

Anexo 2

Algoritmo de Tratamento de PCR Pediátrica em Paciente com Suspeita ou Diagnóstico de COVID-19

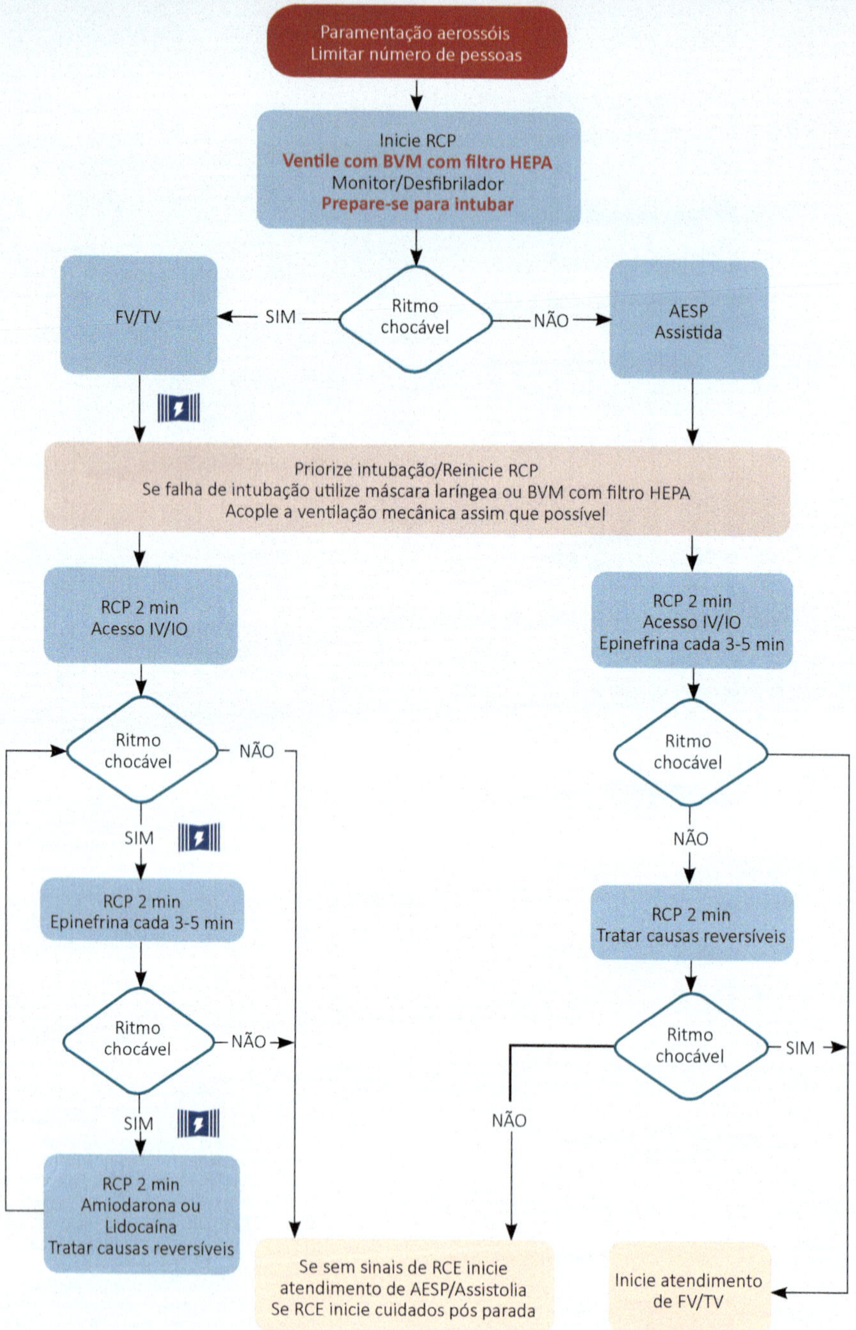

FV/TV = fibrilação ventricular/taquicardia ventricular; IV/IO = intravenoso/intraósseo; RCP = ressuscitação cardiopulmonar; BVM = bolsa/válvula/máscara; AESP = atividade elétrica sem pulso; VM = ventilação mecânica; PA = pressão arterial; IAM = infarto agudo do miocárdio.

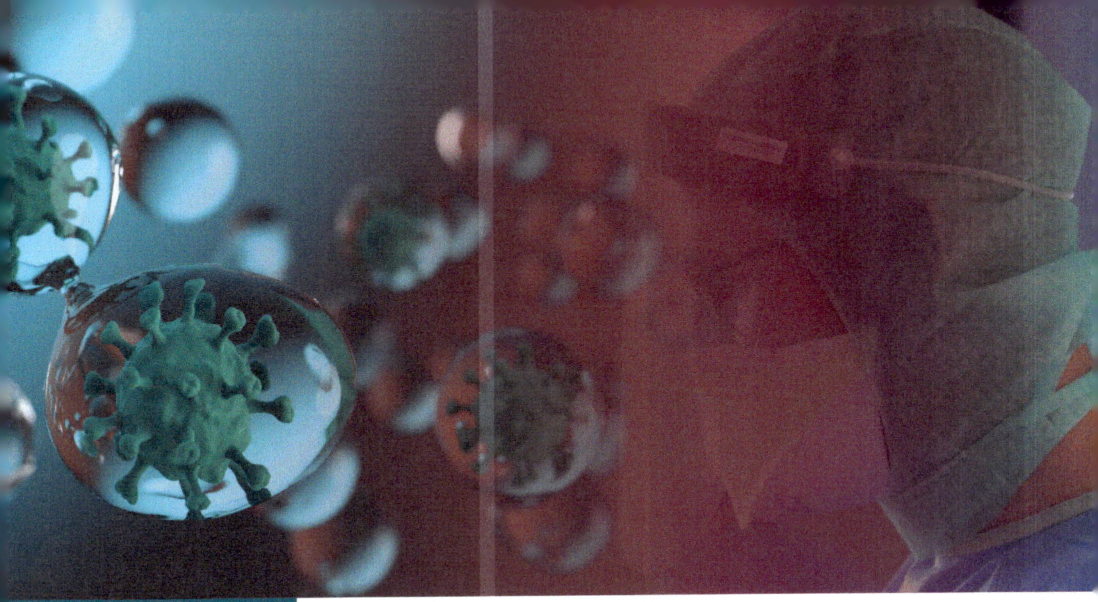

Capítulo

8 Recomendações Sobre Manejo da Anticoagulação nos Pacientes com COVID-19

Associação Brasileira de Medicina de Emergência - ABRAMEDE

Autores

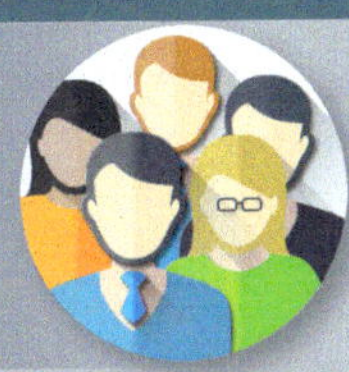

- **Roseny dos Reis Rodrigues**
  Anestesiologista e Intensivista. Coordenadora da UTI do Instituto de Ortopedia da Faculdade de Medicina da Universidade de São Paulo (FMUSP). Médica do Departamento de Pacientes Graves do Hospital Israelita Albert Einstein (HIAE). Coordenadora do Curso de Medicina da Universidade Nove Julho Osasco (UNINOVE). Doutora em Ciências pela Universidade de São Paulo (USP).
- **Thiago Correia**
  Intensivista. Coordenador Médico do Centro de Terapia Intensiva do Departamento de Pacientes Graves (DPG) do Hospital Israelita Albert Einstein (HIAE). Doutor em Ciências pela Universidade de São Paulo (USP).
- **Hélio Penna Guimarães**
  Emergencista e Intensivista. Presidente da Associação Brasileira de Medicina de Emergência (ABRAMEDE). Médico do Departamento de Pacientes Graves (DPG) do Hospital Israelita Albert Einstein (HIAE). Médico da UTI do Instituto de Infectologia Emílio Ribas. Doutor em Ciências pela Universidade de são Paulo (USP).
- **Tais Bignoto**
  Intensivista. Médica Diarista da UTI do Instituto de Ortopedia da Faculdade de Medicina da Universidade de São Paulo (FMUSP).
- **Eduardo Cabral Camacho**
  Intensivista. Médico Diarista da UTI do Instituto de Ortopedia e Traumatologia do Hospital das Clínicas da Faculdade de Medicina da Universidade de São Paulo (IOT-HCFMUSP). Médico do Departamento de Pacientes Graves do Hospital Israelita Albert Einstein (HIAE).

- **Guilherme Martins de Souza**

  Intensivista. Médico da UTI do Instituto de Ortopedia e Traumatologia da Faculdade de Medicina da Universidade de São Paulo (IOT-FMUSP).

- **Ricardo Luiz Cordioli**

  Intensivista. Médico do Departamento de Pacientes Graves do Hospital Israelita Albert Einstein (HIAE). Médico da UTI do Hospital Alemão Oswaldo Cruz;

- **Pedro Sidnei do Prado Junior**

  Intensivista. Médico do Departamento de Pacientes Graves do Hospital Israelita Albert Einstein (HIAE) e do Hospital Samaritano São Paulo.

- **Niklas Soderberg Campos**

  Intensivista. Médico do Departamento de Pacientes Graves do Hospital Israelita Albert Einstein (HIAE). Supervisor da UTI Adulto do Hospital Moyses Deutch (m'Boi Mirim). Coordenador Médico da UTI do Hospital Moriah.

- **João de Campos Guerra**

  Médico Hematologista. Onco-Hematologista e Patologista Clínico. Doutor em Medicina pela Faculdade de Medicina da Universidade de São Paulo (FMUSP). Professor Assistente do Programa de Pós-graduação *stricto sensu* em Ciências da Saúde da Faculdade Israelita em Ciências da Saúde Albert Einstein (HIAE). Coordenador Médico do Setor de Hematologia/Coagulação do Departamento de Patologia Clínica do HIAE. Presidente do Centro de Hematologia de São Paulo (CHSP).

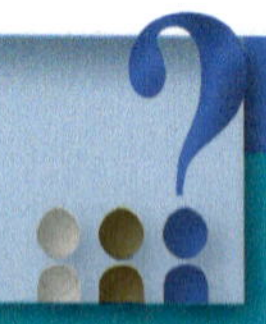

ASSUNTOS ABORDADOS

1. Recomendações gerais
2. Profilaxia química ou farmacológica
3. Anticoagulação plena
4. Profilaxia mecânica ou não farmacológica

Pacientes com COVID-19 são considerados de elevado risco para eventos trombóticos, considerando-se o estado pró-inflamatório desenvolvido no decorrer do quadro da doença. Esse cenário — associado a imobilização prolongada, hipoxemia e inflamação sistêmica com "estresse endotelial" — justifica a base fisiopatológica dos eventos tromboembólicos de ocorrência acentuada nessa população. A despeito da total plausibilidade biológica, a terapia com anticoagulação plena não está, ainda, claramente estabelecida como recomendação literária para uso sistemático.[1]

NOTAS DOS AUTORES

As recomendações aqui descritas baseiam-se em diretrizes e artigos publicados e revisados, assim como na opinião de especialistas. Parte delas deve ser, portanto, ponderada como grau de evidência nível C (evidência limitada ou opinião de especialistas). Atualizações podem ser necessárias à medida que mais evidências científicas estiverem disponíveis.

Considerando o cenário supracitado, a Associação Brasileira de Medicina de Emergência (ABRAMEDE) recomenda as práticas a seguir:

1. Deve-se considerar a possibilidade de tromboembolismo pulmonar (TEP) em todo paciente com COVID-19 que apresente piora súbita da oxigenação durante o período de doença em que o quadro de síndrome respiratória aguda grave se encontra já sob suporte de cuidados intensivos. Uma vez diagnosticado TEP, deve-se iniciar anticoagulação plena com heparina de baixo peso molecular (HBPM) na dose de 1 mg/kg, duas vezes ao dia, por via subcutânea, ou heparina não fracionada (HNF) por via endovenosa, em bomba de infusão contínua, com controle de tempo de tromboplastina ativada (TTPa) e alvo de relação TTPa (rTTPa) entre 2,0 e 2,5.[1-3]
2. Não há evidências para indicar anticoagulação terapêutica plena com base apenas em valores laboratoriais isolados, tais como interleucina-6, D-dímero, ferritina ou testes de coagulação (como TP, TTPa e fibrinogênio). O quadro clínico geral do paciente deve ser sempre considerado.[1-3]

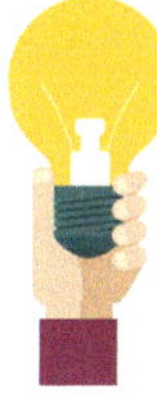

SUGESTÃO

Quanto à gravidade, sugere-se estratificar os pacientes com COVID19 em: casos leves (apenas sintomas gripais), casos moderados (sintomas respiratórios como dispneia e comprometimento tomográfico) e casos graves (hipoxemia com necessidade de intubação orotraqueal e D-dímero acima de 3.000 ng/mL).[2]

3. D-dímero aumentado, isoladamente, não é critério de gravidade, porém valores aumentados sugerem quadro potencialmente mais grave, sendo necessária sua monitorização — e o respectivo aumento serve como sinal de alerta para possível evolução desfavorável. Para casos graves (pacientes com necessidade de intubação orotraqueal [IOT]),com D-dímero em ascensão, sugere-se investigação ativa de eventos trombóticos, sobretudo ocorrência de trombose venosa profunda e/ou TEP, demandando exames complementares, como ecodopplercardiograma e tomografia computadorizada.[3]

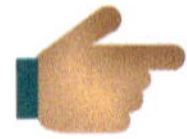

4. Recomenda-se o uso de escalas de estratificação quanto ao risco de tromboembolismo venoso (TEV) — como as escalas/escores de IMPROVE, PADUA ou CAPRINI RAM — para definir o risco de TEV e, dessa forma, determinar a necessidade de terapia antitrombótica farmacológica.[3-5]
5. É preciso respeitar as contraindicações previamente conhecidas para instituição de terapia farmacológica antitrombótica, como presença de sangramento ativo ou trombocitopenia induzida pela heparina (HIT).
6. Para os pacientes aos quais é contraindicado o uso de profilaxia farmacológica para TEV, sugere-se optar por dispositivos de compressão pneumática intermitente de membros inferiores e solicitar avaliação de equipe da cirurgia vascular para possível passagem de filtro de veia cava. Há real necessidade de reavaliações periódicas dos pacientes com COVID-19 quanto ao risco de TEV e quanto ao quadro clínico, visto que pacientes críticos com COVID-19 podem ter deterioração clinicolaboratorial rapidamente, e intervenções precoces podem impactar positivamente na evolução do paciente.[6]

1 RECOMENDAÇÕES GERAIS

Pacientes com quadros graves de COVID	Aconselham-se profilaxia farmacológica e, idealmente, associação com profilaxia mecânica nos pacientes com risco elevado de TEV.[1]
Pacientes com quadros leves a moderados	Recomenda-se estratificação do risco de TEV (PADUA, CAPRINI ou IMPROVE). Pacientes com risco trombótico elevado devem receber profilaxia farmacológica e mecânica, idealmente. Pacientes com risco baixo e moderado de TEV devem receber apenas profilaxia farmacológica.[1]
Pacientes com quadros leves em quarentena ou pacientes de alta hospitalar	Considerar estratificação quanto ao risco trombótico para instituição de profilaxia farmacológica por até sete dias nos casos considerados de alto risco para TEV.[2,3]
Casos clínicos considerados leves em pacientes com COVID-19 e que não tenham indicação de profilaxia farmacológica ou nos quais haja contraindicação para profilaxia farmacológica	Os pacientes devem ser estimulados a realizar hidratação oral, deambulação e fisioterapia.[1]
Todos os pacientes	Devem ser avaliados quanto ao risco de sangramento antes da instituição de terapia anticoagulante.[7]

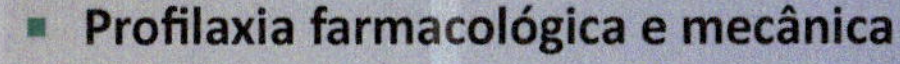

- **Profilaxia farmacológica e mecânica**

- **Risco elevado de TEV: profilaxia farmacológica e mecânica**
- **Risco moderado a baixo de TEV: profilaxia farmacológica**

- **Risco elevado de TEV: profilaxia farmacológica**
- **Risco baixo/moderado de TEV: deambulação; fisioterapia; estimular hidratação oral; considerar "foot pump". Considerar profilaxia farmacológica se houver fatores de risco de TEV associados à imobilização e à desidratação**

TEV = tromboembolismo venoso.

Figura 8.1 Relação entre gravidade dos casos clínicos de COVID-19 e profilaxias recomendadas.

2 PROFILAXIA QUÍMICA OU FARMACOLÓGICA

Peso inferior a 100 kg	▪ Função renal preservada (*clearance* de creatinina [Clcr] > 30 mL/min): considerar HBPM, como enoxaparina, na dose de 40 mg/dia, por via subcutânea, ou até 1 mg/kg em dose única. ▪ Presença de disfunção renal: considerar HNF na dose de 5.000 UI, de oito em oito horas, por via subcutânea.
Peso de 100 kg ou mais	▪ Considerar enoxaparina 40 mg de 12 em 12 horas, por via subcutânea, ou HNF, por via endovenosa, em bomba de infusão contínua, com controle de TTPa de 60 a 85 segundos ou rTTPa de 1,5 a 2,0.

<table>
<tr><td>Anticoagulação plena</td><td>Anticoagulação plena deve ser considerada com HBPM, na dose de 1 mg/kg, duas vezes ao dia, por via subcutânea, ou com HNF, por via endovenosa, em bomba de infusão contínua, com controle de rTTPA e alvo de 2,0 a 2,5. Usuários de HBPM devem ter a atividade de anti-Xa monitorada idealmente a cada 48 horas, sobretudo nas populações com maior risco de sobredoses, como em pacientes com insuficiência renal (Clcr de 35), com baixo peso (mulheres < 57 kg), gestantes, crianças, recém-nascidos e idosos acima de 75 anos.[8]
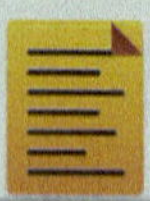
NOTA 1
Considerar converter em HBPM os pacientes que fazem uso de anticoagulantes antagonistas de vitamina K ou os de ação direta (DOAC).
Até a data de publicação deste material, ainda não há evidências disponíveis que justifiquem a prescrição de novos anticoagulantes orais, tais como rivaroxabana, apixabana ou endoxabana</td></tr>
<tr><td>Profilaxia mecânica ou não farmacológica</td><td>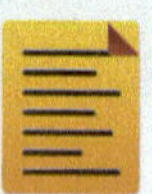
NOTA 1
Considerar profilaxia mecânica com compressor pneumático intermitente de membros inferiores ou o uso de meias graduadas.</td></tr>
</table>

REFERÊNCIAS

1. Zhai Z, Li C, Chen Y, Gerotziafas G, Zhang Z, Wan J, *et al.* Prevention and treatment of venous thromboembolism associated with coronavirus disease 2019 infection: a consensus statement before guidelines. Thromb Haemost. 2020;120(6):937-48. doi: 10.1055/s-0040-1710019.
2. Hana H, Yanga L, Liu R, Liu F, Wu KL, Li J, et al. Prominent changes in blood coagulation of patients with SARS-CoV-2 infection. Clin Chem Lab Med. 2020 Mar 16. doi: 10.1515/cclm-2020-0188.
3. Schünemann H, Cushman M, Burnett A, Kahn SR, Beyer-Westendorf J, Spencer FA, et al. American Society of Hematology 2018 guidelines for management of venous thromboembolism: prophylaxis for hospitalized and nonhospitalized medical patients. Blood Adv. 2018;2(22):3198-225. doi: 10.1182/bloodadvances.2018022954.
4. Barbar S, Noventa F, Rossetto V, Ferrari A, Brandolin B, Perlati M, et al. A risk assessment model for the identification of hospitalized medical patients at risk

for venous thromboembolism: the Padua prediction score. J Thromb Haemost. 2010;8(11):2450-7. doi: 10.1111/j.1538-7836.2010.04044.x.

5. Cronin M, Dengler N, Krauss E, Segal A, Wei N, Daly M, et al. Completion of the updated Caprini risk assessment model (2013 version). Clin Appl Thromb Hemost. 2019;25. doi: 10.1177/1076029619838052.
6. Giannis D, Ziogas IA, Gianni P. Coagulation disorders in coronavirus infected patients: COVID-19, SARS-CoV-1, MERS-CoV and lessons from the past. J Clin Virol. 2020 Jun;127:104362. doi: 10.1016/j.jcv.2020.104362.
7. Gage BF, Yan Y, Milligan PE, Waterman AD, Culverhouse R, Rich MW, et al. Clinical classification schemes for predicting hemorrhage: results from the National Registry of Atrial Fibrillation (NRAF). Am Heart J. 2006 Mar;151(3):713-9. doi: 10.1016/j.ahj.2005.04.017.
8. Atallah B, Mallah SI, AlMahmeed W. Anticoagulation in COVID-19. Eur Heart J Cardiovasc Pharmacother. 2020 Apr 30;pvaa036. DOI:10.1093/ehjcvp/pvaa036.

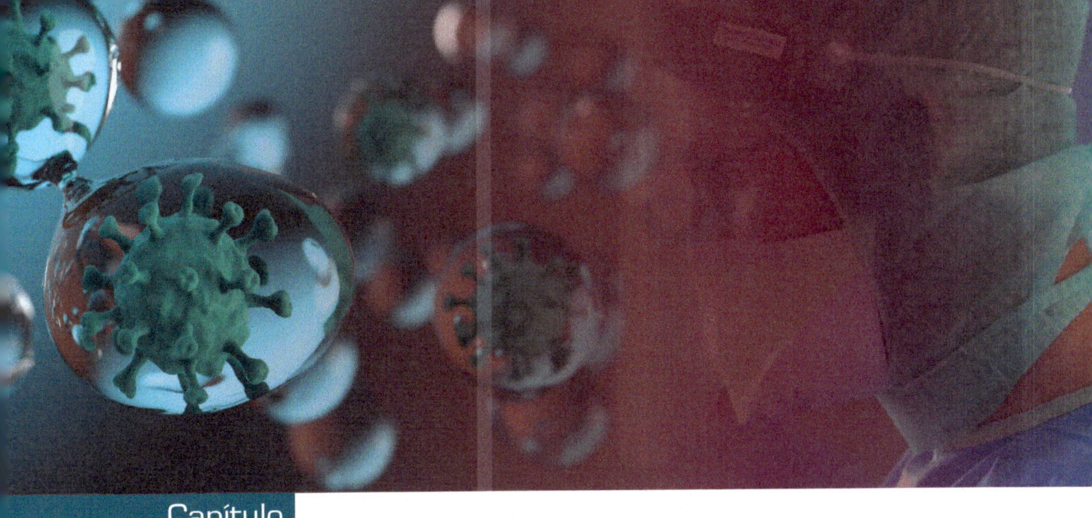

Capítulo

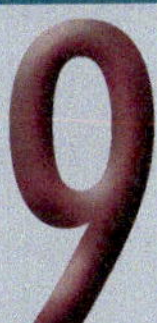

Recomendações para Atendimentos de Casos Suspeitos de COVID-19 em Emergências Pediátricas

Associação Brasileira de Medicina de Emergência (ABRAMEDE)

Autores

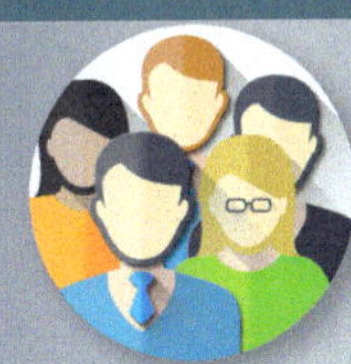

- **Patrícia Lago**

  Pediatra Intensivista e Emergencista. Professora Adjunta do Departamento de Pediatria da Universidade Federal do Rio Grande do Sul (UFRGS). Chefe da Unidade de Emergência Pediátrica do Hospital de Clínicas de Porto Alegre (HCPA). Diretoria da Sociedad Latinoamericana de Emergencias Pediatricas (SLEPE).

- **João Carlos Batista Santana**

  Pediatra Intensivista e Emergencista. Professor Adjunto do Departamento de Pediatria da UFRGS. Chefe do Serviço de Urgência e Emergência do HCPA. Diretoria da SLEPE. Vice-Presidente da Associação Brasileira de Medicina de Emergência (ABRAMEDE).

- **Jordana Hendler**

  Pediatra. Médica-residente em Emergência Pediátrica do Serviço de Emergência e Medicina Intensiva Pediátricos (SEMIP) do Hospital de Clínicas de Porto Alegre (HCPA).

- **Luiza Foschiera**

  Pediatra. Médica-residente em Emergência Pediátrica do Serviço de Emergência e Medicina Intensiva Pediátricos (SEMIP) do Hospital de Clínicas de Porto Alegre (HCPA).

- **Ana Paula Silva**

  Pediatra Intensivista e Emergencista. Membro do SEMIP-HCPA. Plantonista da Unidade de Terapia Intensiva Pediátrica do Hospital de Pronto-socorro (HPS) de Porto Alegre.

- **Gabriela Biondo**

  Pediatra Emergencista. Membro do SEMIP-HCPA.

- **Jefferson Pedro Piva**

  Professor Titular de Pediatria da Faculdade de Medicina da Universidade Federal do Rio Grande do Sul (UFRGS). Chefe do Serviço de Emergência e Medicina Intensiva Pediátrica do Hospital de Clínicas de Porto Alegre (HCPA). Mestre em Farmacologia Clínica pela UFCSPA. Doutor em Medicina Pediátrica pela UFRGS. Editor-Associado do Pediatric Critical Care Medicine.

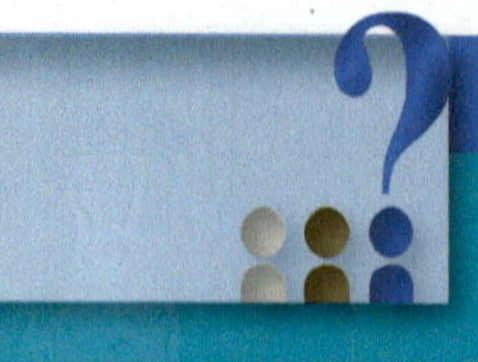

ASSUNTOS ABORDADOS

1. Atendimento inicial
2. Casos sintomáticos
3. Manejo clínico

O Brasil e o mundo vivenciam uma pandemia de COVID-19, cujo agente causador é o novo coronavírus, SARS-CoV-2. Embora as crianças não apresentem altas taxas de complicações e mortalidade pela doença, são reconhecidas como uma das principais transmissoras do vírus.[1,2] Por esse motivo, é fundamental o preparo das equipes de emergências pediátricas para o atendimento desses pacientes.

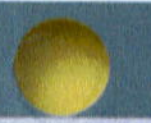

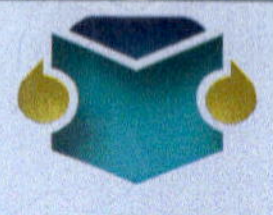

NOTAS DOS AUTORES

As recomendações aqui descritas baseiam-se em diretrizes e artigos publicados e revisados, assim como na opinião de especialistas. Parte delas deve ser, portanto, ponderada como grau de evidência nível C (evidência limitada ou opinião de especialistas).

No atual cenário pandêmico, a Associação Brasileira de Medicina de Emergência (ABRAMEDE) recomenda que o Departamento de Emergência Pediátrica seja dividido em dois setores separados fisicamente e atendidos por equipes distintas: um para casos suspeitos de COVID-19 e outro para casos não suspeitos. A triagem inicial dos pacientes deve ser feita com base nos seguintes critérios:

Pacientes com sintomas de síndrome gripal aguda de provável etiologia viral (febre, tosse, dor de garganta ou congestão nasal) são atendidos no setor de suspeitos, incluindo também lactentes com quadro de bronquiolite viral aguda, mesmo sem relato de febre.
Pacientes sem sintomas respiratórios, ou com sintomas respiratórios, mas que não apresentavam evidência de infecção viral, tais como asma exacerbada sem pródromos virais, fibrose cística exacerbada, pacientes traqueostomizados e pacientes com pneumonia aspirativa, são atendidos no setor de não suspeitos.

1 ATENDIMENTO INICIAL

No atendimento inicial, aqueles pacientes assintomáticos que estão em consulta por terem tido contato com indivíduo diagnosticado com COVID-19, assim como os casos sintomáticos leves, devem ser atendidos e liberados com orientações sobre isolamento domiciliar e sinais de alarme para reavaliação por profissional de saúde, conforme consta no ***Anexo 1***, incluindo-se atestado médico para os familiares que moram com o paciente (***Anexo 2***). Enquanto aguardam a consulta, pacientes suspeitos e acompanhante devem utilizar máscara cirúrgica.

2 CASOS SINTOMÁTICOS

Pacientes com quadros leves a moderados são atendidos em consultório. Já os casos graves, que apresentam disfunção ventilatória ou saturação abaixo de 93% em ar ambiente, são encaminhados para atendimento em consultório ou *box* de emergência, conforme o grau de gravidade (***Fluxograma 9.1***). Preferencialmente, o Departamento de Emergência deve ter *boxes* de pressão negativa que podem ser reservados conforme os seguintes critérios de prioridade: casos altamente suspeitos ou confirmados de COVID-19, pacientes em ventilação de alto fluxo e pacientes imunocomprometidos.

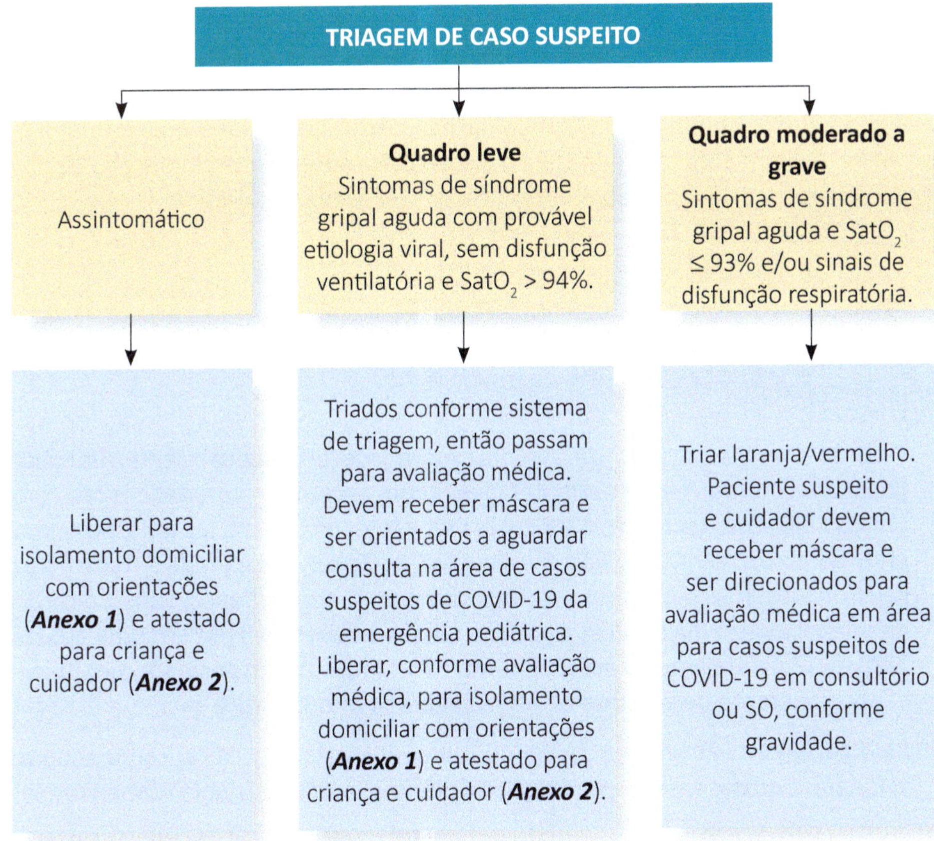

Fluxograma 9.1 Triagem de caso suspeito.

Durante internação ou observação na emergência, apenas um acompanhante deve permanecer com o paciente, com troca a cada 12 horas; ademais, o familiar e a criança recebem as refeições no leito e com materiais descartáveis.

3. MANEJO CLÍNICO

O manejo clínico da COVID-19 é realizado como de costume para síndrome gripal aguda por outros vírus, bem como para bronquiolites virais agudas. Alta precoce é objetivada sempre que houver melhora clínica com possibilidade de tratamento domiciliar, buscando manter o paciente o menor tempo possível na emergência.

Inicia-se oxigenoterapia para pacientes com hipoxemia, disfunção respiratória ou choque, objetivando $SatO_2$ > 93% por meio de cateter extranasal, máscara de Venturi ou não reinalante, conforme grau de hipoxemia. Mantém-se monitorização com oximetria de pulso contínua. Se for necessário realizar expansão volumétrica, deve ser iniciada com volumes menores (10 a 20 mL/kg em 30 minutos), com vistas a evitar administração excessiva de líquidos pelo risco de edema pulmonar e piora do quadro respiratório. Importante monitorizar diurese e balanço hídrico, objetivando balanço hídrico neutro, e iniciar dieta enteral nas primeiras 24 horas, se o estado clínico permitir. Na suspeita de coinfecção bacteriana ou sepse, está indicado o início precoce de antibioticoterapia.

NOTA: A solicitação de exames complementares, como radiografia de tórax, hemograma, hemocultura (duas amostras periféricas) e gasometria arterial, fica a critério da avaliação clínica, bem como tomografia de tórax em casos selecionados.

- Oxigenoterapia/ventilação de alto fluxo (VAF) deve continuar sendo utilizada como de costume, mas os pacientes idealmente devem ser alocados em *box* com pressão negativa, tendo em vista que a VAF não é um sistema fechado, podendo gerar aerossóis. Ventilação não invasiva (VNI) pode ser considerada em pacientes selecionados, mas eles devem ser rigorosamente monitorizados, com indicação de intubação se houver piora clínica ou se não houver melhora em uma a duas horas após a instalação. **O procedimento não é indicado em paciente com hipercapnia, alteração de sensório ou instabilidade hemodinâmica**.
- Se o paciente tiver broncospasmo ou outra indicação específica, como choque refratário a drogas vasoativas, o corticoide deve ser utilizado dentro da sua rotina.
- Pacientes com quadro grave idealmente devem ser transferidos precocemente para Unidade de Terapia Intensiva Pediátrica (UTIP), mas os que necessitarem

de ventilação mecânica na emergência devem ser intubados por profissional experiente, utilizando-se equipamentos de proteção individual (EPIs) adequados e levando-se em conta a técnica de sequência rápida de intubação (***Anexo 3***). Pacientes com choque devem ser manejados como de costume, evitando-se balanços hídricos positivos. Os exames laboratoriais para disfunção orgânica incluem hemograma, gasometria arterial, coagulograma, função renal, eletrólitos, perfil hepático, CPK, LDH e D-dímeros (***Fluxograma 9.2***).[3,4]

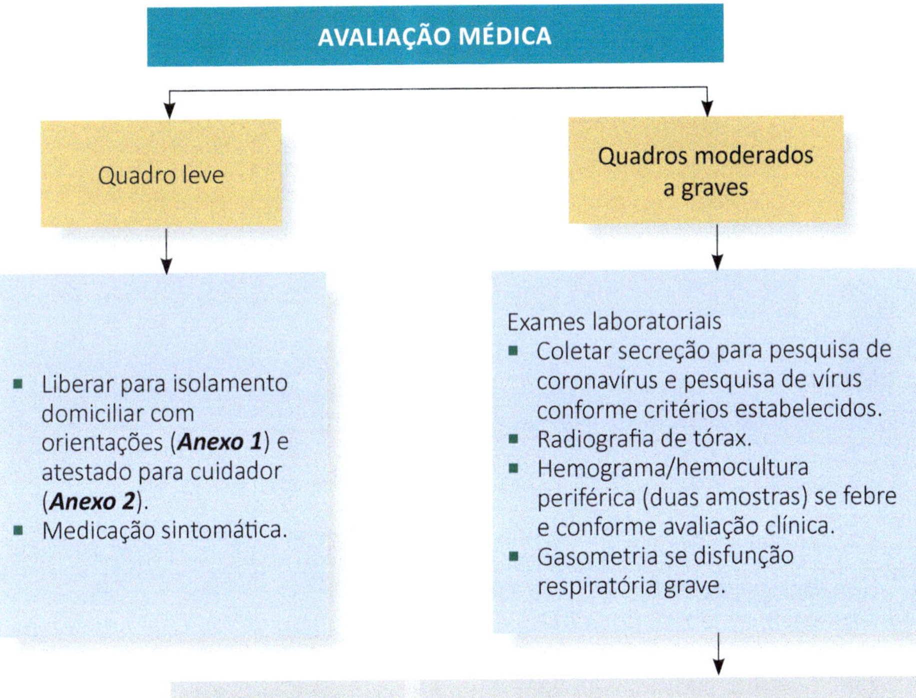

Fluxograma 9.2 Avaliação médica.

Pesquisa de SARS-CoV-2 por PCR é solicitada apenas em casos selecionados, tais como pacientes internados com menos de dois meses de idade, que apresentam comorbidade (doença pulmonar crônica, asma, cardiopatia, diabetes, insuficiência renal ou imunossupressão), que necessitem de VAF ou VNI ou, então, aqueles com evolução desfavorável, que requerem FiO_2 acima de 40%. Em pacientes internados com quadros leves a moderados com possibilidade de alta hospitalar em 24 a 48 horas, não se coleta PCR viral.

ATENÇÃO

Os profissionais de saúde devem estar familiarizados com o uso dos EPIs, de modo a evitar contaminações no momento de colocação e de retirada dos equipamentos. Para isso, demonstrações e treinamentos devem ser realizados com a equipe. Pela dificuldade de separação dos dois fluxos, mesmo os profissionais que atendem na área de casos não suspeitos de COVID-19 devem usar os EPIs básicos durante o atendimento.

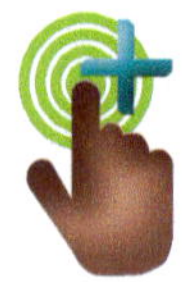

INFORMAÇÕES COMPLEMENTARES

Os protocolos e as recomendações passam por modificações conforme a dinâmica de evolução da pandemia, a troca de conhecimentos e a racionalização de recursos.[5]

REFERÊNCIAS

1. Lu X, Zhang L, Du H, Zhang J, Li YY, Qu J, et al. SARS-CoV-2 infection in children. New Engl J Med. 2020;382(17):1663-5.
2. Dong Y, Mo X, Hu Y, Qi X, Jiang F, Jiang Z, et al. Epidemiological characteristics of 2143 pediatric patients with 2019 coronavirus disease in China. Pediatrics. 2020; doi: 10.1542/peds.2020-0702.
3. Chen Z, Fu J, Shu Q, Chen YH, Hua CZ, Li FB, et al. Diagnosis and treatment recommendations for pediatric respiratory infection caused by the 2019 novel coronavirus. World J Pediatr. 2020 Feb 5;1-7.
4. World Health Organization. Clinical management of severe acute respiratory infection (SARI) when COVID-19 disease is suspected: interim guidance. WHO; 13 mar 2020.
5. Liu W, Zhang Q, Chen J, Xiang R, Song H, Shu S, et al. Detection of COVID-19 in children in early January 2020 in Wuhan, China. N Engl J Med. 2020;382(14):1370-1.
6. Meselson M. Droplets and aerosols in the transmission of SARS-CoV-2. N Engl J Med. 2020;382(21):2063.

Anexo 1

Informações e Cuidados para Pacientes em Isolamento Domiciliar

COVID-19 é uma nova variante do coronavírus, um vírus responsável por casos de resfriado comum. A diferença é que a COVID-19 apresenta alta transmissibilidade. Os sintomas mais comuns são febre, tosse seca ou produtiva, falta de apetite, dor muscular, dor de garganta, congestão nasal ou dor de cabeça. Assim como nos outros resfriados, esses sintomas são autolimitados (o que significa que se resolvem sozinhos) e não necessitam de tratamento ou cuidados hospitalares. O melhor a fazer é promover uma higiene nasal frequente, medicar (converse com seu médico) sintomas como dor e febre, se necessário, e realizar isolamento domiciliar a fim de reduzir o contágio.

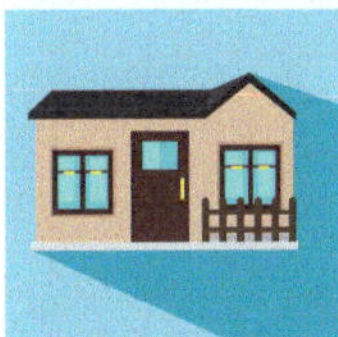

MEDIDAS PARA ISOLAMENTO DOMICILIAR

1. A criança deve ter seus próprios itens de alimentação e higiene, estando separados dos demais da família (copo, prato, talheres, toalhas, escova e pasta de dente, roupa de cama).
2. A criança deve ser mantida em um quarto individual bem arejado e, sempre que possível, com janelas abertas e porta fechada.
3. Se não for possível ter um quarto individual, o cuidador não deve dormir na mesma cama da criança.
4. A criança deve preferencialmente utilizar sabonete líquido para higiene.
5. Após utilizar o banheiro, a criança deve desinfetar superfícies do vaso sanitário, pia, torneiras e descarga, bem como separar os resíduos de fezes ou urina em lixeira diferente.
6. Limpar maçanetas e móveis com álcool 70% ou água sanitária.
7. A criança e o cuidador devem utilizar máscaras e manter distância mínima de 1 metro um do outro.
8. A máscara deve ser trocada sempre que estiver úmida ou com secreção.
9. Se necessário contato físico, o cuidador deve usar luvas de procedimento e trocar de roupa após o contato.
10. Higienizar itens pessoais, roupas diárias e também roupas de cama da criança com água e sabão.

11. A criança deve cobrir nariz e boca com lenço de papel ou papel higiênico durante tosse ou espirro.
12. Não receber visitas durante o período de isolamento.
13. Criança e cuidador devem lavar as mãos com água e sabão frequentemente e cuidar para não levar as mãos a olhos e rosto.

É preciso destacar que alguns casos necessitam de avaliação médica. Então, procure uma unidade de saúde caso seu filho ou sua filha apresentem dificuldade para respirar, dificuldade no aceite de líquidos, prostração ou respiração rápida e ofegante, sintomas esses acompanhados ou não de febre alta (> 39°C).

Anexo 2
Modelo de Atestado Médico

ATESTADO MÉDICO

Paciente: ____

Adulto responsável: ____________________________________
Nome (grau de parentesco)

Foi acolhido no Departamento de Emergência do Hospital XXXXX, na data de hoje, considerado suspeito de infecção por COVID-19, sem critérios para internação hospitalar no momento.

Paciente apresenta-se eupneico, sem sinais de esforço ventilatório, com saturação acima de 93% em ar ambiente.

O responsável pelo paciente foi orientado a realizar o isolamento domiciliar do paciente.

Foram fornecidas máscaras para paciente e responsável, e eles foram orientados a utilizá-las.

Diante deste caso de suspeita de COVID-19, atesto que o paciente necessita de isolamento domiciliar por 14 dias, a partir de hoje. Além disso, requer acompanhamento de responsável adulto durante o período, mantendo-se afastado de suas atividades.

CID 10: B34.9 (Criança)
CID 10: Z29.0 (Responsável)

Data:_______/_______/_______

____
Assinatura e carimbo do médico

Anexo 3
Intubação e Sequência Rápida em Casos de COVID-19

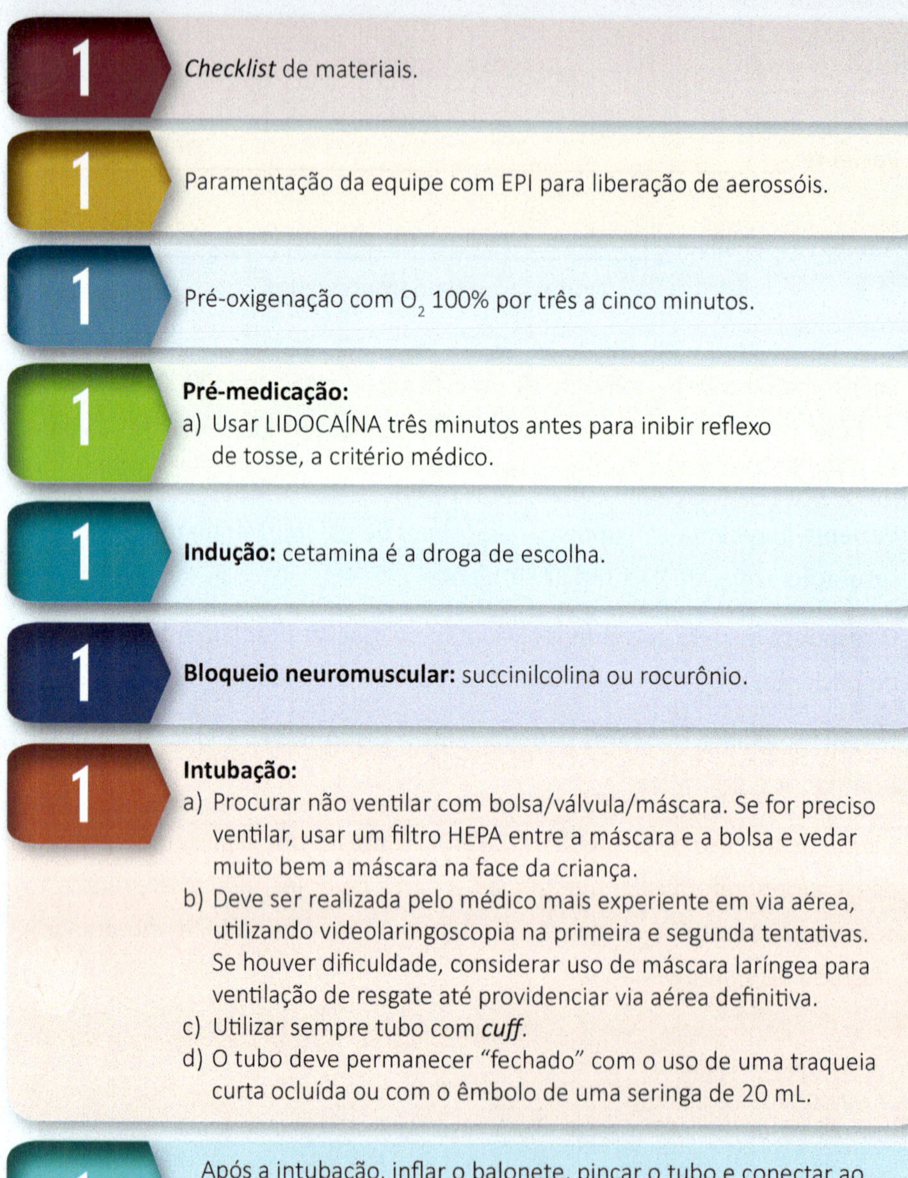

1 *Checklist* de materiais.

1 Paramentação da equipe com EPI para liberação de aerossóis.

1 Pré-oxigenação com O_2 100% por três a cinco minutos.

1 **Pré-medicação:**
a) Usar LIDOCAÍNA três minutos antes para inibir reflexo de tosse, a critério médico.

1 **Indução:** cetamina é a droga de escolha.

1 **Bloqueio neuromuscular:** succinilcolina ou rocurônio.

1 **Intubação:**
a) Procurar não ventilar com bolsa/válvula/máscara. Se for preciso ventilar, usar um filtro HEPA entre a máscara e a bolsa e vedar muito bem a máscara na face da criança.
b) Deve ser realizada pelo médico mais experiente em via aérea, utilizando videolaringoscopia na primeira e segunda tentativas. Se houver dificuldade, considerar uso de máscara laríngea para ventilação de resgate até providenciar via aérea definitiva.
c) Utilizar sempre tubo com *cuff*.
d) O tubo deve permanecer "fechado" com o uso de uma traqueia curta ocluída ou com o êmbolo de uma seringa de 20 mL.

1 Após a intubação, inflar o balonete, pinçar o tubo e conectar ao respirador. O respirador já deve estar configurado e em *stand-by*, com sistema de aspiração fechada conectado

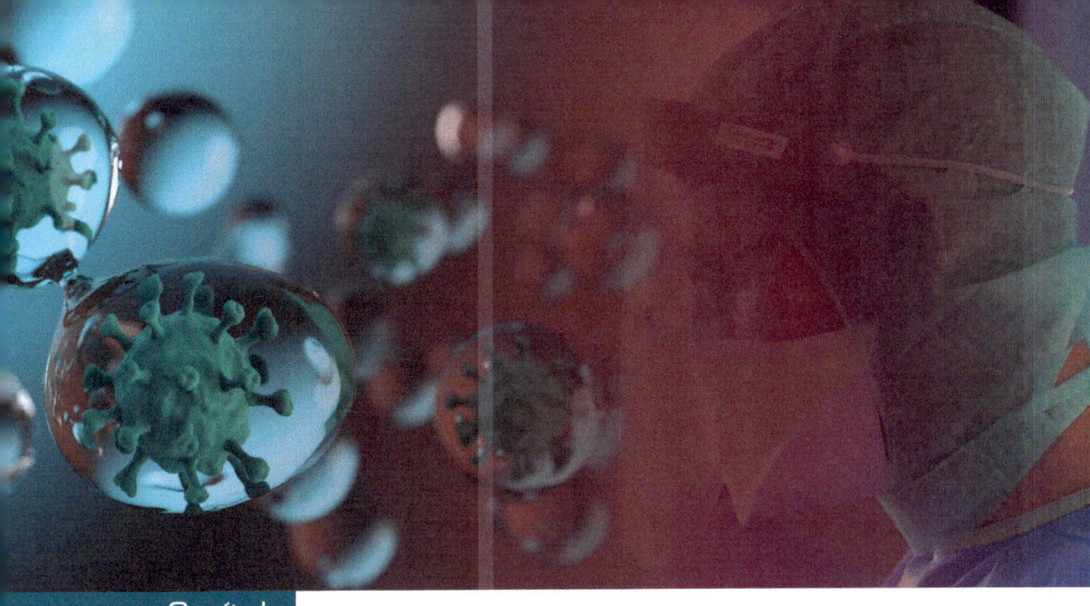

Capítulo

10 Recomendações: Plano de Catástrofe COVID-19 – Projeto Lean nas Emergências

Autores

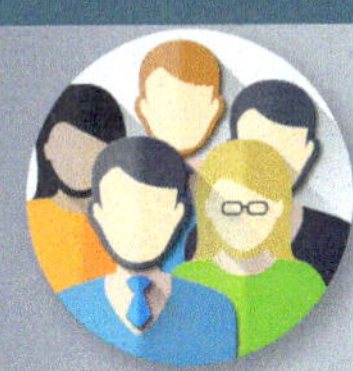

- Welfane Cordeiro Júnior

Médico Especialista em Medicina de Emergência e Terapia Intensiva. MBA em gestão pela Faculdade Getúlio Vargas (FGV). Mestrado em Gestão de Tecnologia e Inovação em Saúde.

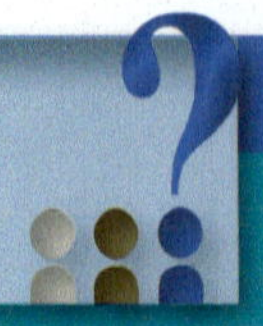

ASSUNTOS ABORDADOS

1. Premissas básicas para plano de catástrofe
2. Planejamento de emergência hospitalar externa — COVID-19
3. Elaboração de um plano de emergência externa
4. Plano de crise (2020)

1 PREMISSAS BÁSICAS PARA PLANO DE CATÁSTROFE

Hospitais que necessitem lidar com um aumento de demanda (situações com múltiplas vítimas, epidemias etc.) conseguem expandir em até 20% a sua capacidade.

EXEMPLO

Hospital ou município com 400 leitos hospitalares suportaria um aumento de até 80 leitos, incluindo o número de leitos em pronto-socorro e em pronto atendimento (pacientes com indicação de internação, aguardando vagas hospitalares).

Um hospital consegue admitir no máximo cinco a dez pacientes graves em 24 horas, dependendo de alguns fatores:

- Taxa de ocupação das Unidades de Terapia Intensiva (UTIs) deve estar em torno de 85%;
- O hospital deve ter recursos (exemplo: respiradores) operacionais de reserva (mapear seu parque);
- Equipe disponível para pacientes críticos.

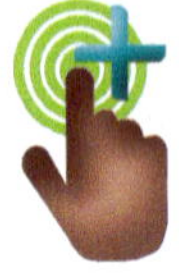

INFORMAÇÕES ATUAIS

Segundo dados atuais, a taxa de conversão da COVID-19 é de 18,5%, sendo 4,7% de pacientes críticos (***dados em evolução***).

2 PLANEJAMENTO DE EMERGÊNCIA HOSPITALAR EXTERNA — COVID-19

Compensação (compensado *versus* não compensado)	▪ O número de **vítimas ultrapassa** a capacidade de compensação com os recursos mobilizáveis. ▪ O **tipo de situação** exige recursos específicos (exemplo: incidentes químicos, biológicos, radiológicos ou nucleares [QBRN]). ▪ Situações ocorridas em **locais sem recursos**.

Fonte: HMMIS.

Cadeia Médica

Medicalização na linha da frente UBSs, telemedicina

Pequeno circuito para UPAs

Grande circuito hospitais

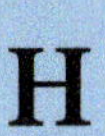

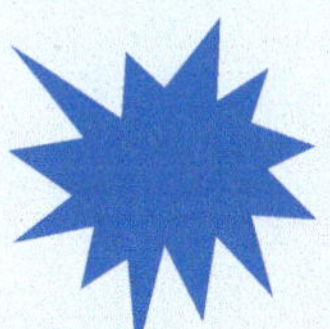

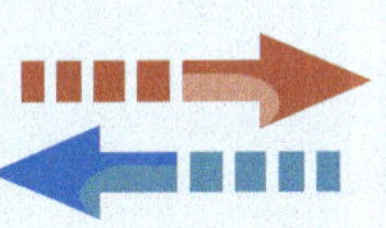

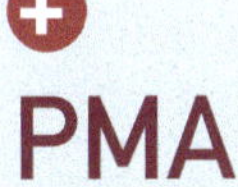

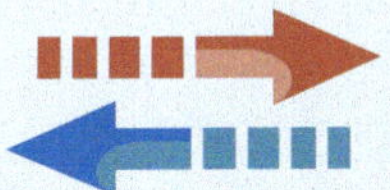

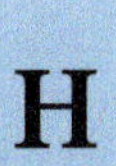

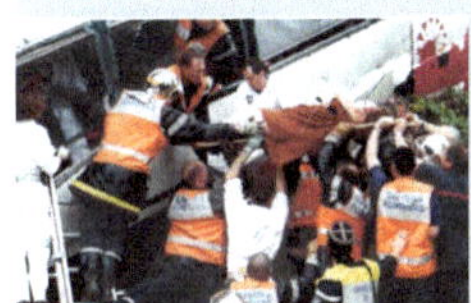

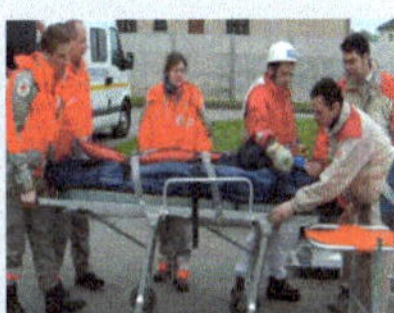

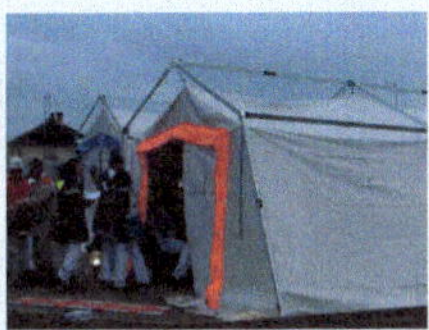

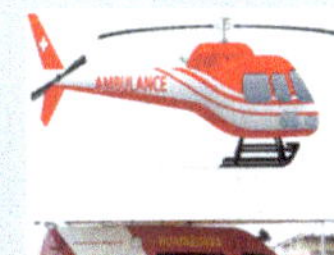

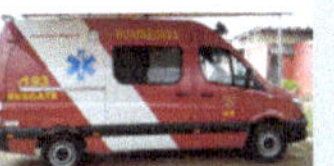

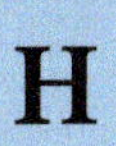

O objetivo é proteger o hospital durante a crise, ele é o recurso nobre

3 ELABORAÇÃO DE UM PLANO DE EMERGÊNCIA EXTERNA

O plano hospitalar	▪ Os envolvidos (setores) ▪ Como organizar ▪ Os espaços (ampliação) ▪ A logística (recursos) ▪ As comunicações ▪ A recuperação

Os envolvidos	▪ Serviço de urgência ▪ Cuidados intensivos ▪ Bloco operatório ▪ Enfermarias ▪ Parque de equipamentos ▪ Comunicações e informática
Valores-alvo na planificação	▪ Recepção equivalente a 20% da lotação do hospital ▪ Recepção de até 100 doentes e internação de 18 ▪ Recepção de cinco a dez críticos (máximo)
Como fazer	▪ Definir no plano os critérios e os responsáveis pela ativação ▪ Definir a composição do gabinete de crise e suas atribuições ▪ Definir as áreas para ampliação (exemplo: recuperação pós-anestésica [RPA]), podendo ser por níveis ▪ Definir os equipamentos e materiais para as novas áreas (centralizar o estoque) ▪ Definir os cartões de ação de todas as áreas ▪ Definir os critérios clínicos para admissão e alta, suspensão de procedimentos eletivos e triagem reversa ▪ Definir os mecanismos de comunicação interna e externa (assessoria de imprensa) ▪ *Debriefing* diário durante a crise (escutar a equipe)
Quem pode ativar o plano?	▪ Definir no plano os critérios e os responsáveis pela ativação ▪ Definir a composição do gabinete de crise e suas atribuições ▪ Definir as áreas para ampliação (exemplo: RPA), podendo ser por níveis ▪ Definir os equipamentos e materiais para as novas áreas (centralizar o estoque) ▪ Definir os cartões de ação de todas as áreas ▪ Definir os critérios clínicos para admissão e alta, suspensão de procedimentos eletivos e triagem reversa ▪ Definir os mecanismos de comunicação interna e externa (assessoria de imprensa) ▪ *Debriefing* diário durante a crise (escutar a equipe)

4 PLANO DE CRISE (2020)

4.1 Exemplo do Hospital Odilon Behrens, de Belo Horizonte

- O plano é acionado sempre pelo coordenador de equipe.
- Há três níveis de acionamento, os quais dependem de número e gravidade de vítimas simultâneas.

NÍVEL 1	**O PS consegue responder COM APOIO DAS DEMAIS ÁREAS, SE SUPERLOTADO**
NÍVEL 2	**O PS NÃO consegue responder, SENDO necessário mobilizar pontos de atenção extras e há grandes mudanças nos processos usuais**
NÍVEL 3	**Como NO nível 2, É NECESSÁRIO recrutar EQUIPE extra, além da equipe presente, DEVIDO A sobredemanda**

Gabinete de crise ativado na ativação do plano	▪ Definir no plano os critérios e os responsáveis pela ativação ▪ Definir a composição do gabinete de crise e suas atribuições ▪ Definir as áreas para ampliação (exemplo: RPA), podendo ser por níveis ▪ Definir os equipamentos e materiais para as novas áreas (centralizar o estoque) ▪ Definir os cartões de ação de todas as áreas ▪ Definir os critérios clínicos para admissão e alta, suspensão de procedimentos eletivos e triagem reversa ▪ Definir os mecanismos de comunicação interna e externa (assessoria de imprensa) ▪ *Debriefing* diário durante a crise (escutar a equipe)

MONTANDO O COMITÊ DE CRISE HOSPITALAR

O gabinete de crise é uma estrutura temporária de análise, decisão e controle, responsável pela gestão plena da situação emergencial. A gestão contínua da autoridade no hospital é a melhor garantia de sucesso. Dessa forma, é o gabinete de crise quem decide e quem manda, devendo as equipes assistenciais prontamente acatar as decisões e ordens emanadas.

? Quem deve compor o gabinete de crise (é necessário definir quem será o LÍDER):

- **Diretores do hospital**: técnico, clínico, administrativo, financeiro.
- **Gestores assistenciais**: médicos chefes de serviço, gerência de enfermagem, engenharia clínica, UTI etc.
- **Gestores administrativos**: farmácia, almoxarifado, nutrição, segurança, apoio administrativo etc.

Uma sala de tamanho adequado deve ser reservada para uso EXCLUSIVO do gabinete de crises e funcionar 24 horas por dia, enquanto for necessária a intervenção. Ela deve conter: mesas, cadeiras, quadros, acesso à Internet, computadores, telefones, impressora, mapa com todos os recursos disponíveis no hospital, censo de ocupação dos leitos, entre outros elementos.

Quais áreas do hospital podem ser expandidas? (Ver *Figura 1*)	▪ Definir no plano os critérios e os responsáveis pela ativação ▪ Definir a composição do gabinete de crise e suas atribuições ▪ Definir as áreas para ampliação (exemplo: RPA), podendo ser por níveis ▪ Definir os equipamentos e materiais para as novas áreas (centralizar o estoque) ▪ Definir os cartões de ação de todas as áreas ▪ Definir os critérios clínicos para admissão e alta, suspensão de procedimentos eletivos e triagem reversa ▪ Definir os mecanismos de comunicação interna e externa (assessoria de imprensa) ▪ *Debriefing* diário durante a crise (escutar a equipe)
Todos os recursos do hospital devem ser controlados pelo gabinete de crise e precisam ser mapeados. **(Ver o plano do Hospital Odilon Behrens na *Tabela 1*)**	▪ Definir no plano os critérios e os responsáveis pela ativação ▪ Definir a composição do gabinete de crise e suas atribuições ▪ Definir as áreas para ampliação (exemplo: RPA), podendo ser por níveis ▪ Definir os equipamentos e materiais para as novas áreas (centralizar o estoque) ▪ Definir os cartões de ação de todas as áreas ▪ Definir os critérios clínicos para admissão e alta, suspensão de procedimentos eletivos e triagem reversa ▪ Definir os mecanismos de comunicação interna e externa (assessoria de imprensa) ▪ *Debriefing* diário durante a crise (escutar a equipe)

ÁREA VERMELHA: PREPARO

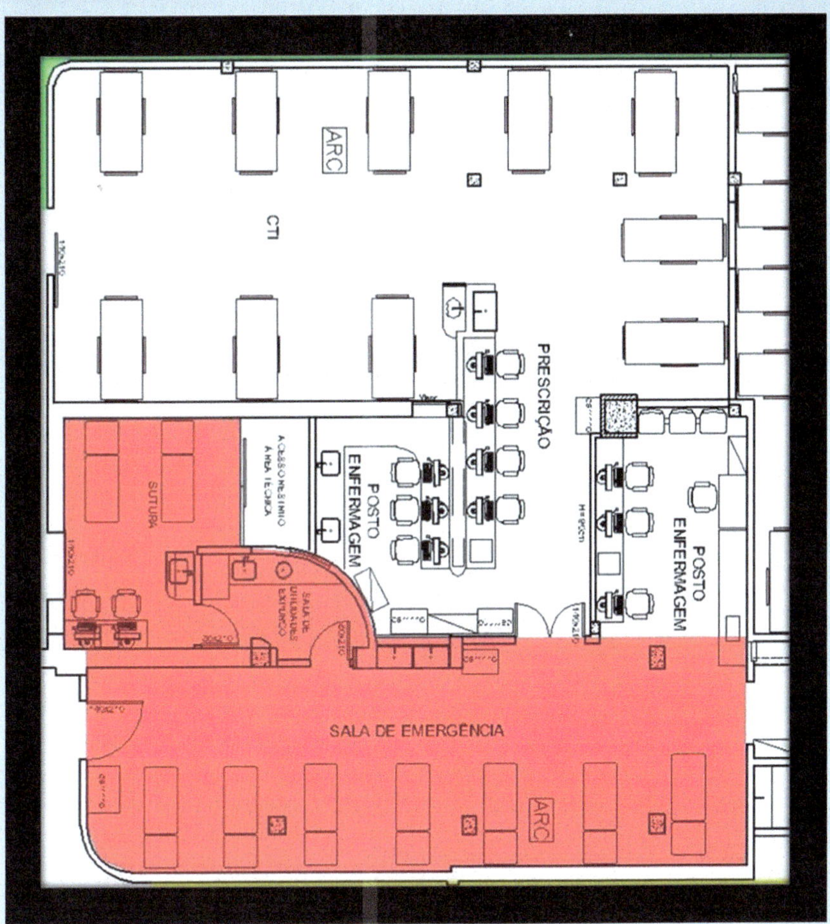

1. Definir aumento de áreas de internação (em geral, o hospital consegue ampliar até 20% da sua capacidade)

2. Áreas para receber pacientes críticos precisam de estrutura prévia (exemplo: pontos de O_2)

Tabela 10.1 Plano do Hospital Odilon Behrens versão de 2011.

HOSPITAL MUNICIPAL ODILON BEHRENS

PLANO DE GERENCIAMENTO DE CRISES – PRONTO SOCORRO

Anexo 6 – Recursos de equipamentos existentes por setor do HOB – Número e Localização - Dados estimados:

Equipamento	S.E. Adulta	S.E. Ped	BC BO	U.T.I. Adulto	U.T.I. Ped	U.T.I. Neo U.C.P.N.	OBS Ped P.A.	Semi Int.	CC 1°.and	P.A. C.R.	Total
Desfibrilador/cardioversor	2	1	3	7	1	1	0	1	0	0	**16**
Carrinho de PCR	2	1	3	5	1	3	0	1	1	0	**17**
Oximetro transporte	2	1	9	3	1	18	1	2	1	2	**38**
ECG	1	1	0	5	1	0	0	1	1	1	**11**
Respirador de transporte	1	0	0	0	0	0	0	0	0	0	**1**
Macas/ Leitos	22	12	21	30	10	38	11	30	32	45	**251**
Ventilador	14	4	11	33	12	20	0	0	0	0	**94**
Cilindro de O2 de transporte	2	1	3	3	1	3	1	2	1	2	**19**
Bombas de Infusão	44	7	10	90	20	50	1	10	12	10	**254**
Monitor multiparamétrico (PNI, FC, FR, SatO2, PI)	22	3	21	30	10	31	0	1	0	4	**122**
Ultra-som para FAST	1	0	1	0	0	0	0	0	0	0	**2**
Salas cirúrgicas	0	0	11	0	0	0	0	0	0	0	**11**
Kit Gerenciamento de Crise	Farmácia do Pronto Socorro										**20**

Siglas setores	Nome dos setores	Localização
S.E. Adulta	Sala de Emergência Adulta	1°.andar – Entrada Urgência
S.E. Ped	Sala de Emergência Pediátrica	1°.andar – Entrada Urgência
B.C.	Bloco Cirúrgico	1°./ 2°. andar
B.O.	Bloco Obstétrico	2°. Andar - Maternidade
U.T.I. Adulto	Unidade de Terapia Intensiva Adulto	1°./ 2°./ 3°. andar
U.T.I. Ped	Unidade de Terapia Intensiva Pediátrica	2°. andar
U.T.I. Neo	Unidade de Terapia Intensiva Neonatal	2°. andar
U.C.P.N.	Unidade de Cuidados Progressivos Neonatal	2°. andar
O.B.S. Ped. P.A.	Observação da Pediatria do Pronto Atendimento	1°. andar – Pronto Atendimento
Semi Int.	Semi – Internação Clínica	1°.andar
C.C. 1°.and	Clínica Cirúrgica	1°.andar
P.A./ C.R.	Pronto Atendimento e Classificação de Risco	1°. andar – Pronto Atendimento

PROIBIDO REPRODUZIR	VERSÃO: 00	DATA: NOV/11	PÁGINA 20 de 24

Tabela 10.1 Cont.

HOSPITAL MUNICIPAL ODILON BEHRENS — **PLANO DE GERENCIAMENTO DE CRISES – PRONTO SOCORRO**

Anexo 7: Planilha de Registro de Acionamento de Recursos Humanos e de Apoio

Data	Hora de chamada	Descrição do recurso acionado	Nome do acionado	Nome de quem conversou	Hora de apresentação do recurso no CGC	Responsável pelo registro	Observação
EXEMPLO							
25/09	09:00h	Recurso Humano	Dr. Danilo	Dr. Danilo	09:33h	Leonardo - secretário	————

PROIBIDO REPRODUZIR	VERSÃO: 00	DATA: NOV/11	PÁGINA 21 de 24

Os cartões de ação constituem definições objetivas do papel de cada colaborador e das áreas do hospital, após acionamento do plano.
(Ver o plano do Hospital Odilon Behrens na ***Tabela 10.2***)

- Definir no plano os critérios e os responsáveis pela ativação
- Definir a composição do gabinete de crise e suas atribuições
- Definir as áreas para ampliação (exemplo: RPA), podendo ser por níveis
- Definir os equipamentos e materiais para as novas áreas (centralizar o estoque)

cont.	▪ Definir os cartões de ação de todas as áreas ▪ Definir os critérios clínicos para admissão e alta, suspensão de procedimentos eletivos e triagem reversa ▪ Definir os mecanismos de comunicação interna e externa (assessoria de imprensa) ▪ *Debriefing* diário durante a crise (escutar a equipe)

Tabela 10.2 Plano do Hospital Odilon Behrens versão de 2011.

HOSPITAL MUNICIPAL ODILON BEHRENS

PLANO DE GERENCIAMENTO DE CRISES – PRONTO SOCORRO

RESPONSÁVEL	ATRIBUIÇÕES
Secretários Administrativos Ramal 6175/ 6185	1. Informam por telefone o nível de Resposta (ou se preciso pessoalmente) aos setores críticos (Segurança, Manutenção, Laboratório, CME, Farmácia, Rouparia, UDI, Banco de Sangue, Bloco Cirúrgico, Recepção PS, Limpeza, Serviço Social, Fisioterapia e Psicologia). Dizeres em situação real: **"ATENÇÃO, ISTO NÃO É UM TREINAMENTO! PLANO DE GERENCIAMENTO DE CRISES ATIVADO NO PRONTO SOCORRO, NÍVEL DE RESPOSTA I, II OU III" (2x)** Utilizar também sistema de som. **"ATENÇÃO, PLANO DE GERENCIAMENTO DE CRISES NO PRONTO SOCORRO DESATIVADO" (2x).** Dizeres em simulação: **"ATENÇÃO PARA O TREINAMENTO! PLANO DE GERENCIAMENTO DE CRISES ATIVADO NO PRONTO SOCORRO, NÍVEL DE RESPOSTA I, II OU III" (2x).** **"ATENÇÃO, PLANO DE GERENCIAMENTO DE CRISES NO PRONTO SOCORRO DESATIVADO" (2x).** 2. Efetuam ligações telefônicas conforme solicitação do coordenador de equipe; 3. Recrutam pessoal à distância quando a Resposta Nível III for acionada, por orientação dos gerentes de área assistencial e coordenadores de apoio assistencial. 4. Mantêm registro das pessoas contatadas e o horário; 5. Registram o horário de início e término dos esforços; 6. Informam a liberação de vagas nas UTI's, Bloco Cirúrgico e enfermarias; 7. Solicitam ambulâncias conforme a necessidade do CGC para transferência de pacientes, de acordo com as determinações médicas;
Médico Triador Ramal 6175/ 6185	1. Médico assistente mais experiente da equipe se desloca conforme determinação do coordenador médico da equipe para a "área de espera verde" do P.A. para realizar triagem inicial das vítimas com o intuito de organizar o atendimento e fluxo interno de pacientes;

PROIBIDO REPRODUZIR	VERSÃO: 00	DATA: NOV/11	PÁGINA 10 de 24

Tabela 10.2 Cont.

HOSPITAL MUNICIPAL ODILON BEHRENS

PLANO DE GERENCIAMENTO DE CRISES – PRONTO SOCORRO

RESPONSÁVEL	ATRIBUIÇÕES
Médico Triador Ramal 6175/ 6185	2. Na situação de necessidade deste profissional em cirurgia de urgência, ele deve delegar essa atribuição para outro colega da equipe.
Equipe multiprofissional assistencial de plantão	1. Prestar atendimento segundo os critérios de prioridade; 2. Preencher a Ficha de Atendimento em situações de Crise;
Gerente do Pronto-Socorro Ramal 6126	1. Apoiar o coordenador médico na alocação de recursos humanos e materiais bem como na comunicação com a rede de apoio que abrange as UPA´s e Hospitais Públicos do Município.
Diretoria de Assistência Ambulatorial e Urgência Ramal 6181	1. Apoiar o Gerente do Pronto Socorro na adoção de ações em esferas superiores de atenção à saúde no âmbito da Secretaria Municipal de Saúde e na Secretaria Estadual de Saúde.
Porteiros, Vigilantes e Guarda Municipal e Posso Ajudar? Ramal 6122/ 6289	1. Orientar o fluxo de pessoas; 2. Controlar a entrada de ambulâncias, identificação de visitantes, entrada de funcionários e acesso das equipes de imprensa; 3. Isolar a área de acesso ao Pronto Socorro de forma à garantir a movimentação de pessoas necessárias ao pleno funcionamento do Plano de Gerenciamento de Crises em sua integralidade; 4. Informar ao CGC a necessidade de solicitação de guardas de trânsito e apoio policial; 5. Controlar rigorosamente todas as entradas do HOB.
Médicos Plantonistas das UTI's Ramal: 6272/ 6233	1. Avaliar possibilidade de alta e tentar efetivar a alta em seu setor; 2. Suspender novas admissões, exceto aquelas autorizadas pelo Coordenador do CGC
Médicos Plantonistas das Enfermarias	1. Avaliar possibilidade de alta e tentar efetivar a alta em seu setor; 2. Suspender novas admissões (exceto aquelas autorizadas pelo Coordenador do CGC) e ajudar na realocação de pacientes.
Higienização Hospitalar Ramal 6179	1. Garantir a limpeza e/ou desinfecção da área de atendimento; 2. Garantir que soluções estejam sempre disponíveis na área de atendimento; 3. Recolher os resíduos sólidos e biológicos e manter os sanitários limpos.

PROIBIDO REPRODUZIR	VERSÃO: 00	DATA: NOV/11	PÁGINA 11 de 24

É preciso aumentar a capacidade do hospital, definindo critérios clínicos para desospitalização.	■ Definir no plano os critérios e os responsáveis pela ativação ■ Definir a composição do gabinete de crise e suas atribuições ■ Definir as áreas para ampliação (exemplo: RPA), podendo ser por níveis ■ Definir os equipamentos e materiais para as novas áreas (centralizar o estoque) ■ Definir os cartões de ação de todas as áreas ■ Definir os critérios clínicos para admissão e alta, suspensão de procedimentos eletivos e triagem reversa ■ Definir os mecanismos de comunicação interna e externa (assessoria de imprensa) ■ *Debriefing* diário durante a crise (escutar a equipe)

4.1 Equipe da Sala de Recuperação Pós-Anestésica (SRPA)

Centro cirúrgico eletivo FUNCIONANDO	Centro cirúrgico eletivo FECHADO
CANCELAR eletivas e programadas	Ativar SRPA com EQUIPES EXTERNAS
Usar própria equipe para SRPA: ■ 1 ou 2 anestesistas da SRPA ■ 1 enfermeiro ■ 4 técnicos ■ 1 fisioterapeuta da neurocirurgia Os demais (outros anestesistas e técnicos) descem e apoiam o centro cirúrgico de urgência — e onde o coordenador de plantão definir.	**Anestesista** 1 anestesista do centro cirúrgico de urgência em qualquer dia **Enfermeiro** 1 enfermeiro do centro cirúrgico fica na referência 24 horas Deslocar 1 enfermeiro do HNSA em qualquer dia e horário **Técnicos** 1 técnico da CLM (reposto pela maternidade) 1 técnico do centro obstétrico 1 técnico da clínica cirúrgica **Fisioterapeuta** 1 fisioterapeuta de CTI2 (com cobertura pelo CTI3)

Fonte: Hospital Odilon Behrens. Plano de contingência do Hospital Odilon Behrens de Belo Horizonte. HOB; 2020 [versão inicial e revisão].

4.2 Modelo de Triagem Reversa

Risco para o paciente	Avaliação	Categoria de triagem	Decisão
Mínimo	Não necessita de nova intervenção médica nas próximas 72 horas	Azul	Considerar alta após ajuste de medicamento
Baixo	Risco baixo de evento fatal, sem necessidade de intervenção hospitalar imediata	Verde	Considerar alta, mas manter acompanhamento (a distância) no domicílio
Moderado	Paciente não precisa de intervenção crítica, mas tem risco	Amarela	Não recomendável alta do hospital, somente em situações extremas e com possibilidade de acompanhamento domiciliar
Alto	Tratamento do paciente não pode ser interrompido, com risco de letalidade ou sequela	Laranja	Necessita de cuidado muito qualificado; desaconselhável alta
Muito alto	Paciente crítico; não pode ser removido de onde está	Vermelha	Paciente precisa de terapia intensiva

Fonte: King G, editor. NHS England-South Central Operational Pressures Escalation Levels (OPEL) Framework. NHS England [versão 2.0; jul 2017].

Definir estratégias de comunicação com a equipe e com a imprensa (somente uma fonte do hospital comunica)	▪ Definir no plano os critérios e os responsáveis pela ativação ▪ Definir a composição do gabinete de crise e suas atribuições ▪ Definir as áreas para ampliação (exemplo: RPA), podendo ser por níveis ▪ Definir os equipamentos e materiais para as novas áreas (centralizar o estoque) ▪ Definir os cartões de ação de todas as áreas ▪ Definir os critérios clínicos para admissão e alta, suspensão de procedimentos eletivos e triagem reversa

	▪ Definir os mecanismos de comunicação interna e externa (assessoria de imprensa) ▪ *Debriefing* diário durante a crise (escutar a equipe)
Durante a vigência da crise, fazer um debriefing diário (no final do dia para escutar a equipe)	▪ Definir no plano os critérios e os responsáveis pela ativação ▪ Definir a composição do gabinete de crise e suas atribuições ▪ Definir as áreas para ampliação (exemplo: RPA), podendo ser por níveis ▪ Definir os equipamentos e materiais para as novas áreas (centralizar o estoque) ▪ Definir os cartões de ação de todas as áreas ▪ Definir os critérios clínicos para admissão e alta, suspensão de procedimentos eletivos e triagem reversa ▪ Definir os mecanismos de comunicação interna e externa (assessoria de imprensa) ▪ *Debriefing* diário durante a crise (escutar a equipe)

DEFINIÇÕES

NÍVEL 1	**Necessidade de expansão momentânea do serviço, porém com os recursos existentes.**
NÍVEL 2	**Necessidade de expansão momentânea do serviço, com recursos externos, de terceiro e/ou adicionais.**

ACIONAMENTO — NÍVEL 1 TRANSMISSÃO SUSTENTADA	ACIONAMENTO — NÍVEL 2 LIMITE DA CAPACIDADE INSTALADA
Definição	**Definição**
▪ Vinte e cinco ou mais casos hospitalares confirmados no município ou mais de 100 casos (incluindo casos ambulatoriais confirmados).	▪ Utilização superior a 20% da capacidade existente de leitos do hospital ou município. Internações de pacientes (quadro clínico COVID-19) com indicação de terapia intensiva; entre cinco e dez pacientes em um período de 24 horas.

ACIONAMENTO — NÍVEL 1 TRANSMISSÃO SUSTENTADA	ACIONAMENTO — NÍVEL 2 LIMITE DA CAPACIDADE INSTALADA
Recomendações	**Recomendações**
▪ Instalação de comitê de crise intra-hospitalar ▪ Implementação de estratégia de comunicação ▪ Adiamento de procedimentos cirúrgicos eletivos ▪ Direcionamento de pacientes de baixo risco clínico para unidade de menor complexidade ▪ Ampliação das referências hospitalares ▪ Redução do tempo de permanência (otimizar alta oportuna, giro de leito; ampliar internação domiciliar) ▪ Ampliação, quando possível, das áreas de internação. Exemplo: enfermarias fechadas, locais utilizados para serviços administrativos ▪ Ampliação do quadro de recursos humanos	▪ Ampliação, se possível, de leitos para pacientes críticos com recursos externos ▪ Compra de leitos de internação e/ou procedimentos de hospitais privados ▪ Uso de hospitais de campanha

REFERÊNCIAS

1. Mackway-Jones K. Advanced Life Support Group. Major incident medical management and support: the practical approach in the hospital. 3rd. ed. England: Wiley-Blackwell; 2012. 185 p.
2. Machado RS, coordenadora. Plano nacional de preparação e resposta à doença por novo coronavírus (COVID-19) [Internet]. Lisboa: Direção-Geral da Saúde; 2020. 80 p. [acesso em 11 mar 2020]. Disponível em: http://www.insa.min-saude.pt/plano-nacional-de-preparacao-e-resposta-a-doenca-por-novo-coronavirus-covid-19/.
3. Secretaria Municipal da Saúde. Novo coronavírus (2019-nCov): plano de contingência municipal. Porto Alegre: Prefeitura Municipal de Porto Alegre; 2020. 26 p.
4. World Health Organization. Hospital preparedness for epidemics [Internet]. WHO; 2014. 76 p. [acesso em 11 mar 2020]. Disponível em: https://www.who.int/publications-detail/hospital-preparedness-for-epidemics.
5. Leiva CA, Seda JM, Prado MC, Sottoriva PRS. Atendimento de saúde a múltiplas vítimas e em catástrofes. 2a. ed. Curitiba: SAMU Internacional; 2014. v. 1.
6. Hospital Odilon Behrens. Plano de contingência do Hospital Odilon Behrens de Belo Horizonte. HOB; 2020 [versão inicial e revisão].

7. King G, editor. NHS England-South Central Operational Pressures Escalation Levels (OPEL) Framework [Internet]. NHS England [versão 2.0; jul 2017]. [acesso em 7 jun 2020]. Disponível em: https://www.england.nhs.uk/south/wp-content/uploads/sites/6/2017/08/nhse-sc-opel-framework.pdf.

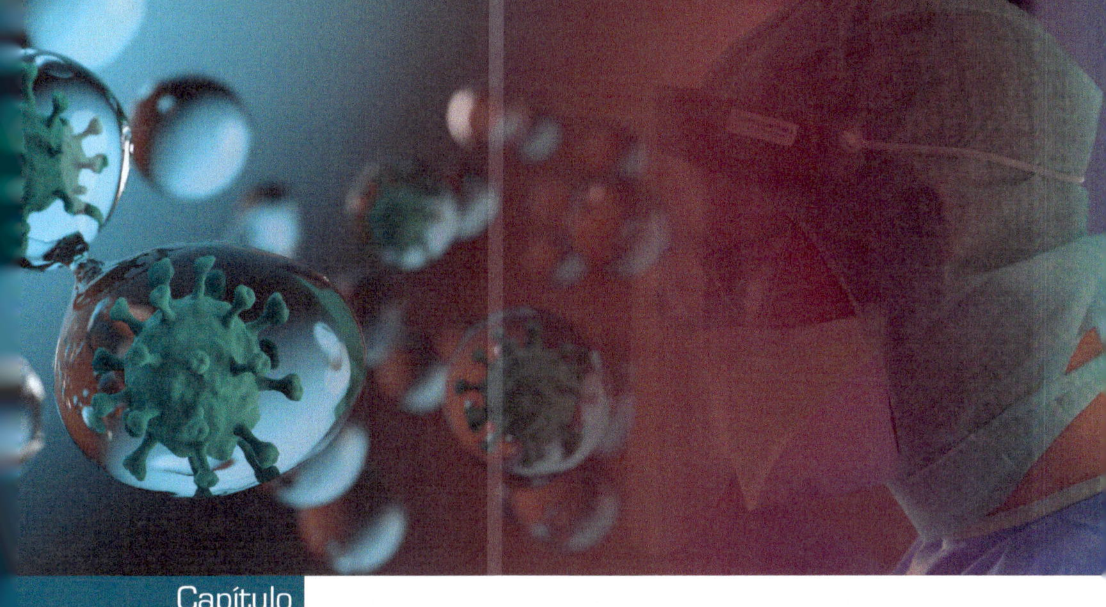

Capítulo

11 Recomendações Sobre Reutilização Cíclica Racional de Equipamentos de Proteção Individual Durante a Pandemia de COVID-19

Associação Brasileira de Medicina de Emergência (ABRAMEDE)

Autores

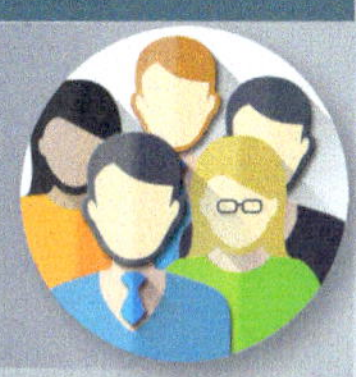

- **Diego Amoroso**

  Médico Emergencista. Médico Assistente do Pronto-socorro do Hospital das Clínicas da Faculdade de Medicina da Universidade de São Paulo (HC-FMUSP).

- **Guilherme L. Poncetti**

  Médico Cirurgião. Médico Intervencionista e Regulador do Serviço de Atendimento Móvel de Urgência (SAMU), Santos, SP. Membro da Sociedade Brasileira de Atendimento Integrado ao Trauma (SBAIT).

- **Eric Sabatini Regueira**

  Médico Emergencista. Médico da Unidade de Pronto-Atendimento do Hospital Israelita Albert Einstein (HIAE).

- **Roberto Bizaco**

  Médico do Exercício e do Esporte pelo Hospital das Clínicas da Faculdade de Medicina da Universidade de São Paulo (HC-FMUSP). Diretor da Associação Brasileira de Medicina de Áreas Remotas (ABMAR).

- **Lucas Zoboli Pocebon**

  Infectologista. Médico da Unidade de Pronto-Atendimento do Hospital Israelita Albert Einstein (HIAE).

- **Hélio Penna Guimarães**

  Médico Emergencista e Intensivista. Presidente da Associação Brasileira de Medicina de Emergência (ABRAMEDE). Médico do Departamento de Pacientes Graves (DPG) do Hospital Israelita Albert Einstein (HIAE). Médico da Unidade de Terapia Intensiva do Instituto de Infectologia Emílio Ribas (UTI-IIER). Doutor em Ciências pela Universidade de São Paulo (USP).

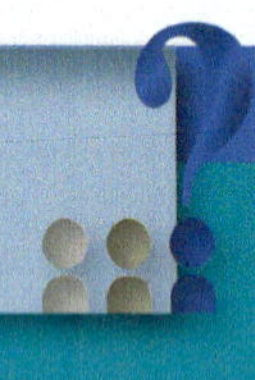

Colaboradores

- Mário Jorge de Castro Kodama

  Médico Cirurgião Geral e do Trauma. Coordenador Médico da CCR AutoBan e do SAMU 192 de Jundiaí.

- Ana Carolina C. Cossich Poncetti

  Capacitanda de Cirurgia-Geral pelo Colégio Brasileiro de Cirurgiões pela Santa Casa de Misericórdia de Santos (SCM-Santos).

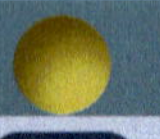

ASSUNTOS ABORDADOS

1. Paramentação
2. Desparamentação
3. Reutilização cíclica

NOTAS DOS AUTORES

As recomendações aqui descritas baseiam-se em diretrizes e artigos publicados e revisados, assim como na opinião de especialistas. Parte delas deve ser, portanto, ponderada como grau de evidência nível C (evidência limitada ou opinião de especialistas).

Considerando:

- O surto atual de infecções causadas por mutação recente do coronavírus;
- A rápida capacidade de transmissão do vírus, bem como a possibilidade de exaustão do sistema médico hospitalar nacional e a escassez previsível de equipamentos de proteção individual (EPIs);
- Que a infecção dos profissionais da área de saúde pode favorecer ainda mais a exaustão do sistema de saúde por indisponibilidade de recurso humano;
- Que os profissionais de linha de frente serão expostos a maior carga viral, o que se supõe que cause doença mais grave;
- Que a literatura internacional disponível traz como EPI um material com nível de proteção superior ao utilizado pelas equipes brasileiras atualmente;[1,12]
- Que muitos desses equipamentos são descartáveis, pouco disponíveis e de custo elevado;
- As recomendações de uso da máscara N95 pela instituição Centers for Disease Control and Prevention (CDC);[5]

- Que estamos tratando de um agente nível 4 (4/4), segundo a Norma Regulamentadora 32 (NR32) e seus dispositivos gerais;[13]
- Que vivemos uma situação de exceção e que situações desse tipo requerem, por vezes, medidas igualmente de exceção para o seu gerenciamento;
- O tempo de viabilidade do vírus em diferentes superfícies;[2,6,7]
- Foi elaborado o presente protocolo de paramentação, desparamentação e reutilização cíclica dos equipamentos de proteção.

1 PARAMENTAÇÃO[5]

1. Antissepsia das mãos ¾ técnica completa (utilização de composições alcoólicas 70 GL ou água e saponáceos).
2. Vestimenta de máscara N95 (ou outro dispositivo de proteção ventilatória adequado).
3. Antissepsia das mãos com álcool 70 GL específico para higiene das mãos.
4. Vestimenta dos óculos de proteção.
5. Antissepsia das mãos com álcool 70 GL específico para higiene das mãos.
6. Vestimenta do propé de bota, se disponível.
7. Antissepsia das mãos com álcool 70 GL específico para higiene das mãos.
8. Vestimenta de macacão com gorro (ou vestimenta de proteção disponível) com gramatura igual ou superior a 30 g/m^2, sendo preferível superior a 50 g/m^2.
9. Antissepsia das mãos com álcool 70 GL específico para higiene das mãos.
10. Vestimenta da viseira de proteção (*face shield*), se disponível.
11. Antissepsia das mãos com álcool 70 GL específico para higiene das mãos.
12. Vestimenta das luvas.
13. Vestimenta de avental impermeável, se disponível.
14. Vestimenta do segundo par de luvas.

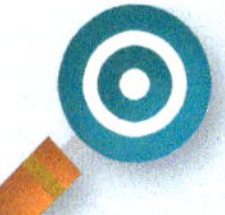

OBSERVAÇÃO 1

Caso o dispositivo ventilatório utilizado seja do tipo “respirador facial” ou “respirador semifacial” (elastomérico ou equivalente), ou quando do uso de quaisquer outros dispositivos (máscaras, óculos de proteção etc.) que apresentem tirantes ou elásticos de fixação, estes devem ficar protegidos pelo gorro do macacão, sendo o gorro do macacão a primeira e mais externa camada de proteção nessas situações.

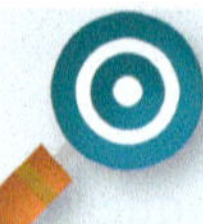

OBSERVAÇÃO 2

Quando se optar pelo uso de viseiras *face shield*, trata-se do único dispositivo colocado e fixado por cima do gorro, pois ele constitui incremento de fixação do gorro e, consequentemente, de sua vedação; além disso, se o seu sistema de fixação fosse mantido por dentro do macacão, a vedação do gorro seria prejudicada.

2 DESPARAMENTAÇÃO

1. Retirada do avental impermeável pelas laterais, seguidamente do primeiro par de luvas.
2. Antissepsia das mãos enluvadas com álcool 70 GL.
3. Retirada da viseira *face shield,* se presente.
4. Higienização da *face shield* com solução de álcool a 70% ou soluções desinfetantes (***Tabela 11.1***).
5. Retirada do macacão, iniciando pelo gorro integrado, quando presente.
   a) No caso de macacão **impermeável** (reutilizável ou não), proceder ao aspirjo de substância antisséptica desinfetante (***Tabela 11.1***) antes do início do procedimento.
   b) No caso de macacão ou outro equipamento **permeável**, proceder aos próximos itens de desparamentação e submeter o material ao protocolo de reutilização cíclica racional.
6. Retirada dos propés.
7. Retirada do último par de luvas.
8. Antissepsia das mãos com álcool 70 GL.
9. Retirada dos óculos de proteção — de posterior para anterior.
10. Antissepsia das mãos com álcool 70 GL.
11. Retirada das máscaras — de posterior para anterior.
    a) A máscara N95 deve ser devidamente guardada, de acordo com seu protocolo de reutilização, e as demais máscaras devem ser descartadas conforme cada caso.
    b) Os dispositivos respiradores faciais e semifaciais (elastoméricos) devem ser submetidos à descontaminação com os produtos adequados (***Tabela 11.1***), e seus filtros devem ser armazenados e submetidos à reutilização cíclica para descontaminação.
12. Antissepsia das mãos com álcool 70 GL.

Tabela 11.1. Disposição de produtos para desinfecção de EPIs reutilizáveis
(Observação: a escolha do produto deve ser a mais adequada para cada tipo de equipamento a ser desinfectado)[3,4,6-11]

Princípio	Concentração	Tempo de ação	Referência
Etanol	62-71%	1 minuto	6
Peróxido de hidrogênio	0,5%	1 minuto	6
Hipoclorito de sódio	0,10%	1 minuto	6
Dióxido de cloro	40 mg/L	5 minutos	7
Iodopovidona	1%	2 minutos	8
Lysol™ (amônia quaternária)	Não diluído	30 segundos	9
Cloramina*	3.000 ppm	1 minuto	10
> 70° C	----------	5 minutos	11
Peróxido de hidrogênio vaporizado	30-35%	20 minutos a 2 g/min seguido de 120 minutos a 0,5 g/min	3, 4

*Substância testada apenas em superfícies não porosas, segundo o artigo citado.[10]

3 REUTILIZAÇÃO CÍCLICA

1. Após o processo adequado de desparamentação, alocar o material em saco plástico (com orifícios para ventilação) e anotar data e hora da alocação, além do tipo de equipamento armazenado.
2. O material deve ficar armazenado em ambiente arejado, identificado, sem uso durante o período ideal de 120 horas e mínimo de 96 horas.
3. Após o período de descontaminação, o material volta para a linha, podendo ser reutilizado.
4. A qualquer momento, caso haja secreções, sangue, outras sujidades visíveis ou danos à estrutura física, o equipamento deve ser descartado.

ATENÇÃO

A presente estratégia encontra-se reservada para equipamentos do tipo descartável, que não permitam a desinfecção por outras estratégias, e em caso de escassez na disponibilidade de EPIs no mercado, visando a uma melhor estratégia de proteção e controle biológico baseada em evidências da literatura.

REFERÊNCIAS

1. Liang T, editor. Handbook of COVID-19 prevention and treatment [Internet]. [acesso em 23 maio 2020]. Disponível em: https://gmcc.alibabadoctor.com/prevention-manual/reader?pdf=Handbook%20of%20COVID-19%20Prevention%20and%20Treatment%20(Compressed).pdf&opt=read&version=compressed&language=en&content_id=0.
2. Van Doremalen N, Bushmaker T, Morris D, Holbrook M, Gamble A, Williamson B, et al. Aerosol and surface stability of SARS-CoV-2 as compared with SARS-CoV-1. N Engl J Med. 2020;382(16):1564-7.
3. Final report for the bioquell hydrogen peroxide vapor (HPV) decontamination for reuse of N95 respirators. Columbus, Ohio: Battelle; 2016 Jul. [Study Number 3245]. [acesso em 23 maio 2020]. Disponível em: https://www.fda.gov/media/136386/download.
4. Bergman MS, Viscusi DJ, Heimbuch BK, Wander JD, Sambol AR, Shaffer RE. Evaluation of multiple (3-cycle) decontamination processing for filtering facepiece respirators. J Engin Fibers Fab. 2010;5(4):33-41.
5. Centers for Disease Control and Prevention. Coronavirus disease 2019 (COVID-19): using personal protective equipment (PPE) [Internet]. [última revisão em 3 abr 2020]. [acesso em 23 maio 2020]. Disponível em: https://www.cdc.gov/coronavirus/2019-ncov/hcp/using-ppe.html.
6. Kampf G, Todt D, Pfaender S, Steinmann E. Persistence of coronaviruses on inanimate surfaces and their inactivation with biocidal agentes. J Hosp Infect. 2020;104(3):246-51.
7. Wang XW, Li JS, Jin M, Zhen B, Kong QX, Song N, et al. Study on the resistance of severe acute respiratory syndrome-associated coronavirus. J Virol Methods. 2005;126(1-2):171-17.
8. Kariwa H, Fujii NB, Takashima I. Inactivation of SARS coronavirus by means of povidone-iodine, physical conditions and chemical reagents. Dermatology. 2006;212:119-23.
9. Dellanno C, Vega Q, Boesenberg D. The antiviral action of common household disinfectants and antiseptics against murine hepatitis virus, a potential surrogate for SARS coronavirus. Am J Infect Control. 2009 Oct;37(8):649-52.
10. Sattar SA, Springthorpe VS, Karim Y, Loro P. Chemical disinfection of non-porous inanimate surfaces experimentally contaminated with four human pathogenic viroses. Epidemiol Infect. 1989;102(3):493-505. [Published online by Cambridge University Press; 2009 May 15.]
11. Chin AWH, Chu JTS, Perera MRA, Hui KPY, Yen HL, Chan MCW, et al. Stability of SARS-CoV-2 in different environmental conditions [Internet]. Lancet Microbe. [acesso em 23 maio 2020]. Disponível em: https://doi.org/10.1016/S2666-5247(20)30003-3.
12. Brasil. Agência Nacional de Vigilância Sanitária. Nota técnica GVIMS/GGTES/ANVISA n. 05/2020. Orientações para a prevenção e o controle de infecções pelo novo coronavírus (SARS-CoV-2) em instituições de longa permanência para idosos (ILPI). GVIMS, GGTES, ANVISA; mar 2020.

13. Brasil. Ministério do Trabalho e Emprego. Portaria n. 485, de 11 de novembro de 2005. Aprova a Norma Regulamentadora n. 32 (Segurança e Saúde no Trabalho em Estabelecimentos de Saúde). Brasília, DF: Diário Oficial da União; 16 nov 2005; Seção 1.
14. Brasil. Ministério do Trabalho e Emprego. Norma regulamentadora n. 6 (Equipamento de Proteção Individual – EPI). In: Portaria n. 3.214, de 8 de junho de 1978. Aprova as Normas Regulamentadoras do Capítulo V, Título II, da Consolidação das Leis do Trabalho, relativas a Segurança e Medicina do Trabalho. Brasília, DF: Diário Oficial da União, 6 jul 1978.

Anexo 1

Fluxograma de Revezamento Cíclico Racional

Considerando o tempo de viabilidade do vírus em diferentes superfícies,[2] recomenda-se o revezamento apresentado neste anexo para reúso dos equipamentos de proteção individual (EPIs).

Após o uso do EPI segundo o preconizado, caso NÃO existam sujidades, danos físicos, manchas de sangue e/ou secreções, proceder com o seguinte fluxo:

1. No caso de equipamentos **impermeáveis**, realizar aspirjo com solução conforme a ***Tabela 11.1,*** com aparelho borrifador, e aguardar a secagem completa do material.
2. Alocar o equipamento em uma estrutura (preferencialmente plástica; saco plástico) individual (cada EPI em um saco) e com brechas para ventilação.
3. Anotar data e horário do procedimento e tipo de EPI alocado.
4. Colocar o dispositivo plástico (fechado e devidamente identificado) no local que lhe é destinado, sem contato preferencialmente durante as 120 horas seguintes (sendo o tempo mínimo de 96 horas).
5. Após o período de revezamento cíclico, o equipamento de proteção pode voltar à linha para reúso.

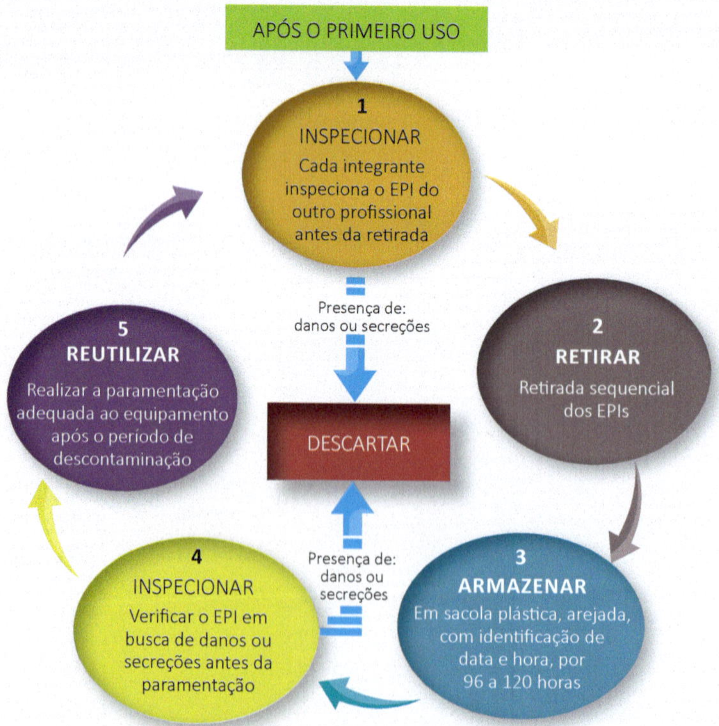

Fluxograma 11.1 Reuso de EPIs descartáveis.

Anexo 2

Fluxograma de Desinfecção dos Equipamentos de Proteção Reutilizáveis

Considerando a ***Tabela 11.1***, que mostra a viabilidade do vírus em diversas soluções, a sequência apresentada neste anexo é recomendada para descontaminação dos equipamentos que permitem reúso.

- Realizar a desparamentação conforme orientado.
- Após a desparamentação, realizar a limpeza completa do EPI, preferencialmente com a solução escolhida na ***Tabela 11.1*** e por meio de imersão completa do material em tanque contendo a solução.
- Manter o equipamento em local adequado, destinado para tal, disposto em cabides, preferencialmente sob ação da luz solar direta; aguardar a secagem completa do produto e do equipamento.
- Após a secagem completa do equipamento, ele estará pronto para reúso e deve ser alocado nas devidas embalagens, por profissional treinado (depois que ele realizar a correta antissepsia das mãos).
- Se identificados danos ao material, ele deve ser descartado e substituído.

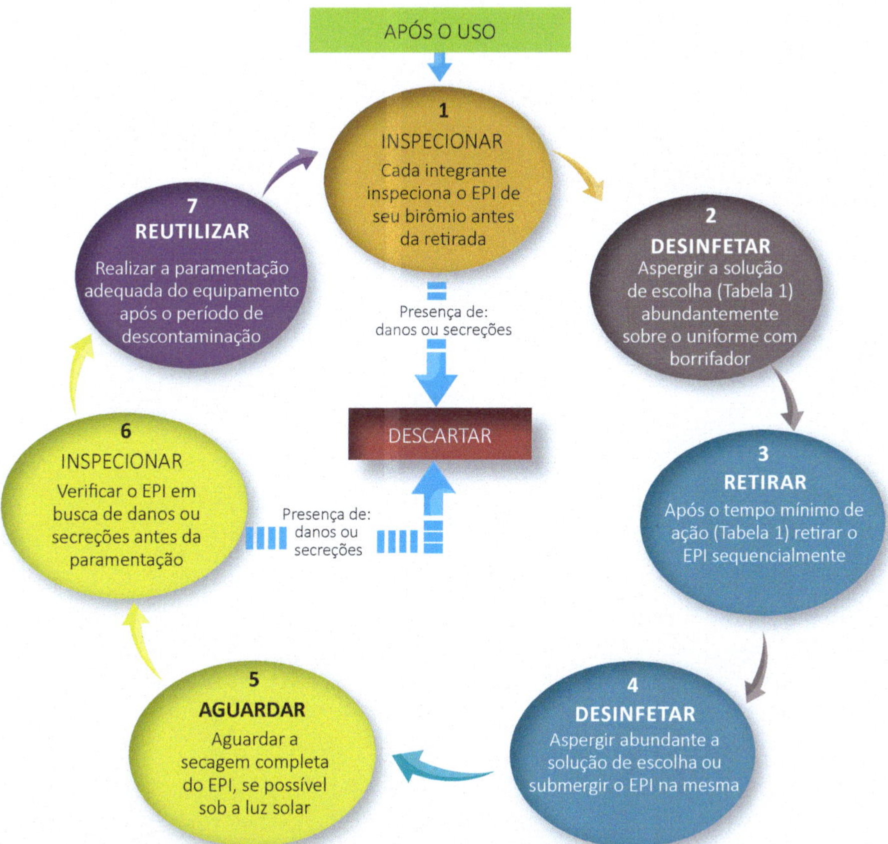

Fluxograma 11.2 Reuso de EPIs reutilizáveis.

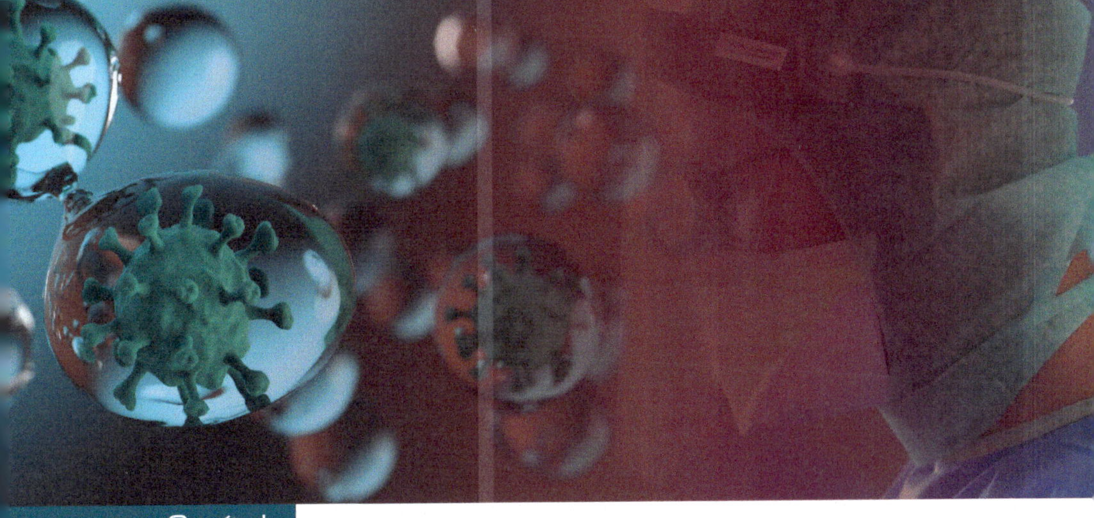

Capítulo

12

Protocolo para Equipes de Enfermagem dos Serviços de Emergência (Pré-Hospitalar Fixo e Intra-Hospitalar)

Departamento de Enfermagem da Associação Brasileira de Medicina de Emergência (ABRAMEDE)
Conselho Federal de Enfermagem (COFEN)
Colégio Brasileiro de Enfermagem em Emergência (COBEEM)

Autores

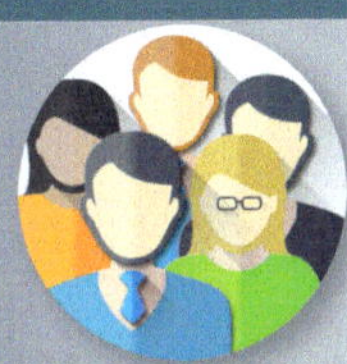

- **Márcio Neres dos Santos**

  Enfermeiro Emergencista. Presidente do Departamento de Enfermagem da Associação Brasileira de Medicina de Emergência (ABRAMEDE). Grupo Hospitalar Conceição (GHC), Porto Alegre/RS. Titulado em Emergência pelo Colégio Brasileiro de Enfermagem em Emergência (COBEEM). Professor Adjunto da Pontifícia Universidade Católica do Rio Grande do Sul (PUCRS). Doutor em Biologia Molecular e Celular.

- **Lilian Frustockl Endres**

  Enfermeira Emergencista. Vice-Presidente do Departamento de Enfermagem da Associação Brasileira de Medicina de Emergência (ABRAMEDE). Coordenadora do Serviço de Emergência do Hospital Cristo Redentor/Grupo Hospitalar Conceição (GHC), Porto Alegre/RS. Titulada em Emergência pelo Colégio Brasileiro de Enfermagem em Emergência (COBEEM). Mestre em Biologia Molecular e Celular.

- **Raphael Costa Marinho**

  Enfermeiro Cardiointensivista. UTI Cardiológica do Hospital Universitário Presidente Dutra (HUUFMA). Diretor Executivo do Instituto de Enfermagem Avançada. Titulado em Emergência pelo Colégio Brasileiro de Enfermagem em Emergência (COBEEM). Titulado em Terapia Intensiva pela Associação Brasileira de Enfermagem em Terapia Intensiva (ABENTI). Mestre em Ciências da Saúde.

- **Rodrigo Madril Medeiros**

  Enfermeiro Emergencista. Membro do Departamento de Enfermagem da Associação Brasileira de Medicina de Emergência (ABRAMEDE), Regional RS. Enfermeiro de Gestão Assistencial do Hospital de Clínicas de Porto Alegre (HCPA). Mestre em Enfermagem.

- **Felipe Henrique Margoti**

  Enfermeiro-Emergencista. Membro do Departamento de Enfermagem da Associação Brasileira de Medicina de Emergência (ABRAMEDE), Regional MG. Hospital de Clínicas da Universidade Federal de Minas Gerais (HCUFMG). Serviço de Atendimento Móvel de Urgência (SAMU) da Prefeitura Municipal de Belo Horizonte/MG.

- **Marcos Paulo Schlinz e Silva**

  Enfermeiro Intensivista. Titulado em Terapia Intensiva pela Associação Brasileira de Enfermagem em Terapia Intensiva (ABENTI). Membro da Diretoria da ABENTI. Vice-coordenador do Núcleo da Zona da Mata Mineira da Rede Brasileira de Enfermagem e Segurança do Paciente (REBRAENSP). Supervisor de Ensino e Coordenador de Pós-graduação no IESPE pela Faculdade Ensin-E.

- **Stela Maris de Campos Ramos**

  Enfermeira Emergencista. Membro do Departamento de Enfermagem da Associação Brasileira de Medicina de Emergência (ABRAMEDE), Regional RS. Serviço de Emergência do Hospital Cristo Redentor/Grupo Hospitalar Conceição (GHC), Porto Alegre/RS. Titulada em Emergência pelo Colégio Brasileiro de Enfermagem em Emergência (COBEEM).

- **Marcos Aurélio da Silva Fonseca**

  Enfermeiro Emergencista. Vice-presidente do Colégio Brasileiro de Enfermagem em Emergência (COBEEM). Membro da Comissão Nacional de Urgência e Emergência do Conselho Federal de enfermagem (COFEN). Serviço de Atendimento Móvel de Urgência (SAMU) da Prefeitura Municipal Aracaju/SE. Mestre em Saúde Coletiva.

- **Matheus de Sousa Arci**

  Enfermeiro Emergencista. Membro do Colégio Brasileiro de Enfermagem em Emergência (COBEEM). Serviço de Emergência do Hospital Sírio Libanês/SP (HSL).

- **Cintia Cristina da Silva Vasconcelos**

  Enfermeira Emergencista. Primeira-Secretária da Diretoria do Colégio Brasileiro de Enfermagem em Emergência (COBEEM).

- **Aline Oliveira Beviláqua**

  Enfermeira Auditora. Coordenadora do Núcleo de Segurança do Paciente do Hospital Monte Sinai/MG. Coordenadora do MBA em Gestão da Qualidade e Segurança do Paciente no IESPE pela Faculdade Ensin-E. Coordenadora do Núcleo da Zona da Mata Mineira da Rede Brasileira de Enfermagem e Segurança do Paciente (REBRAENSP).

- **Allana dos Reis Corrêa**

  Enfermeira Emergencista e Intensivista. Membro do Departamento de Enfermagem da Associação Brasileira de Medicina de Emergência (ABRAMEDE), Regional Minas Gerais. Titulada em Emergência pelo Colégio Brasileiro de Enfermagem em Emergência (COBEEM). Professora Adjunta do Departamento de Enfermagem Básica da Universidade Federal de Minas Gerais (UFMG). Doutora em Enfermagem pela UFMG.

- **Daniela Aparecida Morais**

  Enfermeira Emergencista. Coordenadora do Departamento de Enfermagem da Associação Brasileira de Medicina de Emergência (ABRAMEDE), Regional Minas Gerais. Titulada em Emergência pelo Colégio Brasileiro de Enfermagem em Emergência (COBEEM). Enfermeira do Serviço de Atendimento Móvel de Urgência de Belo Horizonte/MG. Doutora em Enfermagem pela UFMG.

- **Marisa Malvestio**

  Enfermeira Emergencista. Membro da Comissão Nacional de Urgência do Conselho Federal de Enfermagem (COFEN). Doutora em Enfermagem pela USP.

- **Hélio Penna Guimarães**

  Médico Emergencista e Intensivista. Presidente da Associação Brasileira de Medicina de Emergência (ABRAMEDE). Médico do Departamento de Pacientes Graves (DPG) do Hospital Israelita Albert Einstein (HIAE). Professor Afiliado do Departamento de Medicina da Escola Paulista de Medicina da Universidade Federal de São Paulo (EPM-UNIFESP). Doutor em Ciências.

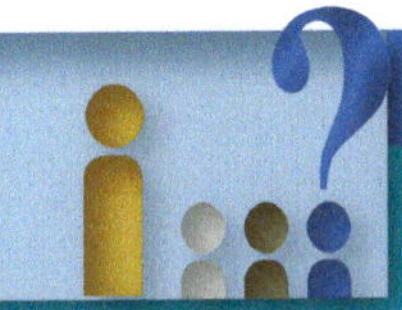

ASSUNTOS ABORDADOS

1. Fluxos de atendimento em serviços de emergência
2. Equipamentos de proteção individual e medidas de segurança na assistência
3. Gerenciamento de resíduos
4. Avaliação e monitoramento de pacientes com suspeita ou diagnóstico de COVID-19
5. Suporte ventilatório e oxigenoterapia em casos de COVID-19
6. Orientações para monitoramento da saúde dos profissionais
7. Controle e mitigação de riscos nos serviços de emergência
8. Taxonomia para segurança do paciente

Na atual pandemia de COVID-19 (SARS-CoV-2), os profissionais de enfermagem que trabalham em serviços de emergência (pré-hospitalar fixo e intra-hospitalar) prestarão assistência a pacientes com suspeita ou diagnóstico de infecção pelo SARS-CoV-2 e devem estar preparados, considerando-se as particularidades dessa infecção.

Os serviços de emergência brasileiros apresentam características diversas em função do espaço físico, dos processos e da organização do trabalho, das condições operacionais de trabalho, do dimensionamento de pessoal de enfermagem, dos equipamentos disponíveis e dos procedimentos realizados. Tais características podem conferir maior risco diante de uma pandemia.

Levando em conta ações efetivas para mitigação dos riscos de exposição das equipes de enfermagem que atuam em serviços de emergência, a Associação Brasileira de Medicina de Emergência (ABRAMEDE), por meio de seu Departamento de Enfermagem, o Colégio Brasileiro de Enfermagem em Emergência

(COBEEM) e o Conselho Federal de Enfermagem (COFEN) analisaram evidências publicadas, experiências já implementadas e lições aprendidas de outros países para, então, apresentar recomendações adicionais de controle e mitigação tanto da exposição ao SARS-CoV-2 (causador da COVID-19) como da sua transmissão, com o objetivo de garantir uma assistência segura e de qualidade, conforme apresentado neste protocolo.

1 FLUXOS DE ATENDIMENTO EM SERVIÇOS DE EMERGÊNCIA

Recomenda-se a imediata separação de fluxos internos para pacientes que chegam ao serviço e apresentam sintomas respiratórios com ou sem febre, em consonância com o Ministério da Saúde — Secretaria de Atenção Especializada à Saúde — e com o Grupo Brasileiro de Classificação de Risco (GBCR).

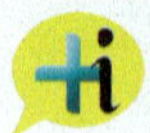

Para maiores informações, acesse: http://gbcr.org.br/downloads- (acesso em 15 maio 2020).

- Pacientes com suspeita ou diagnóstico de COVID-19 devem seguir um fluxo diferenciado numa área exclusiva dentro da unidade ou numa estrutura auxiliar externa (tendas, barracas, contêineres e similares), conforme recomendações do GBCR.
- Pacientes inconscientes ou cuja história clínica seja impossível de saber/acessar, considerando a situação de pandemia, devem ser tratados como casos suspeitos de COVID-19.
- **Hospitais de grande porte** podem realizar o acolhimento de pacientes com suspeita de COVID-19 em área independente da entrada principal da emergência. Um fluxo paralelo deve ser instituído para essa situação, evitando interferências no fluxo habitual do serviço.
- **Hospitais de pequeno porte e unidades de atendimento pré-hospitalar fixo** podem utilizar a própria recepção da emergência para o acolhimento de pacientes com suspeita de COVID-19.

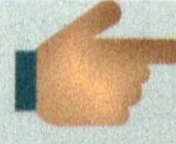

Recomenda-se o estabelecimento de área de recepção para pacientes trazidos por viaturas/ambulâncias, garantindo-se fluxo para a entrada desses pacientes e liberação rápida das equipes pré-hospitalares, com espaço para manobras e controle de entrada e saída de viaturas/ambulâncias.

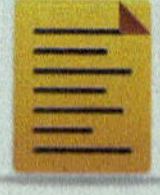

NOTA: As unidades de emergência devem organizar espaços para a realização de limpeza terminal e concorrente das viaturas/ambulâncias, disponibilizando local para descarte de resíduo infectante e área de expurgo.

O paciente poderá ser acolhido por profissionais de apoio capacitados (recepção ou segurança) ou por profissionais de saúde predefinidos pela instituição e posicionados na porta de entrada da instituição. Esses profissionais devem oferecer máscara cirúrgica ao paciente que apresentar queixa de sintomas respiratórios e também ao acompanhante, bem como orientar a higienização das mãos.

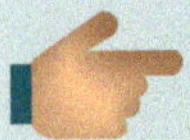

Recomenda-se que os serviços de emergência mantenham ambiência adequada com sinalização (alertas visuais, cartazes, pôsteres, fitas-guia etc.).

Indica-se o uso dos protocolos habituais de classificação de risco.

Nos serviços de emergência, recomenda-se circulação restrita. Somente o paciente deve ingressar para atendimento. Acompanhantes serão permitidos a pacientes menores de 18 anos, deficientes físicos e aqueles que necessitem de auxílio para locomoção.

A alocação de pacientes com suspeita ou diagnóstico de COVID-19 deve ser feita, preferencialmente, em área separada até a consulta e/ou o posterior encaminhamento para internação (caso seja necessária), com porta fechada e bem ventilada (e janelas abertas). Pacientes sintomáticos devem utilizar máscara cirúrgica durante toda a permanência no serviço de saúde.

Os fluxos de encaminhamento para exames, centro cirúrgico, unidade de internação, Unidade de Terapia Intensiva (UTI) etc. devem respeitar obrigatoriamente as recomendações de paramentação e as normativas relacionadas à segurança do paciente, preconizadas nos protocolos locais e nas recomendações da Agência Nacional de Vigilância Sanitária (ANVISA).

A movimentação e o transporte interno de um paciente com suspeita/diagnóstico de COVID-19 devem ser limitados e planejados:

- Os serviços devem criar equipes específicas para o transporte intra-hospitalar desses pacientes.
- O pessoal da área de destino deve ser previamente informado sobre a condição de suspeição/confirmação de COVID-19 para o preparo adequado da unidade.
- Deve-se oferecer máscara cirúrgica para o paciente, se tolerada, durante todo o transporte, para minimizar a dispersão.
- Ao chegar ao setor de destino, o paciente não pode aguardar em áreas comuns.
- Não deve haver retardo em atividades/exames ou procedimentos a serem realizados.

Recomenda-se que as instituições organizem e instituam fluxos de saída (óbito, transferência e alta hospitalar).

Aos pacientes que forem liberados para isolamento domiciliar, indica-se que assinem termo específico sobre orientação de permanência em quarentena.

Quanto às equipes que prestam assistência a pacientes com suspeita ou diagnóstico de COVID-19, recomenda-se que sejam exclusivas e permaneçam em área separada (área de isolamento), evitando contato com outros profissionais que não estejam envolvidos diretamente nesse processo de trabalho.

2 EQUIPAMENTOS DE PROTEÇÃO INDIVIDUAL E MEDIDAS DE SEGURANÇA NA ASSISTÊNCIA

O atendimento a pacientes com suspeita ou diagnóstico de COVID-19 demanda uso de equipamentos de proteção individual (EPIs) específicos e atenção especial à higienização adequada das mãos como medida fundamental.

O uso responsável, solidário e correto dos EPIs deve ser adotado **por todos**. Entende-se que a situação atual da pandemia exige critério, uma vez que o cenário mundial sinaliza para riscos de desabastecimento.

É importante que os enfermeiros orientem suas equipes, **a cada início de turno**, sobre a importância do uso de EPIs de rotina e específicos para o atendimento de pacientes com suspeita ou diagnóstico de COVID-19, retomando as atualizações dos protocolos institucionais.

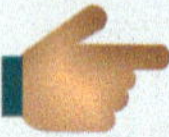

Recomenda-se que os profissionais tenham um uniforme adicional caso haja necessidade de troca durante o plantão.

Adornos como anéis, colares, relógios e brincos devem ser retirados, de acordo com a Norma Regulamentadora n. 32 (Segurança e Saúde no Trabalho em Estabelecimentos de Saúde).

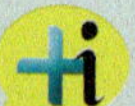

Para maiores informações, consulte: http://sbbq.iq.usp.br/arquivos/seguranca/portaria485.pdf (acesso em 15 maio 2020).

Sobre o uso de EPIs específicos para abordagem do paciente com suspeita ou diagnóstico de COVID-19, são válidas as recomendações a seguir.

Máscara

https://www.shopfisio.com.br

É importante aparar ou retirar a barba para melhorar a vedação (qualquer tipo de máscara).

Máscara cirúrgica

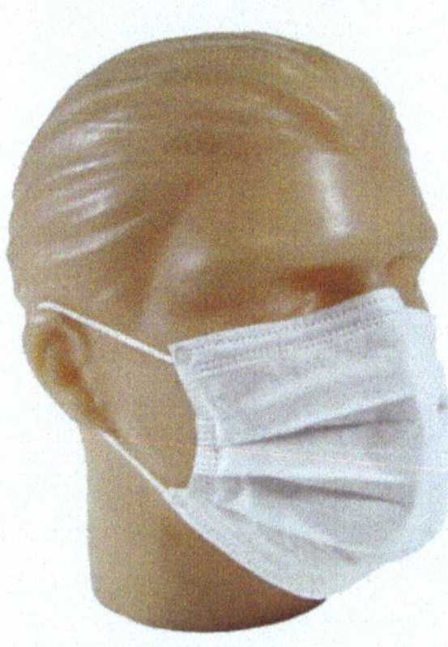

https://www.ortoponto.com.br

- Deve cobrir a boca e o nariz e ser ajustada com segurança para minimizar os espaços entre ela e a face.
- Deve ser substituída por uma nova máscara, limpa e seca, assim que a antiga se tornar suja ou úmida; ou, então, seguir a rotina do serviço e da instituição/Comissão de Controle de Infecção Hospitalar (CCIH) para trocas durante o turno de trabalho.
- Não se deve reutilizar máscara cirúrgica descartável.
- Máscaras de tecido não são recomendadas em serviços de saúde, **sob qualquer circunstância**.

Máscara de proteção respiratória (respirador particulado) com eficácia mínima na filtração de 95% de partículas de até 0,3 µ (tipo N95, N99, N100, PFF2 ou PFF3)

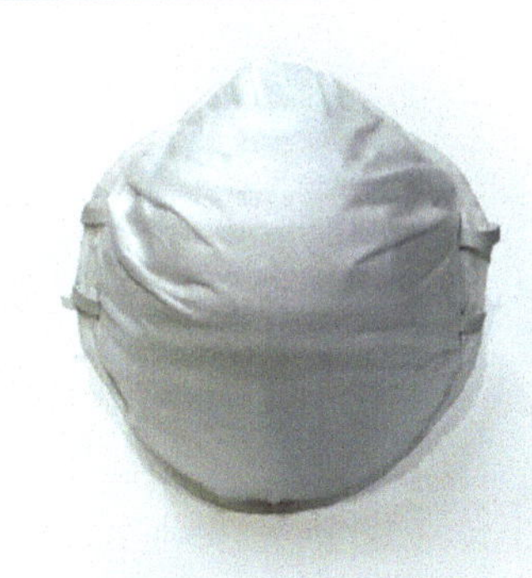

http://blog.volkdobrasil.com.br

- Deve ser utilizada quando o profissional atuar em procedimentos geradores de aerossóis (PGAs), ao lidar com casos suspeitos ou confirmados de COVID-19.
- Deve-se evitar tocar ou ajustar a máscara depois de instalada. Em caso de contaminação da parte interna, ela deve ser descartada **imediatamente**.
- Fica a critério da CCIH, em associação com as equipes das unidades assistenciais, a elaboração de protocolo ou rotina quanto ao tempo de uso, seguindo recomendações anteriores.
- Não se recomenda o uso da máscara cirúrgica sobreposta à máscara N95/PFF2 ou equivalente, pois, além de não garantir proteção contra filtração ou contaminação, pode levar ao desperdício de EPI, e isso é prejudicial em um cenário de escassez de recursos/materiais.

Avental ou capote

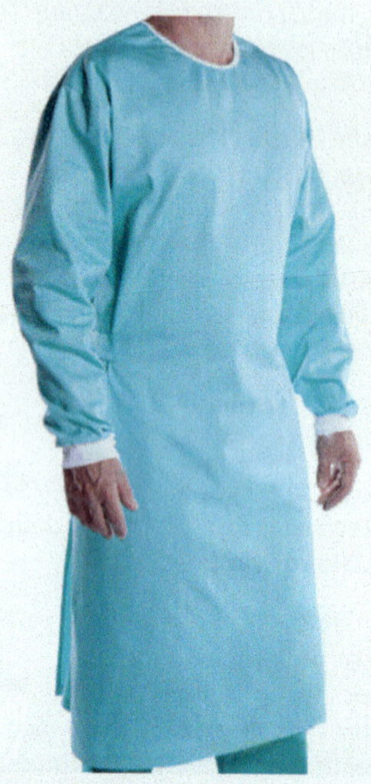

http://www.estilomedico.com.br

- Deve ter mangas longas, punho de malha ou elástico e abertura posterior (gramatura mínima de 30 g/m^2).
- Recomenda-se o uso de capote ou avental impermeável (estrutura impermeável e gramatura mínima de 50 g/m^2) ao participar (ou executar) de PGA ou na presença de vômitos, diarreia, hipersecreção orotraqueal, sangramento, entre outros.

Óculos de proteção e protetor facial/*face shield*

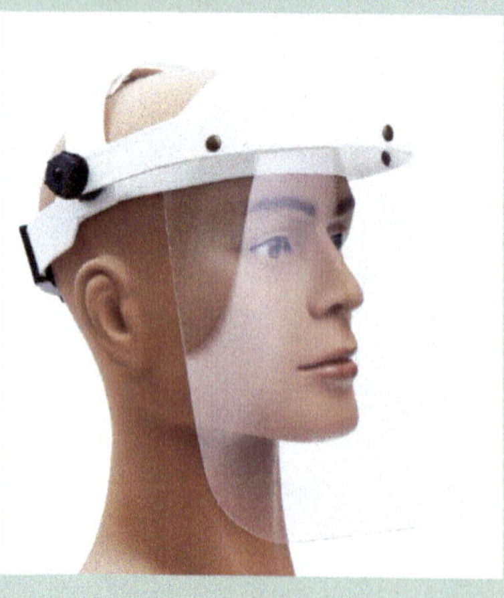

- Devem ser de uso individual.
- Após o uso dos óculos e do protetor facial, recomendam-se limpeza e posterior desinfecção com álcool líquido a 70% (quando o material for compatível), hipoclorito de sódio, poli-hexametileno biguanida (PHMB) ou outro desinfetante recomendado pelo fabricante ou pela CCIH local.
- Após o uso do protetor facial, caso tenha sujidade visível, ele deve ser lavado com água e sabão/detergente e, só depois dessa limpeza, passar pelo processo de desinfecção.

Luvas

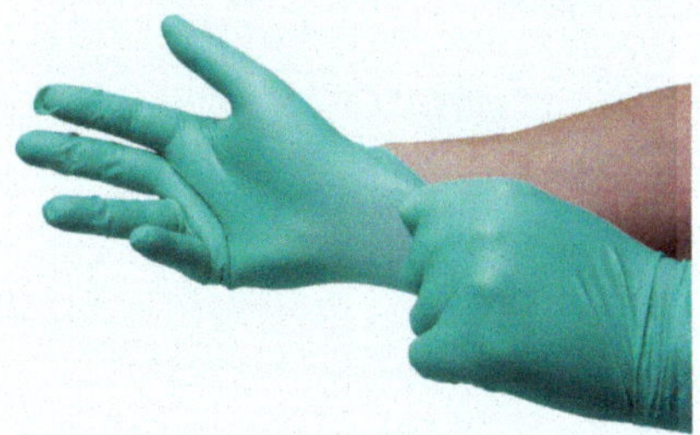

https://www.prometalepis.com.br

O uso de luvas não substitui a higienização das mãos.

Gorro

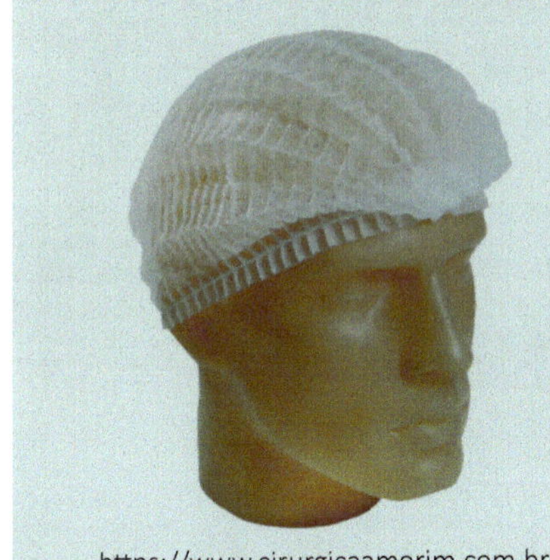

https://www.cirurgicaamorim.com.br

- Está indicado para todos os PGAs.
- Deve ser de material descartável, removido após o uso e descartado como resíduo infectante.

Propés

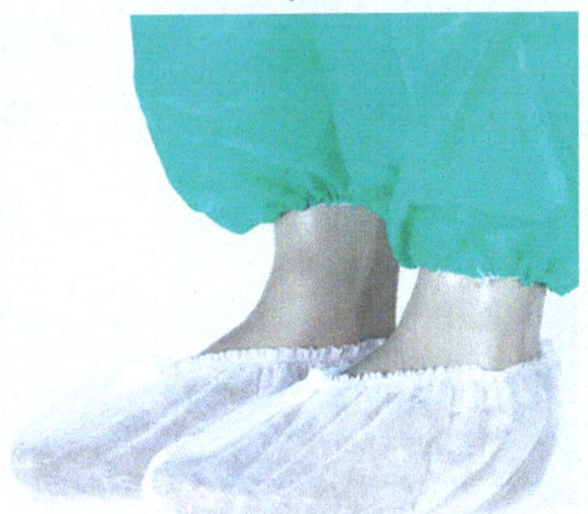

https://www.ortoponto.com.br

Não existem evidências que indiquem a sua utilização. Consultar os protocolos locais para outras recomendações acerca do assunto.

Recomenda-se que todos os integrantes da equipe assistencial de serviços de emergência estejam paramentados ANTES de entrar em ambiente onde exista um paciente com suspeita ou diagnóstico de COVID-19.

A sequência de paramentação e desparamentação deve ser garantida, a fim de evitar contaminação inadvertida. Indica-se a retirada da paramentação sob observação de outro profissional, para auxílio no cuidado com as regras.

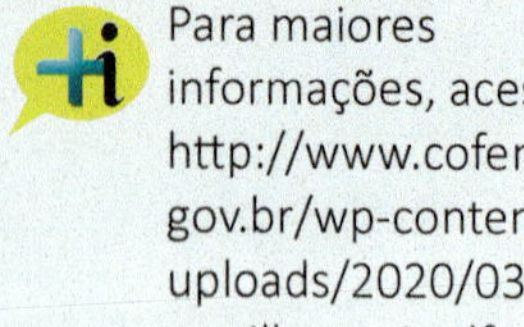

Para maiores informações, acesse: http://www.cofen.gov.br/wp-content/uploads/2020/03/cartilha_epi.pdf (acesso em 15 maio 2020)

Sugere-se aos núcleos de educação permanente que realizem instruções por meio de vídeos sobre paramentação e desparamentarão e outros temas de interesse.

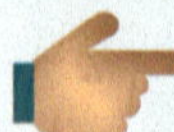

Recomenda-se que os profissionais de apoio (higiene e limpeza ambiental), recepção e segurança utilizem EPI conforme preconizado pela ANVISA.

INFORMAÇÕES COMPLEMENTARES

É importante consultar e considerar protocolos e recomendações já disponíveis referentes a especificidades do atendimento em casos suspeitos ou confirmados de COVID-19:

- Recomendações sobre **intubação orotraqueal**: consulte o ***Capítulo 4*** deste material.
- Recomendações sobre **ressuscitação cardiopulmonar**: consulte o ***Capítulo 7*** deste material.
- Recomendações sobre **oxigenoterapia**: consulte o ***Capítulo 3*** deste material.

3. GERENCIAMENTO DE RESÍDUOS

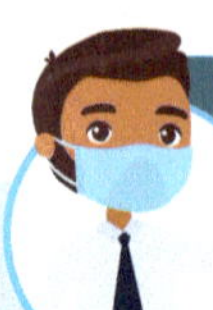

RECOMENDAÇÃO

- Que os **artigos respiratórios e instrumentais** utilizados em pacientes com suspeita ou diagnóstico de COVID-19 sejam encaminhados ao Centro de Materiais e Esterilização (CME) da instituição SEM LIMPEZA PRÉVIA, ensacados em saco branco leitoso e rotulado (preferencialmente em caixas plásticas com tampa);

- Que os **resíduos** sejam acondicionados em saco branco leitoso a ser substituído quando atingir dois terços da capacidade ou, então, pelo menos uma vez a cada 48 horas, conforme Resolução RDC/ANVISA n. 222, de 28 de março de 2018. Os sacos devem ser contidos em lixeira com tampa e pedal. O tratamento e a disposição final desse resíduo devem seguir o Plano de Gerenciamento de Resíduos de Serviços de Saúde (PGRSS) local.

4 AVALIAÇÃO E MONITORAMENTO DE PACIENTES COM SUSPEITA OU DIAGNÓSTICO DE COVID-19

4.1 Aspectos Específicos

Temperatura

- Nos pacientes mais graves, indica-se monitoramento contínuo da temperatura usando-se termômetros cutâneos ou esofágicos.

Eletrocardiograma contínuo

- O tratamento com hidroxicloroquina e azitromicina envolve risco de arritmia ventricular pelo aumento do intervalo QT.
- Recomenda-se **monitoramento cardíaco** contínuo, de preferência com no mínimo duas derivações e, preferencialmente, alinhado com a análise de QTC comum em diversos monitores.

Capnografia

- O valor normal da capnografia ($P_{ET}CO_2$) está em torno de 35 a 40 mmHg.

Gasometria arterial

- Em pacientes com COVID-19 em ventilação mecânica invasiva, pode-se considerar hipercapnia permissiva.
- *Comprometimento da oxigenação em adultos*
- Síndrome do desconforto respiratório agudo (SDRA) **leve**: $PaO_2/FiO_2 \leq 300$ e > 200 mmHg; SDRA **moderada**: $PaO_2/FiO_2 \leq 200$ mmHg e > 100 mmHg; SDRA **grave**: $PaO_2/FiO_2 \leq 100$ mmHg.
- Quando a PaO_2 não está disponível, $SpO_2/FiO_2 \leq 315$ sugere SDRA.

Monitorização ventilatória

- Nos pacientes em ventilação mecânica invasiva, além dos parâmetros já citados, contempla-se também a monitorização ventilatória, fundamental para evitar lesão induzida pelo ventilador.

- Saturação periférica (SpO_2)

5 SUPORTE VENTILATÓRIO E OXIGENOTERAPIA EM CASOS DE COVID-19

Oxigenoterapia

Veja a recomendação da ABRAMEDE no ***Capítulo 3*** deste material.

Ventilação mecânica não invasiva (VMNI)

- Recomenda-se evitar VMNI devido ao risco de geração de aerossóis e disseminação viral.
- *Ideal:* utilizar circuito fechado e com interface Helmet.

Intubação orotraqueal

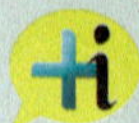

Para maiores informações, veja a recomendação da ABRAMEDE no ***Capítulo 4*** deste material.

Procedimento:

1. Na sala devem permanecer apenas profissionais estritamente necessários ao procedimento.
2. Realizar preparo da equipe (EPI para prevenir-se de dispersão por aerossóis), com materiais em mãos, drogas e equipamentos.
3. Iniciar pré-oxigenação em máscara com reservatório com o menor fluxo, para manter FiO_2 de 100%, mínimo de 10 L/min.
4. Evitar ventilação assistida com dispositivo bolsa/válvula/máscara devido ao risco potencial de aerossolização.
5. Iniciar vasopressores em veia periférica na presença de sinais de choque. Considerar infusão de 500 mL de cristaloide se não houver contraindicação.
6. Iniciar intubação assistida por drogas, otimizando primeira tentativa. Reduzir estimulação de via aérea.
7. Conectar ao ventilador mecânico com filtro HME-F bacteriano/viral + sistema fechado de aspiração + espaçador de aerossolterapia. Conectar filtro HEPA à saída expiratória do ventilador. Nesse caso, o filtro HME-F substitui os filtros HME e HEPA.
8. Verificar o posicionamento do tubo com auxílio de capnografia.
9. Iniciar sedação contínua em bomba de infusão contínua a fim de reduzir risco de desconexão, agitação e estímulo de tosse. A meta é manter a Escala de Agitação-Sedação de Richmond (RASS) em –2 ou menos.
10. Em caso de falha na primeira tentativa, os dispositivos extraglóticos podem ser considerados. Se não houver sucesso na técnica alternativa, indica-se a realização de cricotireostomia.

Ventilação mecânica invasiva (VMI)

Veja a recomendação da ABRAMEDE.

Posição prona

- Deve ser realizada por equipes capacitadas em virtude do risco de eventos adversos. A equipe deve conhecer as indicações, as contraindicações, a técnica e os riscos associados.
- Se a equipe optar pela posição prona, essa deve ser mantida por no mínimo 16 horas e no máximo 20 horas, se não houver complicações.

6 ORIENTAÇÕES PARA MONITORAMENTO DA SAÚDE DOS PROFISSIONAIS

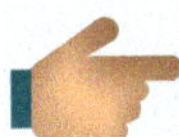

Recomenda-se que os serviços desenvolvam políticas e mecanismos para identificar profissionais sintomáticos e, assim, antecipar medidas protetivas e reduzir a exposição de outros profissionais.

São ações importantes:

- monitorar e registrar as condições de saúde dos profissionais à entrada do plantão;
- abordar profissionais sintomáticos e, se houver suspeita/confirmação, eles devem ser afastados conforme protocolos institucionais e **prioritariamente testados**.
- incentivar os profissionais a reportar exposição desprotegida, viabilizando o monitoramento.

7 CONTROLE E MITIGAÇÃO DE RISCOS NOS SERVIÇOS DE EMERGÊNCIA

Como ação relevante, é aconselhável levar em conta os fatores humanos com o intuito de mitigar danos. *Avaliar e adequar ações quanto a:*

Comportamento: sobrecarga de trabalho, horas de atuação, fadiga, privação de sono, fome, doenças, estresse, entre outros fatores que podem predispor a erro.

Condições de trabalho: *checklist* de materiais e equipamentos, garantia de EPI, ambiente adequado para o desempenho das funções, segurança para a realização das tarefas.

Conhecimentos e habilidades: treinamento, reciclagem e formação.

Políticas e procedimentos: clareza de protocolos propostos, com guias de procedimento disponíveis, sendo de fácil acesso e compreensão.

Comunicação: realização de *briefing* e *debriefing* durante o trabalho, escuta técnica dedicada aos profissionais, foco na resolução dos problemas, espaço para manejo e discussão dos casos atendidos.

Saúde profissional: estresse, ansiedade, frustração, insegurança, medo, entre outros.

Gestão: gerenciamento; garantia de equipamentos, insumos e manutenção; encorajamento de discussões; registro de danos; atuação diante de eventos adversos; busca por soluções; criação de grupo para gestão dos riscos assistenciais.

Indica-se a definição de um ambiente para descompressão (ambiente para pausa, descanso, troca de ideias e esclarecimento de dúvidas).

8 TAXONOMIA PARA SEGURANÇA DO PACIENTE

Sugere-se ter como base a NBR ISO 31000, que descreve princípios e diretrizes da gestão de riscos, auxiliando na sua estruturação. Seu objetivo é incentivar a identificação de riscos, além de estabelecer estratégias para tomada de decisão e planejamento, prevenção de perdas e gerenciamento de incidentes, minimizando as perdas e aprimorando o aprendizado.

Também se recomenda a criação de Comitê de Gerenciamento de Riscos (CGR), conduzido por um enfermeiro, tendo em vista que esse profissional passa mais tempo com o paciente, é objetivo nas avaliações e comprometido com a identificação de riscos potenciais e com as medidas de mitigação.

COMITÊ DE GERENCIAMENTO DE RISCOS (CGR)

Passo 1

Definir o grupo que deve compor o CGR: diretor clínico ou técnico (pelo administrador), gerente de enfermagem e responsáveis por algumas áreas críticas (como UTI, centro cirúrgico, pronto-socorro, laboratório, engenharia, farmácia, nutrição), entre outros profissionais da instituição e da área jurídica.

Passo 2

Estabelecer subcomitês: integrantes mais próximos dos profissionais da linha de frente, otimizando a identificação e a resolução dos riscos inerentes a cada área.

Passo 3

Realizar, de maneira sistemática, revisões das normas protocolares internas.

Passo 4

O CGR em si: identificação, avaliação e tratamento dos riscos; correção dos potenciais fatores de risco, devendo estar previamente identificados e registrados.

REFERÊNCIAS

1. World Health Organization. Coronavirus disease (COVID-19) pandemic [Internet]. WHO; 2019. [acesso em 15 maio 2020]. Disponível em: https://www.who.int/emergencies/diseases/novel-coronavirus-2019.
2. Grupo Hospitalar Conceição. Programa de controle de infecção hospitalar-HNSC: normas e rotinas técnico-operacionais – CIH/HNSC/GHC. Porto Alegre: GHC; jan 2020.

3. Brasil. Ministério da Saúde. Nota técnica GVIMS/GGTES/ANVISA n. 04/2020. Orientações para serviços de saúde: medidas de prevenção e controle que devem ser adotadas durante a assistência aos casos suspeitos ou confirmados de infecção pelo novo coronavírus (SARS-CoV-2) [Internet]. [atualização em 31 mar 2020]. [acesso em 15 maio 2020]. Disponível em http://portal.anvisa.gov.br/documents/33852/271858/Nota+T%C3%A9cnica+n+04-2020+GVIMS-GGTESANVISA-ATUALIZADA/ab598660-3de4-4f14-8e6f-b9341c196b28.
4. Wang W, Xu Y, Gao R, Lu R, Han K, Wu G, et al. Detection of SARS-CoV-2 in different types of clinical specimens. JAMA. 2020 Mar 11. doi:10.1001/jama.2020.3786.
5. Brasil. Ministério da Saúde. Manejo de corpos no contexto do novo coronavírus: COVID-19 [Internet]. [versão 1; publicada em 25 mar 2020]. Brasília, DF: Ministério da Saúde; 2020. [acesso em 15 maio 2020]. Disponível em: https://www.unasus.gov.br/especial/covid19/pdf/70.
6. Colégio Brasileiro de Radiologia e Diagnóstico por Imagem. Recomendações de uso de métodos de imagem para pacientes suspeitos de infecção pelo COVID-19 [Internet]. CBR; 2020. [acesso em 15 maio 2020]. Disponível em: https://cbr.org.br/wp-content/uploads/2020/03/CBR_Recomenda%C3%A7%C3%B5es-de-uso-de-m%C3%A9todos-de-imagem_16-03-2020.pdf.
7. Araujo-Filho JAB, Sawamura MVY, Costa AN, Cerri GG, Nomura CH. Pneumonia por COVID-19: qual o papel da imagem no diagnóstico? J Bras Pneumol. 2020;46(2):e20200114.
8. Simpson TF, Kovacs RJ, Stecker EC. Ventricular Arrhythmia Risk Due to Hydroxychloroquine-Azithromycin Treatment For COVID-19. American College of Cardiology; 2020 Mar 29.
9. Brasil. Ministério da Saúde. Agência Nacional de Vigilância Sanitária. Segurança do paciente: higienização das mãos [Internet]. Brasília, DF: Ministério da Saúde; 2020. [acesso em 1 abr 2020]. Disponível em: http://www.anvisa.gov.br/servicosaude/manuais/paciente_hig_maos.pdf.
10. Conselho Federal de Enfermagem, Conselho Regional de Enfermagem. COVID-19: orientações sobre a colocação e retirada dos equipamentos de proteção individual (EPIs) [Internet]. Brasília, DF: COFEN; 2020. [acesso em 15 maio 2020]. Disponível em: http://www.cofen.gov.br/wp-content/uploads/2020/03/cartilha_epi.pdf.
11. Centers for Disease Control and Prevention. Interim infection prevention and control recommendations for patients with suspected or confirmed coronavirus disease 2019 (COVID-19) in healthcare settings [Internet]. [atualização em 13 abr 2020]. [acesso em 15 maio 2020]. Disponível em: https://www.cdc.gov/coronavirus/2019-ncov/infection-control/control-recommendations.html.
12. Brasil. Secretaria de Atenção Primária à Saúde. Procedimento operacional padronizado: equipamento de proteção individual e segurança no trabalho para profissionais de saúde da APS no atendimento às pessoas com suspeita ou infecção pelo novo coronavírus (COVID-19) [Internet]. [versão 2]. Brasília, DF; mar 2020. [acesso em 15 maio 2020]. Disponível em: https://www.unasus.gov.br/especial/covid19/pdf/67.
13. The National Institute for Occupational Safety and Health. Recommended guidance for extended use and limited reuse of N95 filtering facepiece respirators in health-

care settings [Internet]. CDC; 2020. [acesso em 15 maio 2020]. Disponível em: https://www.cdc.gov/niosh/topics/hcwcontrols/recommendedguidanceextuse.html.

14. Brasil. Ministério do Trabalho e Emprego. Portaria n. 485, de 11 de novembro de 2005 [Internet]. Aprova a Norma Regulamentadora n. 32 (Segurança e Saúde no Trabalho em Estabelecimentos de Saúde). Brasília, DF: Diário Oficial da União; 16 nov 2005; seção 1. [acesso em 15 maio 2020]. Disponível em: http://sbbq.iq.usp.br/arquivos/seguranca/portaria485.pdf.
15. Grupo Brasileiro de Classificação de Risco. Associação entre protocolo Manchester de classificação de risco e COVID-19 [Internet]. [última versão de 24 mar 2020]. [acesso em 15 maio 2020]. Disponível em: http://gbcr.org.br/downloads-.
16. Associação Brasileira de Medicina de Emergência, Associação de Medicina Intensiva Brasileira, Associação Médica Brasileira. Protocolo de intubação orotraqueal para caso suspeito ou confirmado de COVID-19 [Internet]. 2020. [acesso em 15 maio 2020]. Disponível em: http://abramede.com.br/wp-content/uploads/2020/03/POP_IOT_COVID_-170320.pdf.
17. Associação Brasileira de Medicina de Emergência, Sociedade Brasileira de Cardiologia, Associação de Medicina Intensiva Brasileira, Associação Médica Brasileira. Recomendações para ressuscitação cardiopulmonar (RCP) de pacientes com diagnóstico ou suspeita de COVID-19 [Internet]. 2020. [acesso em 15 maio 2020]. Disponível em: http://abramede.com.br/wp-content/uploads/2020/03/RCP-ABRAMEDE-SBC-AMIB-7-230320.pdf.
18. Associação Brasileira de Medicina de Emergência, Associação de Medicina Intensiva Brasileira, Associação Médica Brasileira. Protocolo [de] suplementação de oxigênio em paciente com suspeita ou confirmação de infecção por COVID-19 [Internet]. [acesso em 15 maio 2020]. Disponível em: https://www.amib.org.br/fileadmin/user_upload/protocolo_oxigenioterapia_covid19.pdf.
19. Associação Brasileira de Medicina de Emergência. Recomendações para o atendimento de pacientes suspeitos ou confirmados COVID-19, pelas equipes de enfermagem de serviços de emergência (pré-hospitalar fixo e intra-hospitalar) [Internet]. 2020. [acesso em 15 maio 2020]. Disponível em: http://abramede.com.br/wp-content/uploads/2020/04/RECOMENDACOES-ENFERMAGEM-200420.pdf.
20. Plano de contigência para pandemia do coronavírus: COVID-19. [atualização em 27 mar 2020]. Porto Alegre; 2020.
21. Brasil. Ministério da Saúde. Portaria n. 529, de 1 de abril de 2013 [Internet]. Institui o Programa Nacional de Segurança do Paciente (PNSP). [acesso em 15 maio 2020]. Disponível em: http://bvsms.saude.gov.br/bvs/saudelegis/gm/2013/prt0529_01_04_2013.html.
22. World Health Organization. World alliance for patient safety: forward programme 2005. Genebra; 2004. [acesso em 15 maio 2020]. Disponível em: https://www.who.int/patientsafety/en/brochure_final.pdf.
23. Guo T, Fan Y, Chen M, Wu X, Zhang L, He T, et al. Cardiovascular implications of fatal outcomes of patients with coronavirus disease 2019 (COVID-19). JAMA Cardiol. 2020 Mar 27. [Epub ahead of print].
24. Beeching NJ, Fletcher TE, Fowler R. Coronavirus disease 2019 (COVID-19) [Internet]. BMJ Best Practice. 2020 Feb. [acesso em 15 maio 2020]. Disponível em: https://bestpractice.bmj.com/topics/en-gb/3000168.

25. McIntosh K. Coronavirus disease 2019 (COVID-19): epidemiology, virology, clinical features, diagnosis, and prevention [Internet]. Waltham, MA: UpToDate [atualização em 13 mar 2020]. [acesso em 15 maio 2020]. Disponível em: https://www.uptodate.com/contents/coronavirus-disease-2019-covid-19.
26. Siemieniuk RAC, Chu DK, Kim LH, Güell-Rous MR, Alhazzani W, Soccal PM, et al. Oxygen therapy for acutely ill medical patients: a clinical practice guideline. BMJ. 2018;363:k4169.
27. Rodriguez-Roisin R, Rabe KF, Vestbo J, Vogelmeier C, Agustí A. Global Initiative for Chronic Obstructive Lung Disease (GOLD) 20th anniversary: a brief history of time. Eur Respir J. 2017;50(1).
28. Patel AR, Patel AR, Singh S, Singh S, Khawaja I. Global Initiative for Chronic Obstructive Lung Disease: the changes made. Cureus. 2019;11(6):e4985.
29. World Health Organization. Clinical management of severe acute respiratory infection (SARI) when COVID-19 disease is suspected: interim guidance. WHO; 2020 Mar 13. [n. WHO/2019-nCoV/clinical/2020.4].
30. Brewster DJ, Chrimes N, Do TB, Fraser K, Groombridge CJ, Higgs A, et al. Consensus statement: Safe Airway Society principles of airway management and tracheal intubation specific to the COVID-19 adult patient group. Med J Aust. 2020;212(10):1.
31. Ganapath T. Difference in forearm and upper arm blood pressure measurements in prenatal women. Arch Med Health Sci. 2019;7(1):69-73.
32. Domiano KL, Hinck SM, Savinske DL, Hope KL. Comparison of upper arm and forearm blood pressure. Clin Nurs Res. 2008 Nov;17(4):241-50.
33. Sheppard JP, Albasri A, Franssen M, Fietcher B, Pealing L, Roberts N, et al. Defining the relationship between arm and leg blood pressure readings: a systematic review and meta-analysis. J Hypertens. 2019;37(4):660-70.

Anexo 1

Fluxo de Entrada de Paciente com Suspeita de COVID-19 no Serviço Intra-Hospitalar

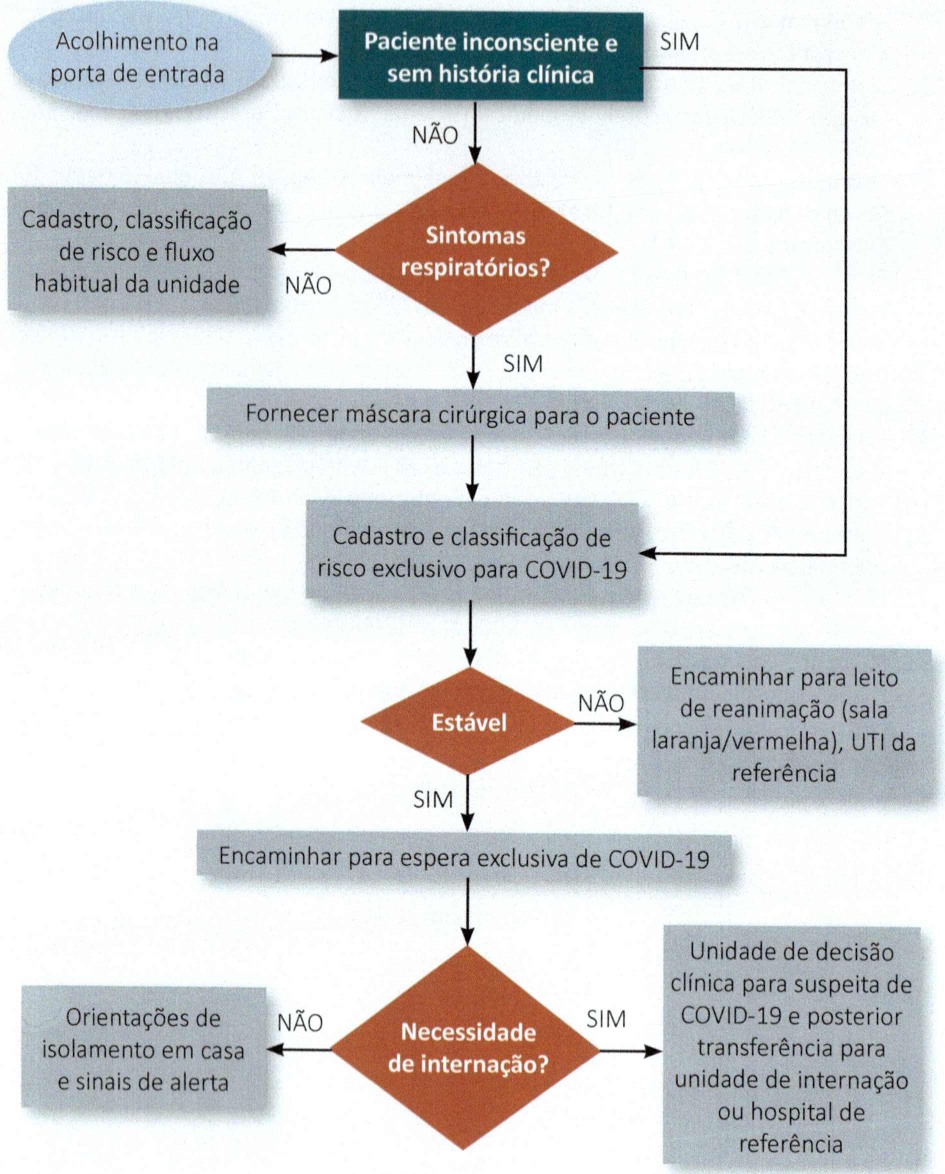

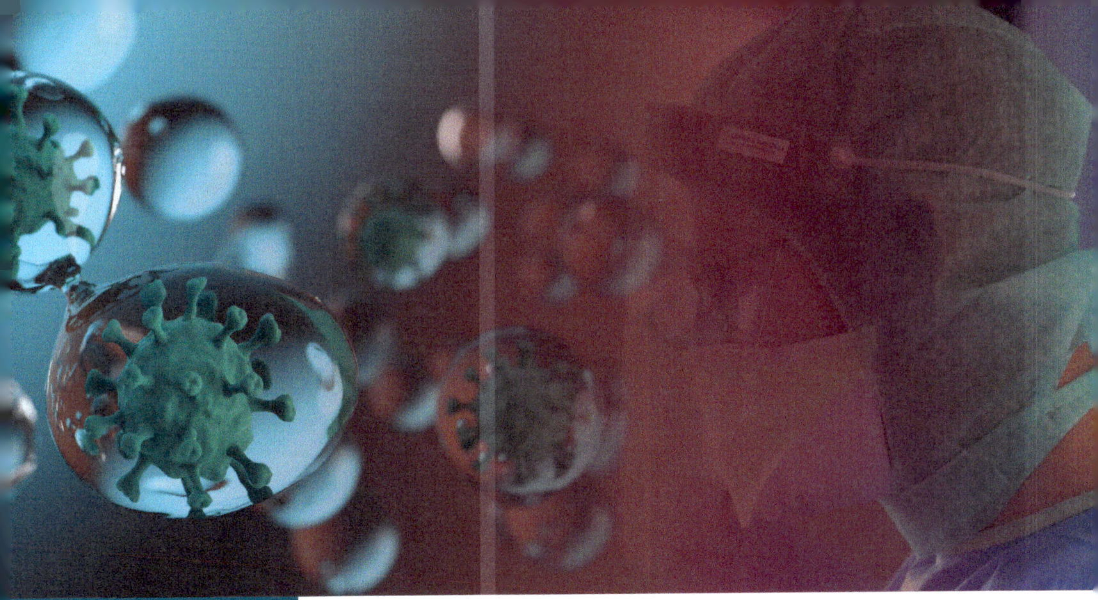

Capítulo

13 Recomendações para o Atendimento de Pacientes Suspeitos ou Confirmados de COVID-19 pelos Fisioterapeutas no Departamento de Emergência

Departamento de Fisioterapia da Associação Brasileira de Medicina de Emergência (ABRAMEDE)

Autores

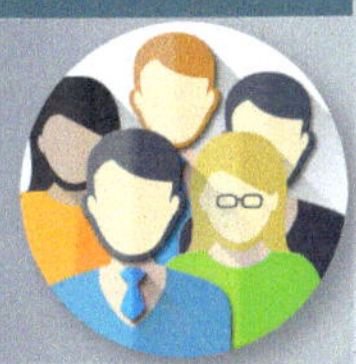

- **Leonardo Gasperini**

  Fisioterapeuta Emergencista. Coordenador do Departamento de Fisioterapia da Associação Brasileira de Medicina de Emergência (ABRAMEDE). Serviço de Emergência do Hospital Nossa Senhora da Conceição/Grupo Hospitalar Conceição (GHC), Porto Alegre/RS.

- **Marivânia Olga Stédile**

  Fisioterapeuta Emergencista. Serviço de Emergência do Hospital Nossa Senhora da Conceição/Grupo Hospitalar Conceição (GHC), Porto Alegre/RS.

- **Márcio Neres dos Santos**

  Enfermeiro Emergencista. Presidente do Departamento de Enfermagem da Associação Brasileira de Medicina de Emergência (ABRAMEDE). Grupo Hospitalar Conceição (GHC), Porto Alegre/RS. Titulado em Emergência pelo Colégio Brasileiro de Enfermagem em Emergência (COBEEM). Professor Adjunto da Pontifícia Universidade Católica do Rio Grande do Sul (PUCRS). Doutor em Biologia Molecular e Celular.

- **Marcos Cesar Ramos Mello**

  Fisioterapeuta Intensivista. Membro do Departamento de Fisioterapia da Associação Brasileira de Medicina de Emergência (ABRAMEDE), Consultor Speaker da Vapotherm. Hospital São Paulo – Universidade Federal de São Paulo (UNIFESP). Hospital Beneficência Portuguesa de SP (HBPSP), São Paulo. Professor na Faculdade INSPIRAR.

- **Vítor Monteiro Moraes**

  Enfermeiro Emergencista. Membro do Departamento de Enfermagem da Associação Brasileira de Medicina de Emergência (ABRAMEDE), Regional RS. Enfermeiro do Serviço de Terapia Intensiva do Hospital de Clínicas de Porto Alegre (HCPA), Porto Alegre/RS.

- **Felipe Henrique Margoti**

  Enfermeiro Emergencista. Membro do Departamento de Enfermagem da Associação Brasileira de Medicina de Emergência (ABRAMEDE), Regional MG. Hospital de Clínicas da Universidade Federal de Minas Gerais (HC-UFMG). Serviço de Atendimento Móvel de Urgência (SAMU) da Prefeitura Municipal de Belo Horizonte/MG.

- **Raphael Costa Marinho**

  Enfermeiro Cardiointensivista. UTI Cardiológica do Hospital Universitário Presidente Dutra (HUUFMA). Diretor Executivo do Instituto de Enfermagem Avançada. Titulado em Emergência pelo Colégio Brasileiro de Enfermagem em Emergência (COBEEM). Titulado em Terapia Intensiva pela Associação Brasileira de Enfermagem em Terapia Intensiva (ABENTI). Mestre em Ciências da Saúde.

- **Karina Tavares Timenetsky**

  Fisioterapeuta Intensivista. Departamento de Pacientes Graves do Hospital Israelita Albert Einstein (HIAE), São Paulo. Professora Permanente do Programa de Mestrado Profissional em Enfermagem do HIAE. Professora-Associada do Programa de Pós-graduação *Lato Sensu* do HIAE. Doutora em Ciências.

- **Raquel Afonso Caserta Eid**

  Fisioterapeuta Intensivista. Departamento de Pacientes Graves do Hospital Israelita Albert Einstein (HIAE), Coordenadora da Pós-graduação de Fisioterapia em Terapia Intensiva do HIAE. Membro da Câmara Técnica de Inovação e Tecnologia do CREFITO 3. Mestre em Ciências.

- **Carla Luciana Batista**

  Fisioterapeuta Intensivista Departamento de Pacientes Graves do Hospital Israelita Albert Einstein (HIAE).

- **Patrícia Vieira Gorgonio**

  Fisioterapeuta Emergencista. Fisioterapeuta Sênior da Pronto-atendimento do Hospital Albert Einstein (HIAE).

- **Ana Flávia Martins Monteiro Furini**

  Médica Internista e Nefrologista. Serviço de Emergência do Hospital Nossa Senhora da Conceição/Grupo Hospitalar Conceição (GHC), Porto Alegre/RS.

- **Lúcio de Almeida Dornelles**

  Médico Emergencista. Titulado pela Associação Brasileira de Medicina de Emergência (ABRAMEDE) e Associação Médica Brasileira (AMB). Serviço de Emergência do Hospital Cristo Redentor/Grupo Hospitalar Conceição (GHC), Porto Alegre (RS).

- **Hélio Penna Guimarães**

  Médico Emergencista e Intensivista. Presidente da Associação Brasileira de Medicina de Emergência (ABRAMEDE). Médico do Departamento de Pacientes Graves (DPG) do Hospital Israelita Albert Einstein (HIAE). Professor Afiliado do Departamento de Medicina da Escola Paulista de Medicina da Universidade Federal de São Paulo (EPM-UNIFESP). Doutor em Ciências.

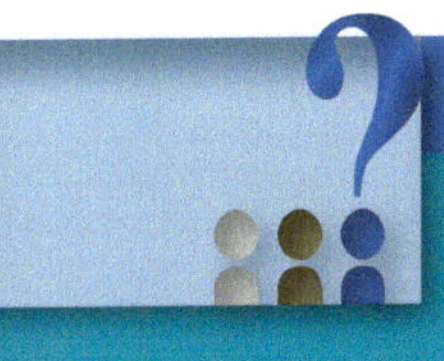

ASSUNTOS ABORDADOS

1. Equipamentos de proteção individual e segurança na assistência
2. Higienização/desinfecção de materiais e equipamentos utilizados no manejo de vias aéreas
3. Ventilação mecânica não invasiva
4. Ventilação mecânica invasiva
5. Ventilação mecânica invasiva em posição prona
6. Estratégias de prevenção da pneumonia associada à ventilação mecânica
7. Transporte de pacientes graves com suspeita ou diagnóstico de COVID-19
8. Gerenciamento do estresse das equipes assistenciais

Na atual pandemia de COVID-19, causada pelo novo coronavírus (SARS--CoV-2), a equipe multiprofissional que trabalha em serviços de emergência intra-hospitalar prestará assistência a pacientes com suspeita ou diagnóstico de infecção pelo SARS-CoV-2 e deve estar preparada, levando-se em conta as particularidades dessa infecção.

A segurança do paciente e a qualidade assistencial, mesmo em situações de pandemia, são dependentes de integração e articulação multiprofissional, pautadas na interprofissionalidade em situações de urgência e emergência. A inserção do fisioterapeuta nessas unidades é recente, e ainda restrita em muitos hospitais. No atual panorama mundial, entretanto, a vinculação desse profissional à equipe multidisciplinar é de extrema necessidade, visto que pacientes com suspeita ou diagnóstico de infecção pelo SARS-CoV-2 podem apresentar alterações cardiopulmonares, necessitando de oxigenoterapia e ventilação mecânica.

Considerando ações efetivas para mitigação dos riscos de exposição das equipes multiprofissionais que atuam em serviços de emergência, a Associação Brasileira de Medicina de Emergência (ABRAMEDE), por meio de seu Departamento de Fisioterapia, analisou evidências publicadas, experiências já implementadas e lições aprendidas de outros países para, então, apresentar recomendações adicionais de controle e mitigação tanto da exposição ao SARS-CoV-2 como da sua transmissão, com o objetivo de garantir uma assistência segura e de qualidade, conforme apresentado neste protocolo.

1 EQUIPAMENTOS DE PROTEÇÃO INDIVIDUAL E SEGURANÇA NA ASSISTÊNCIA

Estudos demonstram que, em países como a Itália, cerca de 20% dos profissionais de saúde que prestam assistência direta a pacientes com COVID-19 sejam infectados pelo vírus, o que reduz significativamente os recursos humanos disponíveis. Estudos também indicam que a principal forma de transmissão do SARS-CoV-2 é por gotículas de saliva expelidas por pessoas infectadas em ações como fala, tosse e espirros. No entanto, em momentos específicos do atendimento nas portas de emergência, pode ocorrer aerossolização de gotículas, contaminando o ambiente e oferecendo maior risco aos profissionais assistentes.

Dessa forma, colocam-se basicamente dois cenários de atendimento em serviços de emergência intra-hospitalar a esses pacientes: os **postos de triagem** (precauções contra gotículas) e os **ambientes de atendimento a pacientes de média e alta complexidade** (precauções contra aerossóis e gotículas).

No atendimento de pacientes com suspeita ou diagnóstico de COVID-19, é mandatório o uso de EPIs específicos, bem como atenção especial à adequada higienização das mãos como medida fundamental. O uso responsável, solidário e correto dos EPIs deve ser adotado por toda a equipe multiprofissional.

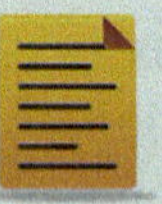

NOTA: Entende-se que a situação atual da pandemia exige critério, uma vez que o cenário mundial sinaliza para risco de desabastecimento.

Recomenda-se que as equipes sejam orientadas, a cada início de turno, sobre a importância do uso de EPIs de rotina e específicos para o atendimento de pacientes com suspeita ou diagnóstico de COVID-19, retomando as atualizações dos protocolos institucionais e, principalmente, das normativas oficiais do Ministério da Saúde.

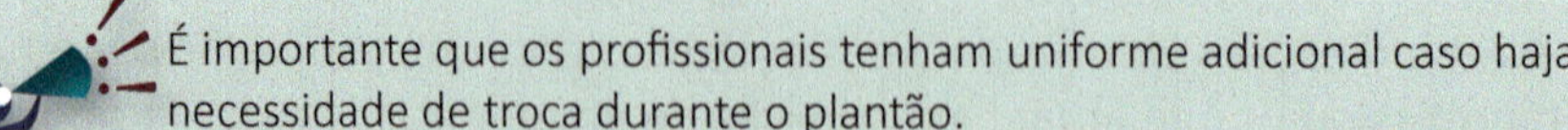

É importante que os profissionais tenham uniforme adicional caso haja necessidade de troca durante o plantão.

É proibido o uso de adornos como anéis, colares, relógios e brincos, de acordo com a Norma Regulamentadora n. 32 (Segurança e Saúde no Trabalho em Estabelecimentos de Saúde).

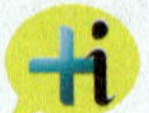

Para mais informações, consulte: http://sbbq.iq.usp.br/arquivos/seguranca/portaria485.pdf (acesso em 22 maio 2020).

A sequência de paramentação e desparamentação deve ser garantida, de modo a evitar contaminação inadvertida. É recomendável que a paramentação seja feita sob observação de outro profissional, para auxílio no cuidado às regras.

Procedimentos geradores de aerossóis (PGAs) expõem os profissionais a elevado risco de contaminação e requerem precauções adicionais quanto ao uso de EPI. São PGAs: intubação e extubação endotraqueal, aspiração de vias aéreas, coleta de amostras nasotraqueais, ventilação mecânica não invasiva (VMNI), ventilação com dispositivo bolsa/válvula/máscara, uso de dispositivos supraglóticos, nebulização, máscara de Venturi, ressuscitação cardiopulmonar, broncoscopia, endoscopia, entre outros.

Quando a execução for necessária, todos os PGAs demandam paramentação adequada (avental impermeável; óculos de proteção individual ou escudo de proteção facial; máscaras N95, PFF2 ou equivalente; gorro descartável) dos profissionais envolvidos no atendimento.

2 HIGIENIZAÇÃO/DESINFECÇÃO DE MATERIAIS E EQUIPAMENTOS UTILIZADOS NO MANEJO DE VIAS AÉREAS

Em relação aos artigos respiratórios e aos instrumentais utilizados em casos suspeitos ou confirmados de COVID-19, as recomendações estão descritas a seguir.

Encaminhar todos os materiais passíveis de reprocessamento ao Centro de Material e Esterilização (CME) da instituição SEM LIMPEZA PRÉVIA, ensacados em saco branco leitoso e rotulado (preferencialmente em caixas plásticas com tampa), a fim de garantir o transporte seguro do material potencialmente contaminado.[3-5]

Todos os materiais de ventilação/oxigenação que são reprocessados, como máscaras com reservatório, circuitos de ventiladores e afins, devem ser considerados materiais semicríticos, exigindo no mínimo o processo de desinfecção, conforme Diretrizes de Práticas em Enfermagem Cirúrgica e Processamento de Produtos para a Saúde — versão 2017 — da Associação Brasileira de Enfermeiros de Centro Cirúrgico, Recuperação Anestésica e Centro de Material e Esterilização (SOBECC).[3]

Realizar higienização/desinfecção minuciosa dos **equipamentos de ventilação mecânica e monitorização** (superfícies, telas, teclado, cabos, monitores), utilizando EPI indicado para prevenir contato com aerossóis. São produtos recomendados para limpeza e desinfecção aqueles à base de quaternário de amônia ou hipoclorito de sódio.[6]

Realizar higienização/desinfecção dos **cuffômetros** com álcool 70% imediatamente após o uso.

O processamento mínimo recomendado para **laringoscópios** é limpeza seguida de desinfecção de alto nível. Sugere-se a limpeza das lâminas e dos cabos com detergente enzimático diluído em água (conforme instruções de uso do fabricante). Em seguida, deve ser realizada a primeira desinfecção de nível intermediário com toalha absorvente e descartável, umedecida com álcool etílico a 70% p/v, realizando-se, na sequência, inspeção e teste de funcionalidade dos laringoscópios. Após o processo de limpeza, as lâminas devem ser encaminhadas para esterilização em gás de plasma de peróxido de hidrogênio (GPPH), e os cabos de laringoscópios devem ser submetidos a uma desinfecção de nível intermediário com fricção de álcool 70% (p/v) por 30 segundos após a limpeza prévia com detergente enzimático.[8]

Sempre que possível, utilizar frascos coletores de aspiração em sistema fechado com *clamp*, não reprocessáveis, pois, atualmente, eles fazem parte dos materiais mais seguros para aspiração das vias aéreas. Eles devem ser descartados após o uso, conforme orientações do fabricante.

Conforme Resolução RDC/ANVISA n. 222, de 28 de março de 2018, todos os resíduos provenientes da assistência a pacientes com suspeita ou diagnóstico de COVID-19 devem ser enquadrados na categoria A1. Sendo assim, recomenda-se que todos os resíduos sejam acondicionados em saco branco leitoso, que deve ser substituído quando atingir dois terços de sua capacidade ou ao menos uma vez a cada 48 horas. Os sacos devem ser contidos em lixeira com tampa e pedal, conforme padronizado na instituição. O tratamento e a disposição final desse resíduo seguem o Plano de Gerenciamento de Resíduos de Serviços de Saúde (PGRSS) local.

3 VENTILAÇÃO MECÂNICA NÃO INVASIVA

Recomenda-se restrição no uso de ventilação mecânica não invasiva (VMNI) nesses pacientes, nomeadamente em fase ativa de replicação viral. Caso seja decisão da equipe assistente a aplicação de VMNI, os critérios a seguir devem ser observados.

- Os profissionais assistenciais devem atentar às precauções indicadas no ***Tópico 1*** deste documento. E, também, todos os PGAs devem ser realizados em ambientes com pressão negativa.
- O paciente deve estar com monitorização hemodinâmica e respiratória não invasiva contínua (pressão arterial, oximetria, frequência respiratória e eletrocardiograma), de modo a auxiliar a decisão de intubação orotraqueal precoce diante de resposta inadequada da VMNI.

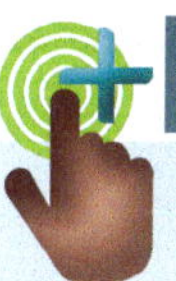

INFORMAÇÕES COMPLEMENTARES

Para maiores informações sobre casos suspeitos ou confirmados de COVID-19, consulte neste livro:

Capítulo 3: recomendações sobre oxigenoterapia.

Capítulo 4 : recomendações sobre intubação orotraqueal.

Capítulo 7: recomendações sobre ressuscitação cardiopulmonar.

- Utilizar máscaras não ventiladas (sem válvula exalatória) para ventilação não invasiva com vedação máxima ou capacetes, bem como ventiladores de circuito duplo com filtro HEPA conectado, próximo ao ramo expiratório do ventilador.
- Realizar uma única tentativa de suporte não invasivo com duração máxima de uma hora com os seguintes parâmetros ventilatórios: delta de pressão ≤ 10 cmH_2O, PEEP ≤ 10 cmH_2O, FiO_2 ≤ 50%; ou frequência respiratória ≤ 24 rpm; ou SPO_2 ≥ 94%.
- Caso não haja melhora substancial do paciente, notificar a equipe médica e trocar para suporte ventilatório invasivo.

4 VENTILAÇÃO MECÂNICA INVASIVA

No tratamento da COVID-19, é importante avaliar a necessidade de ventilação, oxigenação e o risco de lesão pulmonar relacionada com ventilação mecânica invasiva (VMI).[9]

O seguinte ajuste ventilatório deve ser feito:

- Estabelecer volume corrente para 4 a 6 mL/kg. Em geral, quanto menor a complacência pulmonar, menor deve ser o volume corrente adotado.
- Manter pressão de platô < 30 cmH_2O (1 cmH_2O = 0,098 kPa) e pressão de distensão ≤ 15 cmH_2O.
- Definir PEEP de acordo com o protocolo para síndrome do desconforto respiratório agudo (SDRA) das Diretrizes Brasileiras de Ventilação Mecânica.[10]
- Frequência respiratória entre 18 e 25 irpm. Hipercapnia moderada é permitida (pH > 7,20).

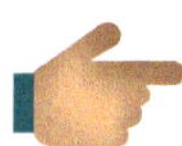

Recomendam-se ainda:

- Administração de sedação (inclusive relaxantes musculares) ou analgesia caso o volume corrente, a pressão de distensão ou a de condução estejam muito altos.
- Administração de relaxantes musculares em caso de relação PaO_2/FiO_2 < 150 ou de assincronia grave.

- Adoção de um fluxo de atendimento de suporte respiratório pelos serviços de emergência intra-hospitalar para pacientes com suspeita ou diagnóstico de COVID-19 (***Anexo 1***).

O **recrutamento alveolar**[10] melhora a distribuição heterogênea das lesões em pacientes com SDRA. No entanto, pode resultar em graves complicações respiratórias e circulatórias. Sendo assim, essa prática **não é recomendada rotineiramente**. A expansibilidade pulmonar deve ser avaliada antes da sua aplicação, levando-se em conta os seguintes passos:

- Realizar em modo PCV com pressão de distensão de 15 cmH_2O.
- PEEP de 10 cmH_2O.
- Aumentar o valor da PEEP em 5 cmH_2O a cada dois minutos até atingir 35 cmH_2O.
- Baixar o valor da PEEP para 25 cmH_2O.
- Iniciar manobra de titulação decremental da PEEP em volume controlado.

OBSERVAÇÃO
A titulação da PEEP decremental está descrita conforme as Diretrizes Brasileiras de Ventilação Mecânica.[10]

Após a manobra de recrutamento máximo (MRM),[10] é preciso medir a complacência estática do sistema respiratório em valores decrementais da PEEP (valores a partir de 23 a 26 cmH_2O até valores mínimos ao redor de 8 a 12 cmH_2O). Os passos decrementais da PEEP são tipicamente de 2 ou 3 cmH_2O a cada quatro minutos.

Na MRM, após identificação da PEEP que produz a melhor complacência, ou de dois ou mais passos da PEEP com complacência equivalente, escolhe-se uma PEEP 2 a 3 cmH_2O acima desse valor no ajuste da ventilação mecânica.

Antes de se ajustar o valor da PEEP para o obtido como adequado, recomenda-se proceder a uma nova MRM, após a qual a PEEP pode ser ajustada diretamente para 2 a 3 cmH_2O acima do valor encontrado como melhor complacência na titulação decremental.

5 VENTILAÇÃO MECÂNICA INVASIVA EM POSIÇÃO PRONA

A VMI em posição prona é sugerida como estratégia de rotina para os pacientes, desde que observados os seguintes critérios:[11,12]

- PaO_2/FiO_2 < 150 mmHg ou manifestações de imagens radiológicas do tórax características, sem contraindicações.
- Realização por período superior a 16 horas por vez, podendo ser interrompida quando PaO_2/FiO_2 for superior a 150 mmHg por mais de quatro horas na posição supina.
- Implementação de ***checklist*** para realização da manobra de prona, adaptado à realidade de cada serviço.[13]

Quanto à ressuscitação cardiopulmonar em pacientes submetidos a uma VMI em posição prona, em que não é possível a mudança imediata para posição supina, recomenda-se proceder às compressões torácicas em posição prona, observando as seguintes orientações:

- Retirar coxins para apoio do tórax e da pelve antes de iniciar a ressuscitação cardiopulmonar.
- Utilizar pás descartáveis de desfibrilação que podem ser fixadas de três maneiras diferentes, a saber: posições anterolateral, anteroposterior e posterior do ápice.
- É mais conveniente para um paciente em posição prona ter as pás fixadas na posição posterior do ápice; uma das pás é colocada no quinto espaço intercostal esquerdo na linha média axilar, enquanto a outra pá fica entre a ponta da escápula direita e a coluna vertebral.[14]
- Realizar as compressões torácicas mantendo as mãos entre as escápulas.[14]

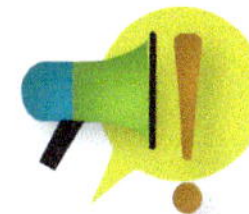

ATENÇÃO

A **manobra de contrapressão** realizada por outro profissional não está recomendada em casos suspeitos ou confirmados de infecção pelo SARS-CoV-2, pois há aumento do risco de exposição do profissional a PGAs.

- Caso seja necessário o uso do aspirador de secreções, a extremidade do extensor deve ser protegida, e, em nenhuma hipótese, ela deve ser colocada sobre a cama do paciente ou em outras superfícies próximas. Para pacientes com vias aéreas artificiais, deve-se utilizar o sistema fechado de aspiração.[11]
- O retorno à posição supina deve ocorrer o quanto antes, caso a intervenção não esteja surtindo efeito ou após o retorno da circulação espontânea (RCE).

6 ESTRATÉGIAS DE PREVENÇÃO DA PNEUMONIA ASSOCIADA À VENTILAÇÃO MECÂNICA

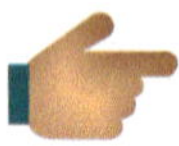

Recomenda-se a implementação rigorosa das seguintes estratégias de prevenção da pneumonia associada à ventilação mecânica (PAVM):[9]

1. Selecionar o diâmetro apropriado do tubo endotraqueal.
2. Usar um tubo endotraqueal de sucção subglótica (manter conectado em aspiração contínua, com baixa pressão de vácuo, no máximo 20 cmH_2O).
3. Caso não haja sucção subglótica disponível, o procedimento pode ser realizado uma vez a cada duas horas, aspirando com uma seringa de 20 mL vazia de cada vez.
4. Colocar o tubo endotraqueal na posição e profundidade corretas; fixar adequadamente e evitar tracionar o equipamento.
5. Manter a pressão na bolsa de ar (*cuff*) entre 20 e 25 cmH_2O (1 cmH_2O = 0,098 kPa) e monitorar a cada oito horas por meio do cuffômetro.
6. O filtro HMEF não deve conter condensação; caso apresente, ele deve ser imediatamente trocado.
7. Trocar o filtro HMEF e o sistema de aspiração fechado conforme a rotina da instituição.
8. Manter a cabeceira do leito em 30°.
9. Utilizar preferencialmente um sistema de aspiração a vácuo para reduzir a formação de aerossóis e gotículas.
10. Usar um sistema de aspiração fechado tanto para higiene brônquica quanto para coleta de amostra de secreção brônquica.

7 TRANSPORTE DE PACIENTES GRAVES COM SUSPEITA OU DIAGNÓSTICO DE COVID-19

No transporte de pacientes graves com suspeita ou diagnóstico de COVID-19, devem ser observadas as estratégias a seguir.

Equipe mínima composta por médico, enfermeiro, fisioterapeuta e técnico em enfermagem.

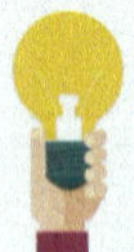

Sugere-se que estejam disponíveis, minimamente, os seguintes equipamentos:

- ventilador mecânico (de preferência, o que está sendo utilizado pelo paciente);
- cilindro de oxigênio (com pressão mínima de 150 kgf/cm^3);
- monitor multiparamétrico de transporte e maleta com medicações.

Pacientes não intubados devem ser transportados com máscara cirúrgica.

Em pacientes não intubados, no caso de uso de oxigênio, manter cateter nasal e máscara cirúrgica ou máscara não reinalante.

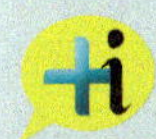

Para mais informações consulte:
https://www.amib.org.br/fileadmin/user_upload/protocolo_oxigenioterapia_covid19.pdf (acesso em 23 maio 2020)

Não realizar transporte intra-hospitalar de pacientes em VMNI.

Pacientes em VMI devem ser transportados em ventiladores com circuito de ramo duplo, usando-se filtro barreira na saída expiratória do ventilador. Além disso, usar filtro HME próximo ao paciente.

Não utilizar unidade BVM (bolsa/válvula/máscara) para realizar transporte intra-hospitalar de pacientes com suspeita ou diagnóstico de infecção pelo SARS-CoV-2, pois há risco de dispersão de aerossóis.

Todos os membros da equipe envolvidos no transporte intra-hospitalar de casos suspeitos ou confirmados de infecção pelo SARS-CoV-2 devem estar adequadamente paramentados.

A transição do cuidado deve ser realizada pelo enfermeiro por meio de comunicação prévia com a unidade de destino, priorizando a segurança do paciente e dos profissionais envolvidos.

A presença de acompanhante deve ser permitida apenas em casos estritamente necessários, os quais devem ser analisados pela equipe assistencial.

O transporte intra-hospitalar deve seguir as orientações da rotina institucional, baseadas nas melhores práticas, assegurando fluxo específico para pacientes com suspeita ou diagnóstico de infecção pelo SARS-CoV-2.

Na chegada ao destino, adaptar o paciente ao ventilador da unidade, sendo necessários "clampeamento" do tubo orotraqueal e pausa ventilatória para troca dos circuitos para a VMI da unidade receptora.

Manter o ventilador em modo de espera para troca dos circuitos da VMI.

8 GERENCIAMENTO DO ESTRESSE DAS EQUIPES ASSISTENCIAIS

O gerenciamento do estresse nessas situações é fundamental para prevenção ou identificação precoce de sinais e sintomas de *burnout*, corrigindo algumas situações e melhorando o desempenho da equipe de assistência ao paciente.[15-18]

Os profissionais que atuam na linha de frente podem desenvolver a síndrome de esgotamento, ou *burnout*, visto que precisam tomar decisões complexas com tempo e recursos limitados, podendo ocorrer dilemas morais; há também sobrecarga de trabalho em decorrência de colegas afastados pela doença, risco de infecção, além de todo um contexto de alteração de suas rotinas de vida. A fim de garantir o encaminhamento adequado das situações de *burnout*, gestores e trabalhadores devem estar atentos a si mesmos e a seus pares quanto ao aparecimento dos seguintes sinais e sintomas: cansaço excessivo, físico e mental; cefaleia frequente; alteração no apetite; insônia; dificuldade de concentração; sentimentos de fracasso e insegurança; negatividade constante; sentimentos de derrota e desesperança; sentimentos de incompetência; alterações repentinas de humor; isolamento; fadiga; hipertensão arterial; dores musculares; alterações gastrintestinais; alterações da frequência cardíaca.

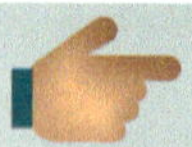

Recomenda-se a adoção das seguintes estratégias em relação ao gerenciamento do estresse das equipes assistenciais:

- Comunicação contínua e presença de uma liderança ativa e atenta são fundamentais para o gerenciamento do estresse nessas situações.
- A percepção da comunicação não verbal pode indicar o nível de ansiedade, angústia e medo. Uma escuta ativa por parte do líder ou do coordenador de equipe também é necessária, construindo e/ou fortalecendo vínculos e tornando a equipe mais coesa.
- O profissional de saúde deve acionar seu gestor caso identifique situação que possa gerar estresse indevido ou desafios à saúde mental.
- O gestor, ao identificar sinais de **burnout**, deve encaminhar o profissional para assistência psicológica/emocional/espiritual, conforme fluxos de cada instituição.
- É importante que os profissionais estabeleçam uma rotina de autocuidado, mantendo uma alimentação saudável, equilibrando o dia a dia com atividades que tragam prazer, satisfação e conexão social, dentro das possibilidades. Cuidar da saúde dos outros também é cuidar da própria saúde.

REFERÊNCIAS

1. Hospital Nossa Senhora da Conceição. Programa de controle de infecção hospitalar: normas e rotinas técnico-operacionais. CIH, HNSC, GHC; jan 2020.
2. World Health Organization. Novel coronavirus (COVID-19) technical guidance [Internet]. WHO; 2020. [acesso em 23 maio 2020]. Disponível em: https://www.who.int/emergencies/diseases/novel-coronavirus-2019.

3. Associação Brasileira de Enfermeiros de Centro Cirúrgico, Recuperação Anestésica e Centro de Material e Esterilização. Diretrizes de práticas em enfermagem cirúrgica e processamento de produtos para a saúde. 7. ed. SOBECC; 2017.
4. Associação Brasileira de Enfermeiros de Centro Cirúrgico, Recuperação Anestésica e Centro de Material e Esterilização. Recomendações relacionadas ao fluxo de atendimento para pacientes com suspeita ou infecção confirmada pelo COVID-19 em procedimentos cirúrgicos ou endoscópicos [Internet]. SOBECC Nacional; 2020. [acesso em 23 maio 2020]. Disponível em: http://sobecc.org.br/arquivos/RECOMENDACOES_COVID_-19_SOBECC_MARCO_20201.pdf.
5. Ti LK, Ang LS, Foong TW, Ng BSW. What we do when a COVID-19 patient needs an operation: operating room preparation and guidance. Can J Anaesth. 2020;67(6):756-8.
6. Centers for Disease Control and Prevention. Using personal protective equipment (PPE) [Internet]. [última revisão em 3 abr 2020]. [acesso em 23 maio 2020]. Disponível em: https://www.cdc.gov/coronavirus/2019-ncov/hcp/using-ppe.html.
7. de Moraes Bruna CQ, de Souza RQ, dos Santos Almeida AGC, Suzuki K, Turrini RNT, Graziano KU. Processamento de cabos de laringoscópio: revisão integrativa. Rev SOBECC. 2016;21(1):37-45.
8. Lasaponari E, Aguiar Júnior W, Bruna C, Graziano K. Implantação de um protocolo para limpeza, desinfecção e esterilização de laringoscópios [Internet]. Anais do 11º Simpósio Internacional de Esterilização e Controle de Infecção Hospitalar Relacionado à Assistência à Saúde. SOBECC Nacional; 2018. [acesso em 23 maio 2020]. Disponível em: https://proceedings.science/sobecc-2018/papers/implantacao-de-um-protocolo-para-limpeza%2C-desinfeccao-e-esterilizacao-de-laringoscopios..
9. Liang T, editor. Handbook of COVID-19 prevention and treatment [Internet]. [acesso em 23 maio 2020]. Disponível em: https://gmcc.alibabadoctor.com/prevention-manual/reader?pdf=Handbook%20of%20COVID-19%20Prevention%20and%20Treatment%20(Compressed).pdf&opt=read&version=compressed&language=en&content_id=0.
10. Barbas C, Isola A, Farias A, Cavalcanti A, Gama A. Diretrizes brasileiras de ventilação mecânica. Associação de Medicina Intensiva Brasileira, Sociedade Brasileira de Pneumologia e Tisiologia; 2013. 140 p.
11. Morakami FK, Andrade FMD, Karsten M. Comunicação oficial ASSOBRAFIR COVID-19 de reanimação cardiopulmonar: recomendações para a atuação dos fisioterapeutas na reanimação cardiopulmonar. ASSOBRAFIR; 2020. 3 p.
12. Borges DL, Rapello GVG, Andrade FMD. Comunicação oficial ASSOBRAFIR: posição prona no tratamento da insuficiência respiratória aguda na COVID-19. ASSOBRAFIR; 2020. 7 p.
13. Oliveira VM, Piekala DM, Deponti GN, Batista DCR, Minossi SD, Chisté M et al. Checklist da prona segura: construção e implementação de uma ferramenta para realização da manobra de prona. Rev Bras Ter Intensiva. 2017;29(2):131-41.
14. Nanjangud P, Nileshwar A. Cardiopulmonary resuscitation in adult patients in prone position. Indian J Respir Care. 2017;6(2):791-2.
15. World Health Organization. Integrating palliative care and symptom relief into responses to humanitarian emergencies and crises: a WHO guide. WHO; 2018.
16. World Health Organization. Coronavirus disease (COVID-19) outbreak: rights, roles

and responsibilities of health workers, including key considerations for occupational safety and health. WHO; 2020 Mar 18.
17. Crispim D, da Silva MJP, Cedotti W, Câmara M. Comunicação difícil e COVID-19: recomendações práticas para comunicação e acolhimento em diferentes cenários da pandemia. AMMG; 2020.
18. Fundação Oswaldo Cruz. Saúde mental e atenção psicossocial na pandemia COVID-19: recomendações aos psicólogos para atendimento on-line. Fiocruz; 2020.
19. World Health Organization. WHO definition of palliative care [Internet]. WHO; 2002 [acesso em 23 maio 2020]. Disponível em: http://wwwwhoint/cancer/palliative/definition/en/index.
20. Brasil. Ministério da Saúde. Fundação Oswaldo Cruz. Saúde mental e atenção psicossocial na pandemia COVID-19. Cuidados paliativos: orientações aos profissionais de saúde [Internet]. Fiocruz; 2020. [acesso em 23 maio 2020]. Disponível em: https://www.fiocruzbrasilia.fiocruz.br/wp-content/uploads/2020/04/Sa%c3%bade-e-Mental-e-Aten%c3%a7%c3%a3o-Psicossocial-na-Pandemia-Covid-19-cuidados-paliativos-orienta%c3%a7%c3%b5es-aos-profissionais-de-sa%c3%bade.pdf.
21. Carvalho RT, Souza MRB, Franck EM, Polastrini RTV, Crispim D, Jales SM et al. Manual da residência de cuidados paliativos. São Paulo: Manole; 2018.
22. Pessini L, Bertachini L, Barchifontaine C, organizadores. Bioética, cuidado e humanização: das origens à contemporaneidade. São Paulo: Centro Universitário São Camilo; 2014.

Anexo 1

Fluxo de Atendimento de Suporte Respiratório pelos Serviços de Emergência Intra-Hospitalares para Pacientes com Suspeita ou Confirmação de Sars-CoV-2

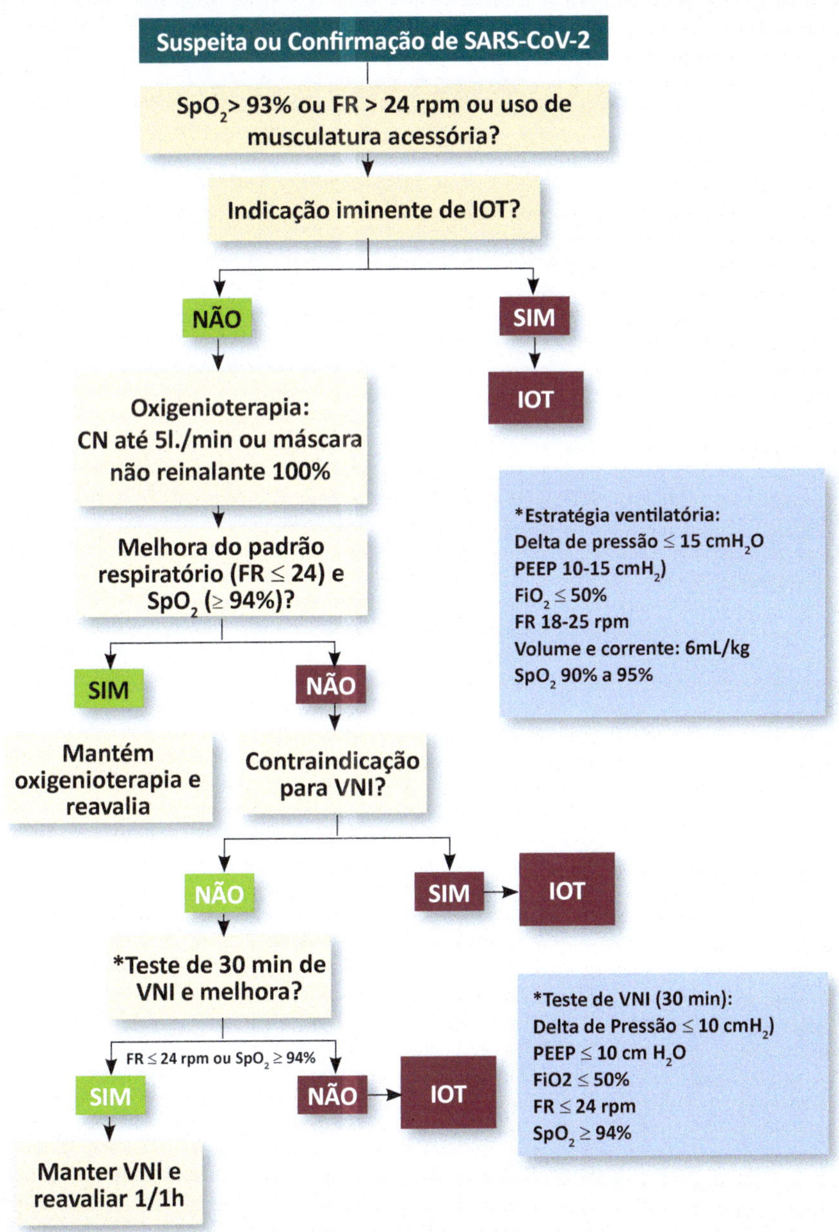

IOT = intubação orotraqueal; VNI = ventilação não invasiva.

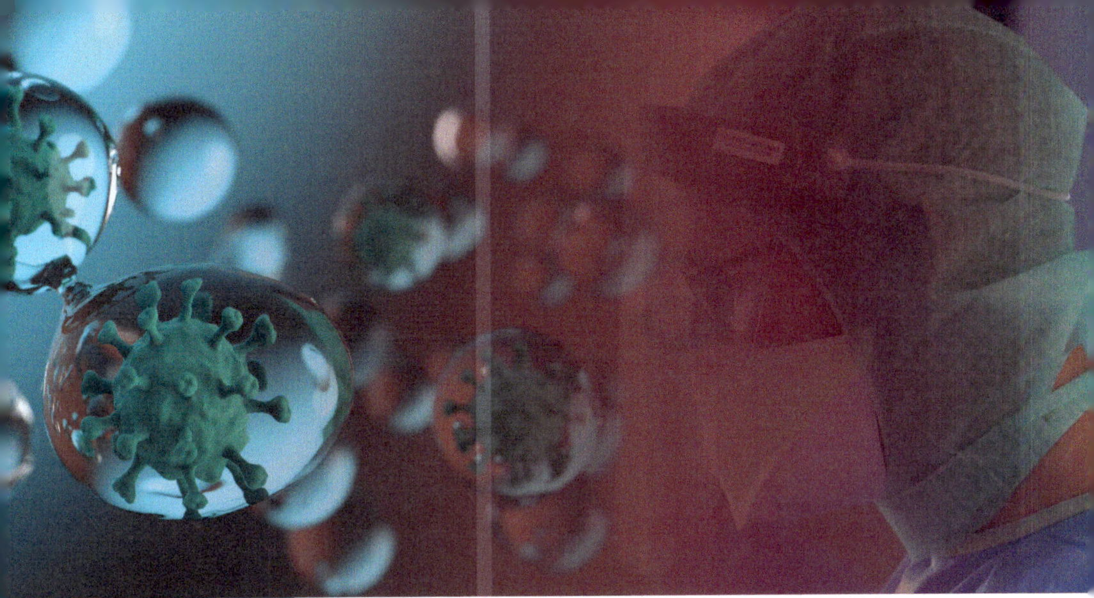

Capítulo

14 Recomendações para Atenção Psicológica aos Pacientes Suspeitos ou Portadores da COVID-19 – Familiares e Equipe de Assistência

Autores

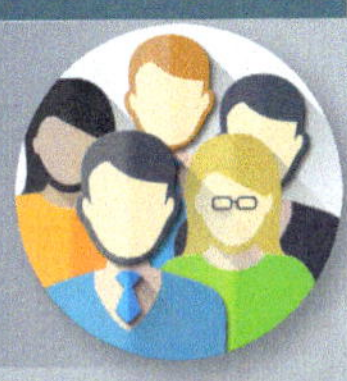

- **Glauce Cerqueira Corrêa da Silva**

  Coordenadora do Departamento de Psicologia da Associação Brasileira de Medicina de Emergência (ABRAMEDE). Mestre e Doutora pela Universidade Federal do Rio de Janeiro (UFRJ). Coordenadora do Instituto SemNó de Psicologia. Coordenadora do Serviço de Psicologia do Hospital Quinta D'Or. Chefe do Núcleo Integrado de Psicologia Clínica e Hospitalar da Santa Casa de Misericórdia do Rio de Janeiro (NIPCH-SCMRJ).

- **Bruna Dal Fiume Armelin**

  Psicóloga, Especialista em Psicologia Hospitalar pelo Conselho Federal de Psicologia (CFP). Mestrado Profissional em Counseling en Intervención en Urgencias, Emergencias y Catástrofes (UMA). Residente Multiprofissional em Urgência pela Pontifícia Universidade Católica do Rio Grande do Sul (PUC-RS). Mestre em Saúde da Criança.

- **Iratan Bezerra de Sabóia**

  Doutor em Psicologia pela Universidade Federal do Ceará (UFC). Professor do Curso de Psicologia da Universidade Federal do Ceará, *campus* Sobral. Coordenador do Laboratório de Estudos do Trabalho ERGA.

- **Sâmia Karine Moraes Ribeiro**

  Mestre em Saúde Pública pela Universidade Federal do Ceará (UFC). Cursando Especialização em Psicoterapia Psicanalítica pela UniFB. Psicóloga Hospitalar do Instituto Dr. José Frota (IJF). Coordenadora do Núcleo de Psicologia do IJF. Psicóloga Assistente da Residência em Medicina de Emergência da Associação Brasileira de Medicina de Emergência (ABRAMEDE), Regional Ceará.

- **Tárcia Regina Coura Dutra**

  Psicóloga Clínica na Fundação Hospitalar do Estado de Minas Gerais (FHMG), pelo Hospital João XXIII, Núcleo de Ensino e Pesquisa (FHEMIG-HJXXIII-NEP). Coordenadora da Disciplina Ética e Bioética na Residência Multiprofissional em Saúde, eixo Emergência e Urgência. Especialista em Psicologia Hospitalar e em Gestão Pública. Membro da Associação Brasileira de Medicina de Emergência (ABRAMEDE) Nacional e da ABRAMEDE, Regional Minas Gerais.

Colaboradores

- **Carlos Alexandre Belchor Vieira**

  Membro da Associação Brasileira de Medicina de Emergência (ABRAMEDE). Mestrando em Psicanálise e Políticas Públicas pela Universidade do Estado do Rio de Janeiro (UERJ). Psicólogo Hospitalar. Psicólogo Voluntário no NIPCH-SCMRJ. Especialista em Terapia de Família pela Universidade Cândido Mendes (UCAM). Psicólogo do Hospital Quinta D'Or.

- **Jéssica Couto da Silva Monteiro**

  Membro da Associação Brasileira de Medicina de Emergência (ABRAMEDE). Psicóloga Voluntária no NIPCH-SCMRJ. Psicóloga do Hospital Quinta D'Or. Pós-graduanda em Psicologia em Oncologia no Instituto de Pós-graduação Médica Carlos Chagas/RJ (IPGMCC).

- **Mallu Cerqueira Corrêa da Silva**

  Membro da Associação Brasileira de Medicina de Emergência (ABRAMEDE). Psicóloga Voluntária no NIPCH-SCMRJ. Psicóloga do Hospital Quinta D'Or. Pós-graduanda em Psicologia em Oncologia no Instituto de Pós-Graduação Médica Carlos Chagas/RJ (IPGMCC).

- **Marilia Vichnevetsky Aspis**

  Membro da Associação Brasileira de Medicina de Emergência (ABRAMEDE). Psicóloga Voluntária no NIPCH-SCMRJ. Psicóloga do Hospital Quinta D'Or. Pós-graduanda em Psicologia em Oncologia no Instituto de Pós-Graduação Médica Carlos Chagas/RJ (IPGMCC).

- **Monica Tavares Gomes**

  Membro da Associação Brasileira de Medicina de Emergência (ABRAMEDE). Psicóloga Voluntária no NIPCH-SCMRJ. Psicóloga do Hospital Quinta D'Or. Pós-graduanda em Psicologia em Oncologia. Pós-graduada em Gestão de Projetos no Instituto A Vez do Mestre, Cândido Mendes/RJ (IPGMCC).

ASSUNTOS ABORDADOS

1. Objetivo
2. Operacionalização
3. Coleta de dados
4. Sigilo e confidencialidade
5. Atendimento
6. O cuidado para com os profissionais de saúde

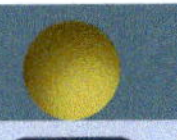

NOTAS DOS AUTORES

No dia 11 de março de 2020, a Organização Mundial da Saúde (OMS) reconheceu o surto de SARS-CoV-2, denominado COVID-19, como uma pandemia. Esse reconhecimento criou um alerta mundial para o rápido e generalizado alastramento da doença pela Ásia e pela Europa. Sabe-se que esse vírus possui algumas características que o tornam verdadeiramente perigoso: é de fácil propagação (contágio); mantém-se ativo por muitos dias fora do corpo humano; seu ciclo só apresenta sintomas alguns dias depois do contágio, mas, dentro desse período de incubação, o infectado é vetor de transmissão da doença.

Considerando as rápidas formas de deslocamento que existem pelo mundo, o vírus encontrou um contexto ideal para seu alastramento, associado ao fato de não haver um tratamento eficiente, por ser um vírus novo, tampouco uma vacina que imunize a população. Desse modo, o distanciamento e o isolamento social foram rapidamente identificados como as principais alternativas para a contenção da pandemia ou, ao menos, para a diminuição de seus efeitos devastadores sobre os sistemas de saúde. Esses efeitos nos sistemas de saúde estão relacionados com a velocidade de contágio, e, por se tratar de uma síndrome respiratória aguda, uma vez que o número de pacientes necessitando de cuidados médicos pode ultrapassar a capacidade de atendimento dos sistemas, isso pode significar o seu colapso, com um número elevado de mortes por incapacidade de atendimento.

Nesse contexto, a vida mudou em todo o mundo. As relações sociais, que nos definem como espécie, foram cerceadas, e, com elas, todos os protocolos de convívio pessoal e profissional foram alterados. Nos hospitais, o cenário não foi diferente. Novas formas de organização das equipes e novos protocolos de atendimento estão sendo adotados, visando à contenção da pandemia dentro do atendimento aos pacientes com e sem COVID-19. Novas alas para internações de pacientes com a doença foram implantadas. Fluxos para evitar o cruzamento de pacientes com COVID-19/equipes que cuidam desses doentes e aqueles que não tiveram contato com eles foram implantados. Acompanhamentos e visitas aos pacientes nos hospitais foram remodelados. Em suma, o cotidiano dos profissionais da saúde foi remontado, e isso mudou de forma drástica em muito pouco tempo.

Em todo esse cenário, três grupos distintos necessitam de atenção psicológica imediata: os profissionais de saúde, os pacientes e os familiares. E este protocolo de atenção psicológica concentra-se justamente na atuação envolvendo esses três grupos.

1 OBJETIVO

O objetivo deste trabalho é prestar acolhimento e suporte emocional aos pacientes e seus familiares da zona de isolamento, bem como à equipe de assistência, oferecendo medidas protetivas essenciais, de prevenção primária e secundária, como identificação precoce, minimização do sofrimento agudo, prevenção de lutos complicados ou possíveis transtornos mentais em decorrência do momento de crise vivenciado.

2 OPERACIONALIZAÇÃO

Os profissionais utilizarão, inicialmente, a plataforma de teleatendimento, disponibilizada pela unidade de saúde na qual trabalham, como meio de contato com os colaboradores.

De acordo com a demanda, podem-se realizar "rodas de conversa" (em horários a combinar, em ambiente aberto do hospital), seguindo as distâncias recomendadas, com toda a equipe do setor, dando a todos a oportunidade de falar sobre suas angústias com a chegada dos pacientes e a convivência com eles, em encontros (de grupos) presenciais, e onde buscam amparo. Estimular o estabelecimento de novas rotas neurais e linhas de pensamento positivo levando em conta o propósito de terem escolhido trabalhar no contexto da saúde.

Serão elaborados materiais e dinâmicas, buscando-se atentar para a humanização da equipe de saúde que atua na zona de isolamento, o que se reverbera aos pacientes e familiares.

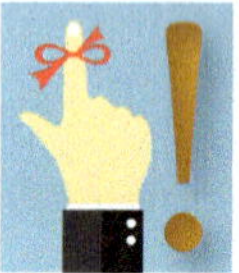

LEMBRE-SE!

A comunicação clara, objetiva, direta, e em circuito fechado, é um fator que gera segurança na atenção prestada pelos profissionais e nos receptores do cuidado. Ressalte-se que **segurança** é o objetivo de todos.

2.1 AÇÕES POSSÍVEIS

Os profissionais do setor de psicologia podem realizar as seguintes ações	
	▪ Fazer triagem de demanda de acompanhamento psicológico da equipe de saúde, preferencialmente por teleatendimento.
	▪ Prestar esclarecimentos aos pacientes.

	▪ Prestar esclarecimentos aos familiares: ▪ Situação clínica do paciente; ▪ Cuidados prestados aos membros da família. ▪ Monitoramento dos membros da família.
	▪ Formar grupos para atendimento, segundo a demanda da equipe de saúde.
	▪ Prestar atendimento individual ou em grupo à equipe de saúde, de acordo com a demanda.
	▪ Prestar atendimento aos pacientes internados.
	▪ Acompanhar o médico na notificação de óbito do paciente aos familiares.

3 COLETA DE DADOS

Os dados pessoais serão coletados no prontuário e durante o atendimento. Serão registrados na plataforma de pesquisa para uso posterior, mantendo-se o sigilo das informações.

Durante o atendimento, serão coletados os seguintes dados: nome, idade, telefone, sexo, estado, cidade e bairro de residência, setor de atuação, escolaridade e profissão.

4 SIGILO E CONFIDENCIALIDADE

Atendimentos *on-line* serão realizados em conformidade com a Resolução 11/2018 do Conselho Federal de Psicologia, que regulamenta a prestação de serviços psicológicos por meio de tecnologias da informação e da comunicação, com garantias essenciais e manutenção do sigilo e da confidencialidade.

5 ATENDIMENTO

Os atendimentos serão prestados a todos os pacientes internados nas unidades COVID e que estejam em condições de interação com a equipe. Serão realizados também atendimentos psicológicos aos seus familiares mediante ligações de vídeo, agendados previamente pela equipe de psicologia.

As demandas serão levantadas por meio da listagem diária das unidades COVID das diferentes instituições de saúde.

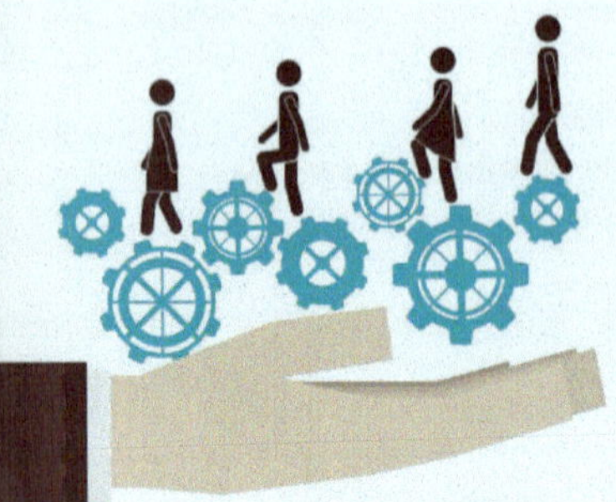

ESFORÇOS CONJUNTOS

PARA A EQUIPE DE PSICOLOGIA

É no isolamento que precisamos estar mais atentos a todos os sintomas emocionais, físicos e cognitivos e às nossas relações interpessoais, pois eles exacerbam. Trata-se de dúvidas, medos, sintomas depressivos ou ansiosos, distorções cognitivas, bem como o luto resultante da perda da liberdade

Sabemos que tédio, solidão, raiva e ansiedade já são esperados. Podem causar falta de ar, dor no corpo, fadiga, dor de cabeça, mas não significa que seja COVID-19. Portanto, é preciso prestar atenção; podem ser sintomas do excesso de coisas a fazer, de má postura etc.

Ansiedade e pânico nascem do medo. Então, deve-se saber identificar. Alguns exemplos a seguir:

Emocionais	Estado de choque, medo, tristeza, ressentimento, culpa, desesperança, irritabilidade, alta reatividade, aumento da labilidade emocional, dificuldade em expressar sentimentos, bloqueio emocional.
Físicos	Tensão, fadiga, problemas de sono, alteração de apetite, náuseas, taquicardia, dores de cabeça tensionais, desconforto musculoesquelético.
Cognitivos	Confusão, dificuldade de concentração e de atenção, lembranças e pensamentos intrusos, embotamento, dificuldade de conexão, ruminação.
Relações interpessoais	Busca do isolamento, interações evitadas, sentimento de rejeição ou abandono, atitude de frieza ou distanciamento dos outros ou, ao contrário, atitudes de superproteção e controle.

6 O CUIDADO PARA COM OS PROFISSIONAIS DE SAÚDE

Os profissionais da assistência fazem parte de um grupo especialmente vulnerável. Eles estão expostos a muitas situações de estresse.

O medo de se infectar, de levar o vírus a familiares e amigos, o estresse, a culpa por ter de conciliar o trabalho e as necessidades da família, a insegurança, a sobrecarga, a pressão, a exaustão física, o sentimento de impotência, a angústia, os dilemas éticos, o não saber lidar com o temperamento de algum doente, a confusão mental — tudo isso faz parte desse processo de estigmatização e discriminação social. Os profissionais precisam saber lidar com isso para não entrar em *burnout*, colapso emocional ou fadiga por compaixão.

É necessário ter em mente foco, direção, estratégia, conduta, psicoeducação e flexibilidade, de modo a transmitir segurança, pois é uma função estabilizadora do estado emocional.

AÇÕES IMPORTANTES

Espera-se de todos os profissionais de assistência: empatia, respeito, que tenham informações qualificadas e que sejam comunicativos. Para isso, o autocuidado é fundamental, a fim de que possam contribuir para reduzir a ansiedade e a sobrecarga mental, bem como promover descompressão, alívio e bem-estar.

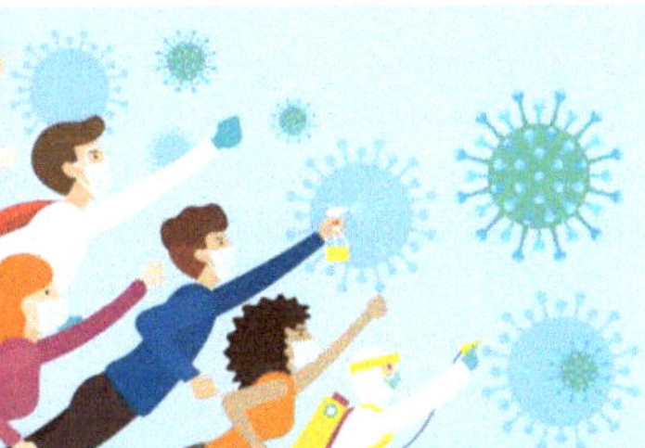

RECOMENDAÇÕES DE AUTOCUIDADO

- Ter o cuidado de não transferir o estresse do trabalho para o consumo de álcool e drogas.
- Compartilhar experiências para ajudar no fortalecimento pessoal.
- Compartilhar sentimentos, angústias e apreensões com colegas de trabalho que vivem a mesma situação.
- Conectar-se aos familiares que estão em isolamento, para que se sinta acolhido e possa também acolher.

- Estar atento a sintomas como irritabilidade, hipervigilância, imagens e pensamentos intrusivos, insônia ou tristeza significativa e prolongada. Se necessário, pedir a ajuda de um profissional especializado.
- Reconhecer que sua contribuição é inestimável e que você está fazendo a diferença na vida de muitas pessoas, oferecendo seu cuidado técnico com humanidade.
- Reconhecer a própria capacidade de realizar o trabalho, mesmo que esteja sentindo toda a pressão e o estresse ao redor.
- Gerenciar a saúde integral: física, psicológica, social e espiritual.
- Fazer pequenas pausas .
- Não se sentir culpado por dedicar tempo para si mesmo. Descansar, alimentar-se bem, hidratar-se, fazer exercícios físicos e atividades prazerosas (como ouvir música, tomar um banho relaxante, meditar etc.), bem como manter contato com o mundo (mesmo que virtualmente).
- Lembrar-se sempre de que as emoções são trazidas pelos pensamentos. Então, que os profissionais nunca se esqueçam da importância do seu trabalho e de como estão fazendo a diferença nas vidas que chegam até eles.

REFERÊNCIAS

1. Ordem dos Psicólogos. Direção-Geral da Saúde. COVID-19: autocuidado e bem-estar dos profissionais de saúde durante a pandemia. DGS; 2020.
2. Crispim D, Silva MJP, Cedotti W, Câmara M, Gomes SA. Visitas virtuais durante a pandemia do COVID-19. 2020.
3. Crispim D, Silva MJP, Cedotti W, Câmara M, Gomes SA. Comunicação difícil no contexto da COVID-19. 2020.
4. Academia Nacional de Cuidados Paliativos. Comitê de Psicologia. Lidando com os impactos psicológicos frente à pandemia do coronavírus COVID-19. ANCP; 2020.
5. Administración de Seguridad y Salud Ocupacional. Guía sobre la preparación de los lugares de trabajo para el virus COVID-19. OSHA; 2020.

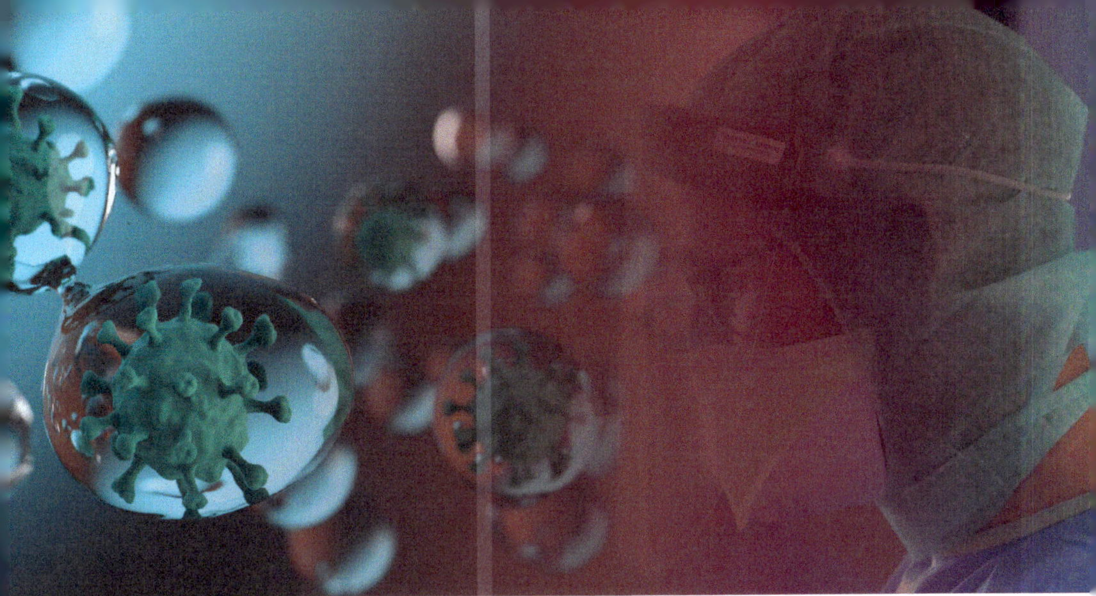

Capítulo

15

Diretrizes da Associação Médica Brasileira: COVID-19

Autores

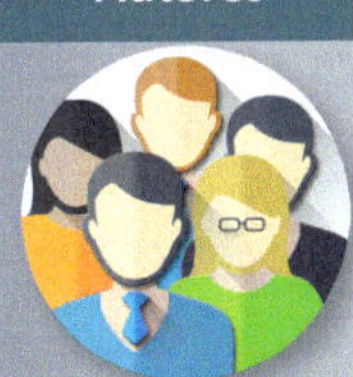

- **Lincoln Lopes Ferreira**

  Presidente da Associação Médica Brasileira (AMB).

- **Diogo Leite Sampaio**

  Vice-Presidente da Associação Médica Brasileira (AMB).

- **Antonio Carlos Palandri Chagas**

  Diretor-Científico da Associação Médica Brasileira (AMB).

- **Wanderley Marques Bernardo**

  Coordenador do Projeto Diretrizes da Associação Médica Brasileira (AMB).

- **Hélio Penna Guimarães**

  Emergencista e Intensivista. Presidente da Associação Brasileira de Medicina de Emergência (ABRAMEDE). Médico do Departamento de Pacientes Graves do Hospital Israelita Albert Einstein (HIAE). Coordenador Médico do Instituto de Ensino do Hospital do Coração (HCor). Professor Afiliado da Escola Paulista de Medicina da Universidade Federal de São Paulo (EPM-UNIFESP).

- **Ludhmila Abrahão Hajjar**

  Diretora-Extraordinária de Ciência, Tecnologia e Inovação da Sociedade Brasileira de Cardiologia (SBC).

- **Suzana Margareth Ajeje Lobo**

  Presidente da Associação de Medicina Intensiva Brasileira (AMIB), biênio, 2020-2021. Titulada em Medicina Intensiva pela AMIB. Chefe do Centro Terapia Intensiva do Hospital de Base São José do Rio Preto (HBSJRP). Professora Livre-docente da Faculdade de Medicina de São José do Rio Preto (FMRP).

- **Carmita Helena Najjar Abdo**

  Professora-Associada do Departamento de Psiquiatria da Faculdade de Medicina da Universidade de São Paulo (FMUSP). Primeira-secretária da Associação Médica Brasileira (AMB).

Agradecimentos pelo auxílio na busca e na seleção da evidência, na redação do *draft* e nos cálculos de índices de isolamento e colapso.

- Luca Bernardo
- Filipe Bernardo
- Fernanda Bley

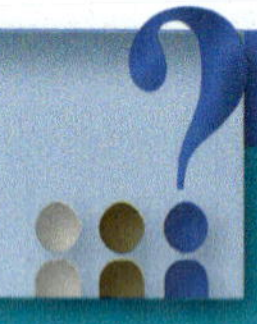

ASSUNTOS ABORDADOS

1. Diagnóstico precoce e casuística de COVID-19
2. Equipamentos de proteção individual
3. Tratamento com cloroquina ou hidroxicloroquina e azitromicina
4. Política de saúde estrutura
5. Política de saúde isolamento
6. Cálculos: isolamento populacional e colapso do sistema
7. Recomendações

A Associação Médica Brasileira (AMB) é composta por diversas Sociedades de Especialidade, interage com o sistema de saúde, seja ele público ou privado, seja ele municipal, estadual ou federal, e participa ativamente da comunidade científica internacional por meio da Associação Médica Mundial e de tantas outras instituições de saúde envolvidas em educação, assistência ou pesquisa.

Essas características conferem à AMB (diretoria executiva, diretoria científica e departamentos) um conhecimento único e atualizado, uma visão ampla e real de como os fatos são, e não de como nós somos, o que, associado à sua disposição em contribuir com o sistema de saúde nacional, permite ao seu corpo técnico gerar recomendações autônomas, isentas, transparentes e baseadas em evidência científica, principalmente e inclusive em situações emergenciais, conflituosas e graves, como é o caso da pandemia de COVID-19.

Pensando nessas recomendações do ponto de vista prático, no auxílio à tomada de decisão pelo sistema de saúde brasileiro, elas foram divididas em quatro eixos principais:

- Reconhecimento de onde estão os casos (diagnóstico precoce e prevalência de pacientes com COVID-19);
- Isolamento dirigido hospitalar ou domiciliar (diagnosticados precocemente) e social (para evitar propagação por meio dos casos não diagnosticados);

- Proteção dos profissionais de saúde (proteger a saúde dos profissionais, manter a força de trabalho e evitar a disseminação pelos profissionais);
- Desenvolvimento de estrutura assistencial capaz de cuidar de maneira apropriada dos casos mais graves que requeiram internação, sobretudo em Unidades de Terapia Intensiva (UTIs).

A evidência utilizada para sustentar as recomendações está baseada nos erros e acertos da comunidade internacional na condução dos casos de COVID-19, observadas suas consequências no controle da propagação epidemiológica, na redução da mortalidade e no enfrentamento do curso da doença até o ano de 2021.

Os sete elementos propositivos nesta avaliação serão dispostos na sequência a seguir, lembrando sempre que poderão sofrer alterações e incorporações à medida que a evidência disponível e a casuística nacional exigirem, pois se modificam de modo dinâmico diariamente:

- Reconhecimento de onde estão os casos (diagnóstico precoce e prevalência de pacientes com COVID-19);
- Proteção dos profissionais de saúde (proteger a saúde dos profissionais, manter a força de trabalho e evitar a disseminação pelos profissionais);
- Tratamento com cloroquina ou hidroxicloroquina e azitromicina;
- Desenvolvimento de estrutura assistencial capaz de cuidar de maneira apropriada dos casos mais graves que requeiram internação, sobretudo em UTIs;
- Isolamento dirigido hospitalar ou domiciliar (diagnosticados precocemente) e social (para evitar propagação por meio dos casos não diagnosticados);
- Cálculos de isolamento populacional e colapso do sistema;
- Recomendações.

1 DIAGNÓSTICO PRECOCE E CASUÍSTICA DE COVID-19

A base do diagnóstico para novos vírus é o teste da reação em cadeia da polimerase-transcriptase reversa (RT-PCR), usado para identificar material genético em muitas amostras clínicas. A agência Centers for Disease Control and Prevention (CDC) enviou rapidamente o teste para os laboratórios estaduais e locais de saúde pública, dada a necessidade urgente de se apoiar a vigilância em saúde pública, identificando novos casos em todo o país. O teste da CDC diferiu, em alguns aspectos, de um teste desenvolvido ao mesmo tempo pelo Instituto Robert Koch, na Alemanha, e adotado pela Organização Mundial da Saúde

(OMS). Assim que os *kits* de teste chegaram, no entanto, muitos laboratórios estaduais nos Estados Unidos encontraram dificuldades para verificar os resultados; alguns dos resultados esperados voltaram como inconclusivos ou inválidos devido à falha do controle negativo.[1]

A situação atual exemplifica o desafio de como utilizar melhor os testes durante surtos de novos patógenos. Os critérios de teste inicial eram muito estreitos para monitorar e controlar a propagação da doença, mas a mudança repentina para uma abordagem de teste muito mais ampla, mesmo que a capacidade permaneça limitada, pode ser uma sobrecorreção. Em 4 de março de 2020, a CDC descontinuou as orientações específicas e recomendou que "[os] clínicos usem seu julgamento para determinar se um paciente tem sinais e sintomas compatíveis com a COVID-19 e se o paciente deve ser testado", recomendando que "as decisões sobre as quais os pacientes recebem testes devem basear-se na epidemiologia local da COVID-19, bem como no curso clínico da doença". As altas prioridades para o teste incluem pacientes com doença respiratória grave e inexplicável e, também, contatos de casos conhecidos. Em março de 2020, vários pacientes com sintomas leves e inespecíficos de COVID-19 pediram exames nos consultórios clínicos e nas mídias sociais. Existe o risco de que testes e buscas generalizadas sobrecarregem os serviços médicos necessários para pacientes com sintomas mais graves. Além disso, uma vez em sala de espera para o teste, um paciente com doença leve ou inexistente pode realmente ser exposto ao coronavírus de pacientes infectados.[1]

Testes rápidos de antígeno forneceriam como vantagens, em teoria, rapidez nos resultados e detecção de baixo custo de HCoVs, mas provavelmente sofreriam de baixa sensibilidade. Os anticorpos IgM e IgG são detectados cinco dias após o início dos sintomas em pacientes infectados por coronavírus 2 da síndrome respiratória aguda grave (SARS-CoV-2). Os métodos moleculares, por meio das abordagens de sequenciamento profundo de amplificação aleatória, desempenharam um papel crítico na identificação de SARS-CoV-2. O Ministério da Saúde do Brasil iniciou o recebimento de 5 milhões de testes sorológicos rápidos a serem distribuídos nos estados, porém com indicação de realização baseada em protocolos; por exemplo, para profissionais de saúde que tiveram sintomas nos últimos cinco a sete dias.

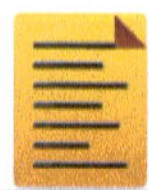

NOTA

A agência CDC dos Estados Unidos desenvolveu um Painel de Diagnóstico RT-PCR para detecção universal de betacoronavírus tipo SARS e detecção específica de SARS-CoV-2. Também o algoritmo Charité (Berlim, Alemanha) começou com dois ensaios de RT-PCR que detectam os genes E e RdRp do subgênero *Sarbecovirus*.[2]

O desempenho do ensaio foi avaliado para amostras de saliva. O RNA transcrito *in vitro* (RNA IVT) do gene E do SARS-CoV-2 e o RNA purificado do SARS-CoV (cepa Frankfurt-1) foram usados como controles positivos (obtidos por meio do arquivo europeu global de vírus).[3,4]

A detecção oportuna de novos casos de infecção por coronavírus (2019-nCoV) é crucial para interromper a sua propagação. A experiência e capacidade necessárias para a detecção molecular do 2019-nCoV foram avaliadas em laboratórios especializados em 30 países da União Europeia/Espaço Econômico Europeu (UE/EEE). Trinta e oito laboratórios em 24 países da UE/EEE tinham testes de diagnóstico disponíveis até 29 de janeiro de 2020. Esperava-se uma cobertura de todos os países da UE/EEE em meados de fevereiro. A disponibilidade de *primers*/sondas, controles positivos e pessoal foi a principal barreira de implementação.[5]

Há poucas dúvidas de que o distanciamento social — impedindo as pessoas de se aproximarem fisicamente — possa reduzir bastante a transmissão de vírus. Além disso, a chave para o sucesso tem sido um programa de testes grande e bem organizado, combinado com grandes esforços para isolar pessoas infectadas e, também, para rastrear e colocar em quarentena seus contatos. Mas os Estados Unidos, atormentados por um sistema excessivamente burocrático e por problemas com seus *kits* de teste, tiveram um início lento das providências. Em 16 de março de 2020, o país havia realizado apenas 74 testes por milhão de habitantes, em comparação com 5.200 testes por milhão na Coreia do Sul. Somente na semana de 23 de março, os Estados Unidos começaram a realizar testes em larga escala. Na Europa, a Alemanha é pioneira, com mais de 100 mil testes processados por semana. Agora, alguns países, como a Holanda, estão pensando em deixar gradualmente a população aumentar a imunidade, abandonando o bloqueio completo e permitindo que algumas infecções ocorram, de preferência em grupos de baixo risco, como crianças ou adultos jovens.[6]

Vale lembrar sempre e repetidamente que o diagnóstico atual de COVID-19 inclui a detecção de vírus por técnicas genômicas usando-se o método baseado em PCR ou o sequenciamento profundo. No entanto, esses métodos de detecção dependem fortemente da presença do genoma viral em quantidades suficientes no local da coleta de amostras, que pode ser amplificado. Perder a janela de tempo da replicação viral pode fornecer resultados falso-negativos. Da mesma forma, uma coleta incorreta de amostra pode limitar a utilidade do teste baseado em qPCR. Um diagnóstico falso-negativo pode ter sérias consequências, especialmente na atual fase da pandemia, permitindo que os pacientes infectados espalhem a infecção e dificultando os esforços para conter a propagação do vírus.[7]

IMPORTANTE

Detectar a produção de anticorpos, especialmente IgM, que são produzidos rapidamente após a infecção pode ser uma ferramenta combinada com o PCR para melhorar a sensibilidade e a precisão da detecção. A duração média da detecção de anticorpos IgM e IgA é de cinco dias (IQR 3-6), enquanto IgG foram detectados em 14 dias (IQR 10-18) após o início dos sintomas, com uma taxa positiva de 85,4%, 92,7% e 77,9%, respectivamente. Nos casos confirmados e prováveis, as taxas positivas de anticorpos IgM foram de 75,6% e 93,1%, respectivamente. A eficiência de detecção pelo IgM ELISA é maior que a do método qPCR após 5,5 dias do início dos sintomas. A taxa de detecção positiva aumenta significativamente (98,6%) quando do teste combinado IgM ELISA com PCR para cada paciente em comparação com um único teste qPCR (51,9%).[7]

Assim que a OMS publicou os primeiros protocolos para ensaios de RT-PCR em tempo real, a Autoridade de Saúde da Baviera começou a implementá-los. Como apontado anteriormente, de início eles usaram o protocolo baseado no gene E e no gene RdRp, desenvolvido pelo Laboratório Alemão para Coronavírus, no Charité, em Berlim. As amostras que chegaram ao laboratório antes das dez horas foram analisadas no mesmo dia, e os resultados foram relatados seis a sete horas depois às autoridades locais de saúde. A capacidade diária de teste foi de cerca de 80 amostras. Deve-se levar em consideração que é necessário pessoal bem treinado e experiente. Patógenos sazonais, como *influenza* e norovírus, tiveram de ser analisados em paralelo. No geral, eles conseguiram reportar os resultados para 97% das amostras no mesmo dia.[8]

Na Itália, os casos de COVID-19 são identificados pelo teste RT-PCR para SARS-CoV-2. As características demográficas da população italiana diferem das de outros países. Em 2019, aproximadamente 23% da população italiana tinha 65 anos ou mais. As estatísticas de mortalidade de casos na Itália são baseadas na definição de mortes relacionadas com a COVID-19, como aquelas que ocorrem em pacientes com teste positivo para SARS-CoV-2 por meio de RT-PCR, independentemente de doenças preexistentes que possam ter causado a morte. Após uma estratégia inicial e abrangente de testes de contatos sintomáticos e assintomáticos de pacientes infectados em uma fase muito inicial da epidemia, em 25 de fevereiro de 2020, o Ministério da Saúde italiano emitiu políticas de teste mais rigorosas. Essa recomendação priorizou o teste para pacientes com sintomas clínicos mais graves, com suspeita de COVID-19 e necessidade de hospitalização. Para pessoas assintomáticas ou com sintomas leves e moderados, os testes eram limitados. Essa estratégia resultou em uma alta proporção de resultados positivos, ou seja, 19,3% (casos positivos; 21.157 de 109.170 testados em 14 de março de 2020), e um aparente aumento na taxa de mortalidade por pacientes que apresentaram doença clínica menos grave (e, portanto, com menor taxa de letalidade) não foi mais testado (a taxa de letalidade passou de 3,1%, em 24 de fevereiro, para 7,2%, em 17 de março).[9] Portanto, os casos mais comemorativos, com baixa taxa de letalidade, deixaram de ser contados no denominador. A República da Coreia adotou uma estratégia de testar amplamente o SARS-CoV-2. Isso pôde levar à identificação de um grande número de indivíduos com sintomas leves ou moderados, mas com uma taxa muito menor de mortalidade em comparação à da Itália (1,0% *versus* 7,2%), porque muitos pacientes com doença leve que não seriam testados na Itália foram incluídos no denominador na Coreia.[9]

A definição de **caso** da OMS foi adotada para rastreamento: **caso confirmado** é um indivíduo com confirmação laboratorial da infecção por SARS-CoV-2 (a CDC recomendou dois testes separados de SARS-CoV-2, RT-PCR), independentemente de sinais e sintomas clínicos, enquanto **caso provável** é um caso/indivíduo suspeito para quem o teste para SARS-CoV-2 foi inconclusivo ou positivo, usando-se um teste de coronavírus. Todos os casos foram confirmados de acordo com ensaios específicos visando ao menos dois genes separados — gene envelope (E) como teste de triagem e gene da RNA polimerase dependente de RNA (RdRp) ou gene da nucleoproteína (N) para confirmação.[10]

Os resultados exponenciais do ajuste de crescimento e o coeficiente de determinação, R-quadrado, variam de 0,91 a 0,92 para todos os cenários das incidências relatadas, e isso implica que os dados dos surtos iniciais estavam, em grande parte, seguindo o crescimento exponencial. Estima-se que o R0 varie de 2,24 (IC 95%: 1,96 a 2,55) a 5,71 (IC 95%: 4,24 a 7,54), associado a um aumento de 8 a 0 vezes na taxa relatada. Todas as estimativas de R0 são significativamente maiores que 1, o que indica o potencial do nCoV de causar surtos. Podem existir alterações nos relatos, portanto elas devem ser consideradas na estimativa, ou seja, alterações de oito, quatro e duas vezes são mais prováveis do que nenhuma alteração nos relatos. No entanto, com o aumento da taxa de relatos, descobriu-se que o R0 médio provavelmente está entre 2 e 3.[11]

"Você não pode combater um incêndio com os olhos vendados. E não podemos parar com esta pandemia se não soubermos quem está infectado", declarou o Diretor-Geral da OMS, em 16 de março de 2020. Os testes por si só não impedem a disseminação do SARS-CoV-2; eles fazem parte de uma estratégia. A OMS recomenda uma combinação de medidas: diagnóstico rápido e isolamento imediato dos casos, rastreamento rigoroso e autoisolamento preventivo de contatos próximos. Os testes, seguidos por rastreamento de contato e isolamento daqueles com resultados positivos, foram aplicados por todos os países que conseguiram manter o vírus SARS-CoV-2 sob controle. Dados precisos sobre a extensão do SARS-CoV-2 são essenciais para uma estimativa e preparação robustas de recursos hospitalares e requisitos de leitos de UTI. Testes generalizados para SARS-CoV-2 permitirão obter uma imagem clara da situação epidemiológica na área. É extremamente difícil gerenciar uma crise sem conhecer a extensão do problema. Um sistema para teste de anticorpos (sorologia) também precisará ser implementado em larga escala o mais rápido possível. O teste de anticorpos fornece informações adicionais àquelas obtidas pela detecção de infecção ativa por reação em cadeia da polimerase (PCR). O rastreamento de contatos identifica os expostos que precisam de um período de 14 dias de autoisolamento por precaução. Pessoas com resultado positivo no teste para SARS-CoV-2 precisam autoisolar-se imediatamente.[12]

Taiwan tem 23 milhões de cidadãos, dos quais 850 mil residem e 404 mil trabalham na China, e as medidas foram: controle de fronteiras entre ar e mar, identificação de casos (usando novos dados e tecnologia), quarentena de casos suspeitos, busca proativa de casos, alocação de recursos (avaliação e capacidade de gerenciamento), garantia de educação do público ao combater a desinformação, negociação com outros países e regiões, formulação de políticas para escolas e creches e assistência às empresas.[13]

São prioridades para realização de testes na suspeita de COVID- 19:[14]

1ª Prioridade	Garantir excelente opção de atendimento para todos os pacientes hospitalizados, diminuir o risco de infecções associadas à assistência médica e manter a integridade do sistema de saúde: ▪ Pacientes hospitalizados e profissionais da saúde com sintomas.
2ª Prioridade	Garantir que aqueles que apresentam maior risco de complicações decorrentes da infecção sejam rapidamente identificados e adequadamente triados: ▪ pacientes sintomáticos com 65 anos ou mais; ▪ pacientes sintomáticos em instituições de longa permanência; ▪ pacientes sintomáticos com comorbidades; ▪ socorristas com sintomas.
3ª Prioridade	Testar os indivíduos da comunidade ao redor de casos confirmados que aumentam rapidamente, a fim de diminuir a disseminação entre a população e garantir a saúde dos profissionais expostos: ▪ trabalhadores que atuam em locais críticos;

- indivíduos sintomáticos que não atendem a nenhuma das categorias anteriores;
- trabalhadores de instituições de saúde e socorristas;
- indivíduos com sintomas leves em comunidades que sofrem um grande número de hospitalizações por COVID-19;
- sem prioridade: indivíduos sem sintomas.

2 EQUIPAMENTOS DE PROTEÇÃO INDIVIDUAL

No dia 24 de março de 2020, foram obtidos os seguintes dados (infográfico produzido por COVID-19 Task Force of the Department of Infectious Diseases e IT Service Istituto Superiore di Sanità) sobre o coronavírus na Itália: 62.844 casos confirmados de COVID-19, incluindo 5.760 profissionais de saúde e 5.542 mortes associadas.

A Comissão Nacional de Saúde da China mostra que mais de 3.300 profissionais de saúde foram infectados no início de março, e, segundo a mídia local, até o final de fevereiro, pelo menos 22 haviam morrido. Na Itália, 20% dos profissionais de saúde que estavam em atuação foram infectados, e alguns morreram .[15]

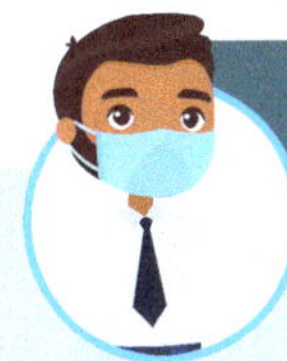

RECOMENDAÇÃO

Equipamentos de proteção individual (EPIs) indispensáveis
Máscara N95, padrão da União Europeia FFP2 ou equivalente, ao executar procedimentos de geração de aerossóis, como intubação traqueal, ventilação não invasiva, traqueotomia, ressuscitação cardiopulmonar, ventilação manual antes da intubação e broncoscopia.[16,17]

Ensaio randomizado antigo sustenta algumas opiniões atuais frente a uma transmissão totalmente diferente: 1.993 participantes em 189 *clusters* foram randomizados para usar N95, e 2.058, em 191 *clusters*, foram alocados para usar máscaras médicas quando perto de pacientes com doenças respiratórias. O principal resultado foi a incidência de *influenza* confirmada em laboratório. Os desfechos secundários incluíram incidência de doença respiratória aguda, infecções respiratórias detectadas em laboratório, doença respiratória confirmada em laboratório e doença semelhante à *influenza*. Entre os profissionais de saúde ambulatoriais, usuários de N95 *versus* de máscaras médicas não resultaram em diferenças significativas na incidência de *influenza* confirmada em laboratório.[18]

Quando profissionais de saúde estão prestando atendimento direto a pacientes com COVID-19, sugere-se o uso de: máscara médica; gorro; luvas; proteção ocular (óculos de proteção ou protetor facial). Em procedimentos geradores de aerossóis realizados em pacientes com COVID-19: máscara N95 ou FFP2 padrão (ou equivalente); gorro; luvas de cano longo; óculos de proteção ou protetor facial; avental impermeável.[19]

A China reportou 3.387 profissionais de saúde infectados apenas em Hubei, dos quais pelo menos 18 morreram, causando crescente preocupação entre os profissionais de saúde. E, embora não tenham sido encontradas evidências robustas de transmissão aérea, o SARS-CoV mostrou-se capaz de sobreviver em forma de fômites no ambiente por até três dias. As indicações são de que os profissionais de saúde espalhavam involuntariamente a SARS e infectavam pacientes e profissionais de saúde em todo o hospital por meio de fômites.[20]

Para combater o potencial declínio na disponibilidade de profissionais de saúde em razão de medo e ansiedade, e para impedir o aumento potencial de infecção hospitalar, é essencial que a segurança do profissional de saúde e a sua confiança sejam fortalecidas no sistema em que eles trabalham. Para esse fim, recomenda-se a implementação de ferramenta que se mostre eficaz na redução drástica das taxas de infecção entre os profissionais de saúde durante o surto de SARS (Taiwan). A essência da ferramenta envolve: triagem fora dos hospitais (em tendas ou outros abrigos) — garantir que a triagem ocorra em estações externas para que os doentes sejam direcionados a uma zona de contaminação —; e implementação de zonas de risco, delineando-se claramente zonas separadas, incluindo uma zona de contaminação, transição e limpeza, cada uma delas separada por pontos de verificação. Os pacientes com teste positivo para COVID-19 são direcionados a uma ala de isolamento (zona quente), onde eles são colocados em salas individuais para mais cuidados. Os pacientes que apresentam sintomas atípicos ou cujos testes permanecem inconclusivos são direcionados a uma enfermaria de quarentena (zona intermediária), onde permanecem durante o período de incubação. Os pacientes direcionados às enfermarias de isolamento ou quarentena viajam por uma rota designada que impede o contato com a zona limpa.[20]

Antes de passar da zona limpa para a zona intermediária ou quente, os profissionais de saúde devem paramentar-se com luvas, proteção para os olhos e máscaras N95. Se indicado, eles adotarão equipamento de proteção adicional. Finalmente, recomendam-se limpeza e desinfecção ambiental diárias, de rotina, nas zonas limpas e de transição. Para evitar risco aumentado de infecção para profissionais de saúde, a limpeza e a desinfecção na zona quente são limitadas

— e necessárias — a casos de contaminação visível com fluidos corporais. Em sua avaliação da resposta à SARS, os Centros de Controle de Doenças de Taiwan descobriram que a estratégia reduziu drasticamente as infecções em profissionais de saúde e pacientes. Nos 18 hospitais que as implementaram, nenhum profissional de saúde desenvolveu infecção por SARS nosocomial, apenas dois pacientes. Por outro lado, nos 33 hospitais de controle, 115 profissionais de saúde e 203 pacientes desenvolveram SARS.[20]

O controle de tráfego (eTCB) pode interromper o ciclo de transmissão comunidade-hospital-comunidade, limitando, assim, o impacto da COVID-19. A proposta é garantir que profissionais de saúde e pacientes sejam protegidos de fômites, contato e transmissão de gotículas nos hospitais. Embora isso tenha sido bem-sucedido durante a SARS, alcançar um nível semelhante de sucesso durante o surto de COVID-19 exige adaptação às manifestações únicas dessa nova doença; essas manifestações incluem infecção assintomática e uma hiperafinidade com os receptores ACE2, resultando em alta transmissibilidade, falso-negativos e um período de incubação de até 22 dias. Em particular, essa modificação envolve a expansão da zona de transição para incorporar um novo setor: a ala de quarentena. Essa enfermaria abriga pacientes que apresentam manifestações atípicas ou aguardam diagnóstico definitivo. Uma segunda adaptação seria melhorar a desinfecção das mãos no ponto de verificação e usar o EPI implantado: a desinfecção das mãos nos pontos de verificação e o uso de máscaras são agora exigidos a todos os visitantes nos hospitais. Essas melhorias garantem que as transmissões por gotículas, fômites e contatos sejam interrompidas tanto dentro dos hospitais quanto entre hospitais e a comunidade em geral. Evidenciar a eficácia do controle de tráfego é o sucesso de Taiwan até o momento em conter e controlar o ciclo de transmissão comunidade-hospital-comunidade.[21]

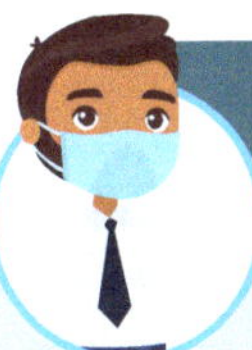

RECOMENDAÇÃO

Após essas considerações, os EPIs são: protetor ocular; aventais de isolamento; máscaras N95 e protetores faciais (*face shield*).

Recomendam-se precauções contra gotículas e contato aos que cuidam de pacientes com COVID-19, além de precauções contra contato e no ar para circunstâncias e configurações nas quais se realizem procedimentos geradores de aerossóis. Precauções no ar são válidas para qualquer situação que envolva o cuidado de pacientes com COVID-19, e o uso de máscaras médicas é uma opção aceitável em caso de falta de máscaras N95, FFP2 ou FFP3. As recomendações enfatizam a importância do uso racional e apropriado de todos os

EPIs, não apenas máscaras, o que exige um comportamento correto e rigoroso dos profissionais de saúde, principalmente quanto a procedimentos de descarte e práticas de higiene das mãos. A OMS também recomenda treinamento da equipe nesse sentido, bem como disponibilidade adequada dos EPIs necessários e outros suprimentos e instalações. Finalmente, a OMS continua a enfatizar a extrema importância da higiene frequente das mãos, da etiqueta respiratória, da limpeza e desinfecção ambiental; e também destaca a importância de se manter distância física e de se evitar contato próximo e desprotegido com pessoas apresentando febre ou sintomas respiratórios.[22,23]

ATENÇÃO

Precauções contra gotículas (incluindo máscara cirúrgica, avental descartável, luvas e óculos de proteção) são consideradas para doenças como a COVID-19; precauções no ar (máscaras N95, aventais impermeáveis, respiradores eletrificados) devem ser consideradas durante procedimentos de alto risco (broncoscopia, intubação endotraqueal, atendimento a uma parada cardiorrespiratória); todos os quartos individuais devem estar disponíveis para pacientes que requerem precauções contra gotículas; salas com pressão negativa são reservadas a pacientes que necessitam de precauções completas no ar.[24]

IMPORTANTE

O uso generalizado das precauções de barreira recomendadas (como máscaras, luvas, aventais e óculos) nos cuidados de todos os pacientes com sintomas respiratórios deve ser da mais alta prioridade. Em departamentos de emergência, ambulatórios, residências e outros locais, haverá pacientes não diagnosticados, mas infectados, muitos com casos clinicamente leves ou apresentações atípicas. Há disponibilidade limitada de máscaras N95 e salas de isolamento respiratório, particularmente em consultórios ambulatoriais, para avaliar todos os pacientes com doenças respiratórias, e essas medidas não são rotineiramente necessárias. A proteção é possível mesmo sem máscaras N95.[24] Novamente, argumenta-se que, em estudo anterior com profissionais de saúde em diversas práticas ambulatoriais, as máscaras médicas aplicadas ao paciente e ao cuidador forneceram proteção efetivamente semelhante à das máscaras N95 na incidência de ***influenza*** confirmada em laboratório entre os cuidadores que eram expostos rotineiramente a pacientes com vírus respiratórios. Mas o vírus atual não é o da ***influenza*** do passado.[24]

Quando os profissionais de saúde apresentam sintomas respiratórios, eles não devem prestar assistência direta ao paciente. Embora os prestadores de cuidados de saúde em geral aceitem um risco aumentado de infecção, como parte da profissão escolhida, eles normalmente demonstram preocupação com a transmissão para a família, especialmente quando há familiares idosos, imunocomprometidos ou com condições médicas crônicas. Os protocolos para a chegada rotineira em casa após o trabalho são um ponto de discussão, incluindo os benefícios de ações como tirar os sapatos, remover e lavar a roupa e tomar banho imediatamente.[25]

Sempre que possível, uma equipe de profissionais de saúde deve ser designada para cuidar exclusivamente de casos suspeitos ou confirmados, a fim de reduzir o risco de transmissão. Os profissionais de saúde devem usar: máscara médica; proteção para os olhos (óculos) ou proteção facial para evitar a contaminação das membranas mucosas; vestido limpo, não estéril e de mangas compridas; e luvas. O uso de botas, macacão e avental não é necessário durante os cuidados de rotina; após o atendimento ao paciente, é preciso realizar o descarte adequado de todos os EPIs, bem como a higiene das mãos; um novo conjunto de EPIs é necessário ao atender novo paciente. O equipamento deve ser de uso único e descartável ou dedicado (por exemplo, estetoscópios, medidores de pressão arterial e termômetros). Se o equipamento tiver de ser compartilhado entre os pacientes, deve ser limpo e desinfetado a cada uso (por exemplo, com álcool etílico a 70%); os profissionais de saúde devem evitar tocar olhos, nariz ou boca com mãos enluvadas ou com luvas potencialmente contaminadas.[26]

AÇÕES IMPORTANTES

É urgente a necessidade de se aumentar a capacidade de testar os profissionais de saúde da linha de frente, especialmente com um teste sorológico rápido, para mostrar quem teve a infecção e é imune e, portanto, capaz de retornar com segurança ao trabalho. Médicos juniores precisam do acompanhamento de liderança; eles devem ter armários para que possam colocar as roupas da casa. Os idosos precisam de recursos para ajudá-los a proteger e apoiar suas equipes. Os intensivistas precisam de apoio para tomar decisões difíceis sobre quais pacientes críticos devem priorizar.[27]

Sobre o número de testes para diagnóstico de COVID-19, até 9 de março de 2020 foram feitos os seguintes testes/milhão, respectivamente: Coreia do Sul (210.144/4.099); Hong Kong (16.000/2.134); Itália (60.761/1.005); Suíça (5.000578); Reino Unido (26.261/387); Japão (9.600/76); Estados Unidos (8.554/26) .

3 TRATAMENTO COM CLOROQUINA OU HIDROXICLOROQUINA E AZITROMICINA28-34

A infecção pelo novo coronavírus (SARS-CoV-2), causador da COVID-19, inicialmente descrita na China, em 31 de dezembro de 2019, e considerada uma pandemia pela OMS desde 11 de março de 2020, vem trazendo desafios ao sistema de saúde em todo o mundo.

Na presente data, há cerca de 750 mil casos confirmados em todos os continentes, afetando mais de 170 países, tendo resultado em 35 mil mortes. Há descrições aproximadas de 145 mil casos nos Estados Unidos, 81 mil casos na China, 98 mil casos na Itália, 85 mil casos na Espanha, 65 mil casos na Alemanha, 42 mil casos no Irã e 40 mil casos na França. Outros países que registram mais de 5 mil casos são os do Reino Unido e também Suíça, Coreia do Sul, Holanda, Áustria e Bélgica. O Brasil tem confirmados 4.500 casos e 140 mortes. Postula-se que no Brasil haja um número muito maior de casos, pois a estratégia adotada pelo país foi a de realizar testes diagnósticos em uma minoria com sintomas de maior gravidade .

Em quase três meses do conhecimento da infecção pelo novo coronavírus, importantes publicações científicas foram divulgadas, a maioria proveniente da China, descrevendo comportamento da doença, fatores prognósticos, critérios de internação, assim como sugestões de protocolos diagnósticos e terapêuticos e alocação de recursos. Aproximadamente 20% dos pacientes vão precisar de internação hospitalar; para 5% deles, a internação deverá ocorrer em UTI, em maior parte devido à indicação de suporte respiratório invasivo por síndrome do desconforto respiratório agudo (SDRA), que ocorre em média oito a dez dias após o início dos sintomas. Tem sido demonstrado que pacientes críticos acometidos pela COVID-19 apresentam tempo prolongado de internação hospitalar em UTI e com altas taxas de mortalidade, em torno de 40% a 60%. A evolução para SDRA possivelmente ocorra pela síndrome de liberação de citocinas, com ativação de células inflamatórias, podendo resultar rapidamente em lesão orgânica e morte.

Até o momento, o tratamento do paciente crítico tem sido fundamentalmente pautado em medidas de suporte às disfunções orgânicas. Desde o início da pandemia, tem-se buscado um tratamento eficaz antiviral para o novo coronavírus. Na China e na Itália, para pacientes graves, de uma maneira individualizada (a depender da instituição), medicamentos como cloroquina ou hidroxicloroquina, lopinavir/ritonavir, redemsivir e favipiravir vêm sendo utilizados. Redemsivir e favipiravir são antivirais de amplo espectro; sua eficácia e segurança no manejo de pacientes com COVID-19 estão sendo avaliadas em ensaios clínicos randomizados. A combinação lopinavir/ritonavir, utilizada no manejo de infecção pelo HIV, demonstrou ser ineficaz em termos de infecção pelo novo coronavírus, em estudo recente randomizado e controlado.

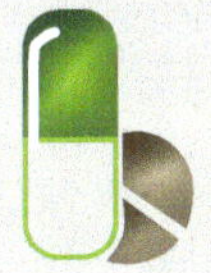

Difosfato de cloroquina (CQ) e sulfato de hidroxicloroquina (HCQ)

Difosfato de cloroquina (CQ) e sulfato de hidroxicloroquina (HCQ) são medicações sabidamente úteis no tratamento da malária e de doenças autoimunes, como artrite reumatoide e lúpus eritematoso sistêmico. Em estudos experimentais, a cloroquina e a hidroxicloroquina têm ação contra o COVID-19, pois interferem com a glicosilação da enzima conversora de angiotensina 2 (ECA2) e, assim, reduzem a eficiência da ligação entre a ECA2 das células do hospedeiro e a proteína da superfície do coronavírus. Os fármacos também agem aumentando o pH de endossomos e lisossomos, por meio dos quais são impedidos o processo de fusão do vírus com as células do hospedeiro e a subsequente replicação viral. Além disso, a HCQ impede a apresentação de antígeno viral às células T e inibe a transcrição de genes pró-inflamatórios, impedindo a liberação de citocinas. Assim, em estudos experimentais, a CQ e a HCQ impedem a entrada e a replicação viral, além de atenuar a resposta inflamatória. Estudo chinês mostrou que a CQ estava associada a maior porcentagem de cura clínica e virológica, passando então a ser adotada naquele país para o tratamento da COVID-19. Um pequeno estudo relatou que a hidroxicloroquina, com ou sem a azitromicina, reduziu a detecção do RNA do SARS-CoV-2 em *swab* respiratória, não tendo sido analisado desfecho clínico.

Tanto a CQ quanto a HCQ são medicamentos bem tolerados por via oral ou enteral; a HCQ tem capacidade menor de bioacúmulo nos tecidos e, portanto, está associada e menor ocorrência de eventos adversos. O principal efeito colateral dessas medicações é intolerância gastrointestinal (náuseas e vômitos). Outros efeitos descritos no uso a longo prazo são retinopatia, maculopatia e cardiomiopatia. Efeitos comuns são bloqueio atrioventricular total, bloqueio de ramo, arritmias cardíacas, hipotensão, *torsades de pointes*, inversão de onda T, fibrilação ventricular e taquicardia ventricular, ainda mais frequentes quando de uso prolongado e disfunção hepática e renal. A dose máxima de HCQ é de 1.200 mg, o que equivale a 750 mg de CQ, e essa última tem como dose máxima 500 mg, o que sugere que a HCQ possa ter maior eficácia antiviral por ser utilizada em maior dose.

Em 10 de março de 2020, uma publicação da Journal of Critical Care reuniu evidência científica a respeito da CQ e da HCQ no tratamento da COVID-19. Incluíram-se recomendações de especialistas, editoriais e estudo *in vitro*, tendo sido descritos 23 estudos chineses — em andamento ou prestes a iniciar o recrutamento. No dia 21 de março de 2020, o presidente dos Estados Unidos cobrou celeridade da agência Food and Drug Administration (FDA) na aprovação do fármaco para tratamento da COVID-19. Entretanto, a FDA no momento indica o uso por compaixão, até que tenhamos evidências científicas da eficácia da cloroquina, da hidroxicloroquina e da azitromicina no tratamento da COVID-19.

O Brasil teve dois estudos aprovados na Comissão Nacional de Ética em Pesquisa (CONEP) no dia 23 de março de 2020:

1. Estudo de fase IIb para avaliar eficácia e segurança do difosfato de cloroquina no tratamento de pacientes hospitalizados com SARS-CoV-2: um ensaio clínico, duplo-cego e randomizado — estudo multicêntrico com 440 pacientes, proposto pela Diretoria de Ensino e Pesquisa da Fiocruz Amazonas (até o momento incluiu 11 pacientes).
2. Avaliação de segurança e eficácia clínica da hidroxicloroquina associada à azitromicina em pacientes com pneumonia causada por infecção pelo SARS-CoV-2: estudo multicêntrico com 400 pacientes, proposto pela Sociedade Beneficente Israelita Brasileira Albert Einstein (que iniciou seu recrutamento em 29 de março de 2020).

O Ministério da Saúde do Brasil, a partir do dia 25 de março de 2020, portanto, passou a adotar a medicação como terapia adjuvante no tratamento de formas graves, exclusivamente, sem que outras medidas de suporte sejam preteridas em seu favor, conforme sugestão a seguir. A indicação considera que não existe outro tratamento específico eficaz disponível até agora e que essa recomendação pode ser modificada a qualquer momento, a depender de novas evidências.

PROTOCOLO DO MINISTÉRIO DA SAÚDE, BRASIL (MARÇO DE 2020)

Indicações na terapia adjuvante de formas graves

Pacientes que preencham os seguintes critérios:

- > 51 anos OU
- Doença pulmonar preexistente OU
- Doença renal crônica descompensada OU
- Diabetes descompensado OU
- Hipertensão arterial sistêmica OU
- Doença cardiovascular OU
- Uso de medicamentos imunobiológicos OU
- Uso de medicamentos imunossupressores OU
- Pacientes com HIV/AIDS (linfócitos CD4+ abaixo de 250) OU
- Câncer

Além disso, o paciente precisa estar internado e apresentar uma das seguintes condições:

- Frequência respiratória > 24 irpm OU
- Frequência cardíaca > 125 bpm (na ausência de febre) OU
- Saturação periférica de oxigênio < 90% em ar ambiente OU
- Choque (definido como PAM < 65 mmHg, com necessidade de vasopressor, ou oligúria, ou rebaixamento de nível de consciência)

Assim sendo, a AMB enfatiza que, apesar das evidências experimentais sobre a eficácia da cloroquina e da hidroxicloroquina no tratamento da COVID-19, elas não são definitivas para comprovar tal fato. Desse modo, pode-se optar pelo seu uso em pacientes graves, mas é preciso entender que tal recomendação pode ser modificada à medida que forem disponibilizados os resultados de ensaios clínicos randomizados. Há dois dias, um grupo chinês publicou dados preliminares sobre um estudo randomizado e controlado incluindo 62 pacientes com COVID-19 e pneumonia sem hipoxemia. A hidroxicloroquina na dose de 400 mg/dia foi associada a uma resolução mais rápida da pneumonia.

4 POLÍTICA DE SAÚDE — ESTRUTURA

Estima-se que por volta de quatro meses após o surgimento da COVID-19 o pico de hospitalizações seja atingido. Mais de 12 milhões de pessoas precisarão desse serviço; dessas, provavelmente 600 mil, em média, vão requerer atendimento em UTI, num cenário em que a capacidade do sistema de fornecer esse serviço é muito inferior, sobrecarregando os atendimentos e aumentando as taxas de mortalidade.

Na Itália, há aproximadamente 5.200 leitos em UTI. Desses, em 11 de março, 1.028 já eram dedicados a pacientes com infecção por SARS-CoV-2, e, num futuro próximo, esse número aumentaria progressivamente, a ponto de milhares de leitos serem ocupados por pacientes com COVID-19. Profissionais de saúde trabalham dia e noite desde 20 de fevereiro, e, ao fazê-lo, cerca de 20% (n = 350) deles foram infectados, e alguns morreram. Previu-se que, se a tendência exponencial continuasse nos dias subsequentes, seriam necessários na Itália mais de 2.500 leitos hospitalares para pacientes em UTIs em apenas uma semana para tratar a SDRA causada por pneumonia por SARS-CoV-2.[35]

São medidas bem estabelecidas para controle do COVID-19:[35]

Mapeamento	Diagnóstico precoce dos casos por meio de exames em massa; investigação de histórico de contatos e deslocamentos dos infectados; isolamento dos pacientes confirmados com o vírus.
Infraestrutura	Disponibilidade de equipamentos e itens de prevenção, como máscaras oronasais para a população e indumentária adequada para a equipe médica e técnica; sistema de saúde e cobertura de seguros; distribuição de leitos hospitalares; disponibilidade de *kits* de exames.
Comunicação e transparência	Conscientização da população; rápido registro e compilação de casos; ampla divulgação.
Medidas de prevenção pessoais e institucionais	Distanciamento social; proibição de reuniões e eventos públicos; suspensão de atividades em igrejas, escolas e universidades.

Métodos de diagnóstico da COVID-19, com base em dados da sequência do genoma do novo vírus divulgados na China em 13 de janeiro: união de esforços dos desenvolvedores de *kits* de exame e das instituições aplicadoras, com respaldo regulatório legal, para que em poucas semanas esteja pronto lote de *kits* de diagnóstico do novo coronavírus, produzido em grande escala; envio dos resultados por SMS ou *e-mail* em cerca de seis horas. Há algumas semanas, a Coreia do Sul já tinha capacidade para realizar mais de 30 mil exames de coronavírus por dia.[35]

Até o meio-dia de 27 de março, haviam sido realizados, ao todo, quase 362 mil exames, colocando a Coreia entre os países com o maior número de testes aplicados no mundo. À medida que aumenta o número de casos, as autoridades coreanas rastreiam e isolam pacientes suspeitos com rapidez e eficácia. Assim, quando um novo paciente é confirmado com o vírus, o governo coreano busca identificar todas as pessoas com quem o doente teve contato, colocando-as em quarentena. Sem prejuízo do sigilo da identificação do infectado e de outras garantias de privacidade, também são divulgadas ao público informações como o bairro do paciente e todos os locais por ele visitados, bem como os meios de transporte utilizados, de forma a que tais espaços possam ser evitados pelo público e descontaminados pelas autoridades locais. O sistema de monitoramento do governo é alimentado por vários bancos de dados. Dependendo da região, as autoridades de saúde reconstituem os trajetos dos pacientes com base em imagens de câmeras de segurança, transações no cartão de crédito e até dados do GPS de seus veículos e telefones celulares.[35]

Além do acesso ao sistema de saúde e à rede hospitalar, as autoridades coreanas buscaram garantir que a população em geral também tivesse acesso a EPIs, como máscaras e desinfetantes. Na terceira categoria, destacam-se as medidas tomadas pelo governo coreano com o objetivo de manter comunicação fluida e transparente com o público e conquistar a adesão da população ao esforço coletivo de combate ao coronavírus. De janeiro a meados de fevereiro, quando o nível de transmissão da COVID-19 ainda parecia estar sob controle, o governo coreano implementou medidas gerais de distanciamento social, como a suspensão de reuniões e eventos públicos e a recomendação de que cidadãos, na medida do possível, permanecessem em casa e de que usassem máscaras oronasais. A estratégia é suprimir o surto durante as próximas semanas, eliminando, ao máximo, as transmissões comunitárias.[36]

Propostas anteriores para alocação de recursos em pandemias e outros ambientes de escassez absoluta, incluindo nossas próprias pesquisas e análises anteriores, convergem em quatro valores fundamentais:

- Maximizar os benefícios produzidos por recursos escassos;
- Tratar as pessoas igualmente;

- Promover e recompensar o valor instrumental;
- E dar prioridade para o pior momento.

Existe um consenso de que a riqueza de uma pessoa não deve determinar a ordem de quem vive. Embora o tratamento médico nos Estados Unidos fora de contextos de pandemia seja frequentemente restrito àqueles que podem pagar, nenhuma proposta apoia a capacidade de alocação de pagamento em uma pandemia. A maximização dos benefícios pode ser entendida como salvar a maioria das vidas individuais ou salvar a maior parte dos anos, dando prioridade aos pacientes que provavelmente sobreviverão por mais tempo após o tratamento. O tratamento de pessoas, da mesma forma, poderia ser tentado por seleção aleatória, como uma loteria, ou por alocação de quem chega primeiro e é atendido. O valor instrumental pode ser promovido dando-se prioridade àqueles que podem salvar outros ou dando-se prioridade àqueles que já salvaram outros no passado. E prioridade para os que estão em pior situação pode ser entendida como priorizar as pessoas mais doentes ou mais jovens que terão uma vida mais curta se morrerem sem tratamento.[37]

Esses valores éticos — maximizando benefícios, tratando igualmente, promovendo e recompensando o valor instrumental e dando prioridade aos mais pobres — produzem recomendações específicas para alocação de recursos médicos na pandemia de COVID-19: maximizar benefícios; priorizar os profissionais de saúde; não alocar por ordem de chegada; estar responsivo à evidência; reconhecer a participação na pesquisa; e aplicar os mesmos princípios a todos os pacientes (COVID-19 e não COVID-19).[37]

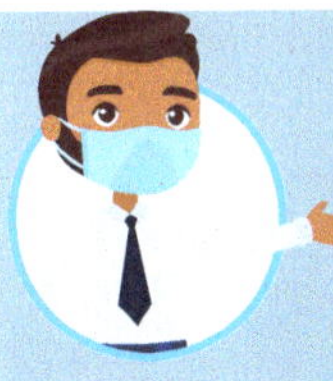

RECOMENDAÇÃO 1

No contexto de uma pandemia, o valor da maximização dos benefícios é mais importante. Esse valor reflete a importância da administração responsável dos recursos: será difícil justificar aos profissionais de saúde e ao público que eles devem correr riscos e fazer sacrifícios se a promessa de que seus esforços salvarão e prolongarão vidas for ilusória. Os recursos devem ter como objetivo salvar o maior número de vidas e maximizar melhorias e vida útil pós-tratamento dos indivíduos. Salvar mais vidas e mais anos de vida é um valor de consenso entre os relatórios de especialistas. É consistente tanto com perspectivas éticas utilitárias que enfatizam os resultados da população quanto com visões não utilitárias que enfatizam o valor primordial de cada vida humana.[37]

Existem muitas maneiras razoáveis de equilibrar o salvar mais vidas contra o salvar mais anos de vida; qualquer que seja o equilíbrio escolhido entre vidas e anos de vida, ele deve ser aplicado de forma consistente. Deve-se priorizar a maximização do número de pacientes que sobrevivem ao tratamento com expectativa de vida razoável, considerando-se a maximização das melhorias na duração da vida como um objetivo subordinado. Aconselha-se a incorporação da qualidade de vida futura dos pacientes e dos anos de vida ajustados pela qualidade na maximização dos benefícios. Pode ser apropriado incentivar todos os pacientes, especialmente aqueles que enfrentam a perspectiva de terapia intensiva, a documentar em uma diretiva de atendimento antecipado que qualidade de vida futura eles considerariam aceitável e quando recusariam ventiladores ou outras intervenções de manutenção da vida. Operacionalizar o valor da maximização dos benefícios significa que as pessoas que estão doentes, mas podem recuperar-se se tratadas, têm prioridade sobre as que dificilmente se recuperam, mesmo se tratadas, e sobre aquelas que provavelmente se recuperam sem tratamento. Como os pacientes jovens e gravemente enfermos em geral incluem muitos daqueles que estão doentes, mas podem recuperar-se com o tratamento, essa operacionalização também tem o efeito de dar prioridade àqueles que estão em pior situação no sentido de correr o risco de morrer jovem e não ter vida plena. Como maximizar os benefícios é fundamental em uma pandemia, acreditamos que remover um paciente de um ventilador ou de um leito de UTI para fornecê-lo a outros necessitados também é justificável e que os pacientes devem estar cientes dessa possibilidade na admissão.[30,37]

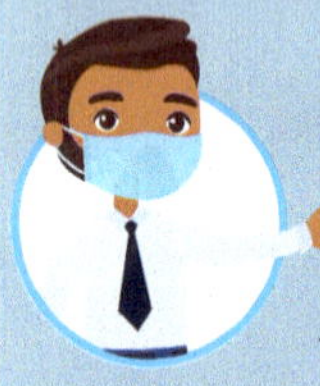

RECOMENDAÇÃO 2

Intervenções críticas da COVID-19 — testes, EPIs, leitos de UTI, ventiladores, terapêutica e vacinas — devem ir primeiro aos profissionais de saúde da linha de frente e a outros que cuidam de pacientes doentes e que mantêm a infraestrutura crítica em operação, particularmente os trabalhadores que enfrentam um alto risco de infecção e cujo treinamento dificulta sua substituição. Eles são essenciais para a resposta à pandemia (valor instrumental). É incerto se os profissionais de saúde que precisam de ventiladores poderão retornar ao trabalho, mas dar-lhes prioridade no uso dos ventiladores é reconhecer a suposição do seu trabalho de alto risco — de salvar outras pessoas — e também uma forma de desencorajar o absenteísmo.[37]

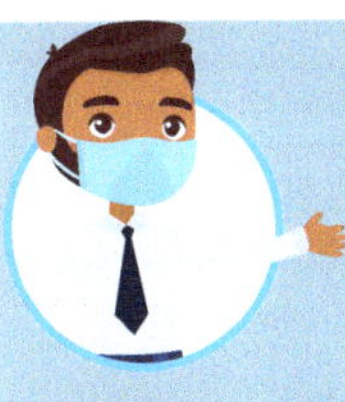

RECOMENDAÇÃO 3

Para pacientes com prognóstico semelhante, a igualdade deve ser invocada e operacionalizada por meio de alocação aleatória, como uma loteria, em vez de um processo de alocação "o primeiro que chega é o primeiro a ser atendido".[37]

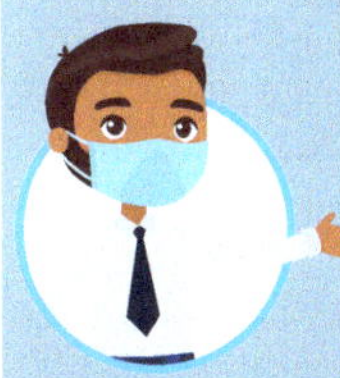

RECOMENDAÇÃO 4

As diretrizes de priorização devem diferir por intervenção e responder a mudanças nas evidências científicas. Por exemplo, pacientes mais jovens não devem ser priorizados para vacinas contra COVID-19, que previnem a doença em vez de curá-la, ou para profilaxia experimental pós-exposição ou pré-exposição. Os resultados da COVID-19 foram significativamente piores em pessoas idosas e em condições crônicas. Invocar o valor de maximizar vidas salvas justifica dar aos idosos prioridade para vacinas imediatamente após os profissionais de saúde e socorristas.[37]

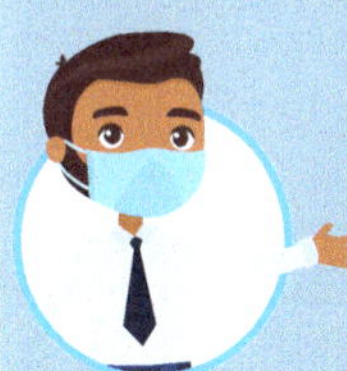

RECOMENDAÇÃO 5

Não deve haver diferença na alocação de recursos escassos entre pacientes com COVID-19 e pacientes com outras condições médicas. A probabilidade de sobrevivência ao episódio médico agudo pode ter como base que o racionamento é realizado por um oficial de triagem ou um comitê de triagem composto por pessoas que não têm responsabilidades clínicas para o cuidado do paciente. A triagem ocorre em três etapas: aplicação de critérios de exclusão, como choque irreversível; avaliação do risco de mortalidade usando o escore de avaliação sequencial de falência de órgãos (SOFA), para determinar a prioridade do início da ventilação; e repetição das avaliações ao longo do tempo para esses pacientes. O paciente que não está melhorando é removido do ventilador para que o aparelho seja disponibilizado a outro paciente. Antecipando a necessidade de alocar ventiladores para os pacientes com maior probabilidade de benefício, os médicos devem participar de forma proativa de discussões com pacientes e familiares sobre pedidos de não intubação para subgrupos de alto risco antes que a saúde se deteriore. Hoje, a retirada do suporte ventilatório é a causa aproximada de morte mais comum em pacientes em UTI, e a retirada desse suporte a pedido de um paciente ou substituto é considerada uma obrigação ética e legal. As decisões de retirar ventiladores durante uma pandemia, a fim de disponibilizar o recurso a outro paciente, não podem ser justificadas de nenhuma das seguintes maneiras: não estão sendo tomadas a pedido do paciente ou de seu representante, nem se pode afirmar que o tratamento é inútil. Embora as chances de sobrevivência possam ser baixas, na ausência da pandemia o tratamento continuaria.[37]

RECOMENDAÇÃO 5 (CONT.)

Uma estratégia para evitar esse trágico resultado é usar um comitê de triagem para proteger os médicos contra esse dano potencial. Acreditamos que esse comitê deva ser composto por voluntários que sejam clínicos respeitados e líderes entre seus pares e a comunidade médica. À medida que as circunstâncias mudam e a disponibilidade de ventiladores aumenta ou diminui, o comitê pode ajustar seus critérios de racionamento para produzir os melhores resultados. Por fim, quando um hospital é colocado na posição inevitável, mas trágica, de tomar decisões que podem prejudicar alguns pacientes, a utilização de um comitê remove o peso dessas escolhas de qualquer indivíduo, distribuindo a responsabilidade entre todos os membros do comitê, cuja visão é mais ampla A meta é salvar o máximo de vidas. Além de remover dos médicos à beira do leito a responsabilidade pelas decisões de triagem, os membros do comitê também devem assumir a tarefa de comunicar a decisão à família. Da mesma forma, médicos, enfermeiros ou fisioterapeutas que cuidam do paciente não devem ser obrigados a realizar o processo de retirada da ventilação mecânica; eles devem ser apoiados por uma equipe que esteja disposta a servir nesse papel e que possua habilidades e conhecimentos em cuidados paliativos e suporte emocional de pacientes e familiares.[38]

A gripe espanhola de 1918, nos Estados Unidos, demonstrou que mais mortes ocorreram por cidade, dependendo da rapidez com que as medidas foram tomadas. Por exemplo, uma cidade como St. Louis tomou medidas seis dias antes de Pittsburgh e teve menos da metade das mortes por cidadão. Em média, tomar medidas 20 dias antes reduziu pela metade a taxa de mortalidade.

Desse modo, países preparados terão uma taxa de mortalidade de aproximadamente 0,5% a 0,9%. Países com sistemas de saúde sobrecarregados terão uma taxa de mortalidade de cerca de 3% a 5%. E países que agem rapidamente podem reduzir o número de mortes e o número de casos. Isso porque cerca de 20% dos casos requerem hospitalização, 5% dos casos requerem cuidados numa UTI e em média 2,5% requerem ajuda muito intensiva, com itens como ventiladores ou oxigenação por membrana extracorpórea (ECMO), sem levar em consideração os EPIs que certamente não serão suficientes em pouco tempo.

RECOMENDAÇÃO 5 (CONT.)

Estimativa da American Hospital Association sobre o impacto do coronavírus no sistema de saúde dos Estados Unidos:[39]

- R0 = 2,5; tempo de duplicação de sete a dez dias
- Taxa de ataque à comunidade = 30% a 40%
- Casos com necessidade de hospitalização = 5%
- Casos com necessidade de UTI = 1% a 2%
- Casos com necessidade de assistência respiratória = 1%
- Estimativa para os próximos dois meses de epidemia nos Estados Unidos:
- 96 milhões de casos
- 4,8 milhões de admissões
- 1,9 milhão de internações em UTI
- 480 mil mortes

O Japão possui aproximadamente 14 leitos para cada mil habitantes, seguido pela Coreia do Sul e pela Alemanha, que apresentam cerca de 12 e 8 leitos para cada mil habitantes, respectivamente, o que justifica um dos fatores para menor mortalidade e controle da doença nesses países. Em contrapartida, o Brasil, com 1,95 leito para cada mil habitantes (Federação Brasileira de Hospitais, 2019), está atrás de Itália, Espanha e Estados Unidos, que apresentam, em média, entre 2,7 e 3,5 leitos para cada mil habitantes, sendo os Estados Unidos com o menor número.[40,41]

5 POLÍTICA DE SAÚDE – ISOLAMENTO

5.1 O Fator Demografia e Status de Renda

Países de alta renda tendem a ter as populações mais antigas; países de baixa renda, por outro lado, têm uma proporção muito menor de indivíduos acima de 65 anos e, portanto, dentro do intervalo de idade atualmente observado como sob risco particularmente alto de mortalidade por COVID-19. No entanto, observamos que essas populações também têm comorbidades subjacentes muito diferentes, incluindo uma alta carga de doenças infecciosas em países de baixa renda (LIC e LMIC[1*]) e doenças infecciosas e crônicas em países de renda média. O agregado familiar é um contexto fundamental para a transmissão de COVID-19. Famílias contendo um residente com mais de 65 anos são substancialmente maiores nos países com renda mais baixa em comparação com os países de renda média e alta,

1 *HIC = *high-income country* (país de alta renda); LIC = *low-income country* (país de baixa renda); LMIC = *lower middle-income country* (país de baixa renda média); UMIC = *upper middle-income country* (país de alta renda média).

aumentando o potencial de disseminação de maneira geral (mas também específica) a esses países particularmente vulneráveis no grupo de idade.[42]

Quanto à disponibilidade de assistência médica, a capacidade do leito hospitalar está fortemente correlacionada com a situação de renda dos países. Os LICs têm o menor número de leitos hospitalares por mil habitantes (1,24 leito por mil habitantes, em média), e os HICs, o mais alto (4,82 leitos por mil habitantes, em média). Países de renda média baixa e alta (LMIC/UMIC) situam-se entre esses dois extremos (2,08 e 3,41 leitos por mil habitantes, em média, respectivamente). Constatamos que a porcentagem de leitos hospitalares em UTIs é mais baixa em LICs (1,63 em média) e mais alta em HICs (3,57), e em LMICs e UMICs o número fica entre 2,38 e 3,32, respectivamente.[42]

5.2 Ônus da Doença[42]

Uma epidemia não mitigada	Um cenário em que nenhuma ação é tomada.
Mitigação, incluindo distanciamento social em âmbito populacional	Avaliamos a redução máxima, na escala final da epidemia, que pode ser alcançada por meio de uma redução uniforme na taxa de comunicação entre os indivíduos, excetuando-se a supressão completa.
Mitigação, incluindo maior distanciamento social dos idosos	Como no item b, mas com indivíduos de 70 anos ou mais, reduzindo suas taxas de contato social em 60%.
Supressão	Exploramos diferentes gatilhos epidemiológicos (mortes por 100 mil habitantes) para a implementação de distanciamento social intensivo em larga escala (modelado como uma redução de 75% nas taxas de contato interpessoal), com o objetivo de suprimir rapidamente a transmissão e minimizar casos a curto prazo e mortes. Cada uma dessas estratégias seria, na prática, acompanhada de vigilância para testar e isolar todos os casos identificados e seus familiares o mais rápido possível, de modo a reduzir a transmissão subsequente. Nosso impacto estimado de um cenário não mitigado no Reino Unido e nos Estados Unidos para um número de reprodução, R0, de 2,4: 490 mil mortes e 2.180.000 mortes, respectivamente. Com base no tempo de duplicação observado de três dias na incidência de mortes na Europa, usamos aqui uma estimativa central de R0 a 3,0 e investigamos cenários com R0 entre 2,4 e 3,3. Globalmente, estimamos que uma epidemia de COVID-19 completamente não mitigada levaria a 7,0 (variação de 6,4 a 7,2) bilhões de infecções para um número básico de reprodução, R0, de 3,0 (variação de 2,4 a 3,3). Aplicando estimativas específicas da idade na China, isso pode resultar em 40 (variação de 35 a 42) milhões de mortes.[42]

Se a mitigação, incluindo maior distanciamento social, for realizada, para um R0 de 3,0, estimamos uma redução máxima de infecções na faixa de 30% a 38% (mediana 33%), além de uma redução da mortalidade na faixa entre 19% e 55% (mediana 39%), representando 16 milhões de vidas salvas por R0 = 3 (assumindo os padrões de mortalidade observados na China). Prevê-se que a combinação de mitigação com distanciamento social aprimorado dos idosos resulte em maiores reduções de mortalidade geral, de 23% a 67% (mediana 49%), representando 20 milhões de vidas salvas por R0 = 3. Prevê-se ainda que a redução da carga resultante da mitigação ideal diminua substancialmente a lacuna entre a demanda por leitos e a capacidade hospitalar. No entanto, ainda é previsto que a demanda por cuidados intensivos exceda amplamente a capacidade em todos os países (aqui, modelados usando-se dados demográficos e padrões de contato para LIC, LMIC, UMIC e HIC representativas), em todos os cenários de mitigação considerados.[42]

EXEMPLO

América Latina e no Caribe

Cenário não mitigado: 566.993.000 (infecções) — 3.194.000 (mortes); supressão em 0,2 morte por 100 mil habitantes por semana: 45.346.000 — 158 mil, e supressão em 1,6 morte por 100 mil habitantes por semana: 186.595.000 — 729 mil, respectivamente.[42]

Por fim, prevê-se que mesmo uma extensa supressão desencadeada, quando a taxa semanal de mortes por 100 mil atinja um determinado limite, resulte no excedente da demanda de cuidados intensivos, a menos que a supressão seja desencadeada no estágio inicial da epidemia em um país. Além disso, o impacto de um gatilho com base no número de mortes por supressão e na sua capacidade de impedir que a epidemia exceda a capacidade do leito de UTI difere entre os locais. Diante desses resultados, as únicas abordagens que podem evitar falhas nos sistemas de saúde nos próximos meses provavelmente serão as medidas intensivas de distanciamento social, atualmente em implementação em muitos dos países mais afetados. De preferência, elas devem ser combinadas com altos níveis de teste. É provável que essas abordagens venham a ter o maior impacto quando implementadas precocemente. No entanto, é importante considerar a sustentabilidade de tais medidas. Essas intervenções provavelmente precisarão ser mantidas em algum nível, juntamente com altos níveis de vigilância e rápido isolamento de casos, para evitar o potencial de epidemias ressurgentes.[42]

Duas estratégias fundamentais são possíveis: (a) mitigação, que se concentra em retardar, mas não necessariamente em impedir, a propagação da epidemia, reduzindo o pico de demanda de assistência médica e protegendo contra infecções aqueles com maior risco de doenças graves; e (b) supressão, que visa reverter o crescimento da epidemia, levando o número de casos para níveis baixos, e mantendo essa situação indefinidamente. Cada política tem grandes desafios. Concluímos que políticas ótimas de mitigação (combinando (i) isolamento domiciliar de casos suspeitos, (ii) quarentena domiciliar de pessoas que moram na mesma casa de casos suspeitos e (iii) distanciamento social de idosos e outras pessoas com maior risco de doença grave) podem reduzir o pico da demanda de assistência médica em dois terços e as mortes pela metade. Mostramos que, no contexto do Reino Unido e dos Estados Unidos, a supressão exigirá minimamente uma combinação de distanciamento social de toda a população, isolamento dos casos em casa e quarentena dos membros de suas famílias.[43]

O grande desafio da supressão é que esse tipo de pacote intensivo de intervenção — ou algo equivalente eficaz na redução da transmissão — precisará ser mantido até que a vacina esteja disponível (potencialmente 18 meses ou mais), visto que a transmissão vai recuperar-se rapidamente se intervenções forem relaxadas.[43]

Na supressão, o objetivo é reduzir o número de reprodução (o número médio de casos secundários que cada caso gera), R, para abaixo de 1 e, portanto, reduzir o número de casos para níveis baixos ou (como em SARS ou ebola) eliminar a transmissão de humano para humano. O principal desafio dessa abordagem é que os EPIs (e medicamentos, se disponíveis) precisam ser mantidos — pelo menos de forma intermitente — enquanto o vírus estiver circulando na população ou até que uma vacina esteja disponível. Como já referido, para a COVID-19 serão necessários pelo menos 12 a 18 meses antes que a vacina esteja disponível. Além disso, não há garantia de que as vacinas iniciais tenham alta eficácia.[43]

Para mitigação, o objetivo é usar os NPIs (e vacinas ou medicamentos, se disponíveis), não interrompendo completamente a transmissão, mas reduzindo o impacto de uma epidemia na saúde. As estratégias diferem quanto ao objetivo de reduzir o número de reprodução, R, para abaixo de 1 (supressão) — e, assim, diminuir o número de casos — ou apenas abrandar a propagação pela redução de R, mas não abaixo de 1.[43]

Em incidências de 0,9% com 4,4% de infecções hospitalizadas, assumimos que 30% dos pacientes hospitalizados necessitarão de cuidados intensivos (ventilação mecânica invasiva ou ECMO), 50% daqueles em cuidados intensivos morrerão e, ainda, uma proporção dependente de idade daqueles que não necessitam de cuidados intensivos morrerá.[43]

Na (improvável) ausência de quaisquer medidas de controle ou mudanças espontâneas no comportamento individual, estima-se que ocorra um pico na mortalidade (mortes diárias) após aproximadamente três meses. Em tais cenários, dado um R0 estimado de 2,4, é previsto que 81% das populações da Grã-Bretanha e dos Estados Unidos estariam infectadas ao longo da epidemia. No total, em uma epidemia não mitigada, atingem-se aproximadamente 510 mil mortes na Grã-Bretanha e 2,2 milhões nos Estados Unidos, sem levar em consideração os possíveis efeitos negativos dos sistemas de saúde sobre a mortalidade.[43]

Em período de três meses com base em gatilhos entre 100 e 3 mil casos de cuidados intensivos, e dependendo dessa duração, prevê-se que a combinação mais eficaz de intervenções seja de isolamento de casos, quarentena domiciliar e distanciamento social das pessoas em maior risco (acima dos 70 anos). Embora esse último tenha relativamente menos impacto na transmissão do que em outras faixas etárias, a redução da morbimortalidade nos grupos de maior risco diminui a demanda por cuidados intensivos e a mortalidade geral. Em combinação, prevê-se que essa estratégia de intervenção reduza em dois terços o pico de demanda de cuidados críticos e reduza pela metade o número de mortes. No entanto, esse cenário "ideal" de mitigação ainda resultaria em um pico de demanda oito vezes maior em leitos de terapia intensiva mais a capacidade disponível de surtos na Grã-Bretanha e nos Estados Unidos.[43]

Dado que é improvável a mitigação como opção viável sem a sobrecarga dos sistemas de saúde, é provável que a supressão seja necessária em países capazes de implementar os controles intensivos indispensáveis. Nossas projeções mostram que, para reduzir R para perto de 1 ou menos, é preciso uma combinação de isolamento de casos, distanciamento social de toda a população e quarentena familiar ou fechamento de escolas e universidades. Presume-se que as medidas permaneçam em vigor por um período de cinco meses.[43]

Como pode ser necessário manter as políticas de supressão por muitos meses, examinamos o impacto de uma política adaptativa na qual o distanciamento social (mais o fechamento de escolas e universidades, se praticado) só é iniciado depois que a incidência semanal confirmada de casos em pacientes de UTI (um grupo de pacientes com alta probabilidade de ser testado) excede um certo limiar "ligado", relaxando-se quando a incidência de casos na UTI cai abaixo de um certo limiar "desligado".[43]

Entre um total de 72.314 registros de casos, 44.672 foram classificados como casos confirmados de COVID-19 (62%; diagnóstico baseado em resultado positivo de teste de ácido nucleico viral em amostras de *swab* na garganta); 16.186, como casos suspeitos (22%; diagnóstico baseado em sintomas e exposições apenas; nenhum teste foi realizado porque a capacidade de teste é insuficiente para atender às necessidades atuais); 10.567, como casos diagnosticados clinicamente (15%; essa designação está sendo usada apenas na província de Hubei; nesses casos, nenhum teste foi realizado, mas o diagnóstico foi feito com base em sintomas, exposições e presença de características de imagem pulmonar compatíveis com pneumonia por coronavírus); e 889, como casos assintomáticos (1%; diagnóstico por resultado positivo de teste de ácido nucleico viral, mas sem sintomas típicos, incluindo febre, tosse seca e fadiga). A taxa geral de letalidade (CFR) foi de 2,3% (1.023 mortes entre 44.672 casos confirmados). Não ocorreram óbitos no grupo de nove anos ou menos, mas os casos entre 70 e 79 anos apresentaram CFR de 8,0%, e naqueles com 80 anos de idade ou mais, houve 14,8% de CFR. Não foram relatados casos leves e graves. A CFR foi de 49,0% entre os casos críticos. No entanto, não foi apenas considerada a velocidade da resposta do governo, mas também a magnitude dessa resposta. A China se concentrou nas táticas tradicionais de resposta a surtos de saúde pública — isolamento, quarentena, distanciamento social e contenção comunitária. Pacientes identificados com COVID-19 foram imediatamente isolados em enfermarias de hospitais já existentes, e dois novos hospitais foram rapidamente construídos para isolar e cuidar do crescente número de casos em Wuhan e Hubei. Pessoas que entraram em contato com casos de COVID-19 foram solicitadas a colocar-se em quarentena em casa ou levadas para instalações especiais de quarentena, nas quais poderiam ser monitoradas quanto ao aparecimento dos sintomas.[44]

6 CÁLCULOS: ISOLAMENTO POPULACIONAL E COLAPSO DO SISTEMA

Utilizando parâmetros para definição de isolamento populacional, é possível simular vários cenários, com base na taxa de mortalidade atual no Brasil e nas suas diversas regiões (no dia 30 de março).[45]

Assim, pode-se estimar o valor real de casos existentes por meio da quantidade de óbitos no momento atual. Considerando o Brasil com total de mortes de 92 e taxa de mortalidade da doença de 0,87%, obtém-se, por meio da divisão de 92 pelo fator 0,87%, que o total estimado de 10.526 casos gerou essas mortes. Considerando o tempo de morte após infecção equivalente a 17,3 dias e 6,18 dias, até que o número de casos dobre no país, a divisão desses dois valores dará a quantidade de vezes que os casos dobraram no Brasil, que é de 2,8. Por fim, para calcular o valor real de casos existentes, utiliza-se a seguinte fórmula: (Quantidade de casos que geraram as mortes) * 2^ (quantidade de vezes que os casos dobraram no Brasil), e chega-se, portanto, a 10.526 * 2^ (2,8), resultando em 73.385 casos.[45]

6.1 Cálculos de Isolamento Populacional

Para obter a recomendação de fechar ou não um comércio ou negócio, podem-se considerar as seguintes variáveis: quantidade de funcionários; porcentagem de risco aceitável (probabilidade de o funcionário infectar-se); e probabilidade de pelo menos um dos funcionários infectar-se hoje (sinal vermelho), amanhã (sinal laranja) e no período de uma semana (sinal amarelo).

Em uma simulação, no cenário atual brasileiro, considerando a taxa de risco aceitável de 1%, caso uma empresa tenha sete funcionários ou menos, não se observa motivo para fechar durante a semana seguinte, uma vez que a probabilidade de um dos funcionários estar infectados é de 0%, a probabilidade de se infectar até amanhã é de 0% e a de se infectar na próxima semana é de 1%. Se a quantidade de funcionários de uma empresa for maior que sete e menor que 15, deverá fechar em uma semana. Se a quantidade for maior que 15 e menor que 17, a empresa deverá fechar até o dia seguinte. Acima de 17 funcionários, a empresa deve fechar imediatamente.[45]

Para a Região Sudeste do Brasil, considerando um total de mortes equivalente a 132 casos e uma taxa de mortalidade da doença de 0,87%, o total estimado de casos que geraram essas mortes é de 15.102. Considerando a mesma taxa de dobra de 2,8 vezes e respeitando a fórmula anteriormente proposta, obtém-se o total estimado de 105.291 casos para a Região Sudeste. Considerando o risco aceitável (probabilidade de o funcionário infectar-se) de 1% para a empresa, no cenário atual para a Região Sudeste, é possível estimar que, se a empresa empregar três pessoas ou menos, ela não precisará fechar na próxima semana; se tiver quatro a seis, deverá fechar em uma semana; com sete funcionários, deverá fechar até o dia seguinte. Acima de sete empregados, a empresa deve fechar imediatamente.[45]

Para o Estado de São Paulo, considerando um total de mortes igual a 98 casos e uma taxa de mortalidade da doença de 0,87%, o total estimado de casos que geraram esses óbitos é de 12.928. Considerando a mesma taxa de dobra de 2,8 vezes e respeitando a fórmula anteriormente proposta, obtém-se o total estimado de 90.136 casos para a Região Sudeste. Considerando o risco aceitável (probabilidade de o funcionário infectar-se) de 1% para a empresa, no cenário atual para a Região Sudeste, é possível estimar que, se a empresa empregar duas pessoas ou menos, ela não precisará fechar na próxima semana; de três a quatro, deverá fechar em uma semana; se a empresa empregar cinco pessoas, deverá fechar até o dia seguinte; acima de cinco empregados, a empresa deve fechar imediatamente.[45]

NOTA

Essas estimativas podem e devem ser atualizadas diariamente, à medida que a mortalidade for atualizada no país.

6.2 Cálculos de Colapso do Sistema[46-48]

Como vimos anteriormente, a falta de capacidade do sistema de saúde de arcar com a necessidade de leitos (enfermaria ou UTI) para pacientes com COVID-19 é um elemento sensível diretamente relacionado à mortalidade local. Essa perda de capacidade — aqui denominada **colapso** — antecede outros sinais, como a ausência de ventiladores para suporte respiratório desses pacientes, por exemplo.

O índice de colapso pode ser calculado a partir de uma razão entre o número de casos (idealmente ativos, ou seja, subtraindo-se o número de pacientes recuperados) e o número disponível de leitos (gerais, de enfermaria ou de UTI).

O número de casos pode ser estimado cumulativamente a partir da mortalidade cumulativa por meio dos mesmos cálculos utilizados anteriormente (ver cálculos de isolamento) ou, então, pode ser derivado cumulativamente a partir do número relatado pelos meios de comunicação do Ministério da Saúde do Brasil.

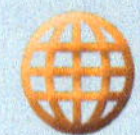
Consulte em:
covid.saude.gov.br (acesso em 5 jun 2020)

A razão leva em consideração o número de leitos por mil pacientes no caso de leitos gerais e por 10 mil pacientes no caso de leitos de UTI. Observa-se que, na razão de leitos de UTI, o ideal é que o número de casos considerado seja aquele de pacientes graves, e não aquele de apenas positivos.

Esse índice será expresso em um número absoluto menor, igual a 1 ou maior, traduzindo um número relativo que expressa o quanto o número de casos (idealmente ativos) ultrapassa (quando > 1) o número de leitos disponíveis, ou é inferior (quando < 1) ao número de leitos disponíveis, definindo presença ou ausência, respectivamente, de colapso do sistema, como também sua magnitude.

EXEMPLO

Para o Brasil, em um cenário com 159 óbitos e 4.579 casos, e, na verdade, 126.828 casos reais estimados, teremos um índice de colapso de 11.44 (leitos gerais), 9.16 (leitos de UTI) e 317.07 (real estimado pela mortalidade).

Também estão disponíveis no Brasil *softwares* que projetam a necessidade de leitos e ventiladores, tendo por base o número de casos, variando em cenários diferentes, com diferentes índices de multiplicação da doença ou replicação viral.

O significado, no entanto, deve ainda ser relativizado às experiências internacionais de colapso, que levam em consideração também, em suas estimativas, a mortalidade (1% no mínimo) como indicador central de cálculo (uma vez que não há como esconder óbitos) e seu consequente número correspondente de leitos (gerais e de UTI) e ventiladores necessários para suprir a atenção à casuística.

Daí a importância de se estimar o número real de casos pela mortalidade, e não com base somente no número subdiagnosticado de casos, pois, com isso, é possível sinalizar em que momento — e variando conforme a localidade no Brasil — medidas antecipatórias devam ser tomadas para que a mortalidade não tenha mais o fator estrutural em seu componente, além da relação já difícil entre hospedeiro e agente etiológico, que conspire desnecessariamente contra a sobrevida dos pacientes.

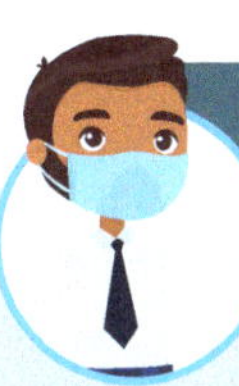

RECOMENDAÇÃO

- O sistema de saúde brasileiro deve tomar medidas austeras, intensas e imediatas para minimizar os efeitos catastróficos que se aproximam da população brasileira diante da epidemia mundial (pandemia) de COVID-19.
- Testar ativamente os pacientes com suspeita de COVID-19 usando-se PCR, bem como os possíveis contaminados próximos.
- Isolar e monitorar os pacientes doentes, sempre que possível em ambiente comunitário, ou em hospitalização (recomendado).
- Isolamento comunitário (*lockdown*) proporcional à mortalidade e/ou ao número de casos diagnosticados na área, separando em área vermelha (isolamento imediato), área laranja (isolamento até amanhã), área amarela (próxima semana) e verde (sem necessidade de isolamento).
- Garantia de equipamentos de proteção aos profissionais de saúde, sobretudo aqueles expostos ao atendimento de casos suspeitos ou doentes, deixando à disposição: gorro, máscara (preferencialmente N95), *face shield*, óculos de proteção, avental descartável e impermeável, além de respirador em procedimentos.
- Estrutura hospitalar com áreas específicas e isoladas para atendimento de pacientes suspeitos e doentes, com cuidados de higiene e de trânsito específicos, bem como garantia de número de leitos suficiente, sobretudo para pacientes graves em UTI, em associação a número suficiente de respiradores para assistência respiratória.
- Considerar o índice de colapso do sistema (extenuação dos leitos disponíveis, incluindo os de UTI) nas estratégias de implementação de leitos suplementares para suprir as defasagens.

- Estruturar comissões multiprofissionais para discussão de prioridades de atendimento, segundo critérios éticos, e decisões difíceis de terminalidade.
- O tratamento com cloroquina ou hidroxicloroquina e azitromicina pode ter seu uso compassivo em pacientes graves.
- Disponibilizar suporte emocional para profissionais de saúde e pacientes, na medida da necessidade e do surgimento de sintomas de ordem psicológica/psiquiátrica.

REFERÊNCIAS

1. Sharfstein JM, Becker SJ, Mello MM. Diagnostic testing for the novel coronavirus. JAMA. 2020 Mar 9. doi: 10.1001/jama.2020.3864. PMID: 32150622.
2. Loeffelholz MJ, Tang YW. Laboratory diagnosis of emerging human coronavirus infections: the state of the art. Emerg Microbes Infect. 2020;20:1-26. doi: 10.1080/22221751.2020.1745095. PMID: 32196430.
3. Pfefferle S, Reucher S, Nörz D, Lütgehetmann M. Evaluation of a quantitative RT-PCR assay for the detection of the emerging coronavirus SARS-CoV-2 using a high throughput system. Euro Surveill. 2020;25. doi: 10.2807/1560-7917.ES.2020.25.9.2000152. PMID: 32156329.
4. Corman VM, Landt O, Kaiser M, Molenkamp R, Meijer A, Chu DKW, et al. Detection of 2019 novel coronavirus (2019-nCoV) by real-time RT-PCR. Euro Surveill. 2020;25(3). doi: 10.2807/1560-7917.ES.2020.25.3.2000045. PMID: 31992387.
5. Reusken CBEM, Broberg EK, Haagmans B, Meijer A, Corman VM, et al. Laboratory readiness and response for novel coronavirus (2019-nCoV) in expert laboratories in 30 EU/EEA countries, January 2020. Euro Surveill. 2020;25. doi: 10.2807/1560-7917.ES.2020.25.6.2000082. PMID: 32046815.
6. Cohen J, Kupferschmidt K. Countries test tactics in 'war' against COVID-19. Science. 2020;367(6484):1287-8. doi: 10.1126/science.367.6484.1287. PMID: 32193299.
7. Guo L, Ren L, Yang S, Xiao M, Chang, Yang F, et al. Profiling early humoral response to diagnose novel coronavirus disease (COVID-19). Clin Infect Dis. 2020; pii:ciaa310. doi: 10.1093/cid/ciaa310. PMID: 32198501.
8. Konrad R, Eberle U, Dangel A, Treis B, Berger A, Bengs K, et al. Rapid establishment of laboratory diagnostics for the novel coronavirus SARS-CoV-2 in Bavaria, Germany, February 2020. Euro Surveill. 2020;25(9). doi: 10.2807/1560-7917.ES.2020.25.9.2000173. PMID: 32156330.
9. Onder G, Rezza G, Brusaferro S. Case-fatality rate and characteristics of patients dying in relation to COVID-19 in Italy. JAMA. 2020 Mar 23. doi: 10.1001/jama.2020.4683. PMID: 32203977.
10. Spiteri G, Fielding J, Diercke M, Campese C, Enouf V, Gaymard A, et al. First cases of coronavirus disease 2019 (COVID-19) in the WHO European Region, 24 January to 21 February 2020. Euro Surveill. 2020;25(9). doi: 10.2807/1560-7917.ES.2020.25.9.2000178. PMID: 32156327.

11. Zhao S, Lin Q, Ran J, Musa SS, Yang G, Wang W, et al. Preliminary estimation of the basic reproduction number of novel coronavirus (2019-nCoV) in China, from 2019 to 2020: a data-driven analysis in the early phase of the outbreak. Int J Infect Dis. 2020 Mar;92:214-7. doi: 10.1016/j.ijid.2020.01.050. PMID: 32007643.
12. Salathé M, Althaus CL, Neher R, Stringhini S, Hodcroft E, Fellay J, et al. COVID-19 epidemic in Switzerland: on the importance of testing, contact tracing and isolation. Swiss Med Wkly. 2020;150:w20225. doi: 10.4414/smw.2020.20225. PMID: 32191813.
13. Wang CJ, Ng CY, Brook RH. Response to COVID-19 in Taiwan: big data analytics, new technology, and proactive testing. JAMA. 2020 Mar 3. doi: 10.1001/jama.2020.3151. PMID: 32125371.
14. U.S. Public Health Service. Priorities for testing patients with suspected COVID-19 infection [Internet]. 2019. [acesso em 5 jun 2020]. Disponível em: https://www.cdc.gov/coronavirus/2019-ncov/downloads/priority-testing-patients.pdf.
15. The Lancet. COVID-19: protecting health-care workers. Lancet 2020; 395(10228):922. doi: 10.1016/S0140-6736(20)30644-9. PMID: 32199474.
16. World Health Organization. Coronavirus disease (COVID-19) outbreak: rights, roles and responsibilities of health workers, including key considerations for occupational safety and health: interim guidance [Internet]. 2020 Mar 19. [acesso em 27 mar 2020]. Disponível em: https://www.who.int/docs/default-source/coronaviruse/who-rights-roles-respon-hw-covid-19.pdf?sfvrsn=bcabd401_0.
17. World Health Organization. Advice on the use of masks in the community, during home care, and in health care settings in the context of COVID-19: interim guidance [Internet]. 2020 Mar 19. [acesso em 27 mar 2020]. Disponível em: https://www.who.int/publications-detail/advice-on-the-use-of-masks-in-the-community--during-home-care-and-in-healthcare-settings-in-the-context-of-the-novel-coronavirus-(2019-ncov)-outbreak.
18. Radonovich LJ Jr, Simberkoff MS, Bessesen MT, Brown AC, Cummings DAT, Gaydos CA, et al. N95 respirators vs medical masks for preventing influenza among health care personnel: a randomized clinical trial. JAMA. 2019;322(9):824-33. doi: 10.1001/jama.2019.11645. PMID: 31479137.
19. World Health Organization. Rational use of personal protective equipment (PPE) for coronavirus disease (COVID- 19): interim guidance [Internet]. 2020 Mar 19. [acesso em 27 mar 2020]. Disponível em: https://apps.who.int/iris/handle/10665/331215.
20. Schwartz J, King CC, Yen MY. Protecting health care workers during the COVID-19 coronavirus outbreak: lessons from Taiwan's SARS response. Clin Infect Dis. 2020; pii:ciaa255. doi: 10.1093/cid/ciaa255. PMID: 32166318.
21. Yen MY, Schwartz J, Chen SY, King CC, Yang GY, Hsueh PR. Interrupting COVID-19 transmission by implementing enhanced traffic control bundling: implications for global prevention and control efforts. J Microbiol Immunol Infect. 2020 Mar 14; pii:S1684 -1182(20)30071-2. doi: 10.1016/j.jmii.2020.03.011. PMID: 32205090.
22. Centers for Disease Control and Prevention. Strategies to optimize the supply of PPE and equipment [Internet]. CDC.gov; 2020. [acesso em 27 mar 2020]. Disponível em: https://www.cdc.gov/coronavirus/2019-ncov/hcp/ppe-strategy/index.html.

23. World Health Organization. Modes of transmission of virus causing COVID-19: implications for IPC precaution recommendations: scientific brief [Internet]. 2020 Mar 27. [acesso em 27 mar 2020]. Disponível em: https://www.who.int/publications-detail/modes-of-transmission-of-virus-causing-covid-19-implications-for-ipc-precaution-recommendations.
24. Parodi SM, Liu VX. From containment to mitigation of COVID-19 in the US. JAMA. 2020 Mar 13. doi: 10.1001/jama.2020.3882. PMID: 32167525. [Table. Key elements of a proposed plan for coronavirus disease 2019 community spread mitigation in Kaiser Permanente Northern California.]
25. Adams JG, Walls RM. Supporting the health care workforce during the COVID-19 global epidemic. JAMA. 2020 Mar 12. doi: 10.1001/jama.2020.3972. PMID: 32163102.
26. World Health Organization. Infection prevention and control during health care when COVID-19 is suspected: interim guidance [Internet]. 2020 Mar 19. [acesso em 27 mar 2020]. Disponível em: https://reliefweb.int/report/world/infection-prevention-and-control-during-health-care-when-covid-19-suspected-interim.
27. Godlee F. The burning building [Internet]. BMJ. 2020 Mar 19;368:m1101. doi: 10.1136/bmj.m1101. [acesso em 27 mar 2020]. Disponível em: https://www.bmj.com/content/bmj/368/bmj.m1101.full.pdf.
28. Devaux CA, Rolain JM, Colson P, Raoult D. New insights on the antiviral effects of chloroquine against coronavirus: what to expect for COVID-19? Int J Antimicrob Agents. 2020 May;55(5):105938.
29. Cortegiani A, Ingoglia G, Ippolito M. A systematic review on the efficacy and safety of chloroquine for the treatment of COVID-19. J Crit Care. 2020 Mar 10;57:279-83.
30. Colson P, Rolain JM, Lagier JC, Brouqui P, Raoult D. Chloroquine and hydroxychloroquine as available weapons to fight COVID-19. Int J Antimicrob Agents. 2020 Mar 4;55(4):105932.
31. Gautret P, Lagier JC, Parola P, Hoang VT, Meddeb L, Mailhe M, et al. Hydroxychloroquine and azithromycin as a treatment of COVID-19: results of an open-label non-randomized clinical trial. Int J Antimicrob Agents. 2020 Mar 20;105949.
32. Guastalegname M, Vallone A. Could chloroquine/hydroxychloroquine be harmful in Coronavirus Disease 2019 (COVID-19) treatment? Clin Infect Dis. 2020 Mar 24;ciaa321.
33. Sahraei Z, Shabani M. Aminoquinolines against coronavirus disease 2019 (COVID-19): chloroquine or hydroxychloroquine. Int J Antimicrob Agents. 2020 Mar 16;55(4):105945.
34. Rubin EJ, Baden LR, Morrissey S. Audio interview: new research on possible treatments for COVID-19. N Engl J Med. 2020 Mar 19;382(12):e30.
35. Remuzzi A, Remuzzi G. COVID-19 and Italy: what next? Lancet. 2020 Mar 13; pii:S0140-6736(20)30627-9. doi: 10.1016/S0140-6736(20)30627-9. PMID: 32178769.
36. Givisiez LGVB, Kim P, Gorito CAC. A estratégia sul-coreana de combate do surto de COVID-19. 2020. 9 p.
37. Emanuel EJ, Persad G, Upshur R, Thome B, Parker M, Glickman A, et al. Fair alloca-

tion of scarce medical resources in the time of COVID-19. N Engl J Med. 2020 Mar 23. doi: 10.1056/NEJMsb2005114. PMID: 32202722.
38. Truog RD, Mitchell C, Daley GQ. The toughest triage: allocating ventilators in a pandemic. N Engl J Med. 2020 Mar 23. doi: 10.1056/NEJMp2005689. PMID: 32202721.
39. Ramsey L. One slide in a leaked presentation for US hospitals reveals that they're preparing for millions of hospitalizations as the outbreak unfolds [Internet]. Business Insider; 2020 Mar 6. [acesso em 5 jun 2020]. Disponível em: https://www.businessinsider.com/presentation-us-hospitals-preparing-for-millions-of-hospitalizations-2020-3.
40. Federação Brasileira de Hospitais, Confederação Nacional de Saúde. Cenário dos hospitais no Brasil [Internet]. maio 2019. [acesso em 5 jun 2020]. Disponível em: http://fbh.com.br/wp-content/uploads/2019/05/CenarioDosHospitaisNoBrasil2019_10maio2019_web.pdf.
41. The World Bank Group. Hospital beds (per 1,000 people) [Internet]. [acesso em 5 jun 2020]. Disponível em: https://data.worldbank.org/indicator/SH.MED.BEDS.ZS.
42. Imperial College COVID-19 Response Team. The global impact of COVID-19 and strategies for mitigation and suppression [Internet]. 2020 Mar 26. [acesso em 27 mar 2020]. Disponível em: https://www.imperial.ac.uk/media/imperial-college/medicine/sph/ide/gida-fellowships/Imperial-College-COVID19-Global-Impact-26-03-2020.pdf.
43. Imperial College COVID-19 Response Team. Impact of non-pharmaceutical interventions (NPIs) to reduce COVID-19 mortality and healthcare demand [Internet]. 2020 Mar 16. [acesso em 27 mar 2020]. Disponível em: https://www.imperial.ac.uk/media/imperial-college/medicine/sph/ide/gida-fellowships/Imperial-College-COVID19-NPI-modelling-16-03-2020.pdf.
44. Wu Z, McGoogan JM. Characteristics of and important lessons from the coronavirus disease 2019 (COVID-19) outbreak in China: summary of a report of 72 314 cases from the Chinese Center for Disease Control and Prevention. JAMA. 2020 Feb 24. doi: 10.1001/jama.2020.2648. PMID: 32091533.
45. Coronavirus: when should you close your office? Coronavirus work from home model [Internet]. [acesso em 5 jun 2020]. Disponível em: https://docs.google.com/spreadsheets/d/17YyCmjb2Z2QwMiRRwAb7W0vQoEAiL9Co0ARsl03dSlw/edit#gid=1919103833.
46. Associação Médica Brasileira. Índice COVID-19 de colapso do sistema de saúde (baseado em número de casos ativos e estimativa de casos reais). AMB; 2020.
47. CoronaCidades. Farol COVID: entenda e controle a COVID-19 em sua cidade e estado [Internet]. 2020. [acesso em 31 mar 2020]. Disponível em: https://coronacidades.org/simulacovid/.
48. Institute for Health Metrics and Evaluation. COVID-19 projections [Internet]. IHME; 2020. [acesso em 31 mar 2020]. Disponível em: https://covid19.healthdata.org/projections.

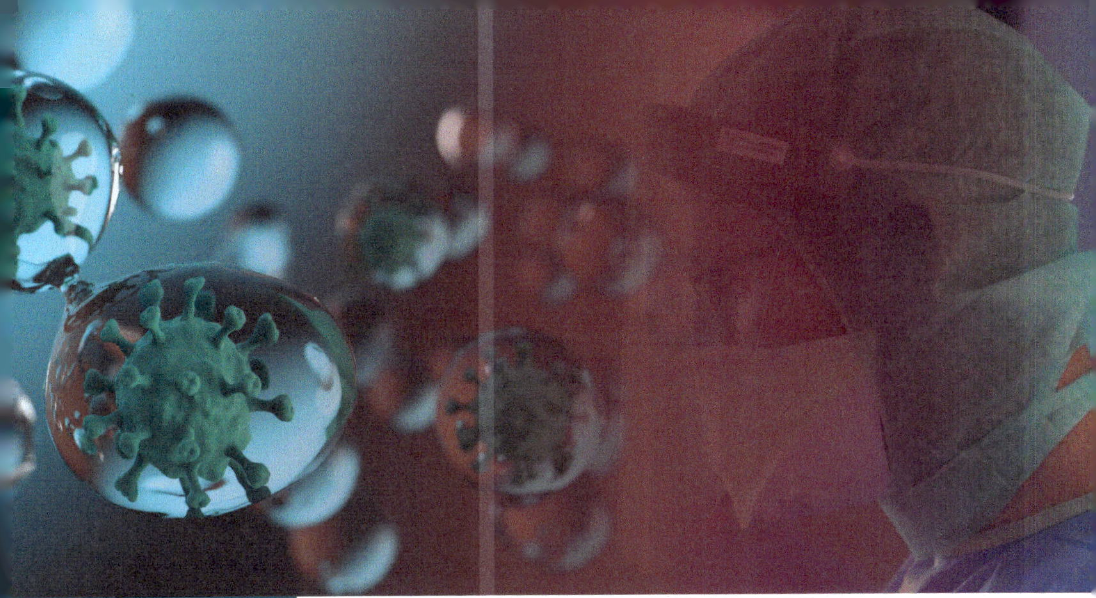

Capítulo

16

Recomendaciones de Actuación Frente a Casos de Infección por El Nuevo Coronavirus (Sars-Cov-2)

Coordenadores

Federación Latinoamericana de Medicina de Emergencias (FLAME)

- Julián-Jiménez Agustín
- García Darío Eduardo

Autores Y Sociedades Científicas Participantes

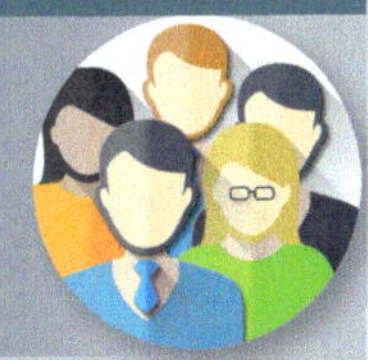

Sociedad Española de Medicina de Urgencias Y Emergencias (Infurg-Semes)

- Julián-Jiménez, Agustín
- González del Castillo, Juan
- Candel González, Francisco Javier
- Piñera Salmerón, Pascual
- Gordo Vidal, Federico

Sociedad Argentina de Emergencias (Sae)

- García Darío, Eduardo
- Menéndez, Edgardo
- Camargo, Gonzalo

Asociación Brasileña De Medicina De Emergencias (Abramade)

- Guimarães, Helio Penna.

Asociación Costarricense De Médicos Emergenciólogos (Asocome)

- Moya Álvarez, Alejandro

Sociedad Chilena de Medicina de Emergencias (Sochimu)

- González Bascuñán, Ulises.

Sociedad Mexicana De Medicina de Emergencias (Smme)

- López Tapia, Jesús Daniel
- Saavedra Uribe, Javier.

Sociedad Venezolana de Medicina de Emergencias Y Desastres (Svmed)

- Grajales López, Diego.

Sociedad Paraguaya de Emergencias Médicas (Spem)

- Ramírez Chaparro, Luz.

Asociación Salvadoreña de Emergencias (Asae)

- Orellana Jiménez, Carlos E.

Sociedad Peruana De Medicina de Emergencias Y Desastres (Spmed)

- Loro Chero, Luis Melchor.

Asociación Colombiana De Especialistas en Medicina de Urgencias y Emergencias (Acem)

- Rosas Romero, Fabián Andrés.

Asociación Nicaragüense De Medicina de Emergencias (Anme)

- Úbeda Zelaya, Reyna del Carmen.

Sociedad Dominicana de Emergencias (Sodoem)

- De la Cruz, Sara.

ASSUNTOS ABORDADOS

1. Introducción: Pandemia Provocada por Covid-19
2. Conceptos Y Definiciones de Caso de Infección por El Nuevo Coronavirus (Sars-Cov-2)
3. Recomendaciones de Reorganización de Los Servicios de Urgencias Para Afrontar La Pandemia
4. Toma De Decisiones Clínicas
5. Diagnóstico Microbiológico: Indicaciones Y Actuación en Urgencias
6. Medidas de Tratamiento (Antiviral Y de Soporte)
7. Indicaciones de Ingreso Y Alta
8. Indicaciones Y Actuación Con Los Contactos
9. Medidas Preventivas Y Recomendaciones para El Control De La Infección
10. Medidas Para Personal de Salud Que se Encuentra Aislado En Buen Estado De Salud
11. Procedimiento Para El Manejo De Cadáveres De Casos De Covid-19

NOTAS DOS AUTORES

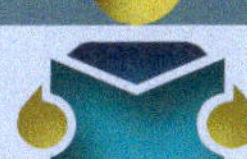

El Grupo de Trabajo Latinoamericano para la mejora de la atención del paciente con infección en Urgencias (GT-LATINFURG), consciente de la gravedad e importancia para todo el mundo de la Pandemia originada por el nuevo Coronavirus SARS-CoV-2 (COVID-19) ha elaborado un documento informativo y técnico destinado a los profesionales de los sistemas de Urgencias y Emergencias de nuestros países. Con la información científica e institucional más actualizada (que cambia día a día y debe ser revisada constantemente), el objetivo es ofrecer unas pautas consensuadas para facilitar la actuación de los Servicios de Urgencias.

1 INTRODUCCIÓN: PANDEMIA PROVOCADA POR COVID-19

El 31 de diciembre de 2019, la Comisión Municipal de Salud y Sanidad de Wuhan (provincia de Hubei, China) informó sobre un agrupamiento de 27 casos de neumonía de etiología desconocida con inicio de síntomas el 8 de diciembre, incluyendo siete casos graves, con una exposición común a un mercado mayorista de marisco, pescado y animales vivos en la ciudad de Wuhan, sin identificar la fuente del brote en ese momento. El mercado fue cerrado el día 1 de enero de 2020. El 7 de enero de 2020, las autoridades chinas identificaron como agente causante del brote un nuevo tipo de virus de la familia *Coronaviridae*, que fue denominado "nuevo coronavirus", 2019- nCoV. Posteriormente el virus ha sido denominado como SARS-CoV-2 (**S**evere **a**cute **r**espiratory **s**índrome **co**rona**v**irus 2) y la enfermedad se denomina COVID-19 (**Co**rona**vi**rus **D**isease 20**19**). La secuencia genética fue compartida por las autoridades chinas el 12 de enero. El 30 de enero la Organización Mundial de la Salud declaró el brote de SARS-CoV-2 en China Emergencia de Salud Pública de Importancia Internacional.[1,2]

El COVID-19 es una zoonosis, análisis filogenéticos han identificado al murciélago como reservorio (96% similitud con cepa de coronavirus similar al SARS (BatCov RaTG13), aislada en murciélagos). Otros huéspedes intermedios están aún pendientes de identificar y confirmar.[3]

El periodo de incubación medio es de 5-6 días, con un rango de 1 a 14 días. Según la información proporcionada por la misión de la OMS en China, con 55.924 casos confirmados al 20/02/2020, la mediana de edad fue de 51 años (rango 2 días a 100 años) con una mayoría de casos (77,8%) entre 30 y 69 años. El 51% de estos casos fueron varones.

Los síntomas de la enfermedad en más de un 80% son leves (fiebre, tos, expectoración, malestar general, discreta disnea, con o sin la presencia de neumonía), mientras que aproximadamente el 20% pueden tener manifestaciones clínicas más graves (neumonía y complicaciones Clínicas) que requieran ingreso hospitalario y el en 6,5% en unidades de medicina crítica (con distrés respiratorio agudo y hasta el 50% de mortalidad).

Las personas con manifestaciones graves de la enfermedad por lo general tienen enfermedades de base como hipertensión, enfermedades cardiovasculares, diabetes y enfermedad pulmonar crónica, cáncer, estadios de inmunosupresión.[1,2,3]

La vía de transmisión entre humanos se considera similar al descrito para otros coronavirus a través de las secreciones de personas infectadas, principalmente por contacto directo con gotas respiratorias de más de 5 micras (capaces de transmitirse a distancias de hasta 2 metros) y las manos o los fómites contaminados con estas secreciones seguido del contacto con la mucosa de la boca, nariz u ojos. El SARS-CoV-2 se ha detectado en secreciones nasofaríngea, incluyendo la saliva.

Actualmente se desconoce el tiempo de supervivencia de SARS-CoV-2 en el medio ambiente. Los coronavirus humanos se inactivan de forma eficiente en presencia de etanol al 95% o de hipoclorito sódico en concentraciones superiores al 0,1%. La transmisión aérea o por aerosoles (capaz de transmitirse a una distancia de más de 2 metros) no ha podido ser demostrada en el brote de SARS- CoV-2 en China, pero conviene limitar al máximo su uso de forma preventiva. Aunque se ha detectado el genoma y el virus infectivo en heces de personas enfermas, la transmisión a través de las heces es suficiente acerca de la transmisión vertical del SARS-CoV-2, aunque los datos de una serie de 9 embarazadas indican la ausencia del virus en muestras de líquido amniótico, cordón umbilical y leche materna.[1,2,3] Actualmente no existe un tratamiento específico frente al SARS-CoV-2. Pero, se están realizando ensayos con múltiples fármacos como la combinación de inhibidores de la proteasa (lopinavir/ritonavir) con o sin interferón β, o tratamiento con un inhibidor de la ARN polimerasa (remdesivir) con resultados a confirmar.[3]

Tabla 16.1 Fecha de los primeros casos registrados en los países integrantes del GT-LATINFURG y datos globales a 23 de marzo de 2020.
▪ El primer caso confirmado de COVID-19 en los países que componen el GT-LATINFURG fue*: El 31 de enero del 2020 en el España,
▪ El 26 de febrero del 2020 en Brasil, El 28 de febrero del 2020 en México,
▪ El 1 de marzo del 2020 en Argentina y República Dominicana El 3 de marzo del 2020 en Chile
▪ El 6 de marzo del 2020 en Perú, Colombia y Costa Rica El 7 de marzo del 2020 en Paraguay
▪ El 13 de marzo del 2020 en Venezuela
▪ El 18 de marzo del 2020 en el Salvador y Nicaragua
▪ Situación actual mundial a 23 de marzo de 2020*:
▪ 360.036 casos confirmados
▪ 15.348 muertos
▪ 105.126 curados

***Elaboración propia con la información recogida diariamente desde** www.who.int, www.mscbs.es y www.rtve.es. Última actualización 23.3.2020. Última actualización 23.3.2020, disponible en: https://www.rtve.es/noticias/20200320/mapa-mundial-del-coronavirus/1998143.shtml

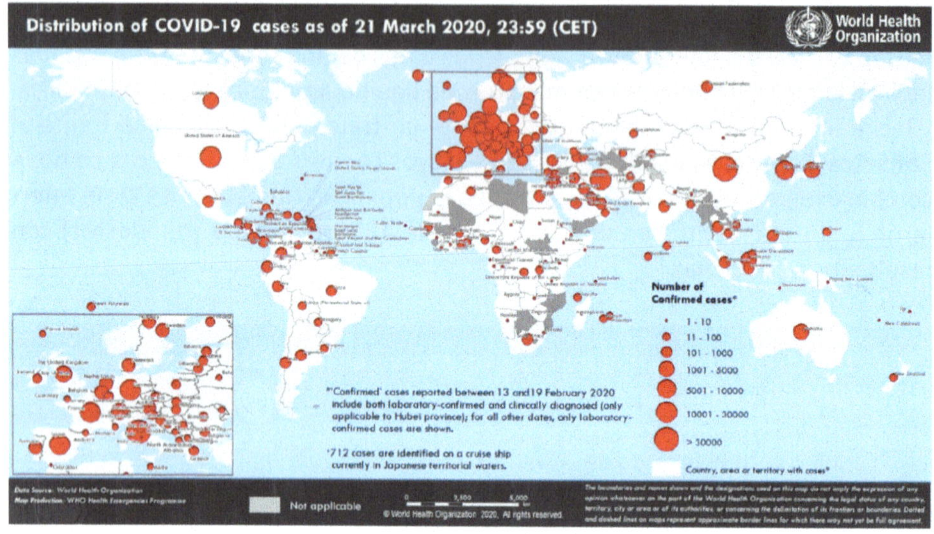

Figura 16.1 Countries, territories or areas with reported confirmed cases of COVID-19, 21 March 2020.

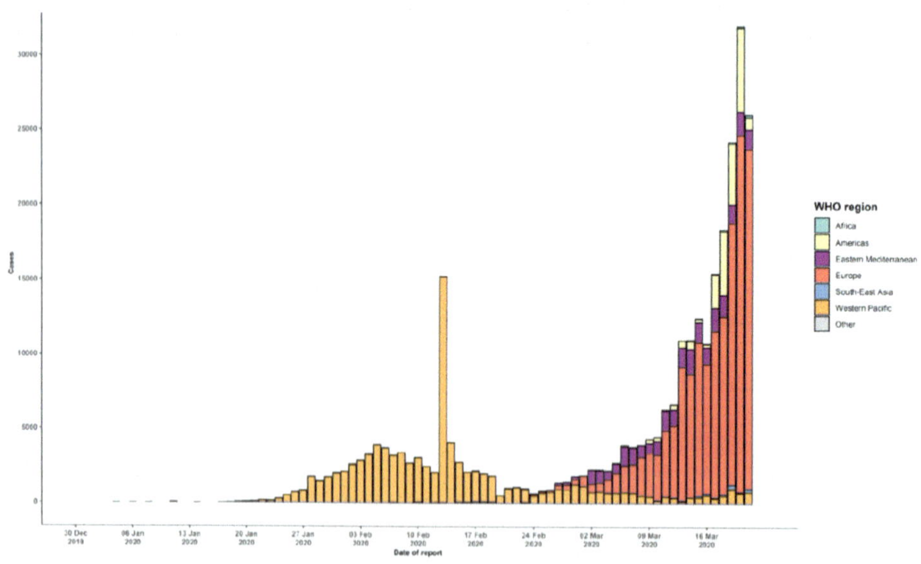

Figura 16.2 Epidemic curve of confirmed COVID-19, vy date of report and WHO region through 21 March 2020.

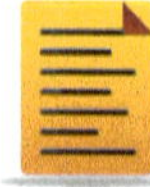

NOTA

Figuras, Tablas y datos elaborados y adaptados de la información diaria de la www.who.int y www.mscbs.es

Tabla 16.2 Casos registrados a 23 de marzo de 2020 de los países integrantes del GT-LATINFURG.

Pais	Casos Confirmados	Muertes	Recuperados
Argentina	266	4	27
Brasil	1620	25	2
Colombia	235	2	3
Costa Rica	134	2	2
Chile	746	2	8
El Salvador	3	0	0
España	33089	2207	3355
México	316	2	4
Nicaragüa	2	0	0
Paraguay	22	1	0
Perú	363	5	1
República Dominicana	245	3	0
Venezuela	77	0	15

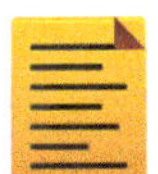

NOTA

Figuras, Tablas y datos elaborados y adaptados de la información diaria de la www.who.int y www.mscbs.es

2 CONCEPTOS Y DEFINICIONES DE CASO DE INFECCIÓN POR EL NUEVO CORONAVIRUS (SARS-COV-2)

Las definiciones están basadas en las actuales recomendaciones de OMS, están en permanente revisión y se irán modificando según avance el conocimiento epidemiológico de esta infección.[1,2]

2.1 Casos en Investigación o Sospechoso de Covid-19

los que cumplan alguno de los siguientes criterios:[1,2]

Epidemiológicos[1,2]	Cualquier persona con un cuadro clínico compatible con infección respiratoria aguda (inicio súbito de cualquiera de los siguientes síntomas: tos, fiebre, disnea, odinofagia) de cualquier gravedad (sin otra etiología que explique completamente la presentación clínica) y que en los 14 días previos al inicio de los síntomas cumpla cualquiera de los siguientes criterios epidemiológicos: **A.** Haya residido o viajado en áreas con evidencia de transmisión comunitaria. Las áreas consideradas de transmisión local o comunitaria se pueden consultar en el siguiente enlace (que se actualiza diariamente): https://www.who.int/emergencies/diseases/novel-coronavirus-2019/situation-reports/ **B.** Historia de contacto "**estrecho**" con un caso probable o confirmado de COVID-19. Se considera ***contacto estrecho*** a: ▪ Cualquier persona que haya proporcionado cuidados a un caso probable o confirmado mientras el caso presentaba síntomas: personal de salud que no han utilizado las medidas de protección adecuadas, miembros familiares o personas que tengan otro tipo de contacto físico similar. ▪ Cualquier persona que haya estado en el mismo lugar que un caso probable o confirmado mientras el caso presentaba síntomas, a una distancia menor de 2 metros (ej. convivientes, visitas). ▪ Se considera contacto estrecho en un avión, a los pasajeros situados en un radio de dos asientos alrededor de un caso probable o confirmado mientras el caso presentaba síntomas y a la tripulación que haya tenido contacto con dichos casos (ver **Anexo 1**).[1,2]
Clínicos[1,2]	Cualquier persona atendida en el Servicio de Urgencias o bien que se encuentre hospitalizada, y que presente signos y síntomas de infección respiratoria aguda de vías bajas y uno de los siguientes hallazgos radiológicos: ▪ Infiltrados bilaterales con patrón intersticial o en vidrio deslustrado ▪ Infiltrados pulmonares bilaterales alveolares compatibles con SDRA.

	▪ Infiltrado unilateral multilobar con sospecha de etiología viral. ▪ Además se ha hecho extensible el criterio a todo pacientes con neumonía.[1,2]
Caso Confirmado por Laboratorio	Caso que cumple criterio de laboratorio (independientemente de los signos y síntomas clínicos). **Criterio de laboratorio**: PCR de screening positiva y PCR de confirmación en un gen alternativo al de screening también positiva.[1,2]
Caso Probable	Caso en investigación o sospechoso cuyos resultados de laboratorio para SARS-CoV- 2 no son concluyentes o solo son positivos para una de las PCRs del criterio de laboratorio.[1,2]
Caso Descartado	Caso en investigación cuyas PCRs del criterio de laboratorio son negativas.[1,2]
En Áreas con Transmisión Comunitaria	En algunos países se establece que en estas áreas no es necesario realizar diagnóstico de laboratorio a aquellos casos que cumplan el criterio A establecido en la definición, y quedaran clasificados como **casos posibles.**[1,2]

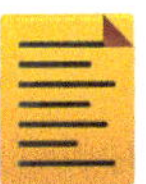

NOTA

Estos criterios deben servir como una guía para la evaluación. Las autoridades de salud pública valorarán con los profesionales asistenciales el cumplimiento de los criterios de forma individualizada. Esta información podrá evolucionar en función de la nueva información disponible, y de acuerdo con los escenarios de riesgo epidemiológico en el país.

3 RECOMENDACIONES DE REORGANIZACIÓN DE LOS SERVICIOS DE URGENCIAS PARA AFRONTAR LA PANDEMIA

- Circuitos alternativos de atención de pacientes.
- Medidas de protección y aislamiento en urgencias.

Es muy importante establecer, desde la entrada de los pacientes a los servicios de urgencias (SU), que debe haber dos circuitos diferenciados y separados que garanticen el poder evitar el contacto con otros pacientes que se encuentren en el servicio.[2]

3.1 Herramientas de triaje

Los casos de COVID-19 pueden presentarse con distintos niveles de gravedad y, en muchos casos, no precisarían ser atendidos con prioridad alta. En el triaje, la toma de los 4 signos vitales tradicionales (temperatura, presión arterial, frecuencia cardiaca y frecuencia respiratoria) puede suponer un riesgo de transmisión para el personal de salud y el público en general. La evaluación clásica en el ámbito de Urgencias de "ABCDE" también plantea problemas al emplazarse la "E" de exposición en el último[2,3]

En la literatura existen diversas propuestas de abordaje como son "constante vital 0" o "herramienta de detección en triaje: Identificar – Aislar – Informar". La "constante vital 0" hace referencia a la necesidad de realizar una rápida detección de situaciones de riesgo epidémico antes de pasar a la toma de los signos vitales en el triaje. La "herramienta de detección en triaje: Identificar – Aislar – Informar" aporta un enfoque rápido en cuanto a cómo manejar desde triaje estos casos. **Se propone esta última como la herramienta de detección para infección por virus SARS-CoV-2 en los SU.**[2,3]

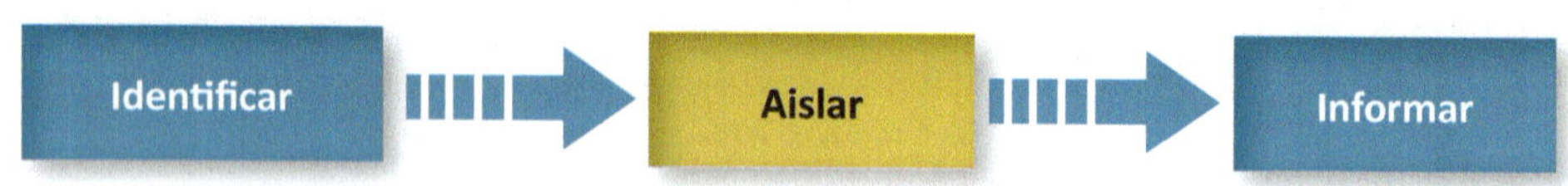

Figura 16.3 Herramienta para la detección de casos en investigación de COVID-19 en los SU.[2]

El procedimiento de identificación debería comenzar en el primer contacto con los pacientes que acuden a los SU. En función de las características de los diferentes SU esto puede ocurrir en la zona administrativa del Servicio de Admisión o en el triaje o incluso en la misma puerta de entrada al hospital (al SU).[2,4]

Como consideraciones generales se recomienda la publicación de información visual (carteles, folletos, etc.) en lugares estratégicos para proporcionar a los pacientes las instrucciones sobre higiene de manos, higiene respiratoria y tos. Asimismo, se recomienda disponer de dispensadores con solución hidroalcohólica al alcance de los pacientes y el personal y ofrecer mascarillas quirúrgicas a aquellos que acudan al centro de salud con síntomas de infección respiratoria aguda.[2,4,5]

En el servicio de admisión

Si el primer contacto se produce en el Servicio de Admisión, y considerando que se trata de personal que no es del sistema de salud, las preguntas se limitarán al criterio epidemiológico con cuestiones del tipo "¿Ha realizado algún viaje en las últimas dos semanas?" o "¿En qué lugares ha estado?" tras averiguar el motivo de consulta del paciente[2].

Si el criterio epidemiológico es positivo, se le invitará al paciente a que se coloque una mascarilla tipo quirúrgica y a realizar lavado de manos con solución hidroalcohólica. Se derivará al paciente al circuito de aislamiento con el fin de evitar el contacto con las personas que están siendo atendidas en el circuito convencional, evitando su exposición innecesaria. El personal que le traslade hasta al circuito de aislamiento llevará una mascarilla quirúrgica y guantes.

Una vez en el circuito de aislamiento el personal de salud puede completar el triaje y la anamnesis para verificar que el paciente cumple los criterios epidemiológicos y clínicos.[2,5]

En el triaje

A diferencia del caso previo, dado que el triaje está realizado por personal de salud, la identificación debe ser completa y basada tanto en la definición epidemiológica como clínica indagando sobre la presencia de síntomas de infección viral o síntomas respiratorios y viajes recientes a zonas de riesgo o contacto con casos de COVID-19. Si el caso es detectado en el triaje, se invitará al paciente a que se coloque una mascarilla tipo quirúrgica y a realizar lavado de manos con solución hidroalcohólica y pasará en ese momento al circuito de aislamiento del SU.[2,5]

Una vez el paciente se encuentra en el circuito de aislamiento, se realizará una anamnesis poniendo especial hincapié en la valoración clínica y la historia epidemiológica (fechas concretas, exposiciones de riesgo, etc.). Si el paciente cumple criterios de "caso en investigación", se comunicará a Salud Pública correspondiente. Si Salud Pública determina que el caso no pasa a ser investigado, el paciente debe ser regresar al circuito convencional, siempre cumpliendo con las precauciones estándar que incluye medidas como la higiene de manos.[2]

En el circuito de aislamiento

Cada hospital deberá establecer su propio procedimiento específico de aislamiento. Así mismo es recomendable el establecimiento de un circuito de evacuación del material utilizado que pueda generarse en la dicha zona.[2,6]

Al circuito de aislamiento no deberán pasar los familiares o acompañantes del paciente, que serán informados del procedimiento a seguir. En los casos de menores o pacientes que requieran acompañamiento, el paciente tendrá derecho a dicho acompañamiento y deberán adoptarse las medidas necesarias para su protección mediante la utilización de equipos de protección individual adecuados, tal y como se recogen en el punto 4 de este documento.[2,5,6]

Se debe establecer un registro de las personas que entran en la habitación, así como de las actividades realizadas en cada acceso y de los incidentes o accidentes que concurran en las mismas. Además, se elaborará un listado de las personas que han estado en contacto con el paciente.[2]

Procedimiento en áreas de trasmisión comunitaria.

En las zonas donde exista trasmisión comunitaria del virus se recomienda establecer dos circuitos asistenciales diferenciados desde el primer momento, habilitando dos entradas al servicio de urgencias distintas, una para pacientes con patología respiratoria y otra para el resto de los motivos de consulta. El servicio de admisión y el triaje también deben ser diferentes para cada circuito.[2,6]

Deberá colocarse carteles fuera del hospital para indicar la puerta de entrada adecuada a los pacientes, dirigiendo a la entrada del circuito de aislamiento a los que presenten fiebre, tos o sensación de falta de aire. Tanto en el triaje convencional como en el del circuito de aislamiento se hará una anamnesis más completa indagando sobre la presencia de síntomas de infección respiratoria. Si se confirma la sospecha infección respiratoria el paciente deberá ser evaluado en el circuito de aislamiento y se le suministrará una mascarilla quirúrgica y a realizar lavado de manos con solución hidroalcohólica. De lo contrario deberá conducirse al circuito convencional.[2,4,6]

El circuito de aislamiento deberá contar con aparato de radiología simple y ecógrafo propios.[2]

El personal de salud que realice el triaje, en ambos circuitos, deberán portar una mascarilla quirúrgica en todo momento y usar guantes ante el contacto con el paciente.[2,7]

De forma general, los casos en investigación deberán mantenerse en aislamiento de contacto y por gotas. Se cumplirá una estricta higiene de manos antes y después del contacto con el paciente y de la retirada del equipo de protección individual.[2,6]

El personal que acompañe al paciente hasta la zona de aislamiento llevará mascarilla de tipo quirúrgica y guantes.[2]

El personal que tome las muestras clínicas atienda a casos en investigación, probables o confirmados o las personas que entren en la habitación de aislamiento (ej.: familiares, personal de limpieza...) deberán llevar un equipo de protección individual para la prevención de infección por microorganismos transmitidos por gotas y por contacto que incluya **bata resistente a líquidos, mascarilla, guantes y protección ocular anti-salpicaduras**. Aunque por el momento no existe evidencia de transmisión aérea se recomienda como medida de precaución la utilización de mascarilla con una eficacia de filtración equivalente a FFP2.[2,5,6]

En las situaciones en las que se prevea la generación de aerosoles, que incluyen cualquier procedimiento sobre la vía aérea, como la intubación traqueal, el lavado bronco-alveolar, o la ventilación manual, se recomienda habitación con presión negativa. Se deberá reducir al mínimo el número de personas en la habitación y el personal que esté presente deberá llevar:[2,5,6]

- Una mascarilla de alta eficacia FFP2 o preferiblemente FFP3 si hay disponibilidad.[2,5,6]
- Protección ocular ajustada de montura integral o protector facial completo.[2,5,6]
- Guantes.[2,5,6]
- Batas impermeables de manga larga (si la bata no es impermeable y se prevé que se produzcan salpicaduras de sangre u otros fluidos corporales, añadir un delantal de plástico).[2,5,6]

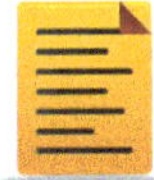

NOTA

Estos criterios deben servir como una guía para la evaluación. Las autoridades de salud pública valorarán con los profesionales asistenciales el cumplimiento de los criterios de forma individualizada. Esta información podrá evolucionar en función de la nueva información disponible, y de acuerdo con los escenarios de riesgo epidemiológico en el país.

4 TOMA DE DECISIONES CLÍNICAS

- Tenga en cuenta que la orientación sobre el tratamiento de COVID-19 puede cambiar con los datos y conocimientos científicos emergentes y que esto puede requerir modificaciones en el tratamiento.[8]
- Basar las decisiones sobre la admisión de adultos individuales en cuidados críticos en la probabilidad de su recuperación, teniendo en cuenta la probabilidad de que una persona se recupere de su admisión en emergencias/cuidados críticos a un resultado que sea aceptable para ellos.[8]
- Apoyar a todos los profesionales de la salud para que utilicen sus conocimientos y experiencia existentes al tomar decisiones clínicas.[8]
- El personal de cuidados críticos debe apoyar a los profesionales de la salud que no trabajan
- Las decisiones sobre el uso de los recursos de cuidados críticos solo deben ser tomadas por, o con el apoyo de profesionales de la salud con conocimientos y habilidades expertas en emergencias/cuidados críticos.[8]
- Usar datos objetivos de fuentes nacionales reconocidas, para apoyar la consistencia en la toma de decisiones.[8]
- Use una herramienta reconocida para registrar el proceso de toma de decisiones.[8]

- El estudio de **Liu,**[9] 78 pacientes, concluyó que los factores asociados a la progresión de la neumonía por COVID-19, fueron la edad mayor de 60 años (OR 10.57; IC95% 2.09 a 53.39), antecedentes de tabaquismo (OR 12.19; IC95% 1.76 a 84.31), temperatura corporal mayor 37.3°C al ingreso (OR 9.71; IC95% 1.18 a 83.33), insuficiencia respiratoria (OR 8.02; IC95% 2.02 a 33.33), albúmina menor a 40 g/L (OR 12.54; IC95% 2.41 a 65.23), proteína C reactiva (OR 5.99; IC95% 1.18 a 30.30). Estos resultados podrían utilizarse para mejorar la capacidad de manejo de la neumonía.
- El estudio de **Ruan,**[10] 150 pacientes, concluyó que los predictores de un desenlace fatal por COVID-19 incluyeron edad, la presencia de trastorno subyacente, la presencia de infección secundaria e Indicadores inflamatorios en la sangre elevados.[10]
- El estudio de **Zhou,**[11] 191 pacientes, concluyó que los posibles factores de riesgo asociados a mortalidad hospitalaria fueron: la edad avanzada (OR 1.10; IC95% 1.03 a 1.17), la puntuación SOFA alta (OR 5.65; IC95% 2.61 a 12.23), y el Dímero D superior a 1 µg /L; (OR 18.42 IC95% 2.64 a 128.55), lo que podrían ayudar a identificar a los pacientes con mal pronóstico en una etapa temprana.[11]

5 DIAGNÓSTICO MICROBIOLÓGICO: INDICACIONES Y ACTUACIÓN EN URGENCIAS

5.1 Diagnóstico microbiológico de COVID-19

El diagnóstico microbiológico se realiza mediante la determinación de fragmentos de COVID-19 en muestras respiratorias, aunque también se pueden determinar en otras muestras biológicas (**tabla 16.3).**[12]

Existen técnicas cromatográficas con sensibilidades en IgM del 85.0% (IC95% 62.1% a 96.8%) y en IgG del 100% (IC95% 86.0% a 100%) y especificidades en IgM del 96.0% (CI95% 86.3% a 99.5%) y en IgG del 98.0% (IC95% 89.4% a 99.9%).[13] Sin embargo, en el momento actual en el que la epidemia se extiende globalmente se requieren técnicas sensibles (superiores al 95%), con las que podamos realizar screening de la población, y estas son las técnicas moleculares.[13] Existen numerosas compañías dedicadas al área de diagnóstico con kits aprobados por la FDA o con marcado de la Comunidad Europea CE.[14-15]

Tabla 16.3 posibles muestras microbiológicas para estudio de COVID-19.[16]

Tipo de muestra	Materiales para la recogida	Transporte a laboratorio	Conservación hasta la prueba	Observaciones
Hisopado nasofaríngeo y orofaríngeo	Torundas floculadas de dacrón o poliéster*	4°C	≤ 5 días: 4°C > 5 días:- 70°C	Los hisopados nasofaríngeos y orofaringeos deben conservarse en el mismo tubo para aumentar la carga vírica
Lavado broncoalveolar	Recipiente estéril*	4°C	≤ 48 horas: 4°C > 48 días:- 70°C	Aunque pueda haber cierta dilución del patógeno, no deja de ser una muestra útil
Aspirado (endo) traqueal, aspirado nasofaríngeo o lavado nasal	Recipiente estéril*	4°C	≤ 48 horas: 4°C > 48 días:- 70°C	
Esputo	Recipiente estéril	4°C	≤ 48 horas: 4°C > 48 días:- 70°C	Hay que asegurarse de que la muestra provenga de las vías respiratorias bajas
Tejidos de biopsia o autopsia, en particular pulmonares	Recipiente estéril con medio salino	4°C	≤ 24 horas: 4°C > 24 días:- 70°C	
Suero, 2 muestras: fase aguda y convalecencia (entre 2 y 4 semanas después de la fase aguda)	Tubos separadores de suero (en adultos: obtenga 3- 5 ml de sangre entera)	4°C	≤ 5 días: 4°C > 5 días:- 70°C	Hay que obtener muestras emparejadas: fase aguda: primera semana de enfermedad convalecencia: 2 a 3 semanas después
Sangre entera	Tubo de recogida	4°C	≤ 5 días: 4°C > 5 días:- 70°C	Para detectar antígenos, en especial en la primera semana de enfermedad
Orina	Recipiente para orina	4°C	≤ 5 días: 4°C > 5 días:- 70°C	

* Al transportar las muestras para la detección viral, utilice MTV (medios de transporte de virus) que contengan suplementos antifúngicos y antibióticos. Cuando se trate de cultivos bacterianos o fúngicos, transpórtelos en seco o en una cantidad muy pequeña de agua estéril. Hay que evitar la congelación y descongelación repetida de muestras.

Adaptada de Laboratory testing for coronavirus disease (COVID-19) in suspected human cases. Disponible en: https://www.who.int/publications-detail/laboratory-testing-for-2019-novel-coronavirus-in-suspected-human-cases- 20200117

Cada laboratorio debe tener un espacio para garantizar que se hacen las pruebas de forma segura (Logística, equipo y personal). Al manipular y procesar muestras de COVID-19, incluidas sangre para pruebas serológicas, Se deben seguir las prácticas y procedimientos de seguridad ya que es material potencialmente infeccioso (bata, mascarilla FFP2, gafas y guantes). Todos los procedimientos técnicos deben realizarse de una manera que minimiza la generación de aerosoles y gotas. El personal deberá llevar equipo de protección personal. El material se trabajará en campana de seguridad biológica de clase II. Se usarán desinfectantes apropiados con actividad comprobada contra los virus. El manejo de material con altas concentraciones de virus viable solo debe ser realizado por personal debidamente capacitado y competente en laboratorios, capaces de cumplir con los requisitos esenciales y prácticas de contención. Muestras de pacientes de casos sospechosos o confirmados. debe transportarse como UN3373, *"Sustancia biológica Categoría B".* Los cultivos o aislamientos virales deben ser transportado como Categoría AU.[17]

Cada país, a través de su Ministerio de Sanidad, determinará el protocolo asistencial adecuado frente a la contingencia de la expansión de COVID-19. Así, por ejemplo, en España, el Ministerio de Sanidad recomendó para el diagnóstico en el laboratorio de referencia o en el Centro Nacional de Microbiología (CNM) las siguientes muestras respiratorias: Muestra de tracto superior (exudado nasofaríngeo y/o orofaríngeo) para pacientes ambulatorios y muestra del tracto respiratorio Inferior (preferentemente lavado broncoalveolar, esputo en caso de ser posible y/o aspirado endotraqueal) especialmente en pacientes con enfermedad respiratoria grave (los tipos de muestras respiratorias se recogen en la **tabla 16.3)**. En el paciente pediátrico se contempla tan solo el aspirado nasofaríngeo.

Para el diagnóstico molecular se pretende la detección de un gen menos específico (*gen E*) y la detección de un gen más específico (*gen RdRp*). Existen varios criterios según las sociedades científicas, así por ejemplo, en distintas regiones de España se está aceptando este último.[18,19] Las muestras positivas se enviarán al Centro Nacional de Microbiología para confirmación, con un suero del paciente para determinar anticuerpos (mientras esta logística sea viable). La muestra nasal puede dar falsos negativos, especialmente en los pacientes críticos y entre los motivos se encuentran la calidad insuficiente de la muestra, el manejo o envío inadecuado (demasiado tiempo sin refrigeración hasta recepción en el laboratorio), las mutaciones del virus o la inhibición de la PCR por material relacionado con la recogida de la muestra o el procesamiento en el laboratorio. Si se tiene alta sospecha de falso negativo (por la evolución clínica, el patrón radiológico, la epidemiología) remitir nueva muestra de vías bajas.[18,19]

El virus del SARS-CoV-2 puede detectarse inicialmente 1–2 días antes del inicio de los síntomas en las muestras del tracto respiratorio superior; el virus puede persistir durante 7 a 12 días en casos moderados y hasta 4 semanas en casos graves.[20] Sin embargo, esa viabilidad de SARS-CoV-2 detectada por qRT-PCR en este paciente no ha sido probada por cultivo viral en pacientes convalecientes tras la recuperación.[21] En las heces, se detectó ARN viral en hasta el 30% de los pacientes desde el día 5 después del inicio y hasta 4 a 5 semanas en casos moderados. La importancia del desprendimiento viral fecal para la transmisión aún se desconoce.[20] Aunque no existe información definitiva sobre el contagio, actualmente en los modelos matemáticos se asume que la transmisión comienza 1-2 días antes del inicio de síntomas[2].

Criterios para solicitar la muestra en Urgencias y actitud a seguir	
Escenario 1	Existen casos esporádicos pero la mayoría tienen que ver con procedencia de lugares de riesgo o contacto con casos confirmados o en investigación. Se considerarán casos en investigación microbiológica de COVID-19 los que cumplan los criterios definidos en el apartado 2 de este documento "Conceptos y definiciones de caso de infección por el nuevo coronavirus[22] (sars-cov-2)":
Actitud	En este escenario inicial se realizará la prueba a todos los pacientes epidemiológica o clínicamente sospechosos, quedando aislados en el hospital los pacientes confirmados hasta negativización de PCR (ver más adelante). Los pacientes con síntomas menores en casa, en Centros de Atención Primaria y en Urgencias serán remitidos a su domicilio con tratamiento sintomático, realizándoles la prueba desde allí a través de los efectivos de Salud Pública. El personal de salud con síntomas menores tendría prioridad en la realización de la prueba con objeto de que se reincorporaran a la mayor brevedad a su puesto de trabajo.
Escenario 2	Existe transmisión comunitaria sostenida y creciente. Se considerarán casos en investigación microbiológica de COVID-19 los que cumplan criterios clínicos definidos en el apartado 2 de este documento "Conceptos y definiciones de caso de infección por el nuevo coronavirus (sars-cov- 2)", con independencia de los epidemiológicos y con el objetivo de no aumentar la transmisión nosocomial, que se cifra en el 41%.[23]

En este escenario solo se priorizará la prueba a los pacientes que van a ingresar, los que presenten neumonía o por desestabilización de la comorbilidad por causa de la infección viral. Los pacientes con síntomas menores en casa, en Centros de Atención Primaria y en Urgencias serán remitidos a su domicilio con tratamiento sintomático, realizándoles la prueba, de manera diferida desde allí a través de los efectivos de Salud Pública. **EL personal de salud con síntomas menores tendría prioridad en la realización de la prueba con objeto de que se reincorporaran a la mayor brevedad a su puesto de trabajo.**

Criterios microbiológicos para de aislamiento y alta

Todos los países en los que se ha objetivado una transmisión comunitaria sostenida han empleado sus propios criterios de desaislamiento y alta.[24] A pesar de las diferencias entre ellos, existe un consenso para combinar en la decisión del desaislamiento y alta, la evidencia de la negativización de la carga viral ARN del tracto respiratorio superior con la resolución clínica de los síntomas. Con toda esta información, el informe técnico del ECDC recomienda los siguientes criterios:[24]

- Al menos dos muestras del tracto respiratorio superior negativas para COVID-19, recogidas a intervalos de ≥ 24 horas.[24]
- Para pacientes sintomáticos la muestra se tomará después de la resolución de los síntomas, al menos siete días después del inicio o después de> 3 días sin fiebre.[24]
- Para las personas infectadas por COVID-19 asintomáticas, las pruebas para documentar la eliminación del virus deben tomarse en un mínimo de 14 días después de la prueba positiva inicial.[24]
- Italia indica que las pruebas de serología para documentar anticuerpos IgG específicos para el COVID-19 pueden tener mucho valor.[24]

Tabla 16.4 Criterios moleculares para el diagnóstico microbiológico de la infección por COVID-19.[25,26]

Country	Institute	Gene targets
China	China CDC	ORF1ab and N
Germany	Charité	RdRP, E, N
Hong Kong SAR	HKU	ORF1b-nsp14, N
Japan	National Institute of Infectious Diseases, Department of Virology III	Pancorona and multiple targets, Spike protein
Thailand	National Institute of Health	N
US	US CDC	Three targets in N gene
France	Institut Pasteur, Paris	Two targets in RdRP

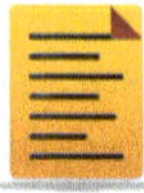

NOTA

Estos criterios deben servir como una guía para la evaluación. Las autoridades de salud pública valorarán con los profesionales asistenciales el cumplimiento de los criterios de forma individualizada. Esta información podrá evolucionar en función de la nueva información disponible, y de acuerdo con los escenarios de riesgo epidemiológico en el país.

6. MEDIDAS DE TRATAMIENTO (ANTIVIRAL Y DE SOPORTE)

6.1 Aproximación Terapeutica a La Infeccion por COVID-19

La terapia de la infección por COVID-19 se basa en tres pilares fundamentales: el tratamiento antiviral (lopinavir/ritonavir (LPV/R) o Remdesivir (RDSV)), la inmunomodulación (a través de fármacos como el interferón, la hidroxicloroquina o el tocilizumab) y el soporte ventilatorio. La evidencia disponible es escasa y poco contrastada y la mayoría de las fuentes proceden de protocolos de trabajo de Hospitales de China, Italia y España, que se han ido elaborando, a través de Ministerios, Hospitales o Sociedades Científicas, para acometer la infección.[27]

Muchos de los fármacos empleados en el tratamiento de la infección por COVID-19 son de uso experimental extrapolado del conocimiento previo publicado y de la experiencia en focos más precoces de la pandemia. Por tanto, hay que justificar en la historia clínica la necesidad del uso del medicamento, informar al paciente de los posibles beneficios y los riesgos a través de un consentimiento oral.[27]

Indicación de inicio del tratamiento antiviral

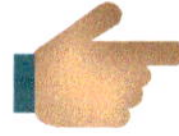

Los estudios *in vitro* han demostrado que el inicio más temprano posible de la terapia antiviral pueden reducir las complicaciones graves de la enfermedad (especialmente el deterioro agudo de la función respiratoria).[16] El tratamiento está indicado en pacientes con diagnóstico virológico de infección por COVID-19 y sintomatología leve con comorbilidad o inmunosupresión o ante manifestaciones clínicas de enfermedad respiratoria moderada o grave (neumonía o SDRA).[28]

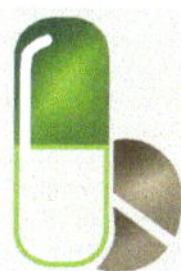

MEDICAMENTO

Lopinavir/Ritonavir (LPV/R)

El lopinavir es un antirretroviral de segunda generación que inhibe la proteasa viral del VIH. Se combina con ritonavir a dosis bajas por tener este último alta afinidad por el Cit P450, lo cual garantiza una vida media más elevada de LPV, potenciando su efecto. Es un fármaco que ha disminuido la morbimortalidad en el VIH. LPV/R se ha empleado en el tratamiento de la infección por COVID-19, en base a su eficacia comprobada contra otras especies de coronavirus, como SARS y el MERS.[13,14,29] Existen series de pacientes infectados por COVID-19 tratados.[28,30,31] Sin embargo, la evidencia clínica, aunque aumentó en el último mes, sigue siendo limitada. Se han descrito casos puntuales en los que la administración de LPV/r reduce rápidamente la carga viral de COVID-19,[31] aunque es difícil correlacionar esto con la mejoría clínica. Aun no disponemos de los resultados del estudio MIRACLE que compara LPV/R contra interferón en pacientes con MERS.[25] Recientemente se acaba de publicar un estudio comparativo sobre LPV/R y terapia estándar convencional en pacientes con infección por COVID-19.[26] En este estudio no se observan diferencias entre el grupo tratado con PLV/R y la terapia secundarios de LPV/R se encuentran la diarrea, las náuseas, vómitos y una larga interacción con numerosos fármacos por su alta afinidad por el CYP3A del Cit P450. Infrecuentemente produce la prolongación del QT y pancreatitis.[26] Está disponible en comprimidos recubiertos de 200 mg/50 mg o en solución oral con 80 mg/20 mg por ml. La dosis es de 400/100 mg cada 12 h (o sea dos capsulas o 5 ml dos veces al día) durante 14 días.[32]

MEDICAMENTO

Remdesivir (RDSV)

Remdesivir es un inhibidor análogo de nucleótidos de ARN polimerasas dependientes de ARN (RdRps) que fue utilizado durante el brote de virus Ebola en 2018. RDSV es activo en estudios preclínicos sobre infecciones por SARS-CoV y MERS-CoV al actuar sobre la ARN polimerasa viral de los coronavirus. RDSV parece tener mayor eficacia que el tratamiento con LPV/R + interferón beta 1/b frente a MERS. en un modelo experimental de infección replicación viral o el desarrollo de enfermedad pulmonar grave. En el mismo estudio, se demostró que el uso profiláctico y terapéutico de RDSV es activo tanto en la reducción de la carga viral como en la mejora de los parámetros de la función pulmonar.[33] En cultivos celulares con la cepa de COVID-19, tanto RDSV como cloroquina han demostrado un control de la infección a bajas concentraciones.[34] Existen dos estudios en fase III iniciados en febrero NCT04252664[35] y NCT04257656[36] con COVID-19 que podrían estar terminados en abril de 2020.

Se administra por vía IV, 200 mg el primer día seguido de 100 mg/día durante 9 días más. La infusión debe ser lenta, ya que produce hipotensión infusional. No se puede administrar en insuficiencia hepática (Child C o transaminasas 5 veces su valor) o insuficiencia renal (aclaramiento menos de 30 ml/min o hemodiálisis). Por lo demás es un fármaco bien tolerado. Se debe pedir por uso compasivo a Gilead (laboratorio propietario de la molécula).[27]

Terapia inmunomoduladora

La inmunomodulación tiene un papel importante en la infección por COVID-19, ya que a ella se le atribuyen los cambios clínicos inflamatorios relacionados con la fiebre, la postración y el deterioro de la función respiratoria. Tres son los fármacos empleados: la hidroxicloroquina (o la cloroquina), el interferón (bien beta-1b subcutáneo, bien alfa-2b nebulizado) y los anticuerpos monoclonales humanizados frente al receptor de la interleucina 6 (tocilizumab).[27]

Cloroquina (CQ)	El fosfato de cloroquina (CQ) ha demostrado actividad frente otros coronavirus (SARS) e incluso frente a la gripe aviar. La CQ parece tener actividad antiviral en la fusión viral interfiriendo la glucosilación de los receptores celulares del SARS y tener actividad inmunomoduladora amplificando la actividad antiviral in vivo.[28,37,38] En febrero de 2020, el panel de expertos en China resumió los resultados del uso de CQ en el tratamiento de la infección aguda por COVID-19, sugiriendo que el uso del medicamento se asoció a una mejora en la tasa de éxito clínico, una reducción en el hospitalización y mejora de los resultados del paciente. El panel recomienda el uso del medicamento cada 12 horas durante 10 días.[39,40] Un reciente estudio ha demostrado que la hidroxicloroquina (HCQ) es más potente que la CQ para inhibir el SARS-CoV-2 in vitro.[41] La dosis recomendada de HCQ es 400 mg cada 12 horas de carga el primer día seguidos de 200 mg cada 12 horas durante 10 días. En caso de emplear CQ, la dosis es 500 mg cada 12 horas durante 10 días.[27] Recientemente se publicó el estudio de **Gautret**,[42] pequeño tamaño muestral (36 de 42 participantes), concluyó que el tratamiento con hidroxicloroquina se asoció de forma estadísticamente significativa a la reducción/desaparición de la carga viral en pacientes con COVID-19 y su efecto se ve reforzado por la azitromicina [42]. Por ello, esta es una pauta que , en la actualidad, se está utilizando a la espera de resultados con muestras más amplias que confirmen estas buenas perspectivas.
Interferón (IFN)	Los interferones son citocinas que median actividades antivirales, antiproliferativas e inmunomoduladoras en respuesta a una infección vírica y otros inductores biológicos. Esto lo consiguen induciendo la producción de enzimas que interfieren con la síntesis de proteínas inhibiendo la traducción de ARN mensajero viral, estimulando además la acción de enzimas endonucleasas que degradan dicho ARN. Se han diferenciado tres interferones principales: alfa, beta y gamma. Existen referencias del uso de IFN en el tratamiento de la infección por COVID-19 del paciente con neumonía desde los primeros casos en Wuhan.[16]

	Se recomienda el IFN beta-1b subcutáneo, ya que la forma de administración del IFN alfa-2b es nebulizada y obligaría a una habitación de presión negativa para evitar la transmisión del virus al personal de salud a través de aerosolizaciones. La presentación es de 250 microgramos/ml polvo y disolvente de 1 ml para solución inyectable, de manera que la posología es 1 ml (250 microgramos) subcutánea cada 48 horas durante 14 días. Se recomienda premedicar 30 minutos antes de la administración con 1g de paracetamol o 400mg de ibuprofeno para evitar el síndrome pseudogripal.[27] Entre los efectos secundarios más frecuentes figuran la fiebre, cefalea, hipertonía, miastenia, rash, náusea, diarrea, linfopenia, leucopenia, reacción local, debilidad, artralgia, síndrome pseudogripal.[27] Se recomienda evitar su uso en pacientes con enfermedad psiquiátrica o depresión grave. Es importante suspender IFN beta-1b si se va a iniciar tratamiento con tocilizumab pues está contraindicado su uso concomitante en la ficha técnica. En los pacientes en los que se vaya a emplear tocilizumab se puede mantener el tratamiento con LPV/R e hidroxicloroquina.[27]
Tocilizumab	Tocilizumab es un anticuerpo monoclonal humanizado frente al receptor de la interleucina 6. Esta descrito en los pacientes con infección por COVID-19 con evolución desfavorable, un cuadro de neumonía que puede evolucionar rápidamente en insuficiencia respiratoria. Los sujetos ancianos e inmunosuprimidos presentan mayor riesgo de evolucionar a este cuadro grave de distrés, requiriendo soporte ventilatorio. Estos pacientes que requieren ingreso en reanimación presentan un cuadro hiperactividad inflamatoria con elevación de niveles de TNF-α e IL2, IL6, IL7 e IL10 muy similares a los síndromes de liberación de citoquinas (Citokine Release Sindromes-CRS) asociados a la terapia CAR-T T (chimeric antigen receptor (CAR)-T cell therapy) y caracterizado por fiebre y deterioro multiorgánico.[38] Como se ha explicado existen numerosas citoquinas involucradas en la patogenia de este síndrome, pero el mediador central es la IL6. Tocilizumab tampoco está aprobado para el tratamiento de la neumonía grave producida por COVID-19, pero es un medicamento que tiene indicación y actividad en el CRS asociado a CAR-T, por esto se ha empleado en China en el SDRA grave asociado a COVID-19.[43]

Los criterios de inclusión y exclusión están tomados de protocolo de manejo terapéutico y de soporte para pacientes con infección por coronavirus COVID-19 de la Sociedad Italiana de Enfermedades Infecciosas.[28] Criterios de inclusión: Edad menor de 18 años, neumonía intersticial documentada con insuficiencia respiratoria grave, rápido deterioro en el intercambio gaseoso sin posibilidad inmediata de ventilación, altos niveles de IL-6 (superiores a 40 pg/ml) (alternativamente, altos niveles de dímero D (> 1500 ng/ml) o dímero D en aumento progresivo, firma del consentimiento informado o administración en condiciones urgentes. Criterios de exclusión: transaminasas elevadas 5 veces su valor, recuento de neutrófilos por debajo de 500 células/ mm^3, recuento plaquetario menor a 50.000 células / mm^3, sepsis documentada por otros patógenos distintos de COVID-19, comorbilidad excluyente por sospecha de resultado desfavorable, diverticulitis complicada o perforación intestinal, infección cutánea activa, terapia inmunosupresora anti-rechazo.[27]

El esquema terapéutico propuesto es el siguiente: Un máximo de 3 infusiones. La primera a una dosis de 8 mg/kg de peso corporal (dosis máxima de infusión 800 mg), la segunda infusión 8-12 horas después de la primera. En caso de respuesta parcial o incompleta se podría plantear una tercera infusión 16-24 horas después de la segunda infusión. La determinación de IL-6 y/o dímero-D se podría realizar en las 24 horas siguientes para objetivar respuesta a tocilizumab. La dosis por kilo de peso corporal es aproximadamente la siguiente: 35-45 kg 320 mg (4 fl de 80 mg), 46-55 kg 400 mg (1 fl de 400 mg), 56-65 kg 480 mg (1 fl de 400 mg + 1 fl de 80 mg), 66-75 kg 560 mg (1 fl de 400 mg + 2 fl de 80 mg), 76-85 kg 600 mg (1 fl de 400 mg + 1 fl de 200 mg), > 86 kg 800 mg (2 fl de 400 mg). El tratamiento con el monoclonal puede ir acompañado del tratamiento antiviral ((lopinavir/ritonavir o remdesivir asociado a cloroquina o hidroxicloroquina) y/o esteroides (dexametasona).[27]

Antes de iniciar tratamiento con tocilizumab se recomienda descartar enfermedades sistémicas agudas. La probabilidad de desarrollo de reactivaciones de VHB y enfermedad tuberculosa latente es baja en tratamientos tan breves,[43,44] pero plantear el despistaje a través de serología o IGRAs a lo largo del seguimiento del paciente.[28]

	Con respecto a la administración durante el embarazo embarazo, Tocilizumab es un anticuerpo monoclonal, no es un fármaco teratogénico. Existe un paso a placenta desde la semana 16 de gestación, como las demás inmmunoglobulinas de la madre. Por tanto, el grupo de trabajo recomienda considerar los riesgos y beneficios del tratamiento, dado que la concentración del fármaco a nivel de la circulación fetal será mayor que la de la circulación materna hacia el final del embarazo. Él bebe expuesto a tocilizumab intrautero estará inmunodeprimido hasta que aclare el fármaco después del nacimiento.[28]
Esteroides	No están recomendados en la fase aguda por la inmunosupresión, pudieran estarlo en fases tardías como tratamiento adyuvante para evitar la fibrosis
	En la **tabla 16.5** se incluye una propuesta terapéutica que se basa en el protocolo de la Sociedad Italiana de Enfermedades Infecciosas.[28] En él se incluyen los factores de comorbilidad incluidos en los pacientes estudiados en China e Italia[45] así como aquellos factores predisponentes a una mala evolución[9] y que podrían requerir de soporte ventilatorio y/o tocilizumab.

Tabla 16.5 Modelo de infección de COVID-19.

Infección leve sin comorbilidad	Infección leve con comorbilidad o inmunosupresión	Neumonía leve (CURB65 ≤1 y saturación ≥ 90) con o sin comorbilidad o inmunosupresión	Neumonía leve (CURB65 ≤1 y saturación ≥ 90) y factores de riesgo o confirmación de progresión	Neumonía grave CURB65 ≥2) o SDRA
		Oxigenoterapia		
TS	TS	TS	TS	TS
HCQ	HCQ	HCQ	HCQ	HCQ
	± LPV/R	LPV/R	LPV/R	LPV/R
			IFN	RDSV
				IFN
		Valorar tratamiento antimicrobiano		
			Valorar Tocilizumab	

HCQ: Hidroxicloroquina, **LPV/R**: Lopinavir-ritonavir, **RDSV**: Remdesivir, **IFN**: Interferón beta-1b subcutáneo. **TS:** tratamiento de soporte. SDRA: Síndrome de distrés respiratorio del adulto.

Tabla 16.5. Recomendaciones terapéuticas en función de la forma de presentación de la infección por COVID-19. Comorbilidad: hipertensión arterial, diabetes mellitus, enfermedad coronaria, accidente cerebrovascular, bronquitis crónica, inmunosupresión clínica (inmunodeficiencias primarias o secundarias, neoplasia activa solida o hematológica, enfermedades autoinmunes) o farmacológica (terapia inmuno-moduladora).[45] **Factores de riesgo de progresión clínica de COVID-19**: tabaquismo, PCR muy elevada, edad > 65 años, temperatura corporal al ingreso > 38ºC, insuficiencia respiratoria FR > 30 rpm, hipoalbuminemia; considerar al menos 2.[9]

La oxigenoterapia se describe en apartado específico. Las guías recomiendan como primera alternativa el uso de paracetamol para el tratamiento de la fiebre, pero no está contraindicado el uso de ibuprofeno en el tratamiento de síntomas menores. Esto se está evaluando para toda la Unión Europea en el Comité de Evaluación de Riesgos en Farmacovigilancia.[46]

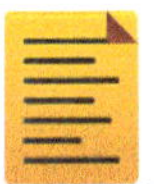

NOTA

Estos criterios deben servir como una guía para la evaluación. Las autoridades de salud pública valorarán con los profesionales asistenciales el cumplimiento de los criterios de forma individualizada. Esta información podrá evolucionar en función de la nueva información disponible, y de acuerdo con los escenarios de riesgo epidemiológico en el país.

6.2 Ventilación Mecánica en Paciente con Neumonía Grave por COVID-19

La infección por Covid-19 se caracteriza por producir un cuadro de neumonía viral con evolución rápida a Síndrome de distrés respiratorio agudo (SDRA) con deterioro importante y rápido de la oxigenación que obliga al soporte ventilatorio en estos pacientes.[47] El estudio de **Yang**,[48] describe una ventilatorio del 61,5%, mientras que el estudio de **Guan**[49] describe un porcentaje de fallecimiento muy diferente en los pacientes que requieren ventilación mecánica.

Los pacientes presentan un cuadro de SDRA de rápida instauración, con dos características diferenciales que dificultan su manejo y condicionan las recomendaciones sobre manejo de la vía aérea y soporte ventilatorio que se pueden hacer en estos pacientes. Estas características son derivadas del elevado potencial de contagio que dan lugar a un acúmulo rápido de casos que precisan soporte ventilatorio y necesidad de atención en Unidades de Cuidados Intensivos y también de la necesidad de mantener medidas de aislamiento en estos pacientes, lo que dificulta aún mucho más su atención.[50]

Por este motivo es necesario hacer una planificación adecuada de recursos disponibles, de tareas del personal y del momento para realizar todas las intervenciones. Especialmente importante es hacer una planificación adecuada del momento de intubación (para que pueda ser lo mejor programada posible) y disponer de una estrategia ventilatoria común en cada servicio que permita los mínimos cambios y necesidad de ajuste en el soporte ventilatorio. A continuación se exponen las principales recomendaciones ofrecidas por diferentes sociedades científicas y derivados de la experiencia acumulada.[50]

6.2.1 Recomendaciones para el empleo de sistemas de alto flujo (CNAF) y Ventilación Mecánica no Invasiva (VNI)

Las CNAF o la VNI deben reservarse para pacientes muy concretos y se deben tomar medidas de precaución estrictas en relación con la posibilidad de generación de aerosoles. En los pacientes en los que se opte por esta terapia se debe asegurar una correcta monitorización y tener el entorno preparado para una posible intubación, dado el alto riesgo de fracaso de la técnica en pacientes con SDRA. Se recomienda utilizar preferiblemente configuraciones de doble rama ya que aportan hermetismo al circuito respiratorio tanto inspiratorio como espiratorio. Se deberán colocar filtros antimicrobianos de alta eficiencia en la rama espiratoria para evitar la contaminación inversa desde el paciente al respirador. Posiblemente el empleo de estas técnicas si tenga una indicación importante en los pacientes en fase de desconexión de la ventilación mecánica, con el objetivo de evitar la insuficiencia respiratoria postextubación y la necesidad de reintubación.[27,51]

6.2.2 Recomendaciones para el manejo de la vía aérea

Protección prioritaria del personal que atiende al paciente con el empleo de equipos de protección individual para alto riesgo de generación de aerosoles y limitar el número de asistentes a la intubación. Debe realizar la intubación el operador más experto disponible en este momento y se debe planificar la intubación preparando todo el material disponible. Realizar una preoxigenación adecuada con mascarilla facial con oxígeno al 100%. También se ha descrito la preoxigenación con cánulas nasales de alto flujo en entorno controlado. Evitar en lo posible la ventilación manual antes de la intubación. Realizar un protocolo de inducción en secuencia rápida con relajación muscular.[52,53,54]

6.2.3 Recomendaciones para la ventilación mecánica inicial47,51,55

En general estos pacientes se caracterizan por presentar un SDRA con hipoxemia severa y con una se pueden producir, añadido a la necesidad de medidas de aislamiento estricto de los pacientes, esto hace que haya que planificar adecuadamente todas las actuaciones para necesitar entrar el menor número de veces posible en cada box. Las principales recomendaciones en ventilación mecánica invasiva son:

1. Utilizar filtros antivíricos en la rama de entrada y salida del respirador.[47,51,55]
2. Evitar la humidificación activa por el riesgo de generación de aerosoles por lo que se recomienda el empleo de intercambiadores de calor humedad. En caso de necesitar humidificación activa por problemas de humidificación de la vía aérea considerar utilizar los sistemas con doble tubo calentado (para mitigar en lo posible la condensación).[47,51,55]
3. Empleo si existe disponibilidad de sistemas de aspiración cerrada. Valorar ocluir el tubo endotraqueal en los procedimientos de aspiración.[47,51,55]
4. Plantear una estrategia común de ventilación mecánica consensuada por el equipo. Es importante mantener una estrategia uniforme que permita disminuir el número de cambios de parámetros a los mínimos posibles.[47,51,55]
5. Se recomienda una estrategia ventilatoria protectora basada en el control de la presión de distensión, limitar el volumen circulante por debajo de 8 ml/kg de peso ideal y ajustar la PEEP en función de la compliance del paciente y de su oxigenación. Se deben evitar presiones plateau por encima de 30 cm de H2O y mantener una drivig pressure por debajo de 15 cm de H2O.[47,51,55]
6. En general estos pacientes se mantienen de forma adecuada con niveles de PEEP que oscilan entre 10 y 20 cm de H2O, al disminuir la PEEP se producen fenómenos de desreclutamiento que son difíciles de revertir.[47,51,55]
7. Buena respuesta a la posición de decúbito prono, habiéndose descrito la necesidad de hasta 7 giros en algunos pacientes.[47,51,55]
8. Se recomienda que el paciente permanezca en posición de prono durante al menos 16 horas y se deben planificar los giros en función de las demandas de la unidad y la carga asistencial.
9. Las maniobras de reclutamiento pulmonar son útiles en estos pacientes para estabilizar la oxigenación y ajustar el nivel de PEEP posteriormente. Ayudan a disminuir el número de giros a posición de decúbito prono.[47,51,55]
10. El descenso rápido de la PEEP produce fenómenos de colapso pulmonar, es prudente realizar una reducción muy gradual de la misma.[47,51,55]
11. Es frecuente la necesidad de Bloqueo neuromuscular en la fase inicial.[47,51,55]
12. Si es posible se recomienda la monitorización con capnografía dada la tendencia vista de estos pacientes a desarrollar hipercapnia progresiva con incremento del espacio muerto.[47,51,55]
13. En caso de no responder a estas medidas, plantear la posibilidad de indicación de ECMO in situ o tras traslado a un centro de referencia.[47,51,55]

7 INDICACIONES DE INGRESO Y ALTA

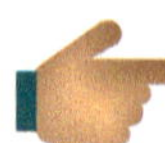

1	En pacientes sin neumonía, los criterios de alta e ingreso serán los habituales. Considerar especialmente la edad y la comorbilidad del paciente para la toma de decisión.
2	Puede valorarse el alta hospitalaria en pacientes con neumonía alveolar unilobar si se cumplen los siguientes criterios: ▪ Pacientes < 60 años. ▪ PSI (índice de gravedad de la neumonía) GRUPOS I-II. ▪ Sin complicaciones radiológicas ni analíticas. ▪ No inmunodeprimidos, ni con comorbilidad importante, incluida hipertensión ydiabetes. ▪ El paciente no refiere disnea. ▪ Saturación ≥ 96% y frecuencia respiratoria < 20 rpm. ▪ No se desatura con el esfuerzo. ▪ Presenta una cifra de linfocitos > 1200. ▪ Presencia de leucocitosis con desviación izquierda. ▪ Transaminasas normales. ▪ LDH normal. ▪ D-dímero< 1000.

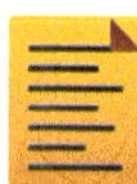

NOTA

Estos criterios deben servir como una guía para la evaluación. Las autoridades de salud pública valorarán con los profesionales asistenciales el cumplimiento de los criterios de forma individualizada. Esta información podrá evolucionar en función de la nueva información disponible, y de acuerdo con los escenarios de riesgo epidemiológico en el país.

Se aconseja en estos pacientes revisión clínica en 24 horas vía telefónica y en 48 horas de manera presencial en función del resultado del COVID-19.

Actuación inicial en Urgencias ante un posible caso de infección por COVID-19

Síntomas respiratorios
(Tos, desnea, odinofagia)

*Cuidado con sintomas de GEA, RASH, cefaleia, fiebre sin forca

Edad < 60 años

Edad ≥ 60 años

Fiebre o insuficiencia respiratoria (sat 0_2 < 96%)

RX DE TORAX + ANALÍTICA (hemograma, coagulación con d-dimero, bioquímica básica, IDH, Transaminasas, PCR, PCT

NO

* Valorar Clinica

SI

ATENCIÓN EN SALA DE AISLAMIENTRO

Exploración Normal

Exploración patológica

Rx de Tórax

ALTA

*valorar si puede cumprir aislamiento domiciliario

Normal

Anormal

(posible COVID)

Analítica (hemograma, coagulación con d-dir bioquímica básica, LDH, Transaminasas, PCR

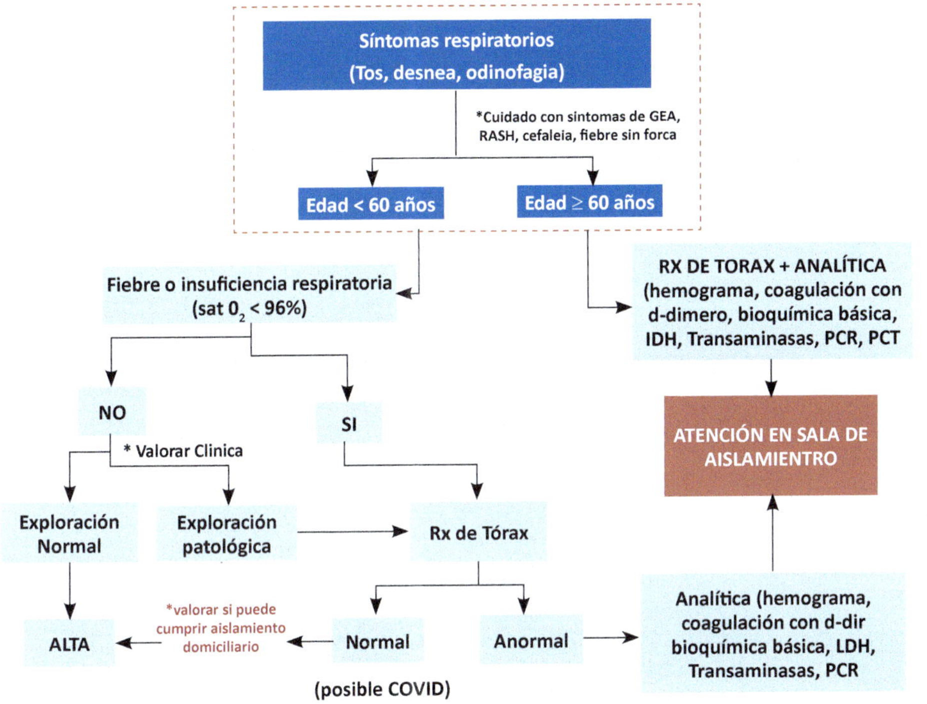

Algoritmo 16.1 Atención inicial en Urgencias ante un posible caso de infección por COVID-19.

8 INDICACIONES Y ACTUACIÓN CON LOS CONTACTOS

8.1 Contacto Estrecho

La definición y criterios para considerar la situación personal de contacto estrecho se encuentran descritos en la sección 2 de este documento. En el Algoritmo 2 se describe el manejo de los Contactos estrechos.[56]

8.2 Indicaciones

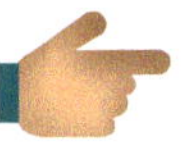

1	A los contactos se le tomaran los datos epidemiológicos básicos.[57,58]
2	Toda persona asintomática que cumpla la definición de contacto deberá ser informada y se iniciara una vigilancia activa (aislamiento preventivo).[57,58]

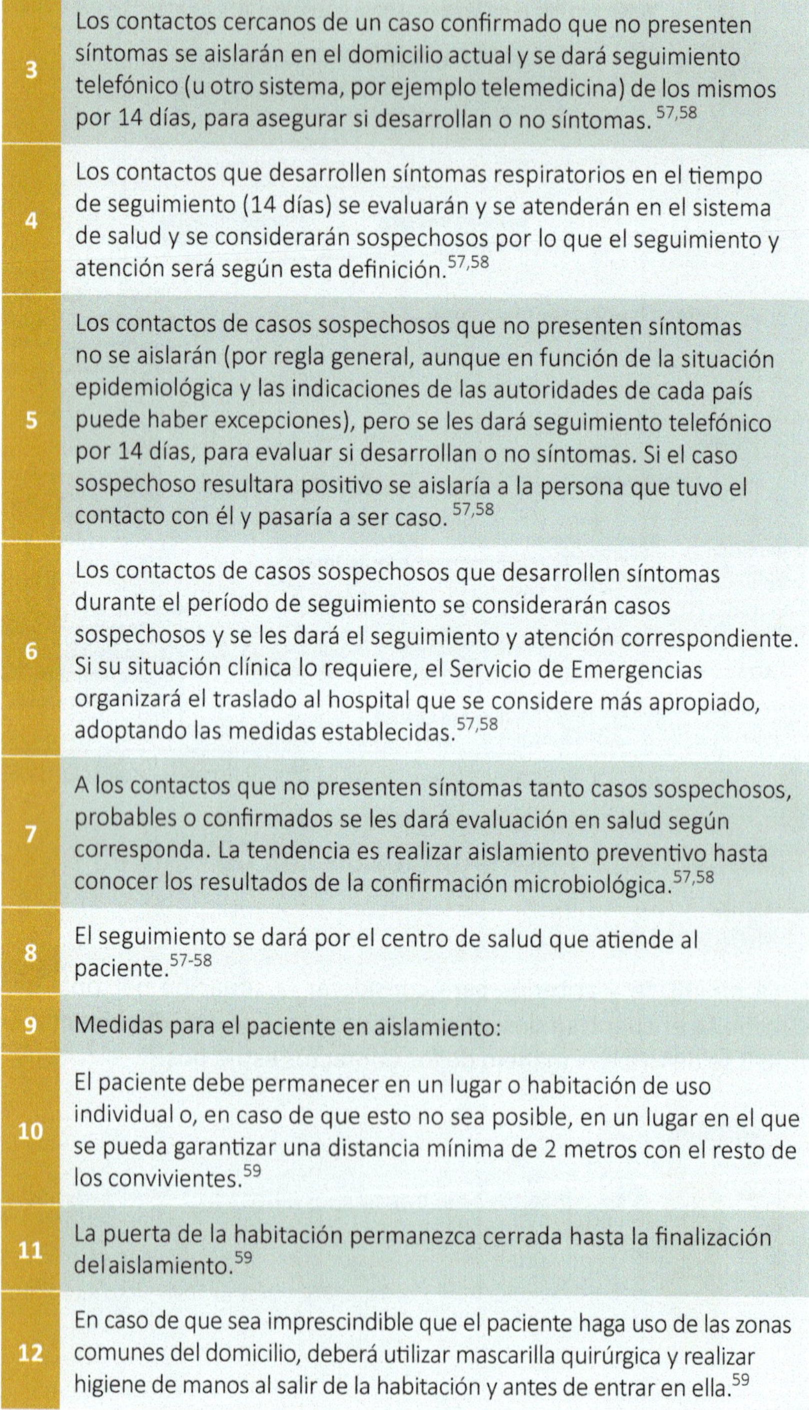

3	Los contactos cercanos de un caso confirmado que no presenten síntomas se aislarán en el domicilio actual y se dará seguimiento telefónico (u otro sistema, por ejemplo telemedicina) de los mismos por 14 días, para asegurar si desarrollan o no síntomas.[57,58]
4	Los contactos que desarrollen síntomas respiratorios en el tiempo de seguimiento (14 días) se evaluarán y se atenderán en el sistema de salud y se considerarán sospechosos por lo que el seguimiento y atención será según esta definición.[57,58]
5	Los contactos de casos sospechosos que no presenten síntomas no se aislarán (por regla general, aunque en función de la situación epidemiológica y las indicaciones de las autoridades de cada país puede haber excepciones), pero se les dará seguimiento telefónico por 14 días, para evaluar si desarrollan o no síntomas. Si el caso sospechoso resultara positivo se aislaría a la persona que tuvo el contacto con él y pasaría a ser caso.[57,58]
6	Los contactos de casos sospechosos que desarrollen síntomas durante el período de seguimiento se considerarán casos sospechosos y se les dará el seguimiento y atención correspondiente. Si su situación clínica lo requiere, el Servicio de Emergencias organizará el traslado al hospital que se considere más apropiado, adoptando las medidas establecidas.[57,58]
7	A los contactos que no presenten síntomas tanto casos sospechosos, probables o confirmados se les dará evaluación en salud según corresponda. La tendencia es realizar aislamiento preventivo hasta conocer los resultados de la confirmación microbiológica.[57,58]
8	El seguimiento se dará por el centro de salud que atiende al paciente.[57-58]
9	Medidas para el paciente en aislamiento:
10	El paciente debe permanecer en un lugar o habitación de uso individual o, en caso de que esto no sea posible, en un lugar en el que se pueda garantizar una distancia mínima de 2 metros con el resto de los convivientes.[59]
11	La puerta de la habitación permanezca cerrada hasta la finalización del aislamiento.[59]
12	En caso de que sea imprescindible que el paciente haga uso de las zonas comunes del domicilio, deberá utilizar mascarilla quirúrgica y realizar higiene de manos al salir de la habitación y antes de entrar en ella.[59]

13	No se toque ni se manipule la mascarilla mientras se lleve puesta. Si se moja o se mancha de secreciones, deberá cambiarse de inmediato. Desechar la mascarilla después de usarla
14	y lavarse bien las manos después de sacársela.[59]
15	El lugar o habitación debe tener ventilación adecuada directa a la calle. Las zonas comunes también deberán mantenerse bien ventiladas.[59]
16	De ser posible, disponer de un baño para uso exclusivo del paciente, o en su defecto, limpiado con lejía doméstica (lavandina) tras cada uso que este haga.[59]
17	Es recomendable disponer de un sistema de comunicación por vía telefónica o mediante intercomunicador para comunicarse con los familiares, sin necesidad de salir de la habitación.[59]
18	Coloque en el interior de la habitación un tacho de basura, con tapa de apertura de pedal, y en su interior una bolsa de plástico con cierre para depositar los residuos.[59]
19	Los utensilios de aseo deben ser de uso individual, al igual que los productos para la higiene de manos como el jabón o la solución hidroalcohólica.[59]
20	La ropa personal, ropa de cama, toallas, etc, debe ser de uso exclusivo del paciente. Esta debe cambiarse frecuentemente.[59]
21	La persona enferma debe serguir en todo momento las medidas de higiene respiratoria: cubrirse la boca y la nariz al toser o estornudar con el codo flexionado o pañuelos desechables, que se depositarán en el tacho de basura dispuesto dentro de la habitación tras su uso.[59]
22	El paciente se debe lavar las manos con frecuencia con agua y jabón. También podrá utilizar soluciones hidroalcohólicas si están disponibles.[59]
23	La persona enferma no debe recibir visitas durante el periodo de aislamiento.[59]
24	Disponga de un registro de entrada y salida diario de personas que accedan a la habitación.[59]

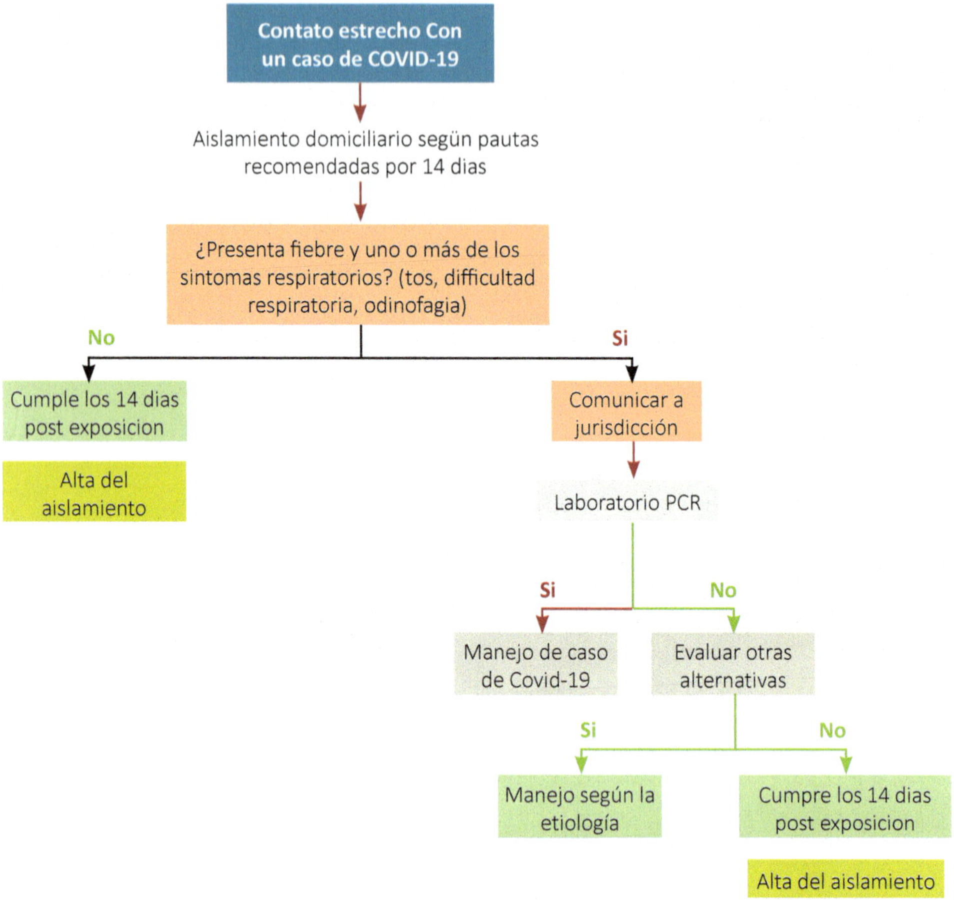

Contato estrecho Con un caso de COVID-19

Aislamiento domiciliario según pautas recomendadas por 14 dias

¿Presenta fiebre y uno o más de los sintomas respiratorios? (tos, difficultad respiratoria, odinofagia)

No

Cumple los 14 dias post exposicion

Alta del aislamiento

Si

Comunicar a jurisdicción

Laboratorio PCR

Si

Manejo de caso de Covid-19

No

Evaluar otras alternativas

Si

Manejo según la etiología

No

Cumpre los 14 dias post exposicion

Alta del aislamiento

Algoritmo 16.2 Manejo de los Contactos estrechos. *Adaptado de Identificación y seguimiento de contactos. Ministerio de Salud de la Nación. Argentina.*[56]

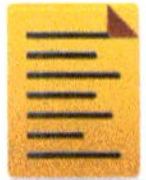

NOTA

Estos criterios deben servir como una guía para la evaluación. Las autoridades de salud pública valorarán con los profesionales asistenciales el cumplimiento de los criterios de forma individualizada. Esta información podrá evolucionar en función de la nueva información disponible, y de acuerdo con los escenarios de riesgo epidemiológico en el país.

9 MEDIDAS PREVENTIVAS Y RECOMENDACIONES PARA EL CONTROL DE LA INFECCIÓN

9.1 Minimice las posibilidades de exposición:

La transmisión de persona a persona de COVID-19 ocurre a través de gotitas y contacto. Una transmisión de aerosoles se limita a los procedimientos que generan aerosoles, como la intubación orotraqueal, extubación, aspiración de vía aérea abierta, broncoscopia, fisioterapia respiración, reanimación cardiopulmonar, necropsia que involucra tejido pulmonar, recolección de muestra para diagnóstico etiológico.[60] Todo el personal del sistema de salud, debe estar capacitado y entrenado en el uso de EPP y los mecanismos de transmisión del COVID-19.[61]

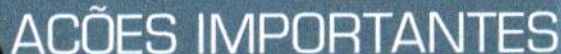

Las medidas deben implementarse **antes de la llegada** del paciente, **a su llegada**, **durante toda la visita** del paciente y hasta que la habitación del paciente esté limpia y desinfectada.[58, 61-62]

- Antes de la llegada:
  - Use ***protocolos de triaje (tamizaje)*** dirigidos para determinar si es necesaria una evaluación o si el paciente puede ser atendido desde su hogar.[58,63-64]
  - Comunicación con las centrales de la región, y/o servicios de emergencia médica identificado y establecido para informar al personal de emergencias médicas que se trata de un posible caso de COVID-19[61] (síntomas de una infección respiratoria, por ejemplo: tos, odinofagia, fiebre, dificultad respiratoria sin otra etiología que explique la presentación clínica) y factores de riesgo para COVID-19 (historial de viajes a áreas que experimentan la transmisión de COVID-19 o el contacto con posibles pacientes con COVID- 19).[58,61-65]
  - Evaluación y valorar necesidad de traslado según protocolo de bioseguridad establecido para los casos sospechos o confirmados de COVID-19).[58,61-65]
  - Si un paciente llega en transporte por ***servicios médicos de emergencia (SEM)***, el personal de SEM debe comunicarse con el Servicio de Emergencias (SE) y seguir los protocolos de transporte previamente acordados. Esto permitirá que el centro de salud se prepare para recibir adecuadamente al paciente.[58,61-65]
- Al llegar y durante la visita

- Considere limitar los puntos de entrada a la instalación.
- Se recomienda realizar triaje en el ingreso de pacientes (sala de emergencias/sala de espera/orientación) para la búsqueda y atención rápida de casos sospechosos. El agente de salud que realiza el triaje deberá informar la presencia del caso al personal del hospital destinado al manejo de estos.[66]
- Tome medidas para asegurarse de que todas las personas con síntomas de COVID-19 y factores de riesgo para COVID-19 se adhieran a la higiene respiratoria, de las manos y de
- Publicar alertas visuales (por ejemplo carteles, en la entrada y en lugares estratégicos (por ejemplo, áreas de espera, ascensores, cafeterías) para proporcionar a los pacientes y al PS las instrucciones (en idiomas apropiados) sobre higiene de manos, higiene respiratoria y etiqueta para la tos.[58,61-65]
- Las instrucciones deben incluir cómo cubrirse la nariz y la boca al toser o estornudar, desechar pañuelos desechables y artículos contaminados en recipientes para desechos y cómo y cuándo realizar la higiene de las manos.[58,61-65]
- Proporcione suministros para la higiene respiratoria, incluido el **desinfectante para manos a base de alcohol** con 60%-95% de alcohol, pañuelos y recipientes sin contacto para desechar, en las entradas de las instalaciones de atención médica, salas de espera y registros de pacientes.[58,61-65]
- Instale barreras físicas (por ejemplo: ventanas de vidrio o plástico) en las áreas de recepción para limitar el contacto cercano entre el personal de triaje y los pacientes potencialmente infecciosos.[58,63-65]
- Considere establecer estaciones de triaje fuera de las instalaciones para evaluar a los pacientes antes de que ingresen.[58,61-67]

- Asegure un **triaje rápido y seguro** y el **aislamiento de pacientes** con síntomas de sospecha de COVID-19 (síntomas de una infección respiratoria, por ejemplo: tos, odinofagia, fiebre, dificultad respiratoria sin otra etiología que explique la presentación clínica) y factores de riesgo para COVID- 19 (historial de viajes a áreas que experimentan la transmisión de COVID-19 o el contacto con posibles pacientes con COVID-19).[58,63-67]
  - Priorizar el triaje de pacientes con síntomas respiratorios.[58,63-67]
  - El personal de triaje debe tener un suministro de mascarillas y pañuelos desechables para pacientes con síntomas de infección respiratoria y deben proporcionárselo en el momento del registro.[58,63-67]

- Asegúrese de que, en el momento del registro del paciente, se les pregunte a todos los pacientes sobre la presencia de síntomas de una infección respiratoria y factores de riesgo para COVID-19.[58,63-67]
- Aislar al paciente en una sala de examen preparada para ello, con la puerta cerrada. Si no hay una sala de examen disponible, asegúrese de que el paciente **no pueda esperar entre otros pacientes que buscan atención.**
  - Identifique un espacio separado y bien ventilado que permita a los pacientes en espera estar separados por 2 metros o más, con fácil acceso a los suministros de higiene respiratoria.[60-62]
  - En algunos lugares, los pacientes pueden optar por esperar en un vehículo personal o fuera de la instalación de atención médica, donde pueden ser contactados por teléfono móvil cuando sea su turno para ser evaluado.[63,62]
- Incorpore preguntas sobre la aparición de nuevos síntomas respiratorios en las evaluaciones diarias de todos los pacientes ingresados.
- Monitoree y evalúe fiebre y enfermedades respiratorias. Coloque a cualquier paciente con fiebre inexplicable o síntomas respiratorios en las Precauciones apropiadas basadas en la transmisión y evalúe.[62,63]

9.2 Adherirse a las precauciones estándar y basadas en la transmisión

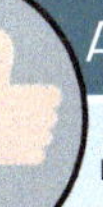

AÇÕES IMPORTANTES

- Las precauciones estándar suponen que cada persona está potencialmente infectada o colonizada con un patógeno que podría transmitirse en el entorno de la atención
- Uso del **equipo de protección personal (EPP)**: El EPP para la toma de muestras de laboratorio y para la atención de los pacientes debe incluir bata de manga larga descartable e impermeable o nivel de protección del traje nº 2, 3 y 4 según la evaluación del riesgo del caso, respirador (barbijo) N95, gorro, protección de ojos (careta o gafas), guantes no estériles de látex descartables, zapateras (en caso de anticiparse a exposición de salpicaduras). Puede ser necesario incluir adicionalmente un delantal impermeable o equivalente.[64,68] Se debe prestar atención a la capacitación y de la colocación adecuada (ponerse), retiro (quitarse) y eliminación de cualquier **EPP**.[62,63,68,69]

- Secuencia de colocación de EPP para procedimientos NO generadores de aerosoles (PGA):69,70
  - Higiene de manos[69,70]
  - Mascara facial o Barbijo (colocación, ajuste nasal, deslizar sobre mentón, chequear ajuste de este) [69,70]
  - Guantes[69,70]
- Secuencia de Retiro de EPP para procedimientos NO generadores de aerosoles (PGA):[69]
  - Retirar el camisolín y descartarlo en bolsa roja[69]
  - Higiene de manos[69]
  - Retirar el barbijo y proceder según tipo de elemento utilizado[69]
  - Secuencia de colocación de EPP para procedimientos generadores de aerosoles (PGA)[71,72,73]
  - Colocar traje aséptico y las botas de goma (Si no hay botas, use zapatos cerrados (tipo mocasín, sin cordones, que cubran por completo el empeine y el tobillo) y cubiertas para zapatos (antideslizantes y preferentemente impermeables).[71,72,73]
  - Inspección visual para cerciorarse que tiene todos los componentes y del tamaño correcto.[71,72,73]
  - Higiene de manos.[71,72,73]
- Secuencia de colocación de EPP para procedimientos generadores de aerosoles (PGA)[71,72,73]
  - Quítese todos los efectos personales (joyas, reloj, celular, etc).[71,72,73]
  - Colocar traje aséptico y las botas de goma (Si no hay botas, use zapatos cerrados (tipo mocasín, sin cordones, que cubran por completo el empeine y el tobillo) y cubiertas para zapatos (antideslizantes y preferentemente impermeables).[71,72,73]
  - Pase al área limpia que está en la entrada de la unidad de aislamiento.71,72,73
  - Inspección visual para cerciorarse que tiene todos los componentes y del tamaño correcto.71,72,73
  - Inicie el procedimiento para el ponerse el EPP bajo la orientación y supervisión de un observador capacitado (colega).71,72,73
  - Higiene de manos.71,72,73
  - Guantes.71,72,73
  - Camisolín (bata) descartable (no olvidar atarlo a la altura del hombro/cuello y cintura).[71,72]

   - Antiparras (Gafas)[69] o la Careta protectora.[71,72,73]
   - Póngase equipo para cubrir la cabeza y el cuello: gorra quirúrgica que cubra el cuello y los lados de la cabeza (preferiblemente con careta protectora) O capucha.[71,72,73]
   - Póngase un delantal impermeable desechable (si no hay delantales desechables, use un delantal impermeable reutilizable para trabajo pesado).[71,72,73]
   - Póngase otro par de guantes (preferentemente de puño largo) sobre el puño de la bata.[71,72,73]
- Secuencia de Retiro de EPP para procedimientos NO generadores de aerosoles (PGA):[69]
   - Inicie el procedimiento para el retirar el EPP bajo la orientación y supervisión de un observador capacitado (colega). Asegúrese de que haya recipientes para desechos infecciosos en el área para quitarse el equipo a fin de que el EPP pueda desecharse de manera segura. Debe haber recipientes separados para los componentes reutilizables.[74]
   - Higienícese las manos con los guantes puestos.[74]
   - Quítese el delantal inclinándose hacia adelante, con cuidado para no contaminarse las manos. Al sacarse el delantal desechable, arránqueselo del cuello y enróllelo hacia abajo sin tocar la parte delantera. Después desate el cinturón de la espalda y enrolle el delantal hacia adelante.[74]
   - Higienícese las manos con los guantes puestos.[74]
   - Quítese el equipo que cubre la cabeza y el cuello, con cuidado, de no contaminar la cara, comenzando por la parte trasera inferior de la capucha y enrollándola de atrás hacia adelante y de adentro hacia afuera, y deséchela de manera segura.[74]
   - Higienícese las manos con los guantes puestos.[74]
   - Sáquese el overol y los guantes externos. Después de sacarse el overol de los hombros, quítese los guantes externos al mismo tiempo que saca los brazos de las mangas. Con los guantes internos puestos, enrolle el overol, desde la cintura hacia abajo y desde adentro hacia afuera, hasta la parte superior de las botas. Use una bota para sacar el overol de la otra bota y viceversa; después apártese del overol y deséchelo de una manera segura.
   - Higienícese las manos con los guantes puestos.[74]
   - Sáquese el equipo de protección ocular tirando de la cuerda detrás de la cabeza y deséchelo de una manera segura.[74]
   - Higienícese las manos con los guantes puestos.[74]

- Para quitarse la mascarilla, en la parte de atrás de la cabeza primero desate la cuerda de abajo y déjela colgando delante. Después desate la cuerda de arriba, también en la parte de atrás de la cabeza, y deseche la mascarilla de una manera segura.[74]
- Higienícese las manos con los guantes puestos.[74].
- Sáquese las botas de goma sin tocarlas (o las cubiertas para zapatos si las tiene puestas). Si va a usar las mismas botas fuera del área de alto riesgo, déjeselas puestas pero límpielas y descontamínelas apropiadamente antes de salir del área para quitarse el equipo de protección personal.
- Higienícese las manos con los guantes puestos.[74]
- Quítese los guantes cuidadosamente con la técnica apropiada y deséchelos de una manera segura.[74]
- Higienícese las manos.[74]
- **Para más información consulte a OMS: Pasos para ponerse y quitarse el equipo de protección personal (EPP)**

- Todos los profesionales involucrados en la atención de pacientes adoptarán las medidas estándares de bioseguridad con énfasis en las respiratorias y por contacto.[64,68]
  - Antes de tocar al paciente.64,68
  - Antes de realizar una tarea limpia/séptica.64,68
  - Después de estar expuestos a líquidos corporales.64,68
  - Después de tocar al paciente.64,68
  - Después de estar en contacto con el entorno del paciente.64,68
- Debe haber disponibilidad de jabón líquido o alcohol gel (60% o más) para la higiene de manos.64
- Deberá existir jabón, papel toalla y lavabo dentro del consultorio o cerca del mismo.64,68
- El personal que atienda pacientes en esta área utilizará guantes y respirador (barbijo) N95.[58,63-68]

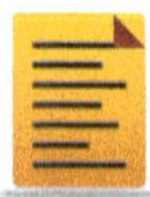

NOTA

Estos criterios deben servir como una guía para la evaluación. Las autoridades de salud pública valorarán con los profesionales asistenciales el cumplimiento de los criterios de forma individualizada. Esta información podrá evolucionar en función de la nueva información disponible, y de acuerdo con los escenarios de riesgo epidemiológico en el país.

Tabla 16.6 – Uso de equipo de protección personal (PPE) según nivel de atención.[75]

Tipo de atención	Higiene de Manos	Batas	Mascarilla medica	Respirador (Barbijo) N95 o FFP2	Gafas (protección ocular) O Protector facial	Guantes
Triaje	X		X			
Caso sospechoso o confirmado de COVI-19 que requiere admisión al establecimiento de salud y SIN PGA	X	X	X		X	X
Caso sospechoso o confirmado de COVI-19 que requiere admisión al establecimiento de salud y SIN PGA	X	X		X	X	X

COVI-19: Nuevo coronavirus (2019-nCoV); PGA: procedimientos generadores de aerosoles; EPP: equipo de protección de personal. US NIOSH: The National Institute for Occupational Safety and Health.
Respirador (barbijo) "N95" según US NIOSH, o "FFP2" según EN 149N95 Buena transpirabilidad con diseño que no colapsa contra la boca

Tabla 16.7 Adaptado de Interim U.S. Guidance for Risk Assessment and Public Health Management of Healthcare Personnel with Potential Exposure in a Healthcare Setting to Patients with Coronavirus Disease (COVID- 19).[76,77] Actualizado al 22 de marzo de 2020 Disponible en: https://www.cdc.gov/coronavirus/2019-ncov/php/risk-assessment.html

Factores de riesgo epidemiológicos.	Categoría de exposición	Monitoreo recomendado para COVID-19 (hasta 14 días después de la última exposición)	Restricciones de trabajo para el Personal de Salud (PS) asintomático
Contacto cercano prolongado con un paciente con COVID-19 que llevaba una máscara facial (es decir, CON control de fuente)			
Equipo de protección personal (EPP): ninguno	Medio	Activo	Excluirse del trabajo durante 14 días después de la última exposición.
EPP: no usar mascarilla o respirador	Medio	Activo	Excluirse del trabajo durante 14 días después de la última exposición.
EPP: sin protección para los ojos	Bajo	Auto monitoreo con supervisión delegada	Ninguna
EPP: No usar bata o guantes*	Bajo	Auto monitoreo con supervisión delegada	Ninguna
EPP: Usar todos los EPP recomendados	Bajo	Auto monitoreo con supervisión delegada	Ninguna
Contacto cercano prolongado con un paciente con COVID-19 que NO llevaba una máscara facial (es decir, SIN control de fuente)			
EPP: ninguno	Alto	Activo	Excluirse del trabajo durante 14 días después de la última exposición.
EPP: no usar mascarilla o respirador	Alto	Activo	Excluirse del trabajo durante 14 días después de la última exposición.

Tabla 16.7 Adaptado de Interim U.S. Guidance for Risk Assessment and Public Health Management of Healthcare Personnel with Potential Exposure in a Healthcare Setting to Patients with Coronavirus Disease (COVID- 19).[76,77] Actualizado al 22 de marzo de 2020 Disponible en: https://www.cdc.gov/coronavirus/2019-ncov/php/risk-assessment.html			
Contacto cercano prolongado con un paciente con COVID-19 que NO llevaba una máscara facial (es decir, SIN control de fuente)			
EPP: sin protección ocular*	Medio	Activo	Excluirse del trabajo durante 14 días después de la última exposición.
EPP: sin bata ni guantes*	Bajo	Auto monitoreo con supervisión delegada	Ninguna
EPP: Usar todo el PPE recomendado **	Bajo	Auto monitoreo con supervisión delegada	Ninguna
Categorías de riesgo para exposiciones asociadas con viajes o identificadas durante investigaciones de **contacto de casos confirmados por laboratorio**[77]			
Categoría de exposición[77]	Exposiciones **asociadas a viajes**[77]	Exposiciones identificadas a través de la investigación de **contacto**[77]	
Alto	No aplica	▪ Vivir en el mismo hogar que, ser una pareja íntima o brindar atención en un entorno no médico (como un hogar) para una persona con infección COVID-19 sintomática confirmada por laboratorio sin usar las precauciones recomendadas para el cuidado en el hogar y el aislamiento en el hogar	
Medio (asume que no hay exposiciones en la categoría de alto riesgo)	▪ Viajar desde un país con transmisión sostenida generalizada	▪ Contacto cercano con una persona con COVID-19 sintomático confirmado por laboratorio ▪ En un avión, sentado a menos de 6 pies (dos metros) de un viajero con infección COVID-19 sintomática confirmada por laboratorio; esta distancia se correlaciona aproximadamente con 2 asientos en cada dirección	

Tabla 16.7 Adaptado de Interim U.S. Guidance for Risk Assessment and Public Health Management of Healthcare Personnel with Potential Exposure in a Healthcare Setting to Patients with Coronavirus Disease (COVID- 19).[76,77] Actualizado al 22 de marzo de 2020 Disponible en: https://www.cdc.gov/coronavirus/2019-ncov/php/risk-assessment.html

Contacto cercano prolongado con un paciente con COVID-19 que NO llevaba una máscara facial (es decir, SIN control de fuente)		
	▪ Viajar desde un país con transmisión comunitaria sostenida ▪ Viaja en un crucero o en un bote	▪ Vivir en el mismo hogar que una pareja íntima o cuidar a una persona en un entorno que no sea de atención médica (como un hogar) a una persona con infección sintomática por COVID-19 confirmada por laboratorio, mientras que usa constantemente las precauciones recomendadas para el cuidado en el hogar y el aislamiento en el hogar
Bajo	No aplica	▪ Estar en el mismo ambiente interior (por ejemplo, un aula, una sala de espera del hospital) como una persona con COVID-19 sintomático confirmado por laboratorio durante un período prolongado de tiempo, pero no cumple con la definición de contacto cercano
Sin riesgo identificable	No aplica	▪ Interacciones con una persona con infección COVID-19 sintomática confirmada por laboratorio que no cumple con ninguna de las condiciones de riesgo alto, medio o bajo mencionadas anteriormente, como ▪ caminar por la persona o estar brevemente en la misma habitación.

*La categoría de riesgo para estas filas se elevaría en un nivel si HCP tuviera un contacto corporal extenso con los pacientes (por ejemplo, rodar al paciente).

** La categoría de riesgo para estas filas se elevaría en un nivel si el PS realizara o estuviera presente para un procedimiento que probablemente genere mayores concentraciones de secreciones respiratorias o aerosoles (p. ej., RCP, IT, extubación, broncoscopia, terapia con nebulizador, inducción de esputo).

PS: personal de salud; EPP: equipo de protección personal; RCP: reanimación cardiopulmonar; IT: intubación traqueal.

NOTA: Estos criterios deben servir como una guía para la evaluación. Las autoridades de salud pública valorarán con los profesionales asistenciales el cumplimiento de los criterios de forma individualizada. Esta información podrá evolucionar en función de la nueva información disponible, y de acuerdo con los escenarios de riesgo epidemiológico en el país.

10 MEDIDAS PARA PERSONAL DE SALUD QUE SE ENCUENTRA AISLADO EN BUEN ESTADO DE SALUD

Si un profesional de la salud necesita autoaislarse, asegúrese de que pueda continuar ayudando de la siguiente manera:

- Permitir consultas telefónicas o por video y asistencia a reuniones de equipos multidisciplinarios.[78]
- Identificar a los pacientes que son adecuados para el monitoreo y seguimiento remoto y aquellos que son vulnerables y necesitan apoyo.[78]
- Realizar tareas que se pueden realizar de forma remota, como ingresar datos.[78]
- Apoye al personal para mantenerse en contacto tanto como sea posible, para apoyar subienestar mental.[78]

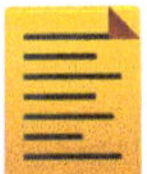

NOTA

Estos criterios deben servir como una guía para la evaluación. Las autoridades de salud pública valorarán con los profesionales asistenciales el cumplimiento de los criterios de forma individualizada. Esta información podrá evolucionar en función de la nueva información disponible, y de acuerdo con los escenarios de riesgo epidemiológico en el país.

11 PROCEDIMIENTO PARA EL MANEJO DE CADÁVERES DE CASOS DE COVID-19

No existe por el momento una guía específica para el manejo de cadáveres de personas fallecidas por COVID-19, pero puede ser de aplicación lo contemplado en las Directrices de la Organización Mundial de la Salud publicadas en 2014 sobre Prevención y control de las infecciones respiratorias agudas con tendencia epidémica y pandémica durante la atención sanitaria.[79,80,81]

- El cadáver debe ser transferido lo antes posible al depósito después del fallecimiento.[79,80,81]
- Debe permitirse el acceso de los familiares para una despedida sin establecer contacto físico con el cadáver, ni con las superficies u otros enseres de su entorno o cualquier otro material restringiéndolo a los más próximos y cercanos.[79] Pero se debe permitirse el acceso de los familiares y amigos, restringiéndolo a los más próximos y cercanos.[80]

- Las personas que entren deben tomar las precauciones de transmisión por contacto y gotas, siendo suficiente una bata desechable, unos guantes y una mascarilla quirúrgica.[79,80,81]
- El cadáver debe introducirse en una bolsa plástica de alta densidad, impermeable y con cierre hermético, debidamente identificada como material infectocontagioso, que reúna las características técnicas sanitarias de resistencia a la presión de los gases en su interior, estanqueidad e impermeabilidad.[79,80,81]
- La introducción en la bolsa se debe realizar dentro de la propia habitación de aislamiento. [79,80] Esta bolsa, una vez cerrada y con el cadáver en su interior, se deberá pulverizar con desinfectante de uso hospitalario o con una solución de hipoclorito sódico que contenga 5.000 ppm de cloro activo (dilución 1:10 de una lejía con concentración 40-50 gr/litro preparada recientemente).[79,80]
- El cadáver adecuadamente empacado en la bolsa, se puede sacar sin riesgo para conservarlo en el depósito mortuorio, colocarlo en un ataúd para llevarlo al tanatorio, enviarlo al crematorio o realizar el entierro.[79,80,81]

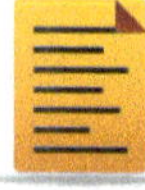

NOTA

Estos criterios deben servir como una guía para la evaluación. Las autoridades de salud pública valorarán con los profesionales asistenciales el cumplimiento de los criterios de forma individualizada. Esta información podrá evolucionar en función de la nueva información disponible, y de acuerdo con los escenarios de riesgo epidemiológico en el país.

BIBLIOGRAFIA

1. Aylward, Bruce (WHO); Liang W (PRC). Report of the WHO-China Joint Mission on Coronavirus Disease 2019 (COVID-19). 16-24 February 2020. WHO. 2020;2019(February):16-24. https://www.who.int/docs/defaultsource/ coronaviruse/who-china-joint-mission-on-covid-19-final-report.pdf.
2. Documento técnico Manejo en urgencias del COVID-19. Versión de 17 de marzo de 2020. Mnisterio de Sanidad. España. Accedido el 18/03/20 a https://www.mscbs.gob.es/profesionales/saludPublica/ccayes/alertasActual/nCov-China/documentos/Manejo_urgencias_pacien. :1-12.
3. World Health Organizaiton. Novel Coronavirus (2019-nCoV) technical guidance. Accedido el 18-3-2020) a https://www.who.int/emergencies/diseases/novelcoronavirus-2019/technical-guidance. https://www.who.int/emergencies/diseases/novel-coronavirus-2019/technicalguidance.
4. Statement on the meeting of the International Health Regulations (2005) Emergency Committee regarding the outbreak of novel coronavirus (2019-nCoV).

World Health Organization. Accedido el 17=3/20 a https://www.who.int/news-room/detail/23-01-2020-statement-. https://www.who.int/news-room/detail/23-01-2020-statement-onthe-meeting-of-the-international-health-regulations-(2005)-emergency-committeeregarding-the-outbreak-of-novel-coronavirus-(2019-ncov).

5. Imperial College London. MRC Centre for Global Infectious Disease Analysis. Accedido el 16/03/20 a https://www.imperial.ac.uk/mrc-global-infectious-diseaseanalysis/news--wuhan-coronavirus/. https://www.imperial.ac.uk/mrc-globalinfectious-disease-analysis/news--wuhan-coronavirus/.
6. Centers for Disease Control and Prevention. Interim Laboratory Biosafety Guidelines for Handling and Processing Specimens Associated with Coronavirus Disease 2019 (COVID-19). Accedido el 15/03/20 a https://www.cdc.gov/coronavirus/2019-ncov/lab/lab-biosafe. https://www.cdc.gov/coronavirus/2019-ncov/lab/lab-biosafetyguidelines.html.
7. Kampf G, Todt D, Pfaender S, Steinmann E. Persistence of coronaviruses on inanimate surfaces and their inactivation with biocidal agents. J Hosp Infect. 2020;104(3):246-251. doi:10.1016/j.jhin.2020.01.022
8. NICE guideline [NG161]. COVID-19 rapid guideline: Clinical decision-making. Published date: March 2020. Accedido el dia 22/03/20 a https://www.nice.org.uk/guidance/ng159/chapter/4-Clinical-decision-making. https://www.nice.org.uk/guidance/ng159/chapter/4-Clinical-decision-making.
9. Liu W, Tao Z-W, Lei W, et al. Analysis of factors associated with disease outcomes in hospitalized patients with 2019 novel coronavirus disease. Chin Med J (Engl). 2020:1-16. doi:10.1097/cm9.0000000000000775
10. Ruan Q, Yang K, Wang W, Jiang L, Song J. Clinical predictors of mortality due to COVID-19 based on an analysis of data of 150 patients from Wuhan , China. Intensive Care Med. 2020. doi:10.1007/s00134-020-05991-x
11. Zhou F, Yu T, Du R, et al. Articles Clinical course and risk factors for mortality of adult inpatients with COVID-19 in Wuhan , China : a retrospective cohort study. Lancet. 2020;6736(20):1-9. doi:10.1016/S0140-6736(20)30566-3
12. Laboratory testing for 2019 novel coronavirus (2019-nCoV) in suspected human cases. Accedido el 15/03/20 a https://www.who.int/publications-detail/laboratory-testingfor-2019-novel-coronavirus-in-suspected-human-cases-20200117.
13. Wuhan Coronavirus Rapid Test (2019-nCoV, Covid-19) IgG/IgM. Accedido el 14/03/20 a https://novazym.pl/store/rapid-diagnostic/medical/covid-19-igg-igm/. https://www.ivoox.com/wuhan-coronavirus-audios-mp3_rf_47207632_1.html.
14. QIAstat-Dx COVID-19 research. Accedido el 15/03/2020 a https://www.qiagen.com/cn/products/diagnostics-and-clinical-research/infectiousdisease/qiastat-dx-syndromic-testing/qiastat-dx-covid-19-ruo/#orderinginformation.
15. Genetic Analysis Research Solutions for SARS-CoV-2 (the COVID-19 Virus). Accedido a el 15/03/20 a https://www.thermofisher.com/es/es/home/clinical/clinicalgenomics/pathogen-detection-solutions/coronavirus-2019-ncov/geneticanalysis.html.
16. Clinical management of severe acute respiratory infection when novel coronavirus (2019-nCoV) infection is suspected.Interim guidance 28 January 2020. WHO. 2020:1-10.

17. World Health Organization (WHO). Laboratory biosafety guidance related to coronavirus disease 2019 (COVID-19). WHO. 2020;2019(02):1-13. https://apps.who.int/iris/bitstream/handle/10665/331138/WHO-WPE-GIH-2020.1-eng.pdf.
18. Coronavirus disease (COVID-19) technical guidance: Laboratory testing for 2019-nCoV in humans. Accedido el 14/03/20 a https://www.who.int/emergencies/diseases/novel-coronavirus-2019/technicalguidance/laboratory-guidance. https://www.who.int/emergencies/diseases/novelcoronavirus-2019/technical-guidance/laboratory-guidance.
19. Corman VM, Landt O, Kaiser M, et al. Detection of 2019 novel coronavirus (2019-nCoV) by real-time RT-PCR. Euro Surveill. 2020;25(3):1-8. doi:10.2807/1560-7917.ES.2020.25.3.2000045
20. Rolling updates on coronavirus disease (COVID-19). Accedido el 17/03/20 a https://www.who.int/emergencies/diseases/novel-coronavirus-2019/events-as-theyhappen. https://www.who.int/emergencies/diseases/novel-coronavirus-2019/eventsas-they-happen.
21. Rothe C, Schunk M, Sothmann P, et al. Transmission of 2019-nCoV Infection from an Asymptomatic Contact in Germany. N Engl J Med. 2020:2019-2020. doi:10.1056/nejmc2001468
22. Procedimiento de actuación frente a casos de infección por el nuevo coronavirus (SARS-CoV-2). Actualizado a 15 de marzo de 2020. Accedido el 15/03/20 a https://www.mscbs.gob.es/profesionales/saludPublica/ccayes/alertasActual/nCov-China/documentos/Procedim. 2020:1-14.
23. Wang D, Hu B, Hu C, et al. Clinical Characteristics of 138 Hospitalized Patients with 2019 Novel Coronavirus-Infected Pneumonia in Wuhan, China. JAMA - J Am Med Assoc. 2020;(02):1-9. doi:10.1001/jama.2020.1585
24. Novel Coronavirus SARS-CoV-2. Discharge criteria for confirmed COVID-19 cases. Accedido el 15/03/20 a https://www.ecdc.europa.eu/sites/default/files/documents/COVID-19-Dischargecriteria. pdf. ECDC Tech Rep.
25. Lim J, Jeon S, Shin HY, et al. Case of the Index Patient Who Caused Tertiary Transmission of COVID-19 Infection in Korea: the Application of Lopinavir/Ritonavir for the Treatment of COVID-19 Infected Pneumonia Monitored by Quantitative RTPCR. J Korean Med Sci. 2020;35(6):e79. doi:10.3346/jkms.2020.35.e79
26. Arabi YM, Asiri AY, Assiri AM, et al. Treatment of Middle East respiratory syndrome with a combination of lopinavir/ritonavir and interferon-β1b (MIRACLE trial): statistical analysis plan for a recursive two-stage group sequential randomized controlled trial. Trials. 2020;21(1):8. doi:10.1186/s13063-019-3846-x
27. Documento técnico Manejo clínico del COVID-19: tratamiento médico. 19 de marzo de 2020. Accedido el 19/03/20 a https://www.mscbs.gob.es/profesionales/saludPublica/ccayes/alertasActual/nCov-China/documentos/Protocolo_manejo_clinico_tto_COVID-19.pdf.
28. Vademecum per la cura delle persone con malattia da COVI-19. SIMIT (Societa Italiana di Malattie Infecttive e Tropicali. Sezione Regione Lombardia. Edizione 2.0. 13 marzo 2020. Accedido el 14/03/20 a https://www.simfer.it/wpcontent/uploads/media_eventi/2. 2020:1-15.

29. Los kits para detectar el coronavirus de GENOMICA reciben el marcado CE. Accedido el 15/03/20 a https://www.phmk.es/tecnologia/los-kits-para-detectar-el-coronavi-rusde-genomica-reciben-el-marcado-ce.
30. Deng L, Li C, Zeng Q, et al. Arbidol combined with LPV/r versus LPV/r alone against Corona Virus Disease 2019:a retrospective cohort study. J Infect. 2020:1-5. doi:10.1016/j.jinf.2020.03.002
31. Liu K, Chen Y, Lin R, Han K. Clinical feature of COVID-19 in elderly patients: a comparison with young and middle-aged patients. J Infect. March 2020. doi:10.1016/j.jinf.2020.03.005
32. Ficha Técnica Lopinavir/Ritonavir Accord 200 Mg/ 50 mg comprimidos recubiertos con película EFG. AEMPS (Agencia española de Medicamentos y Productos Sanitarios). Accedido el 17/03/20 a https://cima.aemps.es/cima/dochtml/ft/80104/FT_80104.html. https://cima.aemps.es/cima/dochtml/ft/80104/FT_80104.html.
33. Sheahan TP, Sims AC, Leist SR, et al. Comparative therapeutic efficacy of remdesivir and combination lopinavir, ritonavir, and interferon beta against MERS-CoV. Nat Commun. 2020;11(1):1-14. doi:10.1038/s41467-019-13940-6
34. Curry A. Germany faces its future as a pioneer in sustainability and renewable energy. Nature. 2019;567(7749):S51-S53. doi:10.1038/d41586-019-00916-1
35. A Phase 3 Randomized, Double-blind, Placebo-controlled Multicenter Study to Evaluate the Efficacy and Safety of Remdesivir in Hospitalized Adult Patients With Mild and Moderate 2019-nCoV Respiratory Disease. NCT04252664 @. Accedido el 18/03/20 a https://c. https://clinicaltrials.gov/ct2/show/NCT04252664.
36. A Phase 3 Randomized, Double-blind, Placebo-controlled, Multicenter Study to Evaluate the Efficacy and Safety of Remdesivir in Hospitalized Adult Patients With Severe 2019-nCoVRespiratory Disease. NCT04257656 @. Accedido el 18/03/20 a https://clinicaltria. https://clinicaltrials.gov/ct2/show/NCT04257656.
37. Vincent MJ, Bergeron E, Benjannet S, et al. Chloroquine is a potent inhibitor of SARS coronavirus infection and spread. Virol J. 2005;2:1-10. doi:10.1186/1743-422X-2-69
38. COVID-19, la malattia da nuovo coronavirus (SARS-CoV-2). Ministeo della Salute. Accedido el 18/03/20 a https://portale.fnomceo.it/wpcontent/ uploads/2020/03/dossier_coronavirus_def_27-02-2020-compresso.pdf. Minist della Salut. 2020. http://www.salute.gov.it/portale/nuovocoronavirus/dettaglioContenutiNuovoCorona virus.jsp?lingua=italiano&id=5337&area=nuovoCoronavirus&menu=vuoto.
39. Zhonghua jie he he hu xi za zhi [Expert consensus on chloroquine phosphate for the treatment of novel coronavirus pneumonia]. Chinese J Tuberc Respir Dis. 2020;43(3):185-188. doi:10.3760/cma.j.issn.1001-0939.2020.03.009
40. Cortegiani A, Ingoglia G, Ippolito M, Giarratano A, Einav S. A systematic review on the efficacy and safety of chloroquine for the treatment of COVID-19. J Crit Care. 2020;10(3):30390-30397. doi:10.1016/J.JCRC.2020.03.005
41. Yao X, Ye F, Zhang M, et al. In Vitro Antiviral Activity and Projection of Optimized Dosing Design of Hydroxychloroquine for the Treatment of Severe Acute Respiratory Syndrome Main point : Hydroxychloroquine was found to be more potent than chloroquine at inhibiting SARS-CoV-2 in vit. Clin Infect Dis. 2020;(3):1-25.
42. Gautret P, Lagier JC, Parola P, Hoang VT, Meddeb L, Maihe M, et al. Hydroxychloroquine and azithromycin as a treatment of COVID-19: results of an openlabel non-randomized clinical trial. Int J Antimicrob Agents. 2020;(March):1-24.

43. Brudno JN, Kochenderfer JN. Recent advances in CAR T-cell toxicity: Mechanisms, manifestations and management. Blood Rev. 2019;34:45-55. doi:10.1016/j.blre.2018.11.002
44. Fukuda W, Hanyu T, Katayama M, et al. Incidence of hepatitis B virus reactivation in patients with resolved infection on immunosuppressive therapy for rheumatic disease: a multicentre, prospective, observational study in Japan. Ann Rheum Dis. 2017;76(6):1051-1056. doi:10.1136/annrheumdis-2016-209973
45. Leon L, Peñuelas M, Candel FJ, Freites D, Rodriguez-Rodriguez L, Fernandez-Gutierrez B, et al.Indicator opportunistic infections after biological treatment in rheumatoid arthritis, 10 years follow-up in a real-world setting. Ther Adv Musculoskel Dis. 2019;11:1-10. doi:10.1177/https
46. Agencia española de medicamentos y productos sanitarios. La AEMPS informa que ningún dato indica que el ibuprofeno agrave las infecciones por COVID-19. Accedido el 19/03/20 a https://www.aemps.gob.es/informa/notasinformativas/medicamentosusohumano-3/2020-. http://www.aemps.gob.es/home.htm.
47. Wu C, Chen X, Cai Y, et al. Risk Factors Associated With Acute Respiratory Distress Syndrome and Death in Patients With Coronavirus Disease 2019 Pneumonia in Wuhan, China. JAMA Intern Med. 2020:1-10. doi:10.1001/jamainternmed.2020.0994
48. Yang S, Cao P, Du P, et al. Early estimation of the case fatality rate of COVID-19 in mainland China: a data-driven analysis. Ann Transl Med. 2020;8(4):128. doi:10.21037/atm.2020.02.66
49. Guan W-J, Ni Z-Y, Hu Y, et al. Clinical Characteristics of Coronavirus Disease 2019 in China. N Engl J Med. 2020:1-13. doi:10.1056/NEJMoa2002032
50. Documento técnico Manejo clínico del COVID-19 : Unidades de Cuidados Intensivos. Acualizacion 19-03-20. Accedido el 20-03-20 a https://www.mscbs.gob.es/profesionales/saludPublica/ccayes/alertasActual/nCov-China/documentos/Protocolo_manejo_clinico_uci_COVI.
51. Gomez CC, Rodriguez OS, Torne ML, Santaolalla CE, Masa Jimenez JF, Garcia Fernandez J, y col. Recomendaciones de consenso respecto al soporte respiratorio no invasivo en el paciente adulto con insuficiencia respiratoria aguda secundaria a infección por SA.
52. Montero Feijoo A, Maseda E. GTIPO-SEDAR. Recomendaciones prácticas para el manejo perioperatorio del paciente con sospecha o infección grave por coronavirus SARS-CoV-2. Accedido el 16/03/20 a https://www.sedar.es/images/site/NOTICIAS/coronavirus/Coronavir. 2020:1-17.
53. Bouadma L, Lescure FX, Lucet JC, Yazdanpanah Y, Timsit JF. Severe SARS-CoV-2 infections: practical considerations and management strategy for intensivists. Intensive Care Med. 2020. doi:10.1007/s00134-020-05967-x
54. Wax RS, Christian MD. Practical recommendations for critical care and anesthesiology teams caring for novel coronavirus (2019-nCoV) patients. Can J Anesth. 2020:1-9. doi:10.1007/s12630-020-01591-x
55. Grasselli G, Pesenti A, Cecconi M. Critical Care Utilization for the COVID-19 Outbreak in Lombardy,Italy. JAMA. 2020;19:19-20. doi:10.1056/NEJMoa2002032
56. Identificación y seguimiento de contactos. Ministerio de Salud de la Nación. Argen-

tina. Accedido el 21/03/20 a https://www.argentina.gob.ar/salud/coronavirus-COVID-19/Identificacion-y-seguimiento-de-contactos. https://www.argentina.gob.ar/salud/coronavirus-COVID-19/Identificacion-yseguimiento-de-contactos.

57. Protocolo de preparacion y respuesta ante el riesgo de introduccion de Coronavirus (COVID-19). Marzo 2020. Ministerio de Salud. Paraguay. Accedido el 14/03/20 a https://www.mspbs.gov.py/dependencias/portal/adjunto/78806d-PlandeRespuestaNacionalaleventuali. 2020.
58. Ministerio de Salud. Argentina. Nuevo Coronavirus (COVID-19). Recomedaciones para Equipos de Salud. Argentina. Accedido el 14/03/19 a http://www.msal.gob.ar/images/stories/bes/graficos/0000001795cntrecomendaciones-covid19-para-equipos-de-salud.pdf. 2020.
59. Recomendaciones para la atención domiciliaria de casos posibles , probables y confirmados de COVID-19. Ministerio de Salud. Argentina. Accedido el 21-03-20 a http://www.msal.gob.ar/images/stories/bes/graficos/0000001834cntrecomendaciones-atencion-domicil. 2020.
60. Guimarães HP, Damasceno MA, Braga MA, Correa Schubert DU, Batista Santana JC, da Rocha Freitas AP, y col. Coronavírus e Medicina de Emergência: Recomendações para o atendimento inicial do Médico Emergencista pela Associação Brasileira de Medicina de Emerg.
61. Lista de alistamiento al COVID-19 en Servicios de Emergencias Médicas Prehospitalarias. Organizacion Panamericana de la Salud. Version 2.1. 27/02/2020. 2020.
62. Clinical management of severe acute respiratory infection (SARI) when COVID-19 disease is suspected. World Health Organization. WHO. 2020;2019(3):1-19.
63. Interim Infection Prevention and Control Recommendations for Patients with Suspected or Confirmed Coronavirus Disease 2019 (COVID-19) in Healthcare Settings. (accedido el 15/03/2020 a https://www.cdc.gov/coronavirus/2019-ncov/infection-control/control-rec.
64. Lineamientos técnicos para la atención clínica de personas con enfermedad COVID-19. Ministerio de Salud del Gobierno de El Salvador. Accedido el 15/03/20 a http://asp.salud.gob.sv/regulacion/pdf/lineamientos/lineamientos_tecnicos_para_la_atencion_clinica_. 2020;03:1-80.
65. Lineamientos para la detección y manejo de casos por los prestadores de servicios de salud, frente a la introducción del SARS-COV-2 (covid-19). Ministerio de Salud y Proteccion Social, Bogota, Colombia. Accedido el 14/03/2020 a https://www.minsalud.gov.co. 2020;2:1-16.
66. TRIAGE de Enfermería Pacientes con infección respiratoria aguda. Pacientes con infección respiratoria aguda en establecimientos de salud COVID 19. Ministerio de Salud de la Nacion. Argentina. 2020.
67. Lineamiento para la atención de pacientes por COVID-19. Gobierno de Mexico. Accedido el 14/03/20 a http://cvoed.imss.gob.mx/lineamiento-para-la-atencion-de-pacientes-por-covid-19/. 2020:1-29.
68. Procedimiento de actuación frente a casos de infección por el nuevo Coronavirus (SARS-CoV-2). Gobierno de España. Accedido el 15-03-20 a https://www.mscbs.gob.es/profesionales/saludPublica/ccayes/alertasActual/nCov-China/documentos/Procedimiento_COVID_19. 2013:1-14.

69. Recomendaciones para el uso de EPP (equipos de protección personal). Accedido el 20/03/290 a https://www.argentina.gob.ar/salud/coronavirus-COVID-19/recomendaciones-uso-epp. https://www.argentina.gob.ar/salud/coronavirus-COVID-19/recomendaciones-uso-epp.
70. Putting on personal protective equipment (PPE) for non-aerosol generating procedures (AGPs). Accedido el 20/03/20 a https://assets.publishing.service.gov.uk/government/uploads/system/uploads/attachment_data/file/874312/PHE_11606_Putting_on_PPE_02b.pdf. https://assets.publishing.service.gov.uk/government/uploads/system/uploads/attach ment_data/file/874312/PHE_11606_Putting_on_PPE_02b.pdf.
71. Pasos para ponerse el equipo de protección personal (EPP), incluida la bata. Accedido el 20/03/20 a https://apps.who.int/iris/bitstream/handle/10665/153536/WHO_HIS_SDS_2015.1_sp a.pdf;jsessionid=EFD37539821F5E96E702A159A5ABED54?sequence=1.https://apps.who.int/iris/bitstream/handle/10665/153536/WHO_HIS_SDS_2015.1_sp a.pdf;jsessionid=EFD37539821F5E96E702A159A5ABED54?sequence=1.
72. When to use a surgical face mask or FFP3 respirator. Public Health Egland. Accedido el 21/03/20 a https://assets.publishing.service.gov.uk/government/uploads/system/uploads/attach ment_data/file/874310/PHE_11606_When_to_use_face_mask_or_FFP3_02.pdf. https://assets.publishing.service.gov.uk/government/uploads/system/uploads/attachment_data/file/874310/PHE_11606_When_to_use_face_mask_or_FFP3_02.pdf.
73. Quick guide. Putting on (donning) personal protective equipment (PPE) for aerosol generating procedures (AGPs). Accedido el 22/03/20 a https://assets.publishing.service.gov.uk/government/uploads/system/uploads/attach ment_data/file/874295/PHE_COVID-19_Donn. https://assets.publishing.service.gov.uk/government/uploads/system/uploads/attach ment_data/file/874295/PHE_COVID-19_Donning_quick_guide.pdf.
74. Pasos para quitarse el equipo de protección personal (EPP), incluido el overol. Accedido el 21-03-20 a https://www.paho.org/hq/dmdocuments/2015/Equipo-deproteccion-personal-2015-4-A3-ESP.pdf. 2015:2015.
75. Requerimientos para uso de equipos de protección personal (EPP) para el nuevo coronavirus (2019-nCoV) en establecimientos de salud. Recomendaciones interinas 2/6/2020. Acccedido el 20/03/20 a https://www.paho.org/sites/default/files/2020-02/requiremen. https://www.paho.org/sites/default/files/2020-02/requirements-PPE-coronavirus-2020-02-07-spa.pdf.
76. Interim U.S. Guidance for Risk Assessment and Public Health Management of Healthcare Personnel with Potential Exposure in a Healthcare Setting to Patients with Coronavirus Disease (COVID-19).Accedido el 14/03/20 a https://www.cdc.gov/coronavirus/2019-ncov.
77. Interim US Guidance for Risk Assessment and Public Health Management of Persons with Potential Coronavirus Disease 2019 (COVID-19) Exposures: Geographic Risk and Contacts of Laboratory-confirmed Cases Updated March 22, 2020. Accedido el 23-03-20 a https:/.

78. NICE guideline [NG161]. COVID-19 rapid guideline: delivery of systemic anticancer treatments.Staff who are self-isolating. Published date: March 2020. Accedido el 21/03/20 a https://www.nice.org.uk/guidance/ng161/chapter/5-Staff who are selfisolating. https://www.nice.org.uk/guidance/ng161/chapter/5-Staff-who-are-selfisolating.
79. Procedimiento para el manejo de cadáveres de casos de COVID-19. Mnisterio de Salud de la Nacion Argentina. Accedido el 23-03-20 a https://www.argentina.gob.ar/sites/default/files/manejo-cadaveres-covid-19.pdf.
80. Documento técnico Procedimiento para el manejo de cadáveres de casos de COVID-19. Ministerio de Sanidad. España. Accedido el 23-03-20 a https://www.mscbs.gob.es/profesionales/saludPublica/ccayes/alertasActual/nCov-China/documentos/Manejo_cadaveres_COVID-1.
81. Orientaciones para el manejo, traslado y disposicion final de cadaveres por COVID-19. Ministerio de Salud y Proteccion Social. Colombia. Accedido el 23-03-20 a https://www.minsalud.gov.co/Ministerio/Institucional/Procesos%20y%20procedimientos/GIPG08.pdf. 2020.
82. Procedimiento de actuación frente a casos de infección por coronavirus (SARS-CoV-2). Ministerio de Sanidad. España. Actualizado 11-03-2020. 2013:1-14.

Anexo 1

Distribución de Los Pasajeros a Identificar com o Contacto Estrecho en Un avión

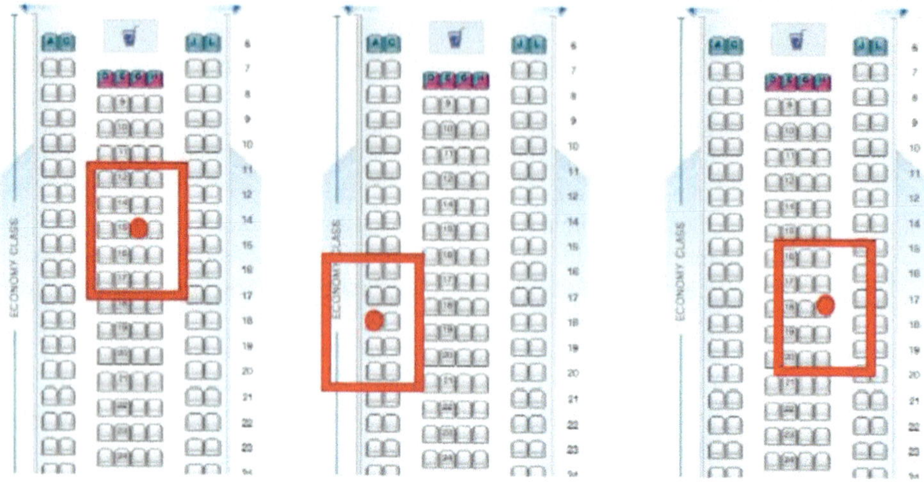

El estudio de contactos se debe realizar en un área de 5x5 espacios, tal y como se indica en las imágenes. Se considera 1 espacio: un asiento o el pasillo. Este mismo esquema es aplicable a otros aviones con diferentes distribuciones de asientos.

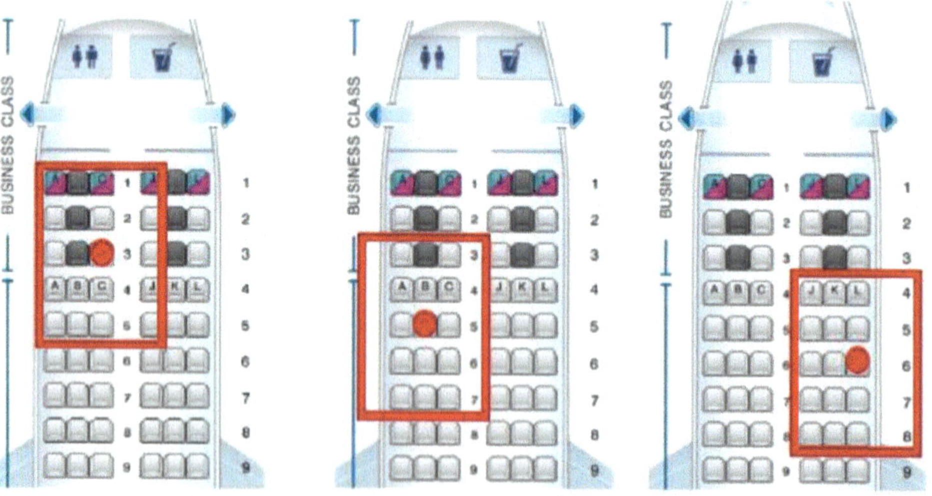

El estudio de contactos se debe realizar en un área de 5x5 espacios, tal y como se indica en las imágenes. Se considera 1 espacio: un asiento o el pasillo. Este mismo esquema es aplicable a otros aviones con diferentes distribuciones de asientos.

Tomado de Procedimiento de actuación frente a casos de infección por coronavirus (SARS-CoV-2). Ministerio de Sanidad. España. Actualizado 11-03-

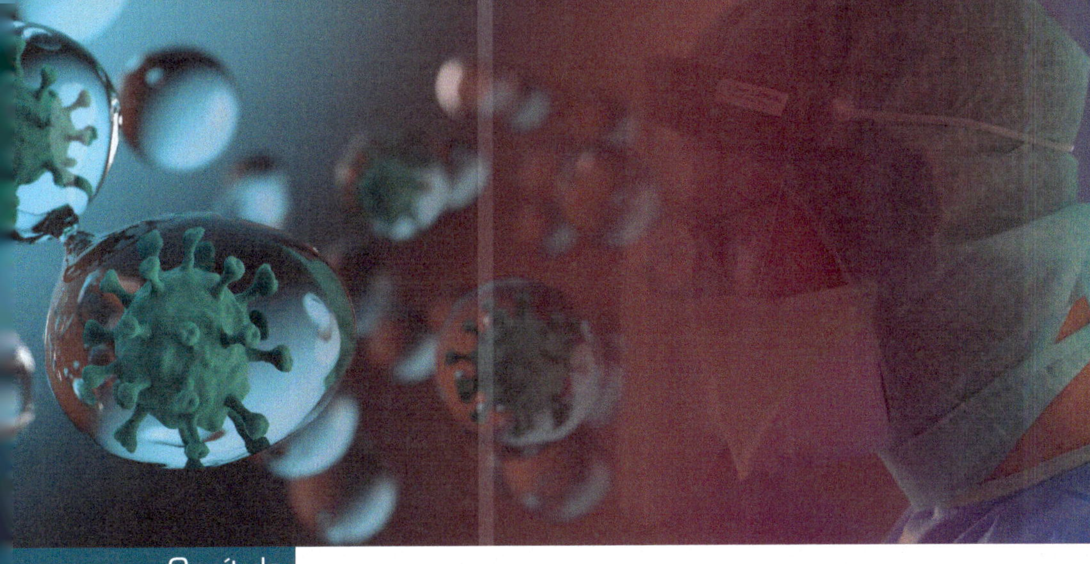

Capítulo

17

Orientações sobre Manuseio de Paciente com Pneumonia e Insuficiência Respiratória por Infecção Pelo Coronavírus (Sars-Cov-2)

Autores

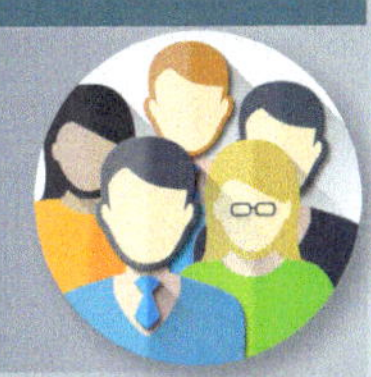

- Jorge Luis dos Santos Valiatti
  Presidente do Comitê de Ventilação Mecânica da Associação de Medicina Intensiva Brasileira (AMIB) e Especialista em Medicina Intensiva.
- Alexandre Marini Ísola
  Membro do Comitê de Ventilação Mecânica da Associação de Medicina Intensiva Brasileira (AMIB) e Especialista em Medicina Intensiva.
- Bruno do Valle Pinheiro
  Membro do Comitê de Ventilação Mecânica da Associação de Medicina Intensiva Brasileira (AMIB) e Especialista em Medicina Intensiva.
- Juliana Carvalho Ferreira
  Membro do Comitê de Ventilação Mecânica da Associação de Medicina Intensiva Brasileira (AMIB) e Especialista em Medicina Intensiva.
- Marcelo Alcantara Holanda
  Membro do Comitê de Ventilação Mecânica da Associação de Medicina Intensiva Brasileira (AMIB) e Especialista em Medicina Intensiva.
- Marco Antonio Soares Reis
  Membro do Comitê de Ventilação Mecânica da Associação de Medicina Intensiva Brasileira (AMIB) e Especialista em Medicina Intensiva.
- Patrícia Rocco
  Membro do Comitê de Ventilação Mecânica da Associação de Medicina Intensiva Brasileira (AMIB) e Especialista em Medicina Intensiva.
- Sérgio de Vasconcellos Baldisserotto
  Membro do Comitê de Ventilação Mecânica da Associação de Medicina Intensiva Brasileira (AMIB)e Especialista em Medicina Intensiva.

Participação Especial

- Carmem Valente Barbas
  Especialista em Medicina Intensiva pela Associação de Medicina Intensiva Brasileira (AMIB). Atualmente é Presidente da Sociedade Paulista de Terapia Intensiva (SOPATI).

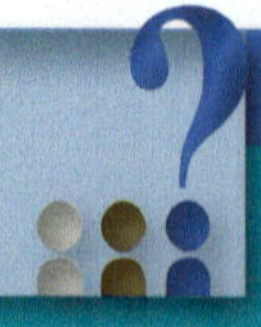

ASSUNTOS ABORDADOS

1. Orientações gerais
2. Sequência rápida de intubação
3. Parâmetros da ventilação mecânica protetora
4. Corticosteroides e outras opções de imunomodulação
5. Óxido nítrico
6. Retirada da ventilação mecânica de paciente com COVID-19
7. Apêndice: Situações Específicas de Suporte com Baixo Grau de Evidência e/ou Relatos Baseados na Experiência da Comunidade Internacional e Nacional

Em razão do quadro de insuficiência respiratória aguda, 10% a 15% dos pacientes com COVID-19 vão necessitar de internação nas Unidades de Terapia Intensiva (UTIs). Esses pacientes geralmente apresentam aumento da frequência respiratória (> 24 incursões respiratórias por minuto), hipoxemia e saturação de oxigênio (SpO_2) < 90% em ar ambiente, necessitando de oxigênio nasal de baixo fluxo (até 5 L/min). Nos pacientes com infecção pelo coronavírus, cerca de 59% apresentam alterações radiológicas que consistem em vidro fosco periférico (20,1%), infiltrados algodonosos (floconosos) focais (28,1%), infiltrados algodonosos bilaterais (36,5%) e infiltrados intersticiais (4,4%).

1 ORIENTAÇÕES GERAIS

Os pacientes devem ser internados, de preferência, em leitos de isolamento com pressão negativa (se disponível), e os profissionais de saúde devem utilizar vestimenta de isolamento contra gotículas ou aerossóis, de acordo com o procedimento a ser realizado, conforme regulamentação do Ministério da Saúde.

Se o quadro desses pacientes evoluir, com necessidade de O_2 via cateter nasal maior que 5 L/min para manter SpO_2 > 93%, e/ou se eles apresentarem frequência respiratória > 28 incursões respiratórias por minuto ou retenção de CO_2 ($PaCO_2$ > 50 mmHg e/ou pH < 7,25), eles deverão ser prontamente intubados e ventilados mecanicamente.

Recomenda-se evitar máscara Venturi ou do tipo "tenda" para manter a oxigenação adequada desses pacientes devido à aerossolização que pode advir desses recursos (consultar ***Tópico 5 do Apêndice***).

Quanto à utilização de **cateter nasal de alto fluxo** (CNAF) ou de **ventilação não invasiva**, a literatura descreve potencial aumento da aerossolização, não sendo aconselhável seu uso rotineiro como opção à intubação orotraqueal e à ventilação invasiva. Em situações específicas, em que há possibilidade de adequado isolamento respiratório e uso de equipamentos de proteção individual (EPIs) com paramentação para aerossolização pela equipe, **pode-se considerar** o uso de ventilação não invasiva ou CNAF, seguindo-se os cuidados recomendados nos ***Tópicos 1 e 2 do Apêndice***.

O ambiente de terapia intensiva deve ser limpo frequentemente, utilizando-se dicloroisocianurato de sódio 5.000 ppm.

A administração de broncodilatadores ou esteroides a pacientes em broncospasmo — usuários crônicos ou agudos — deve ser mantida. No entanto, deve-se evitar inalação convencional com fluxo de O_2 ou ar comprimido. Recomenda-se utilizar medicamentos com aerossol dosimetrado, tomando-se todos os cuidados de proteção da equipe.

Após adequada paramentação dos profissionais que participarão diretamente da intubação traqueal, seguindo-se fielmente as normas vigentes do Ministério da Saúde, deve-se escolher o médico mais experiente para realização da intubação traqueal (não necessariamente o médico que está cuidando do paciente).

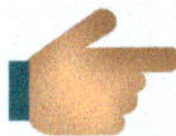

Recomenda-se dar preferência à videolaringoscopia (se disponível), objetivando proteger os profissionais de saúde ao máximo e aumentar as chances de sucesso da intubação na primeira tentativa. Não havendo esse recurso na unidade, deve-se proceder à intubação com laringoscópio convencional, sob proteção e uso de EPI, de acordo, do mesmo modo, com as normas do Ministério da Saúde.

2 SEQUÊNCIA RÁPIDA DE INTUBAÇÃO

Antes de iniciar a intubação, avaliar a via aérea e escolher o tubo traqueal adequado. Testar o balonete do tubo previamente. A caixa de via aérea difícil deve estar sempre pronta, mas deixada fora do ambiente onde está o paciente, sendo trazida apenas em caso de necessidade. Em casos de dessaturação, apesar do uso de cateter nasal (5 L/min), pode-se optar por máscara com reservatório de oxigênio **apenas para se obter a melhor oxigenação antes da intubação**, a qual pode atingir FiO_2 de 90% a 100%.

O paciente deve ser mantido com fluxo de oxigênio o mais baixo possível para manter SpO_2 acima de 93%, e a intubação deve ser realizada com sequência rápida de intubação. Realizar pré-oxigenação usando-se máscara com reservatório de oxigênio com o menor fluxo de ar possível para manter oxigenação efetiva. Evitar ventilação assistida com o dispositivo bolsa/válvula/máscara (AMBU) ou o uso de dispositivos supraglóticos, pelo potencial de aerossolização e contaminação dos profissionais.

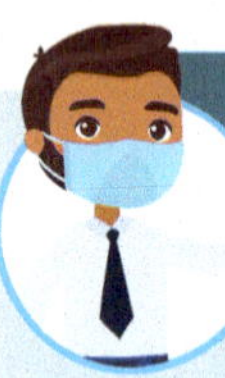

RECOMENDAÇÃO

- Preconiza-se a sequência rápida de intubação, com garantia de bloqueio neuromuscular (com succinilcolina 1 mg/kg ou rocurônio 1,2 mg/kg) ou de modo a facilitar a intubação e evitar tosse do paciente durante o procedimento.
- Fentanil 50 a 100 mcg endovenoso, etomidato 0,3 mg/kg em 30 a 60 segundos e três minutos após infusão do fentanil.
- Cetamina 1,5 a 2 mg/kg também pode ser utilizada como droga de indução pela sua estabilidade hemodinâmica associada a propriedades broncodilatadoras, mas possui contraindicações que devem ser contempladas, e pode ser substituída por outra droga indutora, se necessário.
- Disponibilizar vasopressores e cristaloides em virtude do risco de hipotensão após a intubação, levando-se em conta também questões logísticas de impossibilidade de busca rápida de material, tendo em vista as precauções de contaminação.
- Epinefrina e norepinefrina podem ser utilizadas com segurança em veias periféricas quando diluídas, por um período limitado de tempo.
- Fentanil e midazolam podem ser utilizados para sedação e analgesia imediatas após intubação traqueal, porém é importante lembrar seu potencial de bradicardia e hipotensão.
- Cetamina em ***bolus*** pode ser feita até que as infusões estejam prontas. Deve-se considerar punção de veia profunda e artéria após o procedimento pela mesma equipe, mas todos os materiais relacionados às punções venosa e arterial devem ser preparados antes do início da intubação traqueal.

Caso haja capnografia na unidade, deve-se conectar o paciente ao ventilador imediatamente após a insuflação do balonete. A capnografia já deve estar preparada para esse momento; ela auxiliará na confirmação da intubação. Se videolaringoscopia foi utilizada, a intubação terá sido realizada sob visualização direta. A confirmação da posição da cânula se dará pela inspeção da expansibilidade da caixa torácica de forma proporcional, e, caso seja preciso, ausculta pulmonar poderá ser realizada, utilizando-se o estetoscópio exclusivo para aquele paciente.

O paciente deve ser conectado a ventilador preferencialmente dotado de filtro apropriado tipo HEPA na saída do circuito expiratório para o ambiente (não confundir com dispositivo filtro HME) e sistema de aspiração fechado (Trach Care). O sistema de aspiração fechado, recomendável se disponível, deve ser conectado imediatamente após a intubação, no momento da conexão ao ventilador.

Broncodilatadores (beta-2 agonistas e brometo de ipatrópio) só devem ser usados quando houver broncospasmo (não devem ser prescritos de forma profilática). Quando indicados, devem ser administrados com dosadores milimetrados (bombinhas), através de aerocâmara interposta após o dispositivo HME do sistema de ventilação, com o devido cuidado na administração, isto é, imediatamente após o final da expiração, sendo importante revisar isso com o time de enfermagem que estará cuidando do paciente.

3 PARÂMETROS DA VENTILAÇÃO MECÂNICA PROTETORA

Ventilação mecânica invasiva protetora pode ser iniciada no modo volume ou pressão controlada (VCV ou PCV), com volume corrente igual a 6 mL/kg de peso predito e pressão de platô menor que 30 cmH_2O, com pressão de distensão ou *driving pressure* (= pressão de platô menos a pressão expiratória final positiva [PEEP]) menor que 15 cmH_2O. O ajuste da PEEP ideal ainda não foi totalmente elucidado.

IMPORTANTE

Ajustar a menor PEEP o suficiente para manter SpO_2 entre 90% e 95%, com FiO_2 < 60%. Havendo necessidade de FiO_2 acima de 60%, utilizar a ***Tabela 17.1*** PEEP/FiO_2 da ARDSNet para PEEP baixa (ou SARA **leve**). A mudança dessa recomendação advém da recente experiência adquirida, em que o uso de PEEP mais elevada (obtida da tabela ARDSNet para PEEP elevada ou SARA **moderada e grave**) demonstrou acarretar hiperinsuflação pulmonar e piora da evolução de parte dos pacientes com COVID-19.

Desse modo, para ajuste da PEEP, pode-se usar a ***Tabela 17.1*** (PEEP baixa do ARDSnet).

Tabela 17.1 PEEP *versus* FiO_2 para obtenção da melhor PEEP em situações de SARA leve, como proposta de uso em pacientes com COVID-19.

FiO_2	0,3	0,4	0,4	0,5	0,5	0,6	0,7	0,7	0,7	0,8	0,9	0,9	0,9	1,0
PEEP	5	5	8	8	10	10	10	12	14	14	14	16	18	18↔24

FiO_2 = fração inspirada de oxigênio; PEEP = pressão expiratória final positiva.

Adaptada de: Acute Respiratory Distress Syndrome Network. Ventilation with lower tidal volumes as compared with traditional tidal volumes for acute lung injury and the acute respiratory distress syndrome. N Engl J Med. 2000;342(18):1301-8.

Nas UTIs que tiverem impedância elétrica disponível, ela pode ser utilizada para titulação da melhor PEEP, isto é, a PEEP que acarreta menor colapso e menor hiperdistensão pulmonar. Nas UTIs com disponibilidade de tomografia computadorizada de tórax e/ou ultrassom pulmonar, esses instrumentos podem ser utilizados para titulação da melhor PEEP, observando-se a PEEP que acarrete menor colapso nas bases pulmonares. Pode também ser utilizada a PEEP que propicie menor *driving pressure* (ou pressão de distensão) para o volume corrente utilizado (6 mL/kg de peso predito) ou a PEEP que, com determinada pressão de distensão (sempre menor que 15 cmH_2O), gere o maior volume corrente expirado.

A frequência respiratória deve ser estabelecida entre 20 e 35 respirações por minuto para manter $ETCO_2$ entre 30 e 45 e/ou $PaCO_2$ entre 35 e 50 mmHg. Nos casos de PaO_2/FiO_2 menores que 150, já com PEEP adequada pela tabela PEEP/FiO_2, sugere-se utilizar ventilação protetora colocando o paciente em posição prona por no mínimo 16 horas.

ATENÇÃO

Devem ser garantidos todos os cuidados, inclusive paramentação para procedimentos aerossolizantes de toda a equipe assistente que fará a rotação, em virtude do alto poder infectante desse vírus e da necessidade de pelo menos cinco profissionais de saúde participando do processo seguro de rotação.

Para rotação e manutenção do paciente em posição prona, é necessário prover adequada sedoanalgesia e, se preciso for, curarização. O paciente pode permanecer em decúbito supino se, após ser "despronado", permanecer com PaO_2/FiO_2 > 150; do contrário, pode-se considerar colocar novamente o paciente em posição prona.

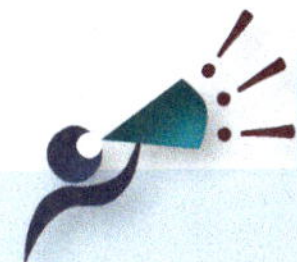

IMPORTANTE

É importante reforçar a necessidade de adequado treinamento da equipe para realização da manobra, bem como de proteção adequada para todos os profissionais envolvidos. Parte dos pacientes tem evoluído com complacência estática aceitável ou mesmo normal. Nesses casos, pode-se usar volume corrente de até 8 mL/kg de peso predito.

Nos casos de piora na oxigenação, sugere-se investigar tromboembolia pulmonar. Já nos casos extremos de hipoxemia refratária com PaO_2/FiO_2 menor que 80 por três horas e/ou menor que 100 por seis horas, pode-se indicar a instalação de oxigenação por membrana extracorpórea (ECMO) venovenosa ou venoarterial nos casos de acometimento cardíaco. Nesse caso, sugere-se que o paciente seja transferido para uma unidade especializada em ECMO ou que uma equipe externa disponibilize estrutura apropriada para a realização segura e adequada da ECMO, conforme as normas vigentes.

4 CORTICOSTEROIDES E OUTRAS OPÇÕES DE IMUNOMODULAÇÃO

Até a presente data, o protocolo de manejo clínico inclui a seguinte recomendação sobre o uso de corticosteroides:

Em pacientes com diagnóstico específico de COVID-19, os corticoesteroides não devem ser prescritos **rotineiramente** para todos os casos, reservando-se seu uso para os casos de situações específicas descritas a seguir.

Segundo as diretrizes mais recentes publicadas pela Comissão Nacional de Saúde da China (versão 7) e as orientações provisórias da Organização Mundial da Saúde (OMS), quando houver suspeita de infecção por SARS-CoV-2, recomenda-se cautela no uso de corticosteroides, devendo, em geral, ser evitado nos casos leves a moderados. Altas doses de glicocorticoides sob a forma de pulsoterapia não são recomendadas. De acordo com o abordado, alguns cometários particulares são necessários:

Evidências sugerem que um subgrupo de pacientes com formas graves da COVID-19 pode desenvolver uma síndrome de tempestade de citocinas. A linfo-histiocitose hemofagocítica secundária (*secondary haemophagocytic lymphohistiocytosis* ou sHLH) é uma síndrome hiperinflamatória sub-reconhecida, caracterizada por uma hipercitoquinemia, fulminante e fatal, que geralmente cursa com insuficiência e disfunção de vários órgãos. Nos adultos, a sHLH é mais comumente desencadeada por infecções virais. Suas características principais incluem febre incessante, citopenias e hiperferritinemia; envolvimento pulmonar (incluindo SARA) está ocorrendo em aproximadamente 50% dos pacientes acometidos. Um perfil de citocinas semelhante à sHLH está associado à gravidade da COVID-19, caracterizada por aumento de interleucina-2 (IL-2), IL-7, fator estimulador de colônias de granulócitos, proteína 10 induzível por interferon-γ, TNF-α e outros.

Em um estudo retrospectivo e multicêntrico de 150 casos confirmados de COVID-19 em Wuhan, China, elevações de ferritina (média de 1297,6 ng/mL em não sobreviventes *versus* 614,0 ng/mL em sobreviventes; $p < 0,001$) e de IL-6 ($p < 0,0001$) sugerem que, em parte, a mortalidade pode ser causada por hiperinflamação durante uma fase subsequente da afecção. Assim, recomenda-se que os pacientes com COVID-19 grave sejam rastreados para hiperinflamação usando-se marcadores laboratoriais (por exemplo, aumento da ferritina, contagem decrescente de plaquetas ou aumento da proteína C-reativa [PCR]). Pode-se utilizar o HScore para identificar o subgrupo de pacientes para os quais a imunossupressão e, eventualmente, a administração de esteroides possam contribuir na atenuação desse processo e reduzir a mortalidade.

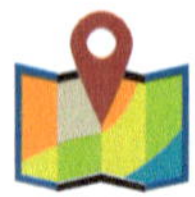

Consulte o HScore em:
http://saintantoine.aphp.fr/score/ (acesso em 10 junho 2020)

Além de esteroides, outras opções terapêuticas incluem imunoglobulina intravenosa e bloqueio seletivo de receptores de citocinas (por exemplo, anakinra [IL-1b] ou tocilizumabe [IL-6]). Vale ressaltar o risco de superinfecção bacteriana com o uso dos inibidores de citocinas.

ATENÇÃO

Esquemas de doses e de duração de corticoterapia carecem de evidências até o presente momento. **Para casos graves**, sugere-se iniciar com uma dose de 40 a 80 mg/dia de metilprednisolona e diminuir gradualmente por sete a dez dias; para outros **casos menos graves**, períodos mais curtos de três a cinco dias.

Estudo prospectivo, controlado, está sendo realizado no Brasil e no exterior para testar se o uso de dexametasona pode mudar o desfecho de pacientes com infecção por SARS-CoV-2. Até o fechamento deste capítulo não haviam dados publicados sobre o tema em definitivo.

5 ÓXIDO NÍTRICO

O óxido nítrico inalatório, como potente vasodilatador seletivo, pode melhorar o fluxo sanguíneo regional em áreas bem ventiladas e, com isso, melhorar a relação ventilação/perfusão, principalmente em pacientes com COVID-19 que cursam com *shunt* significativo muitas vezes secundário ao mecanismo de vasoconstrição hipóxica. A aplicação de óxido nítrico inalatório pode provocar melhora imediata da oxigenação e eventual redução da pressão arterial pulmonar.

Estudos sobre uso de óxido nítrico inalatório na SARA, anteriores à pandemia de COVID-19, apresentaram insucesso em desfechos como tempo livre de ventilação mecânica e mortalidade. Apesar da falta de evidências, o óxido nítrico inalatório tem sido recomendado na hipoxemia refratária. Na epidemia de SARS-CoV-1, em 2002, foi publicado um pequeno estudo chinês com uso de óxido nítrico inalatório, utilizando-se uma dose inicial de 30 ppm no primeiro dia, seguida por 20 ppm no segundo dia e por 10 ppm no terceiro dia. Observou-se melhora da oxigenação no grupo que utilizou óxido nítrico inalatório em relação ao grupo de controle.

A Sociedade Alemã de Medicina Intensiva vem recomendando o uso de óxido nítrico inalatório em pacientes com COVID-19 e evidências de SARA com relação $PaO_2/FiO_2 < 150$. Vários estudos estão sendo realizados com o objetivo de melhora da oxigenação na SARS com dose inicial de 80 ppm por 48 horas, seguida por dose de 40 ppm. Outros estudos em andamento buscam avaliar o potencial de atividade antiviral e bactericida no óxido nítrico inalatório na COVID-19 com doses mais elevadas (> 130 ppm), por períodos mais curtos e intermitentes.

O óxido nítrico vem sendo utilizado por vários grupos, principalmente nos de fenótipo tipo 1, também descrito como tipo H, o qual se caracteriza por elevada elastância (ou seja, baixa complacência), alto valor de *shunt* direito-esquerdo, elevado peso pulmonar e elevado potencial de recrutabilidade. As indicações conhecidas de uso de óxido nítrico inalatório incluem SARA com hipoxemia grave refratária à estratégia ventilatória protetora e posição prona.

ATENÇÃO

Quando do uso desse recurso, todos os cuidados devem ser tomados, incluindo-se todo o aparato necessário e o devido treino da equipe.

6 RETIRADA DA VENTILAÇÃO MECÂNICA DE PACIENTE COM COVID-19

O processo de retirada da ventilação invasiva segue os mesmos passos e critérios aplicados a pacientes com SARA ou insuficiência respiratória grave. É preciso assegurar-se de melhora clínica que permita a superficialização da sedoanalgesia, visando à realização de um teste de respiração espontânea (TRE). Os seguintes critérios devem ser observados para tornar um paciente candidato à realização de TRE:

1. Oxigenação e ventilação satisfatórias com FiO_2 < 40% e PaO_2 > 70 a 80 mmHg com PEEP ≤ 8 cmH_2O; pH > 7,34.
2. Capacidade de disparar o ventilador em modo de ventilação com pressão de suporte sem BNM e, de preferência, com mínima ou nenhuma sedação IV contínua.
3. Estabilidade hemodinâmica.
4. Escore de coma de Glasgow > 8.

Uma vez preenchidos esses critérios, o TRE pode ser feito. **Não é recomendável o uso de tubo em T**, pois esse método gera aerossolização. Deve-se usar o modo de pressão de suporte (PSV), conforme esquema sugerido na ***Figura 1***.

Caso o paciente tenha sucesso no TRE, ele deve ser extubado (ou desconectado do ventilador, se traqueostomizado) e colocado em suplemento de O_2. Nesse caso, recomenda-se o uso de cateter nasal de O_2 a no máximo 5 L/min para evitar aerossolização. Em pacientes traqueostomizados, deve-se priorizar filtro HME apropriado, com entrada lateral para fluxo de oxigênio suplementar, evitando máscara do tipo "tenda" devido à aerossolização.

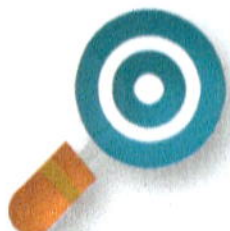

OBSERVAÇÃO

Em casos específicos, a critério clínico, pode-se optar por ventilação não invasiva ou uso de cateter nasal de alto fluxo. Em sendo esse o caso, **recomenda-se seguir atentamente as orientações no *Apêndice* para a utilização desses recursos**.

Idealmente, todo o processo de retirada deveria ser realizado em quarto isolado. Sabe-se, entretanto, que a realidade é de diversas UTIs do tipo "salão" ou, ainda, adaptadas em outros ambientes para o combate da atual pandemia, o que pode inviabilizar essa medida. Assim sendo, a recomendação é que se tente alocar em unidades específicas aqueles pacientes em condição de desmame, a fim de proteger da contaminação os demais pacientes e a equipe, caso a unidade em questão não seja exclusivamente destinada a pacientes com COVID-19. Do contrário, o processo pode seguir na mesma unidade.

Critérios para realização do Teste de Respiração Espontânea (TRE)

1. **Oxigenação**

   $PaO_2/FiO_2 > 200$ com $FiO_2 \leq 0,4$ e $SpO_2 \geq 90\%$ e/ou $PaO_2 \geq 60$ mmHg, PEEP ≤ 8

2. **Ventilação**

   pH ≥ 7,35 e $PaCO_2$ 55 mmHg

   RR < 18 a 20/min

3. **Estabilidade hemodinâmica**
4. **Escala de Glasgow ≥ 8, reflexo de tosse satisfatório**

Preenchimento dos critérios

Não preenchimento dos critérios

Seguir sob ventilação mecânica

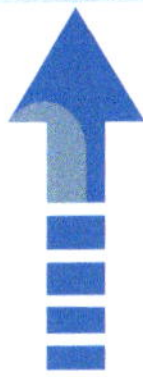

Teste de Respitação Espontânea (TRE)

1. Iniciar com PSV de 6 a 8 cmH_2O e PEEP ≤ 6 cmH_2O de 30 a 120 min. Paciente evoluindo sem os sinais de falência de TRE (ao lado), extubar ou desconectar do ventilador (se traqueostomizado).

1. **Cateter nasal de baixo fluxo até 5L/min** Opcionalmente, *obedecidas as condições de isolamento e proteção citadas no* ***Apêndice*** *deste documento*:
2. **VNI ou cateter nasal de alto fluxo**
3. No caso de traqueostomizados, conectar **HME com entrada lateral de O_2 suplementar de baixo fluxo**

Critérios para falência da TRE

1. FR < 10/min ou > 30/min
2. F/V > 100
3. $SpO_2 < 90\%$ com $FiO_2 \geq 0,4$
4. $PaO_2/FiO_2 < 200$
5. FC > 120 bpm, estabilidade hemodinâmica
6. Escala de Glasgow < 8, agitação, coma e ausência do reflexo de tosse
7. pH < 7,30
8. Dispneia

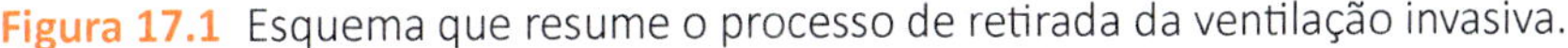

Figura 17.1 Esquema que resume o processo de retirada da ventilação invasiva.

INFORMAÇÕES COMPLEMENTARES

MAIS SOBRE PACIENTES COM COVID-19

Recomendamos a leitura dos seguintes tópicos no portal da Associação de Medicina Intensiva Brasileira (AMIB), no qual se encontra o documento **Recomendações da Associação de Medicina Intensiva Brasileira para a abordagem do COVID-19 em medicina** *intensiva*.

- Uso de anticoagulantes;
- Manejo de analgossedação;
- Manejo clínico;
- Terapia antiviral.

APÊNDICE

Situações Específicas de Suporte com Baixo Grau de Evidência e/ou Relatos Baseados na Experiência da Comunidade Internacional e Nacional

1 USO DE VENTILAÇÃO NÃO INVASIVA

Em UTIs providas de equipe multiprofissional (médicos, fisioterapeutas e enfermeiros) com vasta experiência no uso de ventilação não invasiva (VNI), com disponibilidade de monitorização rigorosa do paciente, proteção adequada da equipe e limpeza frequente, pode-se tentar a VNI para pacientes dispneicos e hipoxêmicos, com SpO_2 menor que 93% com cateter nasal de oxigênio a 5 L/min, desde que sejam cumpridas **estritamente as recomendações a seguir**:

- Realizar VNI em quarto individual, se possível com pressão negativa.
- Realizar VNI com máscara conectada a dispositivo HME e circuito duplo do ventilador mecânico convencional de UTI com *software* (módulo) de VNI e com filtro HEPA no ramo expiratório.
- Usar máscara totalmente vedada à face (com película protetora para evitar lesão de pele), incluindo seu devido ajuste com o mínimo vazamento de ar para o ambiente. Nesse caso, ajustar com parâmetros pressóricos baixos: até 10 cmH_2O de EPAP e no máximo 10 cmH_2O de delta de IPAP para manter SpO_2 acima de 93% e abaixo de 96%, com $FiO_2 \leq 50\%$ e frequência respiratória < 28 incursões respiratórias por minuto, observando a sincronia do paciente com o ventilador.
- Reavaliar a resposta clínica do paciente em 30 a 60 minutos. Se o paciente apresentar melhora clínica, com menos dispneia, queda da frequência respiratória, saturação no alvo e melhora da gasometria arterial, a VNI pode ser mantida. Caso não haja melhora, ou ainda haja piora, durante o uso de VNI, ela deve ser interrompida, e o paciente, **prontamente intubado e ventilado mecanicamente**.
- As sessões de ventilação não invasiva podem ser intercaladas com períodos de suporte por cateter nasal de baixo fluxo ou máscara de oxigênio com reservatório de O_2 (**sempre com o devido isolamento e com o uso de equipamento de proteção individual [EPI] para aerossolização pela equipe**). Pode-se manter essa estratégia se estiver sendo percebida melhora clínica entre uma sessão e outra. No entanto, em havendo piora clínica ou, ainda, situação de não melhora, deve-se indicar a intubação orotraqueal.

IMPORTANTE

a) Se não for possível reunir **TODAS** as condições acima relatadas, em associação a uma equipe treinada para esse tipo de ventilação, **deve-se EVITAR o uso de VNI**.

b) Em situações nas quais **não há ventilador mecânico disponível**, em havendo aparelhos de CPAP ou BiPAP convencionais de ramo único, e se o paciente estiver com indicação de intubação, **pode-se tentar** o uso desses equipamentos **de forma excepcional**. Nessa situação, necessariamente, o paciente deve estar em quarto de isolamento (se possível com pressão negativa) ou em uma unidade dedicada a pacientes com COVID-19. Nesse quadro, todos os profissionais de saúde devem necessariamente utilizar **EPI sob paramentação para procedimentos aerossolizantes**. Evitar manter essa modalidade de suporte ventilatório se não houver melhora clínica, indicando-se, nesse caso, a intubação orotraqueal.

2 USO DE CATETER NASAL DE ALTO FLUXO

O uso de cânula nasal de alto fluxo (CNAF) pode reduzir a necessidade de intubação orotraqueal (IOT) em casos de insuficiência respiratória hipoxêmica quando em comparação com oxigenoterapia convencional, e com resultados superiores aos da VNI nesse contexto em um ensaio clínico randomizado.

O emprego da CNAF somente será **considerado atendendo-se estritamente aos três requisitos a seguir**:

1. dispositivo pronto para uso imediato na unidade;
2. que a equipe tenha sido treinada ou seja experiente na técnica; e
3. que os EPIs para procedimentos aerossolizantes estejam sendo corretamente usados pela equipe.

IMPORTANTE

Caso um desses três requisitos não seja atendido, **a CNAF NÃO deve ser utilizada sob o risco de aerossolização de patógenos e contaminação do ambiente, de outros pacientes e dos profissionais de saúde**. Nesse caso, deve-se proceder à intubação traqueal.

A cânula nasal deve ser de tamanho adequado às narinas para a melhor adaptação possível, e o paciente deve ser orientado a tentar manter a boca fechada a maior parte do tempo.

A resposta à CNAF deve ser avaliada 30 a 60 minutos após sua instituição, sendo assim definida: boa resposta caracteriza-se por melhora clínica (SpO_2 > 92%, queda da frequência respiratória, melhora da dispneia, adaptação confortável ao dispositivo).

ATENÇÃO

Caso não haja melhora em até uma hora de CNAF, está indicada a IOT eletiva, com início de ventilação mecânica invasiva protetora conforme protocolo específico.

2.1 Protocolo Sugerido para Utilização de Cânula Nasal de Alto Fluxo – CNAF

Preferencialmente deve ser aplicada em quarto isolado com pressão negativa.

A equipe que atende o paciente deve ser alertada para somente entrar no quarto paramentada com EPI para procedimento aerossolizante.

Montar equipamento e selecionar cânula nasal com tamanho compatível com as narinas do paciente.

Iniciar CNAF com fluxo de 40 L/min e titular ao valor máximo tolerado, visando manter f < 25 rpm, avaliando o conforto respiratório e o alívio da dispneia. O paciente deve ser orientado a manter a boca fechada o máximo de tempo possível.

Titular FiO_2 (iniciar com 60%, fluxos iguais de ar comprimido e O_2) para manter uma SpO_2 de 93% a 96%.

Avaliar resposta em até uma hora com base em melhora clínica (SpO_2 > 92%, sinais vitais estáveis), conforto e dispneia, o que determina sucesso da terapia.

Com melhora dos sinais vitais (f, FC) e dos sintomas acima descritos após uma hora, diminuir gradativamente FiO_2 até 30%, mantendo SpO_2 entre 93 e 97%. Manter oferta de fluxo inicialmente titulada por pelo menos 24 horas. Após 24 horas, coletar nova gasometria arterial e reavaliar. **Atenção para falha:** em caso de falha, não se deve protelar a IOT. Se houver melhora após 24 horas do início da terapia, iniciar o desmame do fluxo, conforme tolerância, reduzindo 5 L/min a cada seis horas, observada f < 25 rpm.

Descontinuar CNAF se fluxo < 15 L/min; instalar cateter nasal de O_2 conforme a necessidade para manter uma SpO_2 entre 93 e 96%.

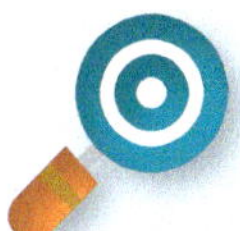

ATENÇÃO

Embora haja possibilidade de dispersão de aerossóis, o procedimento será mais seguro se o dispositivo for aplicado por equipe devidamente treinada, com paramentação adequada, considerando ajuste anatômico da cânula nasal às narinas do paciente.

3 POSIÇÃO PRONA DURANTE VENTILAÇÃO ESPONTÂNEA

Há relatos de melhora da oxigenação em pacientes com COVID-19 em ventilação espontânea (em uso de cateter ou máscara com reservatório). Essa estratégia pode ser útil em pacientes que se mantêm hipoxêmicos apesar da otimização da oxigenoterapia **e para os quais não se dispõe de ventilador**.

Não há evidências para se recomendar de forma rotineira a posição prona **em ventilação espontânea** em pacientes hipoxêmicos após otimizada a oxigenoterapia. No entanto, o conhecimento desse comportamento (de potencial melhora da oxigenação com a manobra) pode ser considerado na tomada de decisão, caso a caso, pela equipe assistente. Saliente-se que, nesse caso, é imperiosa a rigorosa monitorização clínica do paciente (FC, FR, padrão respiratório, SpO_2 e nível de consciência), para se evitar retardo na intubação. Caso o paciente não se estabilize ou não encontre melhora significante, deve-se intubar prontamente.

4 USO DE TABELA ALTERNATIVA PARA DEFINIR A PEEP IDEAL

Em decorrência da grave hipoxemia para pacientes com COVID-19, o valor titulado da PEEP, mesmo usando a ***Tabela 17.1*** (de PEEP baixa do ARDSnet), pode ser relativamente elevado, com risco de hiperdistensão em alguns casos. Por esse motivo, o grupo da UTI Respiratória do Hospital das Clínicas da Faculdade de Medicina da Universidade de São Paulo (HC-FMUSP) propõe o uso de PEEP baixa baseada em uma tabela alternativa (***Figura A.1***). Nesse método, sugere-se, após estabilização (SpO_2 > 93%) depois da intubação, baixar a FiO_2 para 60%, com PEEP de 10, e ir ajustando até que se encontre a menor PEEP com a melhor SpO_2.

Caso essa forma de obtenção da PEEP ideal (***Figura A.1***) gere PEEP elevada, o grupo do HC-FMUSP sugere a realização de uma manobra de titulação decremental da PEEP *versus driving pressure* (ou pressão de distensão). Essa manobra seria realizada colocando-se o paciente em modo volume controlado, em fluxo inspiratório quadrado com pausa de 0,2 segundo. Com isso, identifica-se a pressão de platô e será possível obter a *driving pressure*, subtraindo-se da PEEP. Sugere-se elevar a PEEP para 20 cmH_2O e ir baixando de 3 em 3 cmH_2O, aguardando em média um minuto naquele valor de PEEP para então considerar o valor da pressão de platô e obter a *driving pressure*. Marcar os valores em uma tabela. **O valor de PEEP com a menor *driving pressure* será considerado a PEEP ideal.**

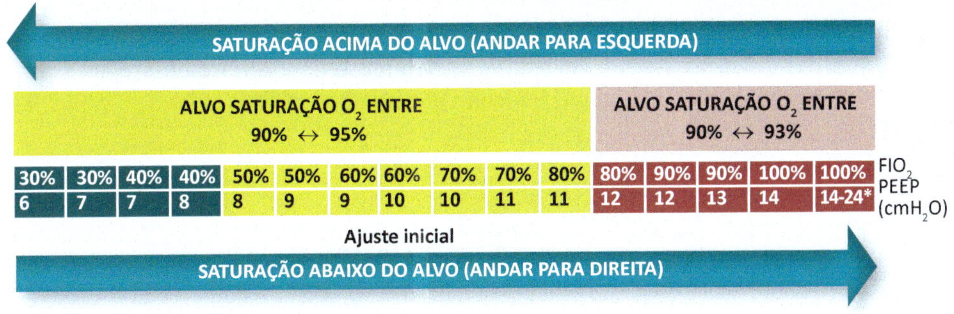

Figura A.1 Alternativa à tabela do ARDSnet.
Sugestão da Equipe da UTI Respiratória do HC-FMUSP. Reproduzida com permissão.

5 OUTROS DISPOSITIVOS ALTERNATIVOS DE OXIGENAÇÃO

Quando houver necessidade de mais de 5 L/min de cateter nasal de O_2 para manter SpO_2 > 93%, estão indicadas intubação e ventilação mecânica invasiva. No entanto, **em não havendo aparelho ventilador**, pode-se tolerar máscara com reservatório de O_2, que pode oferecer FiO_2 entre 65% e 90% quando fluxo de 12 a 15 L/min é colocado. Para seu uso, exige-se a realização do procedimento em quarto isolado, onde todos os profissionais devem utilizar EPI para procedimento aerossolizante.

Sobre os dispositivos de oxigenoterapia alternativa, alguns têm proposto sobrepor uma máscara cirúrgica para minimizar a dispersão de aerossóis, o que não tem comprovação científica de eficácia. Devem-se evitar máscaras do tipo "tenda" com nebulização para manter a oxigenação adequada desses pacientes em virtude da aerossolização que pode advir desse recurso.

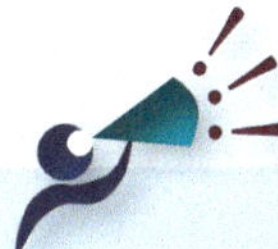

IMPORTANTE

Estas orientações foram elaboradas considerando-se a opinião de *experts* em ventilação mecânica e de membros do Comitê de Insuficiência Respiratória e Ventilação Mecânica da Associação de Medicina Intensiva Brasileira (AMIB), baseadas nas evidências até então disponíveis na literatura e na experiência de grupos internacionais que vivenciam um surto de pandemia mais avançado, não pretendendo esgotar o tema. Elas podem ser atualizadas a qualquer momento, conforme novos entendimentos e publicação de consensos pela comunidade científica mundial. Recomendações e orientações do Ministério da Saúde, bem como de Secretarias Estaduais e Municipais, podem ser distintas do que aqui se propõe, sendo adaptadas à realidade local.

REFERÊNCIAS

1. World Health Organization. Infection prevention and control during health care when novel coronavirus (nCoV) infection is suspected Interim guidance. WHO; jan 2020.
2. World Health Organization. Clinical management of severe acute respiratory infection when novel coronavirus (2019-nCoV) infection is suspected. WHO; jan 2020.
3. Cheung JC, Ho LT, Cheng JV, Cham EYK, Lam KN. Staff safety during emergency airway management for COVID-19 in Hong Kong. Lancet. 2020 Apr;8(4):e19.
4. Tran K, Cimon K, Severn M, Pessoa-Silva CL, Conly J. Aerosol generating procedures and risk of transmission of acute respiratory infections to healthcare workers: a systematic review. PLoS One. 2012;7:e35797.
5. Simonds AK, Hanak A, Chatwin M, Morrell MJ, Hall A, Parker KH, et al. Evaluation of droplet dispersion during non-invasive ventilation, oxygen therapy, nebuliser treatment and chest physiotherapy in clinical practice: implications for management of pandemic influenza and other airborne infections. Health Technol Assess. 2010;14(46):131-72.
6. Pan L, Wang L, Huang X. How to face the novel coronavirus infection during the 2019–2020 epidemic: the experience of Sichuan Provincial People's Hospital. Intensive Care Med. 2020;46(4):573-5.
7. Liao X, Wang B, Kang Y. Novel coronavirus infection during the 2019-2020 epidemic: preparing intensive care units: the experience in Sichuan Province, China. Intensive Care Med. 2020;46(2):357-60.
8. Higgs A, McGrath BA, Goddard C, Rangasami J, Suntharalingam G, Gale R, et al. Guidelines for the management of tracheal intubation in critically ill adults. Br J Anaesth. 2018;120(2):323-52.
9. Yang X, Yu Y, Xu J, Shu H, Xia J, Liu H, et al. Clinical course and outcomes of critically ill patients with SARS-CoV-2 pneumonia in Wuhan, China: a single-centered, retrospective, observational study. Lancet Respir Med. 2020;8(5):475-81.
10. Xie J, Tong Z, Guan X, Du B, Qiu H, Slutsky AS. Critical care crisis and some recommendations during the COVID-19 epidemic in China. Intensive Care Med. 2020;46(5):837-40.
11. Ross W, Ellard L, Baitch L. Rapid sequence induction: tutorial 331. World Federation of Societies of Anaesthesiologists; 2016.
12. Wax RS, Christian MD. Practical recommendations for critical care and anesthesiology teams caring for novel coronavirus (2019-nCoV) patients. Can J Anesth. 2020;67(5):568-76.
13. Peng PWH, Ho PL, Hota SS. Outbreak of a new coronavirus: what anaesthetists should know. Br J Anaesth. 2020;124(5):497:501.
14. Guan WJ, Ni ZY, Hu Y, Liang WH, Ou CQ, He JX, et al. Clinical characteristics of coronavirus disease 2019 in China. N Engl J Med. 2020 Apr;382(18):1708-20.
15. Combes A, Hajage D, Capellier G, Demoule A, Lavoué S, Guervilly C, et al. Extracorporeal membrane oxygenation for severe acute respiratory distress syndrome. N Engl J Med. 2018 May 24;378(21):1965-75.
16. Murthy S, Gomersall CD, Fowler RA. Care for critically ill patients with COVID-19. JAMA. 2020 Mar 11. doi:10.1001/jama.2020.3633.

17. Rochwerg B, Granton D, Wang DX, Helviz Y, Einav S, Frat JP, et al. High flow nasal cannula compared with conventional oxygen therapy for acute hypoxemic respiratory failure: a systematic review and meta-analysis. Intensive Care Med. 2019 May;45(5):563-72.
18. Frat JP, Thille AW, Mercat A, Girault C, Ragot S, Perbet S, et al. High-flow oxygen through nasal cannula in acute hypoxemic respiratory failure. N Eng J Med. 2015;372:2185-96.
19. Alhazzani W, Møller MH, Arabi YM, Loeb M, Gong MN, Fan E, et al. Surviving sepsis campaign: guidelines on the management of critically ill adults with coronavirus disease 2019 (COVID-19). 2020 May;46(5):854-87.
20. Brasil. Ministério da Saúde. Secretaria de Atenção Especializada à Saúde. Departamento de Atenção Hospitalar, Domiciliar e de Urgência. Protocolo de manejo clínico da COVID-19 na atenção especializada. 1. ed. rev. Brasília, DF: Ministério da Saúde; 2020.
21. Mehta P, McAuley DF, Brown M, Sanchez E, Tattersall RS, Manson JJ, et al. COVID-19: consider cytokine storm syndromes and immunosuppression Lancet. 2020 Mar 28;395(10229):1033-4.
22. Ruan Q, Yang K, Wang W, Jiang L, Song J. Clinical predictors of mortality due to COVID-19 based on an analysis of data of 150 patients from Wuhan, China. Intensive Care Med. 2020;46(5):846-8.
23. Karakike E, Giamarellos-Bourboulis EJ. Macrophage activation-like syndrome: a distinct entity leading to early death in sepsis. Front Immunol. 2019;10:55.
24. Seguin A, Galicier L, Boutboul D, Lemiale V, Azoulay E. Pulmonary involvement in patients with hemophagocytic lymphohistiocytosis. Chest. 2016;149:1294-301.
25. Fardet L, Galicier L, Lambotte O, Marzac C, Aumont C, Chahwan D, et al. Development and validation of the HScore, a score for the diagnosis of reactive hemophagocytic syndrome. Arthritis Rheumatol. 2014;66(9):2613-20.
26. Zhou M, Zhang X, Qu J. Coronavirus disease 2019 (COVID-19): a clinical update. Front Med. 2020 Apr;14(2):126-35.
27. Gattinoni L, Chiumello D, Caironi P, Busana M, Romitti F, Brazzi L, et al. COVID-19 pneumonia: different respiratory treatment for different phenotypes? Intensive Care Med. 2020;1-4.
28. Adhikari NK, Burns KE, Friedrich JO, Granton JT, Cook DJ, Meade MO. Effect of nitric oxide on oxygenation and mortality in acute lung injury: systematic review and meta-analysis. BMJ. 2007;334(7597):779.
29. Gebistorf F, Karam O, Wetterslev J, Afshari A. Inhaled nitric oxide for acute respiratory distress syndrome (ARDS) in children and adults. Cochrane Database Syst Rev. 2016(6):CD002787.
30. Chen L, Liu P, Gao H, Sun B, Chao D, Wang F, et al. Inhalation of nitric oxide in the treatment of severe acute respiratory syndrome: a rescue trial in Beijing. Clin Infect Dis. 2004 Nov 15;39(10):1531-5.
31. Keyaerts E, Vijgen L, Chen L, Maes P, Hedenstierna G, Van Ranst M. Inhibition of SARS-coronavirus infection in vitro by S-nitroso-N-acetylpenicillamine, a nitric oxide donor compound. Int J Infect Dis. 2004 Jul;8(4):223-6.

32. Huang C, Wang Y, Li X, Ren L, Zhao J, Hu Y, et al. Clinical features of patients infected with 2019 novel coronavirus in Wuhan, China. Lancet. 2020;395(10223):497-506.
33. Guan WJ, Ni ZY, Hu Y, Liang WH, Ou CQ, He JX, et al. Clinical characteristics of coronavirus disease 2019 in China. N Engl J Med. 2020.
34. Zhou F, Yu T, Du R, Fan G, Liu Y, Liu Z, et al. Clinical course and risk factors for mortality of adult inpatients with COVID-19 in Wuhan, China: a retrospective cohort study. Lancet. 2020;395(10229):1054-62.
35. Arachchillage DR, Laffan M. Abnormal coagulation parameters are associated with poor prognosis in patients with novel coronavirus pneumonia. J Thromb Haemost. 2020;18(5):1233-4.
36. Tang N, Li D, Wang X, Sun Z. Abnormal coagulation parameters are associated with poor prognosis in patients with novel coronavirus pneumonia. J Thromb Haemost. 2020;18(4):844-7.
37. Wu C, Chen X, Cai Y, Xia J, Zhou X, Xu S, et al. Risk factors associated with acute respiratory distress syndrome and death in patients with coronavirus disease 2019 pneumonia in Wuhan, China. JAMA Intern Med. 2020;e200994.

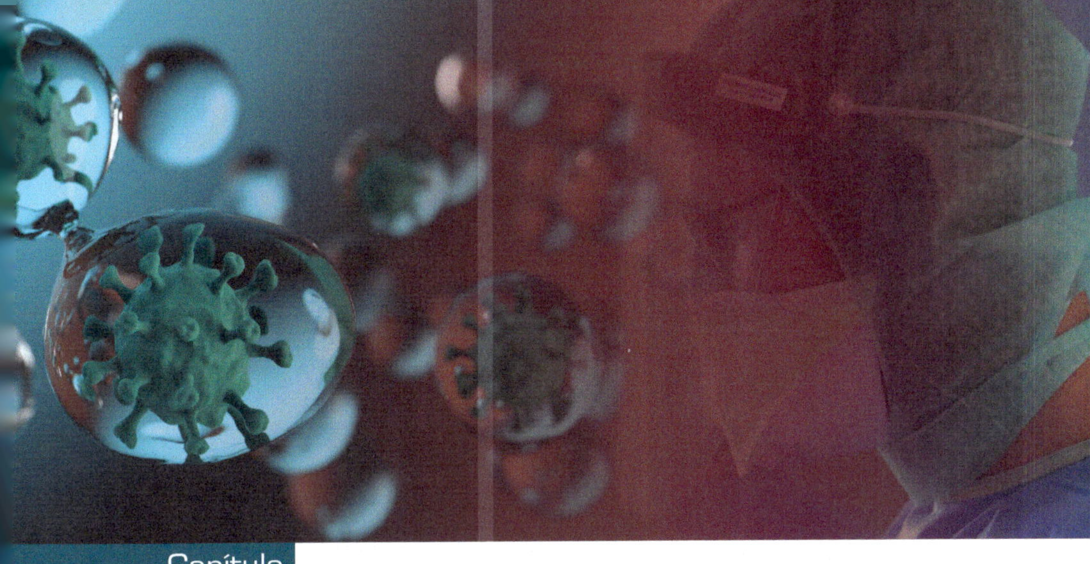

Capítulo

18 Princípios de Triagem em Situações de Catástrofes e as Particularidades da Pandemia de Covid-19

Diretoria da Associação de Medicina Intensiva Brasileira (AMIB)

- **Suzana Margareth Ajeje Lobo**
  Presidente da Associação de Medicina Intensiva Brasileira (AMIB), biênio 2020-2021. Titulada em Medicina Intensiva pela AMIB. Chefe do Centro Terapia Intensiva do Hospital de Base de São José do Rio Preto. Professora Livre-docente da Faculdade de Medicina de São José do Rio Preto (FAMERP).

- **Ricardo Maria Nobre Othon Sidou**
  Diretor Vice-Presidente da Associação de Medicina Intensiva Brasileira (AMIB), biênio 2020-2021. Professor de Pediatria da Universidade Federal do Ceará (UFC). Titulado em Medicina Intensiva Pediátrica pela AMIB. Graduado em Medicina pela UFC. Mestrado em Ciências Fisiológicas pela Universidade Estadual do Ceará (UECE). Membro do Departamento de Medicina Intensiva da Sociedade Brasileira de Pediatria (SBP). Titulado em Pediatria pela SBP.

- **Antonio Luís Eiras Falcão**
  Diretor-Secretário Geral da Associação de Medicina Intensiva (AMIB), biênio 2020-2021. Neurologia pela Faculdade de Medicina de Ribeirão Preto da Universidade de São Paulo (FMRP-USP). Título em Medicina Intensiva pela AMIB. Mestrado e Doutorado em Neurociências pela Faculdade de Ciências Médicas da Universidade Estadual de Campinas (FCM-UNICAMP). Pós-doutorado pela Melbourne University. Coordenador da Disciplina de Fisiologia e Metabologia Cirúrgica da FCM-UNICAMP UTI-HC-UNICAMP.

- **Hugo Corrêa de Andrade Urbano**
  Diretor-Científico da Associação de Medicina Intensiva Brasileira (AMIB), biênio 2020-2021. Graduado em Medicina pela Universidade Federal de Minas Gerais (UFMG). Possui Especialização em Epidemiologia em Serviços de Saúde pela UFMG. Atualmente é Coordenador-Médico da UTI do Hospital Vila da Serra.

Autores

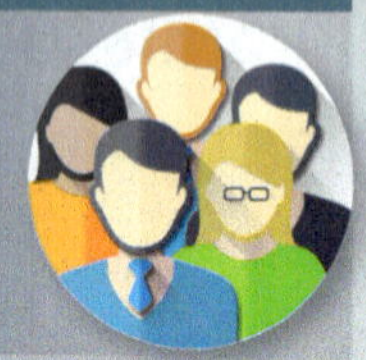

- **Wilson de Oliveira Filho**
  Diretor-Tesoureiro da Associação de Medicina Intensiva Brasileira (AMIB), biênio 2020-2021. Supervisor do Programa de Residência em Medicina Intensiva pela Hospital Univesitário Getúlio Vargas da Universidade Federal do Amazonas (HUGV/UFAM) HPS 28 de Agosto. Médico Intensivista pela AMIB. Especialista em Clínica Médica pela UFAM. Instrutor do VENUTI e Instrutor do ACLS.
- **Ciro Leite Mendes**
  Presidente Passado da Associação de Medicina Intensiva Brasileira (AMIB), biênio 2018-2019. Chefe das Unidades de Terapia Intensiva do Hospital Universitário Lauro Wanderley da Universidade Federal da Paraíba (HULW-UFPB). Ex-Presidente da AMIB, biênio, 2018-2019.
- **Marcelo de Oliveira Maia**
  Diretor-Executivo da Associação de Medicina Intensiva Brasileira (AMIB), biênio 2020-2021. Presidente Futuro, biênio 2022-2023. Coordenador-Médico do CTI do Hospital Santa Luzia Rede D'Or São Luiz DF. Coordenador-Médico do CTI do Hospital DFSTAR Rede D'Or São Luiz, DF. Coordenador do PEMI da AMIB no CTI do Hospital Santa Luzia Rede D'Or São Luiz, DF. Coordenador-Regional da Pós-graduação em Medicina Intensiva da AMIB, DF. Membro da Câmara Técnica em Medicina Intensiva no Conselho Regional de Medicina do Distrito Federal (CRMDF).
- **Claudio Piras**
  Titulado pela Associação de Medicina Intensiva Brasileira (AMIB). Graduado em Medicina pela Escola de Medicina da Santa Casa de Vitória. Mestrado em Morfologia pela Universidade Federal de Minas Gerais (UFMG). Doutorado em Cirurgia pela UFMG. Experiência na Área de Medicina, com ênfase em Cirurgia.
- **Cristiano Augusto Franke**
  Médico Intensivista Titular da Associação de Medicina Intensiva Brasileira (AMIB). Diretor-Presidente da Sociedade de Terapia Intensiva do Rio Grande do Sul (SOTIRGS), biênio 2012-2013. Rotina UTI de Trauma do Hospital de Pronto-Socorro de Porto Alegre (HPS). Médico Plantonista do Serviço de Medicina Intensiva do Hospital de Clínicas de Porto Alegre (HCPA). Coordenador do Curso Fundamental Disaster Management (FDM) da AMIB.

  Edino Parolo
  Médico pela Universidade Federal do Rio Grande do Sul (UFRGS). Especialista em Clínica Médica pelo Hospital de Clínicas de Porto Alegre/MEC (HCPA) e Medicina Intensiva pela Associação de Medicina Intensiva Brasileira (AMIB). Médico Intensivista no HCPA e no Grupo Hospitalar Conceição.
- **Edison Moraes Rodrigues**
  Médico Intensivista do Grupo de Transplante Hepático da Santa Casa de Porto Alegre (SCPA) e do Hospital de Clínicas de Porto Alegre (HCPA). Doutor em Genética e Toxicologia Aplicada e Doutor em Saúde Coletiva com ênfase em Bioética.
- **José Mário Meira Teles**
  Médico Intensivista Titular da Associação de Medicina Intensiva Brasileira (AMIB). Presidente da AMIB, gestão 2012-2013. Gerente-Médico do Hospital Municipal de Salvador (HMS). Diarista da UTI Adulto do HMS. Instrutor dos cursos Construindo uma UTI de Alta Performance e FDM da AMIB.

- **José Roberto Goldim**
  Graduado em Ciências Biológicas pela Universidade Federal do Rio Grande do Sul (UFRGS). Mestre no PPG em Educação pela UFRGS. Doutorado no PPG em Medicina: Clínica Médica pela UFRGS. Biólogo do Hospital de Clínicas de Porto Alegre (HCPA). Atualmente é Chefe do Serviço de Bioética do Hospital. Atuou na criação dos Comitês de Ética em Pesquisa do HCPA, da UFRGS, do Hospital Moinhos de Vento, e de inúmeras outras instituições hospitalares e de ensino. Coordenou o CEP/HCPA, o CEP/UFRGS e o CEP/PUCRS.
- **Marcos Gallindo**
  Médico Intensivista Titulado pela Associação de Medicina Intensiva Brasileira (AMIB). Membro da Comissão de Defesa Profissional da AMIB. Editor Chefe da Série Clínicas de Medicina Intensiva Brasileiras (CMIB). Graduação em Medicina pela Universidade Federal de Pernambuco (UFPE). Residência Médica em Clínica Médica no Hospital Agamenon Magalhães/MEC. Especialização em Cardiologia no Hospital Universitário Oswaldo Cruz, Recife. Coordenador da Câmara Técnica de Medicina Intensiva do Conselho Regional de Medicina de Pernambuco (CREMEPE).
- **Nara Azeredo**
  Doutora pelo Programa de Pós-graduação da saúde da criança e do adolescente pela Universidade Federal do Rio Grande do Sul (UFRGS). Graduada em Enfermagem e Obstetrícia pela Universidade do Vale do Rio dos Sinos (Unisinos).
- **Paulo Ricardo Cerveira Cardoso**
  Graduado em Medicina pela Universidade Federal do Rio Grande do Sul (UFRGS). Mestre em Filosofia pela Pontifícia Universidade Católica do Rio Grande do Sul (PUC-RS) com enfoque em Ética.
- **Rachel Duarte Moritz**
  Graduada em Medicina e em Farmácia e Bioquímica pela Universidade Federal de Santa Catarina (UFSC). Médica Intensivista e Paliativista. Mestre em Ciências Médicas pela UFSC e Doutora em Engenharia de Produção pela UFSC.
- **Thiago Costa Lisboa**
  Doutor em Ciências Pneumológicas pela Universidade Federal do Rio Grande do Sul (UFRGS). Médico Intensivista e Professor do Programa de Pós-graduação em Ciências Pneumológicas da UFRGS. Pesquisador do Instituto de Pesquisa do Hospital do Coração (HCOR).

A pandemia de COVID-19 apresenta um desafio a todos os sistemas de saúde do mundo, em especial às Unidades de Tratamento Intensivo, em função do número de pessoas que necessitam de atendimento. O número de doentes graves esperados pode superar a capacidade de resposta e de atendimento no sistema de saúde, embora o setor esteja antecipando-se e preparando-se para essa demanda. A pandemia de COVID-19 mescla características de eventos de evolução aguda e crônica. Os eventos agudos demandam uma resposta maciça e imediata, enquanto os crônicos trazem consigo o desgaste da exigência de esforços continuados ao longo do tempo.

Um dos grandes desafios da atual situação é estabelecer critérios justos para a alocação de recursos escassos. A realização de triagem é intrinsecamente vinculada às atividades desempenhadas pela medicina intensiva. O esgotamento da oferta de recursos para o atendimento de todas as pessoas que necessitem pode gerar situações de grande desconforto para os profissionais e para a própria sociedade.

Alguns referenciais éticos devem ser sempre mantidos, independentemente da situação, para que a adequação das ações possa ser justificada. São eles a dignidade humana, a autodeterminação, a integridade e a vulnerabilidade.

1. Independentemente da situação, todas as pessoas são dignas. A **dignidade** é inerente ao ser humano. Não é possível tolerar qualquer forma de discriminação. A discriminação ocorre quando uma diferença entre pessoas torna-se uma desigualdade. A dignidade não se desenvolve nem se perde; ela é uma característica humana.
2. A **autodeterminação** da pessoa é fundamental. Ela deve ser preservada, mesmo em situações críticas, como de esgotamento de recursos. A vontade do paciente deve ser levada em consideração; ela não obrigatoriamente poderá ser acatada, mas sempre deve ser considerada. Os pacientes que optarem pela não internação em Unidade de Terapia Intensiva (UTI) ou que tiverem deixado registradas suas Diretivas Antecipadas de Vontade, de acordo com os critérios estabelecidos na Resolução CFM 1.995/2012, devem ter suas decisões acatadas pelas equipes assistenciais, sendo encaminhados para atendimento em outras unidades de internação, sob os cuidados necessários para garantir seu conforto e sua dignidade. A situação ideal é a que busca uma adequação entre o tratamento oferecido e a necessidade do paciente. Os cuidados são oferecidos de acordo com um consenso estabelecido entre equipe e paciente/família. No entanto, podem ocorrer situações em que a alocação de recursos torna-se tão escassa ou inexistente, que isso não é mais possível. Nesses casos, é fundamental ter critérios claros que justifiquem o não atendimento de uma necessidade constatada e demandada pelo paciente.
3. A garantia de manutenção da **integridade** física e mental do paciente, incluindo os aspectos espirituais, é importante fator a ser considerado. Em situações de catástrofes, a gravidade do quadro clínico atual do paciente e a possibilidade de sobrevivência podem ser consideradas critérios de alocação de recursos. A integridade dos pacientes inclui sua privacidade. Em situações de catástrofes, existe o risco de exposição de dados pessoais e imagens de pacientes a meios de comunicação social e redes so-

ciais. As equipes de saúde devem reforçar o dever de confidencialidade associado ao ato de cuidar.

4. A **vulnerabilidade** é outro fator inerente ao atendimento de catástrofes. Nessas situações, todos estão vulneráveis, sejam pacientes, sejam profissionais, seja a população em geral. A vulnerabilidade gera um dever de proteção adicional que, no caso, não obrigatoriamente implica em atender o paciente em todas as suas necessidades, mas em nunca abandoná-lo sem algum cuidado, pelo menos sintomático e em permitir que ele possa estar acompanhado. Conforme as possibilidades, a presença de acompanhantes em unidades de internação de pacientes sob cuidados paliativos deve ser preservada, desde que haja segurança para tal.

Todos esses quatro princípios também podem ser utilizado para os profissionais de saúde. A dignidade, a autodeterminação, a integridade e a vulnerabilidade dos profissionais devem ser igualmente levadas em consideração.

2 CONSIDERAÇÕES PARA ALOCAÇÃO DE RECURSOS EM MEDICINA INTENSIVA

- A decisão de limitar o acesso a recursos escassos, como leitos de UTI, deve ser compartilhada e coordenada com o diretor técnico do hospital e as autoridades de saúde em nível local, regional ou nacional. Essa decisão somente poderá ser tomada após o esgotamento de recursos de cuidados críticos no âmbito do sistema de saúde e havendo declaração de situação de catástrofe. O esgotamento desses recursos deve incluir abertura de leitos críticos em novas áreas, priorizando disponibilidade de ventilação mecânica e de monitores multiparamétricos. Também deve estar previsto o recrutamento de profissionais de saúde em outras atividades, desde que trabalhando dentro dos limites de sua formação e sob a supervisão dos profissionais que já atuam nas UTIs.
- A autoridade de saúde deve ser a responsável pela articulação necessária entre todas as instituições envolvidas, para que o processo e os critérios de decisão de triagem sejam uniformes, pelo menos em uma mesma região.
- A avaliação terá por base os níveis de prioridade estabelecidos na Resolução CFM 2.156/2016. Esses níveis de prioridade são os seguintes: *prioridade 1* refere-se a pacientes que necessitam de intervenções de suporte à vida, com alta probabilidade de recuperação e sem nenhuma limitação de suporte terapêutico; *prioridade 2* caracteriza pacientes que requerem monitorização intensiva, pelo alto risco de precisarem de intervenção imediata, e sem nenhuma limitação de suporte terapêutico; *prioridade 3* caracteriza os pacientes que necessi-

tam de intervenções de suporte à vida, com baixa probabilidade de recuperação ou com limitação de intervenção terapêutica; *prioridade 4* é relacionada aos pacientes que demandam monitorização intensiva, pelo alto risco de precisarem de intervenção imediata, mas com limitação de intervenção terapêutica; finalmente, *prioridade 5* tem como referência os pacientes com doença em fase de terminalidade, ou moribundos, sem possibilidade de recuperação.

- O plano de triagem para as UTIs deve basear-se nas prioridades estabelecidas pela Resolução CFM 2.156/2016. Caberá às autoridades de saúde, em conjunto com os profissionais que atendem a essas demandas, estabelecer quais os níveis de prioridade que não mais poderão ser atendidos, em função das circunstâncias excepcionais da situação de catástrofe. A observância de um mesmo plano de triagem por todos os profissionais e instituições é fundamental, evitando-se decisões individuais baseadas apenas no julgamento clínico. Esse plano de triagem deve ser estendido a todos os pacientes do sistema de saúde que demandam recursos de medicina intensiva. As decisões deverão ser avaliadas periodicamente, na medida em que o quadro de demanda e oferta de leitos de UTI se altere.
- A autoridade sanitária, em conjunto com os profissionais que estão atendendo diretamente os pacientes, estabelecerá os critérios de prioridade que ainda podem ser utilizados. Os demais pacientes que não estarão sob cuidados de medicina intensiva devem ser atendidos em outras unidades, com ênfase em controle de sintomas. Os cuidados, ainda que limitados, devem ser prestados de forma compassiva, a fim de que os pacientes não se sintam abandonados.
- As equipes de triagem para cuidados intensivos devem ser compostas no mínimo por três pessoas experientes, sendo dois médicos e um outro profissional de saúde. Essa equipe deve ter conhecimento e prática em cuidado de pacientes graves, especialmente com disfunção respiratória. Caso não haja disponibilidade local de profissionais qualificados, podem ser utilizadas consultorias que participem de forma remota, mas em tempo real, do processo de triagem. As decisões da equipe de triagem devem estar documentadas no prontuário de cada paciente.
- No processo de triagem, de acordo com a Declaração de Ética Médica em Eventos de Desastres da Associação Mundial de Medicina, revisada em 2017, somente devem ser utilizados critérios médicos e assistenciais. O quadro clínico atual, a presença de comorbidades, o comprometimento irreversível de funções cognitivas e escores de fragilidade poderão ser considerados. Os escores objetivos, como o de disfunção orgânica (SOFA, *Sequential Organ Failure Assessment*), escore de fragilidade ou outros que se apliquem a todos os doentes críticos são preferíveis ao julgamento clínico à beira-leito e a escores

específicos de doenças (relação P/F, escore de trauma etc.). A Resolução CFM 2.156/2016, em seu artigo 9, estabelece que as decisões não devem discriminar pacientes em função de idade, religião, etnia, sexo, nacionalidade, cor da pele, orientação sexual, condição social, opinião política ou deficiência.

- Os profissionais que realizam atividades de triagem devem ter suporte, na medida do possível, de equipes de saúde mental, no exercício de suas atividades.
- De acordo com o grau de prioridade estabelecido, a triagem também poderá ser estendida aos pacientes que já estão sob cuidados intensivos, após algum período de tratamento.
- As altas de UTIs também deverão respeitar os mesmos critérios estabelecidos pela Resolução CFM 2.156/2016, que são a estabilização e o controle do quadro clínico do paciente ou o reconhecimento de que o paciente não mais se beneficia das medidas intensivas que vem recebendo, sendo transferido para outra unidade de internação, mantidos os cuidados adequados ao seu quadro e com atendimento prestado de forma compassiva. Mesmo em situação de catástrofe, ficam mantidas todas as restrições éticas e legais para a prática da eutanásia e do suicídio assistido.

REFERÊNCIAS

1. Brasil. Conselho Federal de Medicina. Resolução CFM 1.995/2012. Dispõe sobre as diretivas antecipadas de vontade dos pacientes. Brasília, DF: CFM; 2012.
2. Brasil. Conselho Federal de Medicina. Resolução CFM 2.156/2016. Estabelece os critérios de admissão e alta em unidade de terapia intensiva. Brasilia, DF: CFM; 2016.
3. Kemp P. Final report to the European Commission on the project Basic Ethical Principles in Bioethics and Biolaw 1995-1998 – Part B. Copenhagen; 1998.
4. World Medical Association. WMA – policy: statement on medical ethics in the event of disasters. Chicago: WMA; 2017.
5. Christian MD, Sprung CL, King MA, Dichter JR, Kissoon N, Devereaux AV, et al. Triage: care of the critically ill and injured during pandemics and disasters: CHEST consensus statement. Chest. 2014;146(4 Suppl):e61S-74S.
6. Biddison LD, Berkowitz KA, Courtney B, De Jong CMJ, Devereaux AV, Kissoon N, et al. Ethical considerations: care of the critically ill and injured during pandemics and disasters: CHEST consensus statement. Chest. 2014;146(4 Suppl):e145S-55S.
7. Batista A, Antunes B, Faveret G, Peres I, Marchesi J, Dantas L et al. Projeção de casos de infecção por COVID-19 no Brasil até 30 de março de 2020 [Internet]. [Nota técnica 4]. Núcleo de Operações e Inteligência em Saúde; 3 mar 2020. [acesso em 7 jun 2020]. Disponível em: https://sites.google.com/prod/view/nois-pucrio.
8. Rosenbaum L. Facing COVID-19 in Italy: ethics, logistics, and therapeutics on the epidemic's front line. N Eng J Med. 2020;382(20):1873-5.

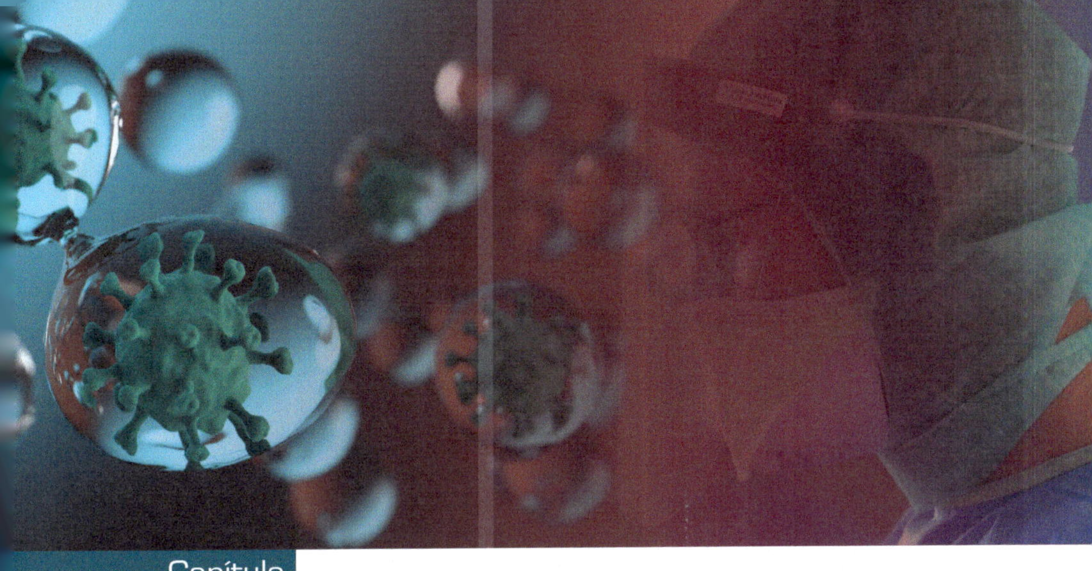

Capítulo

19 Recomendações de Alocação de Recursos em Esgotamento Durante a Pandemia de COVID-19

Associação de Medicina Intensiva Brasileira (AMIB)

Associação Brasileira de Medicina de Emergência (ABRAMEDE)

Sociedade Brasileira de Geriatria e Gerontologia (SBGG)

Academia Nacional de Cuidados Paliativos (ANCP)

Autores

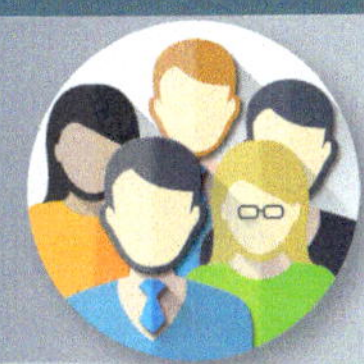

- **Lara Kretzer**

  Intensivista do Hospital Nereu Ramos e Hospital Baía Sul, Florianópolis – SC. Coordenadora da Residência em Medicina Paliativa do Hospital Universitário Polydoro Ernani de São Thiago da Universidade Federal de Santa Catarina (UFSC). Doutora em Direito pela Universidade de Londres.

- **Eduardo Jardim Berbigier**

  Graduado em medicina pela Universidade Federal de Santa Catarina e Mestre em Cuidados Intensivos e Paliativos pela Universidade Federal de Santa Catarina.

- **Rafael Lisboa**

  Graduado em Medicina pela Universidade Federal de Santa Catarina e mestre em Neurociências pela Universidade Federal de Santa Catarina.

- **Ana Cristina Grumann**

  Graduada em medicina pela Universidade Federal de Santa Catarina. Especialista em Medicina Intensiva pela Associação Brasileira de Medicina Intensiva Brasileira (AMIB)

- **Joel de Andrade**

  Graduado em Medicina pela Universidade Federal de Santa Catarina e Mestre em Ciências Médicas pela Universidade Federal de Santa Catarina.

Diretoria Executiva da AMIB 2020-2021

- **Suzana Margareth Ajeje Lobo**

  Presidente da Associação de Medicina Intensiva Brasileira (AMIB). Titulada em Medicina Intensiva pela AMIB. Chefe do Centro Terapia Intensiva do Hospital de Base de São José do Rio Preto. Professora Livre-docente da Faculdade de Medicina de São José do Rio Preto (FAMERP).

- **Ricardo Maria Nobre Othon Sidou**

  Diretor Vice-Presidente da Associação de Medicina Intensiva Brasileira (AMIB). Professor de Pediatria da Universidade Federal do Ceará (UFC). Titulado em Medicina Intensiva Pediátrica pela AMIB. Graduado em Medicina pela UFC. Mestrado em Ciências Fisiológicas pela Universidade Estadual do Ceará (UECE). Membro do Departamento de Medicina Intensiva da Sociedade Brasileira de Pediatria (SBP). Titulado em Pediatria pela SBP.

- **Antonio Luís Eiras Falcão**

  Diretor-Secretário Geral da Associação de Medicina Intensiva (AMIB). Neurologia pela Faculdade de Medicina de Ribeirão Preto da Universidade de São Paulo (FMRP-USP). Título em Medicina Intensiva pela AMIB. Mestrado e Doutorado em Neurociências pela Faculdade de Ciências Médicas da Universidade Estadual de Campinas (FCM-UNICAMP). Pós-doutorado pela Melbourne University. Coordenador da Disciplina de Fisiologia e Metabologia Cirúrgica da FCM-UNICAMP UTI-HC-UNICAMP.

- **Wilson de Oliveira Filho**

  Diretor-Tesoureiro da Associação de Medicina Intensiva Brasileira (AMIB). Supervisor do Programa de Residência em Medicina Intensiva pela Hospital Univesitário Getúlio Vargas da Universidade Federal do Amazonas (HUGV/UFAM) HPS 28 de Agosto. Médico Intensivista pela AMIB. Especialista em Clínica Médica pela UFAM. Instrutor do VENUTI e Instrutor do ACLS.

- **Hugo Corrêa de Andrade Urbano**

  Diretor-Científico da Associação de Medicina Intensiva Brasileira (AMIB). Graduado em Medicina pela Universidade Federal de Minas Gerais (UFMG). Possui Especialização em Epidemiologia em Serviços de Saúde pela UFMG. Atualmente é Coordenador-Médico da UTI do Hospital Vila da Serra.

- **Marcelo de Oliveira Maia**

  Diretor-Executivo da Associação de Medicina Intensiva Brasileira (AMIB). Presidente Futuro, biênio 2022-2023. Coordenador-Médico do CTI do Hospital Santa Luzia Rede D'Or São Luiz DF. Coordenador-Médico do CTI do Hospital DFSTAR Rede D'Or São Luiz, DF. Coordenador do PEMI da AMIB no CTI do Hospital Santa Luzia Rede D'Or São Luiz, DF. Coordenador-Regional da Pós-graduação em Medicina Intensiva da AMIB, DF. Membro da Câmara Técnica em Medicina Intensiva no Conselho Regional de Medicina do Distrito Federal (CRMDF).

- **Ciro Leite Mendes**

  Presidente Passado da Associação de Medicina Intensiva Brasileira (AMIB), biênio 2018-2019. Chefe das Unidades de Terapia Intensiva do Hospital Universitário Lauro Wanderley da Universidade Federal da Paraíba (HULW-UFPB). Ex-Presidente da AMIB, biênio, 2018-2019.

Conselho Consultivo da AMIB

- **Ederlon Alves de Carvalho Rezende**

  Membro do Conselho Consultivo da AMIB e Membro do Comitê de Monitorização e Hemodinâmica. Diretor do Serviço de Medicina Intensiva do Hospital Servidor Público Estadual de São Paulo.

- **Marcos Knibel**

  Membro do Conselho Consultivo Associação de Medicina Intensiva Brasileira (AMIB) e especialista em Medicina Intensiva. Formado em Medicina pela Faculdade de Teresópolis em 1976, Pós-Graduação em Neurologia pela PUC-RJ; Pós-Graduação em Comunicação Empresarial pela Faculdade Estácio de Sá; Mestrado em Medicina Intensiva pela UFRJ;

Comissão de Defesa Profissional da AMIB

- **Patricia Machado Veia de Carvalho Mello**

  Graduada pela Universidade Federal do Piauí e mestre em Ciências da Saúde pela Universidade Federal do Piauí. Titulada em Medicina Intensiva pela American Society of Critical Care Medicine (SCCM) e pela Associação de Medicina Intensiva Brasileira (AMIB) Titulada em Medicina de Emergência pela ABRAMEDE.

- **Jefferson Pedro Piva**

  Professor Titular de Pediatria da Faculdade de Medicina da Universidade Federal do Rio Grande do Sul (UFRGS). Chefe do Serviço de Emergência e Medicina Intensiva Pediátrica do Hospital de Clínicas de Porto Alegre (HCPA). Mestre em Farmacologia Clínica pela UFCSPA. Doutor em Medicina Pediátrica pela UFRGS. Editor-Associado do Pediatric Critical Care Medicine.

- **Marcelo Moock**

  Graduado em Medicina pela Faculdade de Ciências Médicas da Santa Casa de São Paulo e Mestre em Ciências da Saúde pela Faculdade de Medicina da Universidade de Santo Amaro em São Paulo. Titulado em Medicina Intensiva pela Associação de Medicina Intensiva Brasileira (AMIB)

- **Mirella Cristine de Oliveira**

  Médica Formada pela Universidade Federal de Santa Catarina (UFSC). Título de Especialista pela Associação Brasileira de Medicina Intensiva Brasileira (AMIB) e de Nefrologia pela Universidade Federal do Paraná (UFPR). Membro do Conselho Consultivo de Ex. Presidentes e Membro da Comissão de Defesa Profissional, também preside o Comitê de Emergência e Trauma da AMIB. Diretora-Clínica das UTIs do Centro Hospitalar do Hospital do Trabalhador Curitiba, PR. Diretora de Pesquisa Clínica do Centro de Estudos e Pesquisas em Emergências e Terapia Intensiva (CEPETI). Preceptora da Residência em Medicina Intensiva do Complexo Hospitalar do Trabalhador (CHT).

- **Marcos Gallindo**

  Médico Intensivista Titulado pela Associação de Medicina Intensiva Brasileira (AMIB). Membro da Comissão de Defesa Profissional da AMIB. Editor Chefe da Série Clínicas de Medicina Intensiva Brasileiras (CMIB). Graduação em Medicina pela Universidade Federal de Pernambuco (UFPE). Residência Médica em Clínica Médica no Hospital Agamenon Magalhães/MEC. Especialização em Cardiologia no Hospital Universitário Oswaldo Cruz, Recife. Coordenador da Câmara Técnica de Medicina Intensiva do Conselho Regional de Medicina de Pernambuco (CREMEPE).

Comitê de Transplante e Doação de Órgãos da AMIB

- **Cristiano Franke**

  Médico intensivista titular da Associação de Medicina Intensiva Brasileira (AMIB). Diretorpresidente da Sociedade de Terapia Intensiva do Rio Grande do Sul (SOTIRGS), biênio 2012-2013. Rotina UTI de trauma do Hospital de Pronto-Socorro de Porto Alegre. Médico plantonista do Serviço de Medicina Intensiva do Hospital de Clínicas de Porto Alegre (HCPA). Coordenação do curso Fundamental Disaster Management (FDM) da AMIB.

- **Glauco Westphal**

  Graduado em Medicina pela Universidade Federal de Santa Catarina, titulado em medicina intensiva pela Associação Brasileira de Medicina Intensiva (AMIB) e Doutorado em Ciências pela Universidade de São Paulo.

Comitê de Terminalidade da Vida e Cuidados Paliativos

- **Rachel Duarte Moritz**

  Graduada em Medicina e em Farmácia e Bioquímica pela Universidade Federal de Santa Catarina (UFSC). Médica Intensivista e Paliativista. Mestre em Ciências Médicas pela UFSC e Doutora em Engenharia de Produção pela UFSC.

- **Zilfran Carneiro**

  Graduado em medicina pela Universidade Federal de Pernambuco e Mestre em Oncologia pelo Instituto de Ciências Biomédicas de Abel Salazar.

ABRAMEDE

- **Hélio Penna Guimarães**

  Emergencista e intensivista. Presidente da Associação Brasileira de Medicina de Emergência (ABRAMEDE). Médico do Departamento de Pacientes Graves do Hospital Israelita Albert Einstein. Coordenador médico do Instituto de Ensino do Hospital do Coração (HCor). Professor afiliado da Escola Paulista de Medicina da Universidade Federal de São Paulo (EPM-UNIFESP).

- **Hassan Ahmed Yassine Neto**

  Cirurgião Torácico da Irmandade da Santa Casa de Misericórdia de São Paulo (ISCMSP) MBA de Gestão em Saúde pelo Instituto de Ensino e Pesquisa (Insper). Diretor de Informação do GRAU-Grupo de Resgate (SES-SP).

- **Daniel Ujakow Correa Shubert**

  Emergencista, Instituto D'Or de Pesquisa e Ensino-RJ. Médico Emergencista da Sala Vermelha do Hospital Estadual Getúlio Vargas, SES-RJ.

- **Mario José Bueno**

  Emergencista. Hospital Quinta D´or- Rede D'Or'-RJ. Médico Ministério da Saúde.

SBGG

- **Carlos André Uehara**

  Especialista em Geriatria e Especialista em Medicina Preventiva. Atualmente é presidente da Sociedade Brasileira Geriatria e Gerontologia (SBGG).

- **Renato Gorga Bandeira de Mello**

  Médico Geriatra titulado pela SBGG/AMB; Doutor em Cardiologia e Ciências Cardiovasculares pela UFRGS; Diretor Científico da SBGG 2018-2021

ANCP

- **André Filipe Junqueira dos Santos**

  Médico Geriatra e Paliativista, Doutorado pela Universidade de São Paulo, atua no serviço de Cuidados Paliativos do Instituto Oncológico de Ribeirão Preto/Grupo Oncoclínicas e Hospital São Francisco e Hospital Netto Campelo. Presidente da Academia Nacional de Cuidados Paliativos, biênio 2019-2020.

- **Cristhiane da Silva Pinto**

  Especialista em Cuidados Paliativos pela AMB. Fez residência em Clínica Médica. Pós-Graduada em Cuidados Paliativo pelo Instituto Nacional do Câncer. Atualmente é Diretora-Científica da Academia de Cuidados Paliativos, biênio 2019-2020.

- **Rodrigo Kappel Castilho**

  Médico intensivista do Hospital de Clínicas de Porto Alegre. Diretor-Colaborador ANCP, biênio 2019-2020. Diretor Regional Sul ANCP, biênio 2019-2020. Membro do Comitê de Cuidados Paliativos da AMIB.

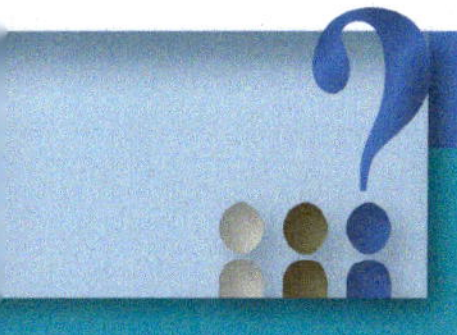

ASSUNTOS ABORDADOS

1. Princípios ético-legais que amparam esta sugestão de protocolo de alocação de recursos em esgotamento
2. Detalhamento do modelo de triagem sugerido
3. Vantagens e limitações do protocolo proposto
4. Conclusão

Em 30 de janeiro de 2020, a Organização Mundial da Saúde (OMS) declarou como emergência de saúde pública o surto de pneumonia inicialmente identificado em Wuhan, na China, e que rapidamente alcançava outros países. Em 11 de fevereiro de 2020, a OMS atribuiu o nome COVID-19 à doença viral provocada pelo recém-identificado SARS-CoV-2, e, em 11 de março, o surto foi reconhecido como pandemia.[1,2] Em um curto período, a comunidade internacional deparou-se com uma condição de poucos precedentes e que tem imposto grandes desafios a profissionais de saúde, população e autoridades. COVID-19 é uma condição que se caracteriza por alta transmissibilidade e alta demanda de serviços de saúde. De acordo com a OMS, 14% dos casos identificados desenvolvem doença grave, exigindo internação hospitalar e oxigenoterapia, e 5% vão necessitar de internação em Unidades de Terapia Intensiva (UTIs). Entre esses últimos, a maioria vai precisar de suporte ventilatório.[3]

A exemplo do que ocorreu em outros países, a alta demanda por serviços especializados de saúde característica da COVID-19 pode levar a uma situação crítica, em que a oferta de leitos de UTI e de ventiladores é insuficiente para atender a demanda de pacientes graves, a despeito dos melhores esforços de ampliação da rede de serviços emergenciais. Esse esgotamento de recursos, em especial de leitos de UTI, respiradores mecânicos e profissionais habilitados, poderá comprometer a oferta de cuidados tanto a pacientes com COVID-19 quanto a pacientes com doenças não pandêmicas. Diante dessas circunstâncias, será inevitável a decisão sobre o alocamento dos recursos escassos entre esses pacientes.

O desejo maior de todos é que isso jamais aconteça no Brasil e que os esforços individuais e coletivos, por parte da população e das autoridades responsáveis, possam evitar que o escalonamento da pandemia provoque essa realidade tão consternadora. Nesse sentido, o protocolo aqui apresentado também é um chamado à responsabilidade. Médicos têm a responsabilidade de contribuir com um processo de triagem, oferecendo o conhecimento técnico e a garantia de que conduziremos a triagem da maneira mais ética e humana possível. Por sua vez, é responsabilidade de gestores e autoridades competentes assumir o compromisso com a ampliação da oferta de recursos em esgotamento, de maneira a tornar a necessidade da deflagração de um protocolo de triagem uma possibilidade apenas remota. Entendemos que os médicos não devem arcar sozinhos com o peso de decisões emocionalmente tão difíceis e que a população não deva ter de arcar com o trauma de testemunhar mortes que poderiam ser evitadas com a ampliação de serviços.

Não obstante, faz parte da responsabilidade de profissionais e do poder público o preparo para a possibilidade de esgotamento de recursos.[4] De acordo com recomendações e diretrizes de sociedades médicas internacionais, estabelecer um protocolo de alocação de recursos em esgotamento é uma exigência que faz parte do preparo para uma situação de pandemia, em que existe a possibilidade de que mesmo as medidas de contingenciamento não sejam suficientes para lidar com a demanda aumentada de pacientes graves.[5-7] O American College of Chest Physicians, por exemplo, argumenta que a ausência de um sistema de triagem apropriado quando medidas de contingenciamento foram esgotadas pode contribuir com o aumento do número de mortes desnecessárias, aumentar a carga de estresse moral dos profissionais da saúde e erodir a credibilidade da atenção em saúde, na medida em que decisões serão tomadas de maneiras inconsistentes e com critérios pouco claros e questionáveis.[7]

Para serem eticamente defensíveis, no entanto, os processos de alocação de recursos em esgotamento não devem ocorrer em segredo, sem registro apropriado e de maneira subjetiva e inconsistente. Ao contrário, é fundamental que ocorram com fundamento em protocolos claros,[8] transparentes,[9-15] tecnicamente bem embasados, eticamente justificados[10,12,15] e alinhados ao arcabouço legal brasileiro.

Outro objetivo que norteia a necessidade desse protocolo é o de proteger os profissionais que estão na linha de frente do cuidado ao retirar de suas mãos a responsabilidade de tomar decisões emocionalmente exaustivas[7,16] que possam aumentar os já elevados riscos de problemas de saúde mental precipitados pela pandemia de COVID-19 e, consequentemente, comprometer a capacidade para o trabalho a curto e longo prazo.[17] Profissionais da saúde desejam conduzir seus trabalhos moralmente.[9,18] Tomar decisões de grande peso moral de maneira subjetiva e sem apoio institucional ou suporte de recomendações formais pode ser emocionalmente debilitante. Além disso, a preocupação com potenciais questionamentos jurídicos[9] a respeito dessas decisões também pode aumentar os riscos de danos à saúde mental dos profissionais. A responsabilidade quanto aos princípios que devem guiar decisões de alocação de recursos escassos, portanto, ao envolver questões de justiça distributiva, deve ser idealmente compartilhada com as autoridades competentes.[8] A utilização de um protocolo de maneira consistente pelas diversas instituições de saúde garante que um maior número de pacientes seja igualmente sujeito aos mesmos critérios chancelados pelas autoridades responsáveis, tanto pelo zelo técnico-científico quanto pelo zelo ético-legal do processo.

Em condições de normalidade de serviços em saúde, a oferta de leitos de UTI é baseada na necessidade de terapias de suporte orgânico e na probabilidade de recuperação.[19] Além disso, é reconhecido que medidas de suporte orgânico, tais como o suporte ventilatório, não mudam a evolução natural de um paciente cuja doença apresenta-se em estágio avançado e próxima da morte.[20]

Dessa forma, mesmo quando não há escassez de leitos de UTI, a alocação desses recursos deve levar em consideração o benefício prognóstico das terapias[19,20] Aliás, não constitui infração ética nem conduta ilegal o não fornecimento de suporte orgânico a pacientes nas situações de final de vida mencionadas na Resolução CFM n. 1.805/2006 e, também, no Código de Ética Médica.[21-23]

À luz dessa avaliação de benefícios, as decisões relativas aos objetivos do plano de cuidados devem, sempre que possível, ser compartilhadas entre integrantes da equipe assistente, paciente e familiares, pois devem ser considerados não apenas os aspectos clínicos, mas, também, os valores e desejos dos envolvidos.[20,22,23] Com efeito, o respeito à dignidade intrínseca de cada pessoa exige que pacientes que se aproximam do final da vida recebam cuidados, objetivando oferecer a melhor qualidade de sobrevida, incluindo controle impecável de sintomas e acolhimento das necessidades emocionais, sociais e espirituais, tanto do paciente quanto de seus familiares.[20,24] E esse mesmo raciocínio deve ser aplicado aos casos de alocação de vagas de UTI em condições de pandemia pelo COVID-19.

No entanto, na indesejável situação de esgotamento dos recursos de leitos de UTI e ventiladores mecânicos, provocada pela pandemia, um maior escrutínio quanto ao potencial benefício das medidas de suporte orgânico precisa ser adotado. Nessa situação específica, diante do esgotamento dos recursos, de modo distinto do que ocorre nos casos de escolhas individualizadas em situações de não esgotamento de recursos, é necessário considerar, também, que há outros pacientes com a mesma necessidade e expectativa de receber os mesmos recursos.[6]

Assim, diante da possibilidade concreta do surgimento de situações de esgotamento de recursos para assistência a pacientes que, neste momento pandêmico, necessitarem de cuidados de UTI, propomos aqui um protocolo de procedimentos claros, transparentes, éticos, racionais, legais e técnicos, inclusive para a adequada triagem, com o objetivo de proporcionar suporte e auxílio aos profissionais de saúde, que, no espectro de sua prática, deverão participar da tomada de decisões complexas relativas à alocação de leitos e ventiladores.

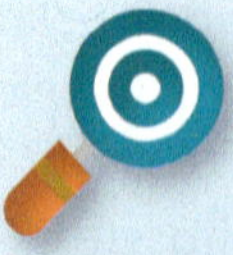

OBSERVAÇÃO

Esta é a segunda versão desta sugestão de protocolo. Com a publicação da primeira versão, a Associação de Medicina Intensiva Brasileira (AMIB) e a Associação Brasileira de Medicina de Emergência (ABRAMEDE) convidaram profissionais da saúde e do direito a fazer parte de um debate de ideias que pudesse contribuir para que o modelo fosse melhorado e mais representativo de valores e leis brasileiros. Inúmeras contribuições valiosas foram recebidas. Entre elas, o ponto mais controverso foi a incorporação da faixa etária como um dos três critérios principais de triagem. Compreendeu-se que esse critério poderia ser discriminatório (e, portanto, inconstitucional) e que sua presença poderia comprometer a base de solidariedade que é característica da atenção em saúde. **A retirada desse critério e a inclusão de uma medida de funcionalidade em seu lugar é a principal diferença entre as duas versões, além, claro, do maior refinamento quanto à descrição das bases legais que amparam o protocolo.**

Apesar das mudanças nos critérios utilizados para a triagem, manteve-se nesta versão o objetivo de buscar um equilíbrio entre elementos técnicos e normativos. A viabilidade do modelo também foi foco de atenção: o modelo deve buscar o equilíbrio entre ser suficientemente complexo, de maneira a permitir um grau aceitável de acurácia, mas suficientemente simples, para que haja viabilidade de sua aplicação em uma situação de sobrecarga de trabalho e de limitação de recursos, incluindo os laboratoriais.

1 PRINCÍPIOS ÉTICO-LEGAIS QUE AMPARAM ESTA SUGESTÃO DE PROTOCOLO DE ALOCAÇÃO DE RECURSOS EM ESGOTAMENTO

O desenvolvimento de um protocolo de triagem que identifique os pacientes com prioridade na alocação de recursos em esgotamento, em virtude da pandemia de COVID-19, não é um projeto meramente técnico. Ao contrário, elementos técnicos devem ser utilizados apenas quando traduzem, à beira-leito, princípios éticos e legais que guiam a relação entre indivíduos e, ainda, entre o Estado e os cidadãos. Princípios éticos e legais devem, fundamentalmente, guiar esse processo. A presente sugestão de protocolo deve, portanto, antes de descrever os procedimentos e critérios propostos, indicar, claramente, quais são os princípios éticos e legais adotados para o seu embasamento.

Assim, apresentam-se, a seguir, as condições necessárias para o início do uso do protocolo, os princípios normativos brasileiros que embasam a proposta e, finalmente, os princípios bioéticos comumente utilizados pela comunidade internacional para amparar o desenvolvimento de protocolos de triagem em situações de desastre em massa e pandemias.

1.1 Condições Absolutamente Essenciais Para o Início da Adoção de Protocolos de Triagem

Para que a adoção deste protocolo seja eticamente justificada, as condições a seguir descritas são absolutamente essenciais para o início de sua aplicação.

Reconhecimento da compatibilidade do protocolo com o arcabouço bioético e legal brasileiro.
Declaração de estado de emergência em saúde pública.[6,8]
Reconhecimento de que tenha havido esforços razoáveis em aumentar a oferta dos recursos em esgotamento.[6-8,13]
Envolvimento da direção técnica de cada hospital, com o objetivo de nomear os membros da comissão de triagem e garantir que o protocolo esteja alinhado com o sistema de regulação de leitos local/regional que permita encaminhamento de pacientes para outras unidades hospitalares com disponibilidade de leitos, incluindo a possibilidade de intercâmbio entre leitos públicos e privados.
Realização, pela direção técnica e por gestores públicos de saúde, locais e regionais, (a) de contínua monitoração das condições de esgotamento de recursos e (b) de esforços apropriados de ampliação de serviços que permitam identificar a necessidade de início da vigência da triagem, assim como a possibilidade de seu fim (tanto o início quanto o fim da vigência da triagem devem ser publicamente anunciados).

1.2 Princípios Normativos Brasileiros

Mais especificamente em relação ao arcabouço ético e legal brasileiro, guiam o desenvolvimento do protocolo os documentos a seguir elencados.

Constituição da República Federativa do Brasil, de 1988, e a dignidade humana[25]

Entre seus princípios fundamentais, a Constituição Federal reconhece a dignidade da pessoa humana como fundamento do Estado de Direito Democrático (artigo 1º, inciso III). Além disso, está entre objetivos fundamentais da República "promover o bem de todos, sem preconceitos de origem, raça, sexo, cor, idade e quaisquer outras formas de discriminação" (artigo 3º, inciso IV). Dessa forma, qualquer protocolo de alocação de recursos deve levar em conta que cada ser humano é provido de uma dignidade intrínseca e que os cuidados de saúde que recebe devem refletir o reconhecimento de sua dignidade, ou seja, de seu valor único, ainda que não seja possível garantir-lhe a prioridade de alocação de recursos. Assim, a não alocação de recursos escassos não pressupõe a cessação de continuidade ou início da assistência em saúde nas suas outras dimensões, incluindo os cuidados de final de vida, se a morte for inevitável. Assim, como a assistência em saúde não deve discriminar pacientes, protocolos de alocação de recursos não devem e não podem impor desvantagens discriminatórias a nenhum grupo social, violando a dignidade dos pacientes, com base em critérios embasados em origem, raça, sexo, cor, idade ou quaisquer outras formas de preconceito ou discriminação.

Código de Ética Médica e a vedação à eutanásia

Resolução do Conselho Federal de Medicina n. 2.217, de 27 de setembro de 2018[22]

O Código de Ética Médica dispõe, em seu artigo 41, que é vedado ao médico "abreviar a vida do paciente", ainda que a seu pedido ou de seu representante legal. Assim, a eutanásia, tanto ativa como passiva, nas situações de reversibilidade e transitoriedade, continua sendo vedada ao médico. Aliás, a eutanásia, seja praticada por ação, seja por omissão, é considerada crime de homicídio de acordo com o artigo 121 do Código Penal. Portanto, a condição de escassez imposta pela pandemia de COVID-19 não oferece justificativa ética ou legal para a sua prática.

Resolução do Conselho Federal de Medicina n. 1.805, de 28 de novembro de 2006, a autorização de ortotanásia e a obrigatoriedade de cuidados paliativos[21]

De acordo com a Resolução/CFM n. 1.805/2006, "é permitido ao médico limitar ou suspender procedimentos e tratamentos que prolonguem a vida do doente em fase terminal, de enfermidade grave e incurável, respeitada a vontade da pessoa ou de seu representante legal" (artigo 1º). Assim, a prática da ortotanásia, além de lícita e ética, é um direito dos pacientes que estiverem na situação mencionada nesse dispositivo normativo. Portanto, nos casos de irreversibilidade e não transitoriedade, se estiver o doente "em fase terminal", é lícito e ético, e não tipifica crime de homicídio, por exemplo, não iniciar ou mesmo suspender procedimentos e tratamentos de suporte artificial de vida que apenas prolongam o momento da morte. Mas também está disposto nessa resolução, em seu artigo 2º, que "o doente continuará a receber todos os cuidados necessários para aliviar os sintomas que levam ao sofrimento, assegurada a assistência integral, o conforto físico, psíquico, social e espiritual". Assim, mesmo o paciente que não responde aos cuidados curativos tem direito ao cuidado ativo de assistência nos aspectos psicológicos, sociais e espirituais, com garantia de controle da dor e de outros sintomas. Desse modo, os pacientes, mesmo em fase terminal, além do direito à ortotanásia, têm, também, direito aos cuidados paliativos. E o sistema de saúde tem o dever de garantir esses direitos. É evidente, pois, que todos esses preceitos legais e éticos devem ser observados em pacientes com COVID-19.

Código de Ética Médica e a vedação à distanásia

Resolução do Conselho Federal de Medicina n. 2.217, de 27 de setembro de 2018[22]

O Código de Ética Médica, que proíbe a eutanásia, veda, também, a prática da distanásia. No parágrafo único de seu artigo 41, está disposto expressamente que, nos casos de "doença incurável e terminal", os médicos devem garantir aos pacientes os disponíveis cuidados paliativos, "sem empreender ações diagnósticas ou terapêuticas inúteis ou obstinadas". Assim, ao médico não é permitido, sem o consentimento do paciente, adotar medidas terapêuticas que venham a contribuir com o prolongamento do morrer, agindo de forma obstinada e desnecessária. Ademais, a prática da distanásia pode configurar crime de constrangimento ilegal, tipificado no artigo 146 do Código Penal. Portanto, além de violar os direitos do paciente, a distanásia constitui conduta ilegal, ilícita e não ética. Mas não é só. A prática da distanásia durante a pandemia de COVID-19 acarreta o agravamento da situação de esgotamento de recursos e causa seríssimos prejuízos para os demais doentes que necessitam dos cuidados de emergência em UTI. É por isso que do protocolo deve constar que não pode o médico realizar quaisquer práticas distanásicas.

Ação civil pública n. 2007.34.00.014809-3, de 1 de dezembro de 2010, da Justiça Federal (Seção Judiciária do Distrito Federal)[23]

Nessa ação civil pública, ajuizada pelo Ministério Público Federal contra o Conselho Federal de Medicina, o juiz federal Roberto Luis Luchi Demo julgou improcedente a ação e decidiu que "a Resolução CFM n. 1.805/2006, que regulamenta a possibilidade de o médico limitar ou suspender procedimentos e tratamentos que prolonguem a vida do doente na fase terminal de enfermidades graves e incuráveis, realmente não ofende o ordenamento jurídico posto". A importância dessa jurisprudência é inestimável, especialmente para o enfrentamento da pandemia de COVID-19 e da escassez de recursos, pois, por pronunciamento jurisdicional transitado em julgado, assegura aos médicos e pacientes a prática da ortotanásia, proclamando a sua constitucionalidade.

Resolução do Conselho Federal de Medicina n. 1.995, de 9 de agosto de 2012[26]

Essa resolução garante ao paciente o direito de elaborar, com a ajuda de seu médico, as suas Diretivas Antecipadas de Vontade (DAVs), definindo "os procedimentos considerados pertinentes e aqueles aos quais não quer ser submetido em caso de terminalidade da vida". Durante a pandemia de COVID-19, essa resolução contribui para o desenvolvimento do presente protocolo ao assegurar ao paciente com uma doença limitadora da expectativa de vida o direito de se recusar a receber tratamentos com os quais não concorde e que sejam contra os seus valores, sendo assegurada a continuidade dos demais tratamentos com os quais ele venha a concordar, respeitando-se, não obstante, os critérios de prioridade na alocação de recursos.

Resolução do Conselho Federal de Medicina n. 2.156, de 28 de outubro de 2016[19]

Essa resolução estabelece os critérios para indicação de admissão ou alta para pacientes em UTI, com o objetivo de orientar o fluxo de acolhimento de pacientes em situação de instabilidade clínica, diante da crônica oferta insuficiente de leitos de UTI. A resolução recomenda que as admissões em UTI sejam baseadas, entre outros critérios, na necessidade do paciente, no prognóstico e no potencial benefício para o paciente. Os critérios de priorização são: *prioridade 1:* pacientes que necessitam de intervenções de suporte à vida, com alta probabilidade de recuperação e sem nenhuma limitação de suporte terapêutico; *prioridade 2:* pacientes que necessitam de monitorização intensiva, pelo alto risco de precisarem de intervenção imediata, e sem nenhuma limitação de suporte terapêutico; *prioridade 3:* pacientes que necessitam de intervenções de suporte à vida, com baixa probabilidade de recuperação ou com limitação de intervenção terapêutica; *prioridade 4:* pacientes que necessitam de monitorização intensiva, pelo alto risco de precisarem de intervenção imediata, mas com limitação de intervenção terapêutica; *prioridade 5:* pacientes com doença em fase de terminalidade, ou moribundos, sem possibilidade de recuperação. É recomendado, ainda, que pacientes com prioridade 2 ou 4 sejam preferencialmente alocados em unidades semi-intensivas; e pacientes com prioridade 5, admitidos preferencialmente em unidades de cuidados paliativos. O presente protocolo busca alinhamento com os critérios da resolução, que prioriza a maior necessidade e a expectativa de benefícios, recomendando que pacientes com baixa prioridade e próximos da morte recebam, preferencialmente, cuidados paliativos. Além disso, o protocolo contribui para a aplicação da resolução, pois oferece critérios mais objetivos de avaliação de benefícios, aliviando o profissional do peso dessa tarefa em tempos de pandemia, garantindo maior consistência à assistência.

Recomendações da Associação de Medicina Intensiva Brasileira para a abordagem da COVID-19 em medicina intensiva[8]

Diante da pandemia de COVID-19, a AMIB oferece recomendações quanto aos princípios que devem nortear protocolos de triagem. Destacam-se os princípios de dignidade humana e vulnerabilidade que preconizam que pacientes não sejam abandonados e que tenham acesso a cuidados terapêuticos adequados, ainda que não sejam priorizados para receber recursos escassos. Mas, para que não haja discriminação ou preconceito nos procedimentos de priorização, a AMIB também enfatiza a importância de critérios claros, do envolvimento de autoridades sanitárias, do uso de instrumentos objetivos, de sua aplicação com respeito ao princípio da igualdade e aos demais princípios constitucionais e da mantença, sempre que possível, de equipes de triagem formadas por pelo menos três profissionais experientes (recomendação: dois médicos e um profissional da equipe multidisciplinar). O uso de critérios de "gravidade" e "chance de sobrevivência", de acordo com a Resolução n. 2.156/2016, do CFM, assim como a possibilidade de extensão da triagem aos que já estão internados na UTI, também é recomendado pela AMIB.

1.3 Princípios Bioéticos que Guiam o Desenvolvimento de Protocolos de Triagem em Condições de Desastres em Massa e Pandemias

Também guiam o desenvolvimento do protocolo os princípios bioéticos utilizados no estabelecimento de critérios de triagem em situações de desastres em massa e pandemias. Nesse sentido, entendemos que o embasamento bioético é fundamental, tanto em relação aos critérios que serão utilizados para a triagem quanto em relação aos processos de triagem.

Aspectos Bioéticos Quanto aos Critérios de Triagem

Diretrizes internacionais sobre princípios éticos em situações de desastres em massa e pandemias reconhecem a inevitável necessidade de processos de triagem quando a oferta de serviços emergenciais é inferior à demanda de pacientes graves. Reconhecem também: (a) que medidas de racionamento, nesses casos, são eticamente justificadas e (b) que a alocação de recursos baseada unicamente em ordens de chegada ou atendimento é inadequada.[6,7,27] Ainda que as diferentes recomendações exibam diferenças significativas entre si,[10] predomina o consenso de que o princípio mais sólido é o de priorização de pacientes com melhores chances de benefício e com maiores expectativas de sobrevida.[5-7,11,15] Oportunidade equalizada, aos indivíduos, de passar pelos diferentes ciclos da vida também é critério comumente recomendado por algumas diretrizes.[10,11,27] Em outras palavras, a ênfase à maximização de benefícios pode ser traduzida pelos objetivos: (i) salvar o maior número de vidas (sobrevida a curto prazo); (ii) salvar o maior número de anos de vida (sobrevida a longo prazo); e, mais controversamente, (iii) equalizar aos indivíduos a oportunidade de passar pelos diferentes ciclos da vida.[10,11,15] **A atual versão deste protocolo não adota esse terceiro objetivo**.

Inferências ou medidas de qualidade de vida (por exemplo, *Quality Adjusted Life Years*) não devem ser utilizadas, já que são avaliações de caráter subjetivo e podem inserir vieses contra pessoas com deficiência.[15,28] Considerações sobre a presença de doenças psiquiátricas também não devem ser utilizadas. A chance de benefício deve ser o critério aplicado igualmente a todos os pacientes, independentemente de considerações subjetivas quanto à qualidade de vida.

A identificação de maior chance de benefício deve utilizar medidas objetivas,[7,8,10,11,15] com boa base de evidência, e que possam ser aplicadas universalmente.[6,7,10,15] Escores de gravidade tais como o Sequential Organ Failure Assessment (SOFA) e o ***Acute Physiology And Chronic Health Evaluation*** (APACHE) são exemplos dessas medidas objetivas, sendo o SOFA a mais utilizada. No entanto, como o SOFA também apresenta limitações, deve ser combinado com outras medidas.[7,10,15] O uso de um único critério também não é recomendado, sob risco de inserção de viés discriminatório no processo. A idade, por exemplo, não deve ser utilizada como critério único de triagem.[7,10,16,29] Avaliações baseadas na subjetividade do julgamento clínico individual também devem ser evitadas, porque são mais sujeitas a vieses, potenciais discriminatórios e uso inconsistente.[5,8,30]

Aspectos Bioéticos Quanto aos Processos de Triagem

Transparência e clareza. É fundamental a compreensão, por parte de todos, de que o processo de triagem é conduzido de maneira justa. A legitimidade de decisões complexas acerca da alocação de recursos entre indivíduos que gozam do mesmo direito de acesso à saúde depende, portanto, de que essas decisões sejam claras, transparentes e expostas ao escrutínio e a revisões, sempre que apropriado.[6,7,9-12,15,16,31]

A triagem deve ser aplicada a todos os pacientes, independentemente da doença apresentada (pandêmica ou não pandêmica).[6,7,10,15,16,27,31] Pacientes não devem ser discriminados quanto à condição clínica, ou seja, pacientes com COVID-19 não devem ser priorizados em relação a pacientes com demais condições e vice-versa. A chance de benefício é o critério aplicado igualmente a todos os pacientes, não importam as condições clínicas que apresentem.

Pacientes que não foram priorizados na alocação de recursos escassos devem continuar a receber os demais tratamentos não racionados, quando clinicamente apropriado e, também, desejado e consentido pelo paciente, incluindo a imperativa oferta de cuidados de conforto caso a morte seja inevitável.[7,8,10,11,15,28,32]

Comunicação a pacientes e familiares da existência do protocolo e da prioridade alocada e, sempre que possível, com inclusão de seus valores e desejos.[7,8,11,12,15]

Respeito a DAVs sobre recusa de tratamentos de suporte de vida no final de vida para aqueles pacientes que as redigiram antes da agudização do quadro de saúde que motivou a internação.8,16,26,28 Provavelmente, serão mínimos os casos de pacientes admitidos no hospital já com alguma forma de registro de DAVs. A discussão oportuna ao longo da internação, com pacientes e familiares, sobre o plano de cuidado a ser adotado em caso de deterioração clínica, incluindo a não oferta de medidas de suporte orgânico (tais como a intubação orotraqueal ou medidas de ressuscitação cardiopulmonar), é recomendada.33 O prontuário deve conter registros claros de todas as decisões tomadas entre equipe e paciente.

Sempre que possível, uma equipe de triagem em cada unidade de atendimento, ou uma equipe regional com representantes nas unidades de atendimento, deve ser formada. Essa equipe deve idealmente: (a) ser treinada para o desempenho do seu papel, o que inclui a gestão da aplicação do protocolo, (b) ser acionada em caso de dúvidas, (c) responder a questionamentos quanto à boa condução do processo e (d) resolver conflitos.[6-8,10,15,16] A equipe de triagem também tem o importante papel de permitir a separação entre as funções de triagem e de cuidado clínico à beira-leito, o que facilita o uso consistente do protocolo e reduz o peso de decisões complexas da equipe assistente.[7,15] A AMIB recomenda que seja constituída por pelo menos três profissionais experientes (dois médicos e um profissional da equipe multidisciplinar), e preferencialmente deve ser formada também por um bioeticista e um representante da comunidade.[8] A comunicação com pacientes e familiares também pode fazer parte das funções da equipe de triagem.[15]

Diretrizes e associações recomendam que os protocolos de triagem incluam a reavaliação da evolução clínica dos pacientes internados em UTI, de maneira a evitar o prolongamento do morrer (distanásia) naqueles pacientes que não conseguiram obter a recuperação, mantendo, dessa forma, consistência com o princípio de maximização de benefícios.[7,10,15,16,27,34,35] Uma das maneiras de incorporar a evolução na UTI aos processos de triagem seria considerar que internações em UTI sejam sempre vistas como um "*trial* terapêutico".[10,11,27,34,35] O tempo de *trial* terapêutico deve ser proporcional ao tempo que normalmente se leva para a recuperação de cada condição clínica específica.[10] O presente protocolo não incorpora processos de *trial* terapêutico na UTI, mas recomenda que profissionais evitem o uso de medidas diagnósticas e terapêuticas obstinadas diante de pacientes com probabilidade de recuperação evidentemente muito baixa. Da mesma forma, este protocolo recomenda que as instituições adotem processos de triagem reversa como parte integral do protocolo de alocação de recursos em esgotamento, de maneira que a facilitação das altas da UTI possa contribuir para uma disponibilização mais rápida de leitos.[6]

2 DETALHAMENTO DO MODELO DE TRIAGEM SUGERIDO

O modelo de triagem aqui proposto (consulte ***Tabela 19.1*** e ***Fluxograma 19.1***) é de triagem terciária,[6,7] a ser conduzida dentro das unidades hospitalares. Baseia-se no modelo proposto por Biddison *et al.*[10] e assemelha-se ao modelo sugerido por White *et al.* nas suas versões de 2009[14] e 2020.[15] O protocolo de Biddison *et* *al.*, tomado aqui como referência, é fruto de um processo que, inicialmente, contou com consultas a profissionais e à população de Maryland, nos Estados Unidos, seguidas por grupos de trabalho que identificaram os temas e as perspectivas obtidas nesse processo de consulta. Finalmente, esses princípios foram incorporados em recomendações redigidas por um grupo de profissionais da saúde, bioeticistas e profissionais do direito. O protocolo final foi composto por um sistema de pontuação baseado em múltiplos critérios, que representam diferentes objetivos éticos: salvar o maior número de vidas; salvar o maior número de anos/vida; e equalizar as oportunidades de passagem pelos diferentes ciclos da vida.

Tabela 19.1 Passo a passo do modelo de triagem AMIB/ABRAMEDE.

Passos	Critérios	Pontuação				Total
		1	2	3	4	
1	Calcular SOFA (total: _____) e pontuar conforme estratificação ao lado	SOFA < 8	SOFA 9-11	SOFA 12-14	SOFA > 14	
2	Tem comorbidades graves, com expectativa de sobrevida < que um ano?	---	---	Sim	---	
3	Aplicar a ECOG e pontuar conforme a estratificação ao lado	0-1	2	3	4	
4	Calcular a pontuação total dos critérios 1 a 3					
5	Alocar o leito de UTI ou VM ao paciente com menor pontuação total desde que não tenha havido empate					
6	Em caso de empate utilizar os seguintes critérios hierarquicamente:					
6a	Menor escore SOFA total					
6b	Julgamento clínico da equipe de triagem					

SOFA = Sequential Organ Failure Assessment; ECOG = Eastern Cooperative Oncology Group; UTI = Unidade de Terapia Intensiva; VM = ventilação mecânica.

* Fazer a avaliação preferencialmente por meio do Supportive and Palliative Care Indicators Tool (SPICT-BR).

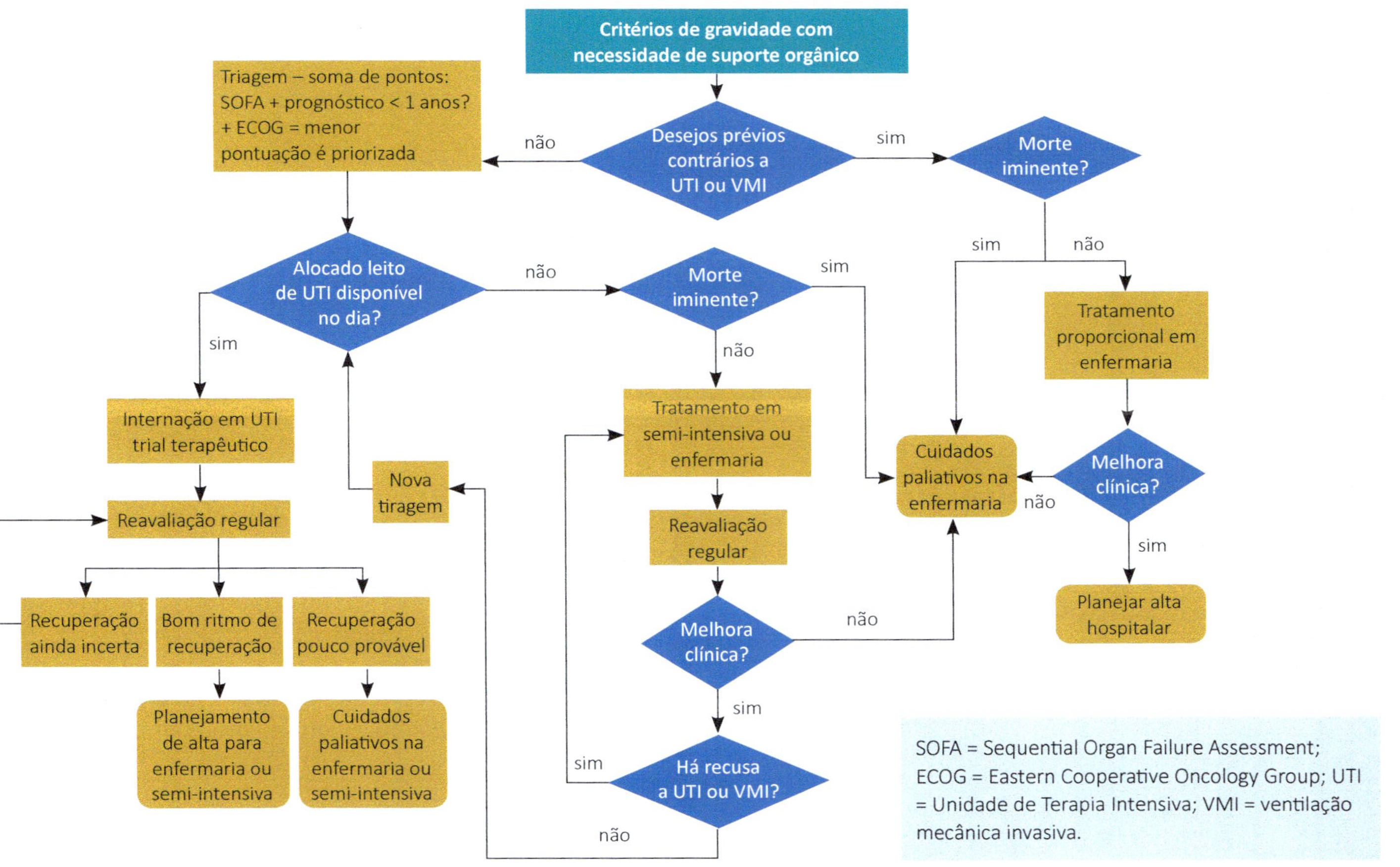

Fluxograma 19.1 Protocolo AMIB para alocação de recursos em esgotamento durante a pandemia de COVID-19.

O modelo aqui proposto adota critérios (à exceção do último) e sistema de pontuação semelhantes: nele, quanto menor a pontuação de um paciente, maior sua prioridade em alocação de recursos escassos. Além disso, quanto maior o número de pacientes a serem triados, maior a expectativa de empate nas pontuações, e, por essa razão, assim como Biddison *et al.*, estão incluídas sugestões de critérios de desempate.

O critério adotado por Biddison *et al.*, que traduz o princípio de salvar o maior número de vidas a curto prazo, é o SOFA, que estratifica o grau de gravidade das disfunções orgânicas apresentadas por um paciente.[36] Os valores absolutos do SOFA são divididos em quartis baseados na mortalidade hospitalar identificada pela literatura.[36] Cada quartil recebe uma pontuação crescente, de um a quatro pontos, no sentido da menor para a maior pontuação total, ou seja, maiores pontuações representam menores probabilidades de sobrevida a curto prazo. O SOFA como critério também é utilizado no modelo proposto por White *et al.* nas versões de 2009 e 2020.

O segundo critério adotado por Biddison *et al.* traduz o princípio de salvar o maior número de anos/vida, ou seja, salvar o maior número de vidas que sejam também mais longas. Isso é feito pela identificação de maior probabilidade de sobrevida inferior a um ano em decorrência da presença de comorbidades. Dessa forma, Biddison *et al.* alocam três pontos a pacientes cuja expectativa de vida a longo prazo seja inferior a um ano e zero a todos os demais pacientes. A probabilidade de sobrevida inferior a um ano pode ser identificada com base em critérios clinicolaboratoriais associados à presença de doenças em estágio avançado. Isso pode ser feito usando-se instrumentos como o Gold Standards Framework Prognostic Indicator Guide (GSF-PIG)[37] e o Supportive and Palliative Care Indicators Tool (SPICT).[38]

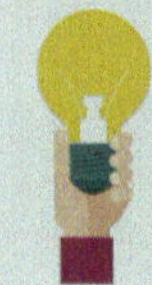

Nosso modelo sugere o uso do SPICT como ponto de referência, por haver disponibilidade de uma versão com tradução para o português do Brasil.

Sugerimos que a identificação de pelo menos um indicador de piora geral da saúde associado a um indicador de condição de saúde avançada no instrumento escolhido seja o ponto de corte reconhecido como definidor da alocação de três pontos nesse critério ao paciente. Condições de saúde não completamente cobertas pelo SPICT podem ser avaliadas individualmente, mediante consulta a um profissional experiente em cuidados paliativos, preferencialmente membro médico da equipe de triagem ou mesmo consultor remoto externo.

A inferência de que a presença de comorbidades e o grau de gravidade delas têm impacto na expectativa de sobrevida a longo prazo também é critério utilizado no modelo de White *et al.* de 2009 e 2020, Porém com maior diferenciação entre as categorias quanto à gravidade das comorbidades. Desta forma, em comparação com o protocolo de Biddison *et al.*, os protocolos de White *et al.*, trariam o benefício de uma estratificação de riscos mais detalhada. Por outro lado, essa maior estratificação acrescentaria um elemento potencialmente mais subjetivo à triagem, o que poderia dificultar a sua aplicação consistente, em especial em contextos nos quais uma equipe de triagem ou de *experts* não está disponível.

Optamos por manter em nosso modelo o critério utilizado por Biddison *et al.* por duas razões: (i) porque um ponto de corte único relativo à expectativa de sobrevida inferior a um ano facilita a uniformidade e a aplicabilidade da avaliação, especialmente quando utilizada com o auxílio de ferramentas como o SPICT; (ii) e, também, porque não penaliza a presença de comorbidades menos avançadas. Entendemos que critérios de triagem devem buscar a maximização de benefícios, mas sem que haja uma diferenciação excessiva das chances entre indivíduos com expectativa de sobrevida superior a um ano. Essa é uma forma de reduzir a inserção de viés negativo imposto a subgrupos sociais mais afetados pela presença de doenças crônicas não degenerativas não associadas a condições de saúde avançadas, tais como hipertensão arterial sistêmica e diabetes *mellitus*, que são, por exemplo, mais prevalentes na população negra. A redução de potenciais elementos discriminatórios, ainda que indiretos e não intencionais, faz parte da justificativa ética de protocolos de alocação de recursos, nos quais nenhum grupo social deve ser desproporcionalmente afetado.[10,11,15,16,18,25,28,39]

Nos modelos de Biddison *et al.* e White *et al.* (2009 e 2020), o princípio ético de equalização das oportunidades de passagem pelos diferentes ciclos da vida é utilizado e traduzido por meio da alocação de pontos crescentes com o aumento da faixa etária do paciente. Esse critério é utilizado como parte do modelo principal de White *et al.* na versão de 2009 e como critério de desempate no modelo de Biddison *et al.* e White *et al.* de 2020. Embora o critério estivesse presente em nosso modelo inicial, optamos — após processo de consulta e ponderações recebidas de que ele poderia violar o ordenamento jurídico brasileiro — por retirá-lo.

No modelo de triagem em sua versão atual, buscamos um critério alternativo à idade e que pudesse, sem impor viés discriminatório direto a nenhum subgrupo social, representar melhor o reconhecimento de que, além da gravidade das disfunções orgânicas e da presença de co-morbidades, a reserva fisiológica de um paciente também está associada a piores desfechos, como mortalidade hospitalar e mortalidade a longo prazo. Duas medidas candidatas, que estão associadas ao conceito de reserva fisiológica e podem ser facilmente utilizadas como estratificação de risco, seriam a fragilidade e a funcionalidade.

Optamos por incluir no modelo de triagem uma medida de funcionalidade, ou Performance Status (PS), do paciente com base na escala desenvolvida pelo Eastern Cooperative Oncology Group (ECOG).[40] Esse é um instrumento validado e amplamente utilizado em oncologia, o qual busca quantificar a capacidade funcional física e a capacidade de independência e autocuidado do paciente. A inferência é que, quanto pior o PS do paciente, menor sua reserva fisiológica e piores os desfechos clínicos. Embora seja uma escala validada para uso em pacientes oncológicos, alguns estudos têm utilizado a escala para avaliação de desfechos de pacientes críticos idosos, pós-transplante hepático e aqueles com sépsis .[41]

Em análise secundária *post hoc* de um estudo multicêntrico retrospectivo brasileiro que incluiu uma população mista de pacientes críticos, Zampieri *et al.* observaram que, quanto pior o PS dos pacientes, maiores as taxas de mortalidade hospitalar e de tempo de internação, independentemente de outros marcadores clínicos, como idade, comorbidades, gravidade da doença aguda ou tipo de internação (clínica ou cirúrgica).[41] Nossa proposta é que a coleta dessa medida seja referente ao PS que o paciente exibia nas duas a quatro semanas que antecederam a internação, de maneira a excluir o fator confundidor da presença de doença aguda que possa ter-se iniciado nas duas semanas imediatamente anteriores à internação hospitalar. **Não recomendamos o uso desse critério, sem uma avaliação clínica individualizada, a pacientes com deficiências físicas de longa data e que apresentem uma boa condição de adaptação**.

Uma possível alternativa ao ECOG seria a Escala de Fragilidade Clínica (EFC), recentemente validada para uso no Brasil.[42] É um instrumento desenvolvido e validado para uso na população geriátrica e que gradua a intensidade da fragilidade de um paciente. A evidência de que a fragilidade é um importante marcador de piores desfechos em UTI é um racional que ampara o critério.[43] Além disso, o uso desse critério tem as vantagens de ser objetivo, de fácil aplicação e não depender de exames laboratoriais.

Ele foi proposto como um critério de triagem pelo National Institute for Health and Care Excellence (NICE), no Reino Unido.[44] No entanto, sofreu fortes críticas por não se aplicar bem a pacientes mais jovens e àqueles com deficiências de longa data quando comparado ao uso do critério em pacientes idosos e que tivessem doenças com perfil de piora progressiva da condição de fragilidade.[44] Levando em conta a possibilidade de o instrumento ser discriminatório a pacientes com deficiências, o NICE atualmente recomenda que seja aplicado apenas a pacientes com mais de 65 anos e indivíduos com doenças caracterizadas por aumento progressivo da fragilidade. **Pelas mesmas razões, e com o objetivo de evitar menção ao contexto geriátrico, optamos por não utilizar o instrumento na versão atual de nosso modelo**.

Justificamos, portanto, a escolha da ECOG sobre a EFC: tanto a ECOG quanto a EFC são medidas que se sobrepõem (ainda que com distinções e especificidades) na mensuração de uma condição que traduza o conceito de reserva biológica. Ambas apresentam a limitação de ter seu uso sujeito a uma avaliação individualizada no subgrupo de pacientes com deficiência física de longa data e que estão bem adaptados. A ECOG tem a limitação de ser predominantemente validada para a população oncológica; e a EFC, a limitação de ser predominantemente validada para a população geriátrica. Apesar dessas limitações, ambas apresentam alguma evidência quanto aos seus potenciais valores preditivos na população de pacientes críticos. No entanto, a ECOG tem as vantagens de ser sugestão mais neutra quanto ao fator idade, por ser mais amplamente conhecida e ser de muito fácil aplicação.

Em caso de empate na soma dos pontos alocados a cada paciente nos três critérios, o modelo proposto sugere os seguintes critérios de desempate sequenciais:

- pontuação total do SOFA (e não a pontuação associada ao quartil utilizada na pontuação geral);[45] e
- julgamento clínico por parte da equipe de triagem.

Sugerimos, ainda, como condutas de boa prática que devem ser incluídas no protocolo de triagem:

- manter medidas de estabilização clínica enquanto os dados necessários para a triagem são coletados, idealmente dentro de um período de 90 minutos;[10,45]
- fazer revisão regular dos critérios de triagem de cada paciente, incluindo atualização das pontuações, já que elas podem variar com a evolução do quadro;[5,7,10,15]
- registrar as pontuações de cada paciente triado em prontuário;[8,11,15]
- proceder à revisão dos casos triados e não triados (por uma equipe independente);
- revisar a *performance* do modelo e fazer ajustes diante de evidências de distorções ou possibilidade de aprimoramento do modelo.[6]

Um sumário de recomendações para o protocolo de alocação de recursos em esgotamento encontra-se no ***Quadro 19.1***.

Quadro 19.1 Sumário de recomendações AMIB/ABRAMEDE para protocolo de alocação de recursos em esgotamento diante da pandemia de COVID-19.

Quanto às condições essenciais para o início da implementação do protocolo

- Reconhecer estado de emergência em saúde pública.
- Reconhecer que tenha havido esforços razoáveis em aumentar a oferta dos recursos em esgotamento.
- Criar comissões de triagem hospitalares pelos diretores técnicos.
- Alinhar a gestão do protocolo intra-hospitalar ao sistema de regulação de leitos local/regional, facilitando a disponibilidade de leitos entre unidades hospitalares.
- Fazer monitoração regular da condição de esgotamento de recursos de forma a identificar a necessidade de início da aplicação do protocolo, bem como as condições para seu encerramento.
- Realizar anúncio público do início e do encerramento da aplicação do protocolo.

Quanto à aplicação do modelo de triagem de pacientes que necessitem de leito de UTI ou suporte ventilatório

- Identificar a presença, por parte do paciente, de Diretivas Antecipadas de Vontade (DAVs) ou expressões de desejo prévio de não receber tratamento em UTI ou de ser submetido à ventilação mecânica invasiva. Isso pode ser feito com a ajuda do médico assistente e dos familiares. Esses pacientes deverão ter seus desejos respeitados e não devem ser triados.
- Manter a estabilização clínica enquanto os dados de triagem necessários são coletados idealmente, os dados devem estar disponíveis em um período de 90 minutos.

- Calcular a pontuação do paciente conforme SOFA — presença de comorbidades que sugiram probabilidade maior de sobrevida inferior a um ano (preferencialmente via SPICT: presença de pelo menos dois critérios) — e ECOG (ver passo a passo na ***Tabela 1***).
- Alocar leitos de UTI e/ou ventiladores mecânicos aos pacientes com menores pontuações.
- Utilizar a pontuação total do SOFA como primeiro critério de desempate. Persistindo o empate na pontuação entre pacientes, a equipe de triagem deve ser acionada de forma a fazer a alocação de recursos com base em julgamento clínico.
- Comunicar de maneira empática a pacientes e familiares o processo de triagem, informá-los da pontuação atual do paciente e acolher as necessidades de informação e as necessidades emocionais e espirituais, sempre que possível.
- Fazer registro adequado da pontuação do paciente em prontuário.

- Manter na lista de triagem pacientes que não foram priorizados para que tenham a chance de serem triados novamente em caso de nova disponibilidade do recurso em esgotamento. Reavaliar esses pacientes regularmente, mantendo cálculos atualizados. Pacientes poderão solicitar exclusão da triagem a qualquer momento.
- Fazer reavaliação regular dos pacientes aos quais foram alocados leitos de UTI ou ventiladores mecânicos; evitar distanásia.

Quanto aos cuidados a pacientes que não desejaram ou a quem não foram alocados leitos de UTI ou ventiladores

- Pacientes que não serão internados em UTI ou que não receberão suporte ventilatório devem ser internados em enfermaria e receber todos os demais cuidados e medidas de estabilização clínica com os quais consentirem.
- Pacientes que se aproximam da morte devem receber todos os cuidados que garantam a dignidade, bem como a prevenção e/ou o tratamento de sofrimento físico, socioemocional e espiritual.
- Um protocolo institucional de controle de sintomas, que inclua medidas de boa prática no controle da dispneia e na sedação paliativa, quando ela for necessária, deve estar disponível.
- Garantir acesso à comunicação (ainda que virtual) entre familiares e pacientes, incluindo, quando possível, e sob supervisão de equipe de psicologia, oportunidades para rituais de despedida.

Quanto às comissões de triagem

- Devem ser constituídas de pelo menos três profissionais experientes (dois médicos e um profissional da equipe multidisciplinar), e, preferencialmente, devem ser formadas também por um bioeticista e um representante da comunidade, ainda que de forma remota.
- Membros das comissões de triagem idealmente devem receber treinamento para o bom exercício de suas funções.
- Essas comissões são responsáveis por gerir a aplicação consistente do protocolo; devem ser acionadas em caso de dúvidas; respondem a questionamentos quanto à boa condução do processo; fazem a gestão de conflitos; e poderão, em colaboração com a equipe assistente, manter comunicação com pacientes e familiares.

Outras medidas de boa prática

- Cada instituição será responsável por viabilizar acesso a serviços de apoio psicológico àqueles profissionais expostos a uma alta carga de trabalho e ao exercício de decisões complexas.
- Cada instituição deve garantir acesso a uma revisão externa e independente do processo de triagem.

- Manter um bom registro de dados clínicos, pontuações e desfechos, de maneira a permitir auditoria independente do modelo e da aplicação do protocolo.
- Revisar a aceitação social, a *performance* preditiva e a aplicabilidade do modelo e instituir ajustes diante de evidências de distorções ou possibilidade de aprimoramento do modelo e de seus processos.

3 VANTAGENS E LIMITAÇÕES DO PROTOCOLO PROPOSTO

Além de ser embasado em critérios éticos e técnicos, o modelo de triagem proposto tem as vantagens de ser objetivo, não excluir nenhum paciente *a priori* e ser ajustável a diferentes fases de escassez.[15] Ao oferecer critérios objetivos de avaliação, o protocolo retira da equipe assistente a tarefa emocionalmente dura de fazer escolhas individuais, à beira-leito, e de maneira inconsistente, em um mesmo contexto de atendimento, como mesmo plantão, mesmo hospital, mesma cidade e mesmo grau de escassez de recursos. Critérios objetivos e que apresentam uma base razoável de evidência retiram a subjetividade das escolhas e expõem todos os pacientes a um mesmo sistema de alocação. Além disso, o uso de múltiplos critérios, representando diferentes princípios normativos, evita distorções geradas por um critério único (por exemplo, pontos de corte por idade).

Como o modelo sugerido para triagem não permite a exclusão *a priori* de nenhum paciente, à exceção daqueles que tenham manifestado o desejo de não ser internados em UTI ou de não usar suporte ventilatório invasivo, todos os pacientes podem ser incluídos na triagem, sendo as diferentes prioridades estabelecidas com base nos diferentes graus de expectativa de benefício. O grau de escassez de recursos guiará a alocação. Reconhecida a característica de "ondas" de aumento de demanda associada à pandemia de COVID-19, essa flexibilidade é desejável. Assim, durante períodos de menor escassez, mesmo indivíduos com baixo grau de prioridade poderão ter a chance de acesso aos recursos.[46]

Reconhecemos que o protocolo proposto tem limitações quanto aos seus aspectos éticos e técnicos. Não existe protocolo eticamente perfeito e que alcance a ambição de captar uma universalidade moral, em especial no contexto de sociedades pautadas pelo pluralismo de valores. Da mesma forma, não é possível que um protocolo consiga respeitar em igual medida princípios de maximização de benefícios e o da equidade de tratamento e acesso a serviços. A busca do melhor equilíbrio entre esses dois princípios é um exercício cauteloso de trocas e acomodação de visões divergentes. A exposição do protocolo a debate público e a revisões pode contribuir com a busca de uma maior legitimidade ética do processo.

Outra limitação é a ausência de validações de acurácia e psicometria dos instrumentos utilizados para fins de triagem. Porém, uma vez que o esgotamento de recursos imposto pela pandemia de COVID-19 possa estar iminente, a natureza complexa do processo de validações impede que elas sejam realisticamente obtidas dentro de curto espaço de tempo. Isso evidentemente não nos isenta da necessária monitoração da *performance* do modelo e da oferta de ajustes sempre que necessário e sempre que distorções forem identificadas.

Além disso, todo protocolo baseado na maximização de benefícios enfrenta inevitavelmente o desafio de oferecer critérios confiáveis de identificação de benefícios, como chance de sobrevida a curto e longo prazo.[11,39] Embora escores de gravidade como SOFA e APACHE ofereçam vantagens de objetividade e validade quanto ao valor preditivo de desfechos, esse valor é relativo a grupos de pacientes, e não a desfechos individuais.[7,11] A extrapolação de modelos preditivos, para além dos contextos em que foram desenvolvidos, pode ser problemática: por exemplo, o fato de ainda não ser estabelecida a validade preditiva do SOFA na COVID-19, mesmo quando ele é aplicado a grupos de pacientes.[7,11,39]

A despeito das limitações, argumentamos que, ao ser embasado em princípios éticos já utilizados em condições não pandêmicas[42] e amparado por instrumentos reconhecidos, ainda que não desenvolvidos para esse fim específico, o protocolo de triagem proposto é superior a um processo de triagem subjetivo, não planejado e não uniforme, cujo embasamento técnico e ético ficaria ainda mais aberto a questionamentos e contribuiria para um maior sentimento de insegurança por parte da população e dos profissionais de saúde. Por sua vez, um protocolo transparente, eticamente bem amparado e que seja aplicado igualmente a todos os pacientes pode facilitar a obtenção do sentimento de confiança da população nos cuidados prestados durante a pandemia e ajudar na redução da sobrecarga emocional dos profissionais diretamente envolvidos nesses cuidados e nos processos de tomada de decisão.

4 CONCLUSÃO

Sugerimos um protocolo de triagem cujo objetivo é o auxílio prático aos profissionais de saúde, diante de decisões complexas, associadas à alocação de leitos de UTI e ventiladores durante a pandemia de COVID-19. Embora reconheçamos que, no momento, nenhum protocolo de triagem disponível seja perfeito, teremos muito mais chances de nos aproximarmos dos acertos, e não dos erros, se adotarmos uma proposta que busca um bom embasamento ético e técnico e que esteja aberta ao escrutínio público e à revisão independente. As contribuições que recebemos tornaram nossa sugestão muito mais rica e representativa de nossos valores. Em outras palavras, a ênfase da proposta aqui apresentada recai mais sobre a preocupação com sua legitimidade normativa do que sobre a validade de suas propriedades preditivas. Responsabilidade, cooperação e preparo são palavras de ordem neste momento crítico de pandemia de COVID-19.

Desejamos, fortemente, que esta crise seja em breve superada e que a adoção de um protocolo de alocação de recursos em esgotamento jamais seja necessária, mas, caso o indesejável venha a acontecer, a despeito dos nossos melhores esforços de ampliação da oferta de recursos em esgotamento, é nossa responsabilidade estarmos devidamente preparados. O protocolo que apresentamos busca contribuir com essa árdua tarefa.

REFERÊNCIAS

1. World Health Organization. WHO Director-General's opening remarks at the media briefing on COVID-19 [Internet]. WHO; 20 mar 2020. [acesso em 24 maio 2020]. Disponível em: https://www.who.int/dg/speeches/detail/who-director-general-s-opening-remarks-at-the-media-briefing-on-covid-19---20-march-2020.
2. World Health Organization. Coronavirus (COVID-19) events as they happen [Internet]. WHO; abr 2020. [acesso em 24 maio 2020]. Disponível em: https://www.who.int/emergencies/diseases/novel-coronavirus-2019/events-as-they-happen.
3. World Health Organization. Clinical management of severe acute respiratory infection when COVID-19 is suspected [Internet]. WHO; mar 2020. [acesso em 24 maio 2020]. Disponível em: https://www.who.int/publications-detail/clinical-management-of-severe-acute-respiratory-infection-when-novel-coronavirus-(ncov)-infection-is-suspected.
4. Hick JL, Hanfling D, Wynia MK, Pavia AT. Duty to plan: health care, crisis standards of care, and novel coronavirus SARS-CoV-2. NAM Perspectives. 2020 Mar. doi:10.31478/202003b
5. Christian MD, Sprung CL, King MA, Dichter JR, Kissoon N, Devereaux AV, et al. Triage: care of the critically ill and injured during pandemics and disasters: CHEST consensus statement. Chest. 2014;146(4 Suppl):e61S-e74S.
6. Christian MD. Triage. Critical Care Clinics. 2019;35(4):575-89.
7. Maves RC, Downar J, Dichter JR, Hick JL, Deveraux A, Geiling A, et al. Triage of scarce critical care resources in COVID-19. An implementation guide for regional allocation: an expert panel report of the Task Force for Mass Critical Care and the American College of Chest Physicians. Chest. 2020 Apr;S0012-3692(20)30691-7.
8. Dal-Pizzol F, organizador. Recomendações da Associação de Medicina Intensiva Brasileira para a abordagem do COVID-19 em medicina intensiva. AMIB; abr 2020.
9. Sokol D. The life and death decisions of COVID-19 [Internet]. The BMJ Opinion; 2020 mar 20. [acesso em 24 maio 2020]. Disponível em: https://blogs.bmj.com/bmj/2020/03/20/daniel-sokol-the-life-and-death-decisions-of-covid-19/.
10. Biddison ELD, Faden R, Gwon HS, Mareiniss DP, Regenberg AC, Spana-Schoch M, et al. Too many patients... A framework to guide statewide allocation of scarce mechanical ventilation during disasters. Chest. 2019;155(4):848-54.
11. Warrillow S, Austin D, Cheung W, et al. ANZICS Best Practice Advisory Committee. https://www.anzics.com.au/wp-content/uploads/2020/04/ANZI_3367_Guiding-Principles.pdf

12. Royal College of Physicians. Ethical guidance published for frontline staff dealing with pandemic [Internet]. RCP London; 7 abr 2020. [acesso em 24 maio 2020]. Disponível em: https://www.rcplondon.ac.uk/news/ethical-guidance-published-frontline-staff-dealing-pandemic.
13. Sprung CL, Zimmerman JL, Christian MD, Joynt GM, Hick JL, Taylor B, et al. Recommendations for intensive care unit and hospital preparations for an influenza epidemic or mass disaster: summary report of the European Society of Intensive Care Medicine's Task Force for intensive care unit triage during an influenza epidemic or mass disaster. Intensive Care Med. 2010;36(3):428-43.
14. White DB, Katz MH, Luce JM, Lo B. Who should receive life support during a public health emergency? Using ethical principles to improve allocation decisions. Ann Intern Med. 2009;150(2):132-8.
15. White DB, Katz MH, Luce JM, Lo B. Allocation of scarce critical care resources during a public health emergency [Internet]. University of Pittsburgh; 15 abr 2020. [acesso em 24 maio 2020]. Disponível em: https://ccm.pitt.edu/sites/default/files/UnivPittsburgh_ModelHospitalResourcePolicy_2020_04_15.pdf.
16. Swiss Academy Of Medical Sciences. COVID-19 pandemic: triage for intensive-care treatment under resource scarcity. Swiss Med Wkly. 2020;150:w20229.
17. Ayanian JZ. Mental health needs of health care workers providing frontline COVID-19 care. JAMA Health Forum. 2020;1(4):e200397-e200397.
18. World Medical Association. WMA Declaration of Geneva. WMA; 9 jul 2018. [acesso em 24 maio 2020]. Disponível em: https://www.wma.net/policies-post/wma-declaration-of-geneva/.
19. Brasil. Conselho Federal de Medicina. Resolução CFM n. 2.156/2016 [Internet]. Estabelece os critérios de admissão e alta em unidade de terapia intensiva. Brasília, DF: Diário Oficial da União; 17 nov 2016; seção 1, p. 138-9. [acesso em 24 maio 2020]. Disponível em: https://sistemas.cfm.org.br/normas/visualizar/resolucoes/BR/2016/2156.
20. Moritz RD, Deicas A, Capalbo M, Forte DN, Kretzer LP, Pusch R et al. II Fórum do "Grupo de Estudos do Fim da Vida do Cone Sul": definições, recomendações e ações integradas para cuidados paliativos na unidade de terapia intensiva de adultos e pediátrica. Rev Bras Ter Intensiva. 2011;23(1):24-9.
21. Brasil. Conselho Federal de Medicina. Resolução CFM n. 1.805/2006 [Internet]. Na fase terminal de enfermidades graves e incuráveis é permitido ao médico limitar ou suspender procedimentos e tratamentos que prolonguem a vida do doente, garantindo-lhe os cuidados necessários para aliviar os sintomas que levam ao sofrimento, na perspectiva de uma assistência integral, respeitada a vontade do paciente ou de seu representante legal. Brasília, DF: Diário Oficial da União; 28 nov 2006; seção 1, p. 169. [acesso em 24 maio 2020]. Disponível em: http://www.portalmedico.org.br/resolucoes/cfm/2006/1805_2006.htm.
22. Brasil. Conselho Federal de Medicina. Resolução n. 2.217, de 27 de setembro de 2018 [Internet]. Aprova o Código de Ética Médica. Brasília, DF: Diário Oficial da União; 1 nov 2018; seção 1, p. 179. [acesso em 24 maio 2020]. Disponível em: http://www.in.gov.br/materia/-/asset_publisher/Kujrw0TZC2Mb/content/id/48226289/do1-2018-11-01-resolucao-n-2-217-de-27-de-setembro-de-2018-48226042.

23. Brasil. Poder Judiciário. Seção Judiciária do Distrito Federal. Ação Civil Pública n. 2007.34.00.014809-3. Relator: Juiz Roberto Luis Luchi Demo. Brasília, DF; 2010.
24. World Health Organization. Palliative care [Internet]. WHO; 19 fev 2018. [acesso em 24 maio 2020]. Disponível em: https://www.who.int/news-room/fact-sheets/detail/palliative-care.
25. Brasil. Presidência da República. Constituição da República Federativa do Brasil de 1988 [Internet]. [acesso em 24 maio 2020]. Disponível em: http://www.planalto.gov.br/ccivil_03/constituicao/constituicao.htm.
26. Brasil. Conselho Federal de Medicina. Resolução CFM n. 1.995/2012. Dispõe sobre as diretivas antecipadas de vontade dos pacientes. Brasília, DF: Diário Oficial da União; 31 ago 2012; seção 1, p. 26.
27. Emanuel EJ, Persad G, Upshur R, Thome B, Parker M, Glickman A, et al. Fair allocation of scarce medical resources in the time of COVID-19. N Engl J Med. 2020 May;382(21):2049-55.
28. Espinosa E, Galan J, Aldecoa C, Ramasco F, Llamas E. Marco ético pandemia COVID-19. Madrid: Sociedad Española de Anestesiología, Reanimación y Terapéutica del Dolor; 2020.
29. White DB, Lo B. A framework for rationing ventilators and critical care beds during the COVID-19 pandemic. JAMA. 2020. doi:10.1001/jama.2020.5046.
30. Christian MD, Devereaux AV, Dichter JR, Rubinson L, Kissoon N. Introduction and executive summary: Care of the critically ill and injured during pandemics and disasters: CHEST consensus statement. Chest. 2014;146(4 Suppl):8S-34S.
31. Royal College of Physicians. Ethical dimensions of COVID-19 for frontline staff. London: RCP; 2020.
32. Academia Nacional de Cuidados Paliativos. Posicionamento da Academia Nacional de Cuidados Paliativos sobre COVID-19 [Internet]. São Paulo: ANCP; 2020. [acesso em 24 maio 2020]. Disponível em: https://paliativo.org.br/posicionamento-diretoria-an-cuidados-paliativos-covid19/.
33. Curtis JR, Kross EK, Stapleton RD. The importance of addressing advance care planning and decisions about do-not-resuscitate orders during novel coronavirus 2019 (COVID-19). JAMA. 2020. doi:10.1001/jama.2020.4894.
34. CHEST guideline disclaimer. Chest. 2014;146(4):1S.
35. Vergano M, Bertolini G, Giannini A, Gristina GR, Livigni S, Mistraletti G, et al. Clinical ethics recommendations for the allocation of intensive care treatments in exceptional, resource-limited circumstances: the Italian perspective during the COVID-19 epidemic. Crit Care. 2020;24(1):165.
36. Raith EP, Udy AA, Bailey M, McGloughlin S, MacIsaac C, Bellomo R, et al. Prognostic accuracy of the SOFA score, SIRS criteria, and qSOFA score for in-hospital mortality among adults with suspected infection admitted to the intensive care unit. JAMA. 2017;317(3):290-300.
37. National policy support for earlier identification: General Medical Council – 2010. In: The Gold Standards Framework. The Gold Standards Framework Proactive Identification Guidance (PIG): the National GSF Centre's guidance for clinicians to support earlier identification of patients nearing the end of life leading to improved

proactive person-centred care [Internet]. [acesso em 24 maio 2020]. Disponível em: Www.Gmc-Uk.Org/Static/Documents/Content/End_of_life.Pdf. http://www.gold-standardsframework.org.ukformoredetailsseeGSFPIG.

38. The University of Edinburgh. Supportive and Palliative Care Indicators Tool: SPICT-BR™ [Internet]. [acesso em 24 maio 2020]. Disponível em: https://www.spict.org.uk/the-spict/spict-br/.
39. Ballantyne A. ICU triage: how many lives or whose lives? [blog] J Med Ethics. 7 abr 2020. [acesso em 24 maio 2020]. Disponível em: https://blogs.bmj.com/medical-ethics/2020/04/07/icu-triage-how-many-lives-or-whose-lives/.
40. Oken MM, Creech RH, Davis TE. Toxicology and response criteria of the Eastern Co-operative Oncology Group. Am J Clin Oncol. 1982;5(6):649-55.
41. Zampieri FG, Bozza FA, Moralez GM, Mazza DDS, Scotti AV, Santino MS, et al. The effects of performance status one week before hospital admission on the outcomes of critically ill patients. Intensive Care Med. 2017;43(1):39-47.
42. Rodrigues M, Rodrigues IN, Silva DJVG, Pinto JM de S, Oliveira M. Clinical frailty scale: translation and cultural adaptation into the brazilian language. J Frailty Aging. 2020 Feb. doi:10.14283/jfa.2020.7.
43. Muscedere J, Waters B, Varambally A, Bagshaw SM, Boyd JG, Maslove D, et al. The impact of frailty on intensive care unit outcomes: a systematic review and meta-analysis. Intensive Care Med. 2017;43(8):1105-22.
44. National Institute for Health and Care Excellence. COVID-19 rapid guideline: critical care in adults [Internet]. NICE guideline; 20 mar 2020. [acesso em 24 maio 2020]. Disponível em: https://www.nice.org.uk/guidance/ng159.
45. White D, Katz MH, Luce JM, Lo B. Allocation of scarce critical care resources during a public health emergency. University of Pittsburgh; 15 abr 2020.
46. Courtney B, Hodge JG, Toner ES, Roxland BE, Penn MS, Deveraux AV, et al. Legal preparedness: care of the critically ill and injured during pandemics and disasters: CHEST consensus statement. Chest. 2014;146(4 Suppl):e134S-e144S.

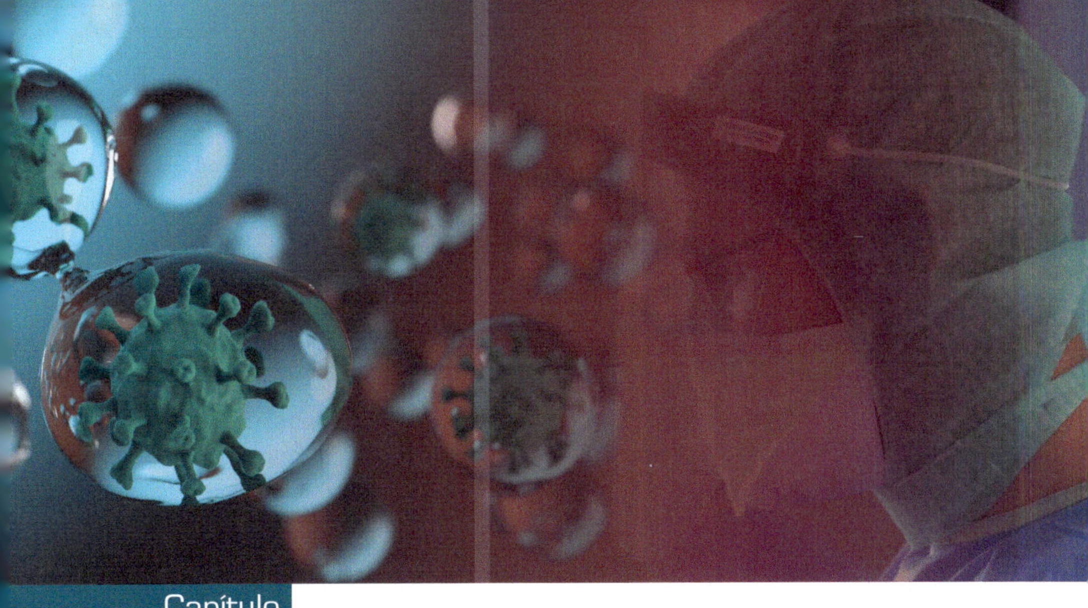

Capítulo

20 Recomendações para Diálise em UTI para Pacientes Portadores de COVID-19

Comitê de Nefrointensivismo da Associação de Medicina Intensiva Brasileira (AMIB)

Autores

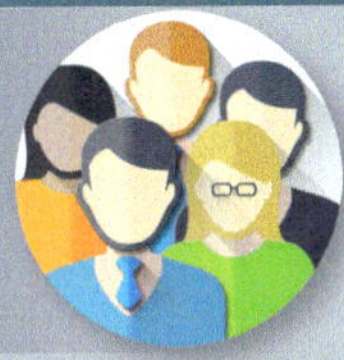

- **Emerson Quintino de Lima**
  Professor da Disciplina de Clínica Médica da Faculdade de Medicina de São José do Rio Preto (FAMERP). Doutor em Nefrologia pela Universidade de São Paulo.
- **Gustavo Navarro Betônico**
  Doutor em Ciências da Saúde pela Faculdade de Medicina de São José do Rio Preto (FAMERP). Professor das Faculdades de Medicina de Adamantina (UNIFAI) e Assis (FEMA).
- **Américo Lourenço Cuvello Neto**
  Doutor em Nefrologia pela Universidade de São Paulo (USP). Coordenador do Centro de Nefrologia e Diálise do Hospital Alemão Oswaldo Cruz (HAOC).
- **Maria Olinda Nogueira Ávila**
  Mestre e Doutora em Nefrologia pela Universidade de São Paulo (USP). Especialista em Nefrologia pela Sociedade Brasileira de Nefrologia (SBN). e Terapia Intensiva pela Associação de Medicina Intensiva Brasileira (AMIB).
- **Anderson R. Roman Gonçalvez**
  Doutor em Nefrologia pela Universidade de São Paulo (USP).
- **Ciro Bruno Silveira Costa**
  Presidente Passado da Associação de Medicina Intensiva Brasileira (AMIB), biênio 2018-2019. Chefe das Unidades de Terapia Intensiva do Hospital Universitário Lauro Wanderley da Universidade Federal da Paraíba (HULW-UFPB). Ex-Presidente da AMIB, biênio, 2018-2019.
- **Nilzete Liberato Bresolin**
  Mestre em Ciências Médicas pela Universidade Federal de Santa Catarina (UFSC).

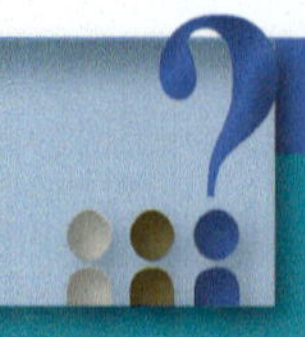

ASSUNTOS ABORDADOS

1. Orientações sobre diálise
2. Segurança quanto a uso, descarte e desinfecção de materiais

Injúria renal aguda (IRA) é um evento frequente em pacientes internados em Unidade de Terapia Intensiva (UTI). Com base nos relatos disponíveis até o momento, e a depender do critério utilizado, IRA é um evento que ocorre em aproximadamente 0,5 a 23% dos pacientes com COVID-19. O manejo de pacientes críticos com IRA envolve, muitas vezes, a realização de diálise. Outra preocupação são os pacientes com insuficiência renal crônica (IRC) já em programa de diálise regular internados em terapia intensiva.

No Brasil, e na maior parte do mundo, o modelo de atendimento de pacientes com disfunção renal internados em UTI envolve a **participação do nefrologista**. De acordo com a realidade de cada instituição, e na tentativa de reduzir a exposição de profissionais de saúde, com uso racional dos equipamentos de proteção individual (EPIs), recomenda-se que o nefrologista evite ou minimize o contato diário com aqueles pacientes com suspeita ou diagnóstico de COVID-19.

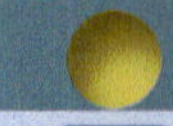

NOTAS DOS AUTORES

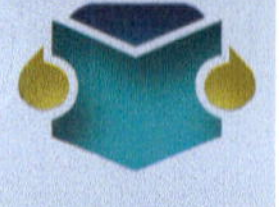

Para o nefrologista, a colaboração do intensivista no relato do exame físico, na verificação dos parâmetros hemodinâmicos, na percepção de hipervolemia e na eventual passagem de cateter de diálise é de suma importância no atual cenário.

1. ORIENTAÇÕES SOBRE DIÁLISE

Em geral, as indicações de diálise nesses pacientes seguem as recomendações gerais estabelecidas para pacientes acometidos por outras patologias. O grande ponto de discussão é o momento de início da diálise. Como as evidências ainda não são suficientes para estabelecer se um início precoce ou tardio acarreta impacto nas taxas de mortalidade de pacientes com IRA, a indicação deve ser — como sempre — compartilhada entre nefrologista e intensivista. É preciso, entretanto, levar em consideração alguns aspectos:

- Como hipervolemia é a principal causa de indicação precoce, deve-se ficar atento à ressuscitação volêmica nesses pacientes. E, se não há uma indicação muito clara de diálise, deve-se considerar a não exposição de máquinas, profissionais de saúde e, principalmente, do paciente.

- Seguindo a literatura geral, a escolha do método de diálise a ser utilizado em pacientes com COVID-19 deve levar em conta questões logísticas e experiência de cada instituição. Podem ser utilizados métodos contínuos (hemodiálise, hemofiltração ou hemodiafiltração venovenosa contínuas) intermitentes (hemodiálise convencional) ou híbridos de diálise (hemodiálise prolongada).
- Dependendo da realidade local, diálise peritoneal com uso de máquina cicladora pode ser uma opção para reduzir a exposição dos profissionais de saúde. Nessa linha, nas UTIs em que a enfermagem está treinada, métodos contínuos de diálise talvez sejam a melhor opção, pois reduzem o seu contato com o paciente.
- Quanto à anticoagulação durante a diálise, contínua ou intermitente, seguem-se os mesmos métodos e indicações rotineiramente utilizados em cada instituição.

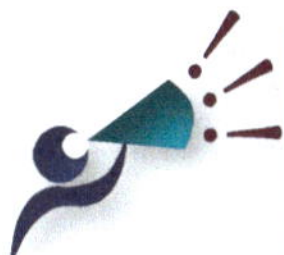

IMPORTANTE

Importante lembrar que a maior parte das UTIs brasileiras não possui todos os métodos de diálise.

2. SEGURANÇA QUANTO A USO, DESCARTE E DESINFECÇÃO DE MATERIAIS

Outra preocupação deve ser a segurança quanto a uso, descarte e desinfecção de superfícies e materiais durante e após a diálise. O novo coronavírus (SARS-CoV-2) é encontrado em secreções respiratórias, nas fezes e, segundo relatos, também na urina. No sangue, o vírus foi encontrado em apenas 1% de pacientes.

ATENÇÃO

Como não há evidências estabelecidas até o momento, todo cuidado deve ser tomado com o efluente da diálise para evitar contaminação dos colaboradores.

Seguindo recomendação da Agência Nacional de Vigilância Sanitária (ANVISA), as linhas de diálise e os dialisadores utilizados em pacientes com suspeita ou diagnóstico de COVID-19 devem ser descartados após o uso. Atenção especial na desinfecção da máquina de diálise. Sua desinfecção e limpeza devem ser realizadas primeiro no ambiente isolado, depois fora do ambiente isolado e, então, antes do uso seguinte.

REFERÊNCIAS

1 American Society of Nephrology. Recommendations on the care of hospitalized patients with COVID-19 and kidney failure requiring renal replacement therapy [Internet]. ASN; 21 mar 2020. [acesso em 24 maio 2020]. Disponível em: https://www.asn-online.org/g/blast/files/AKI_COVID-19_Recommendations_Document_03.21.2020.pdf.

2. Sociedade Brasileira de Nefrologia. Recomendações da SBN às unidades de diálise em relação à epidemia do coronavírus [Internet]. SBN; 18 maio 2020. [acesso em 24 maio 2020]. Disponível em: https://www.sbn.org.br/noticias/single/news/recomendacoes-da-sbn-as-unidades-de-dialise-em-relacao-a-pandemia-do-coronavirus/.

3. NephJC. COVID and the kidney [Internet]. The AKI edition; 2020. [acesso em 24 maio 2020]. Disponível em: http://www.nephjc.com/news/covidaki.

4. Brasil. Ministério da Saúde. Nota técnica GVIMS/GGTES/ANVISA n. 04/2020. Orientações para serviços de saúde: medidas de prevenção e controle que devem ser adotadas durante a assistência aos casos suspeitos ou confirmados de infecção pelo novo coronavírus (SARS-CoV-2) [Internet]. [atualização em 8 maio 2020]. [acesso em 24 maio 2020]. Disponível em: http://portal.anvisa.gov.br/documents/33852/271858/Nota+T%C3%A9cnica+n+04-2020+GVIMS-GGTES-ANVISA-ATUALIZADA/ab598660-3de4-4f14-8e6f-b9341c196b28.

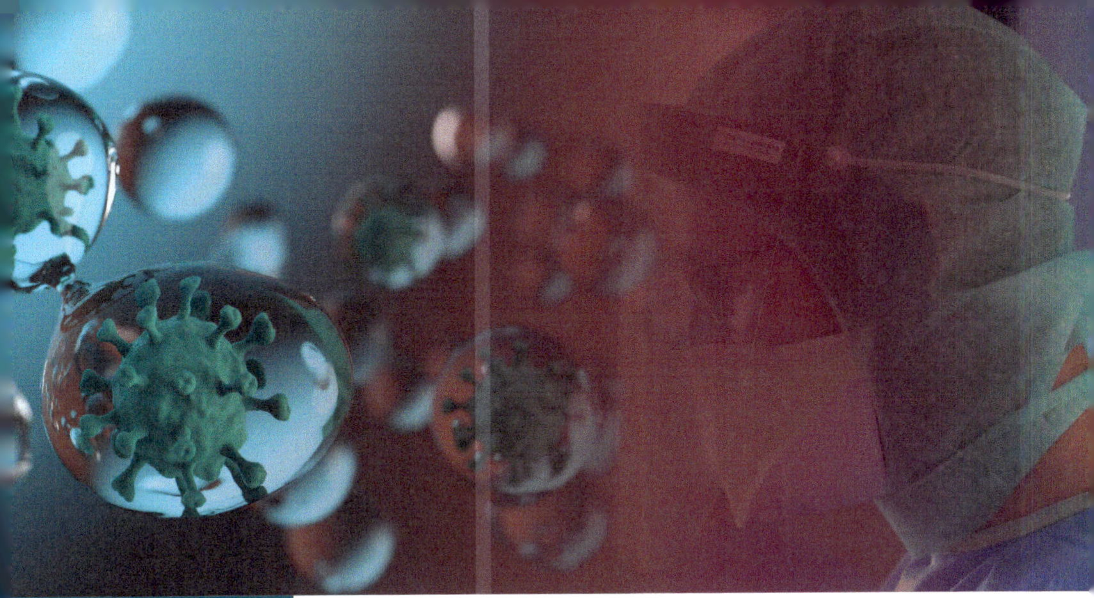

Capítulo

21

Recomendações AMIB sobre Controle Sanitário e Estratégias de Contingenciamento das Unidades de Terapia Intensiva para Atendimento de Pacientes com COVID-19

Associação de Medicina Intensiva Brasileira (AMIB)
Centro Hospitalar do Trabalhador, Curitiba (PR).
Centro de Estudos e Pesquisa em Terapia Intensiva (CEPETI), Curitiba (PR).
Hospital de Base da Faculdade de Medicina de São José do Rio Preto

Autores

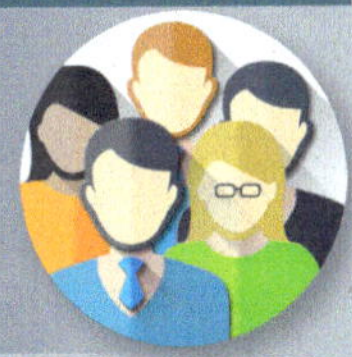

- **Mirella Cristine de Oliveira**
  Médica formada pela Universidade Federal de Santa Catarina (UFSC). Título de Especialista pela Associação Brasileira de Medicina Intensiva Brasileira (AMIB) e de Nefrologia pela Universidade Federal do Paraná (UFPR). Membro do Conselho Consultivo de Ex. Presidentes e Membro da Comissão de Defesa Profissional, também preside o Comitê de Emergência e Trauma da AMIB. Diretora-Clínica das UTIs do Centro Hospitalar do Hospital do Trabalhador Curitiba, PR. Diretora de Pesquisa Clínica do Centro de Estudos e Pesquisas em Emergências e Terapia Intensiva (CEPETI). Preceptora da Residência em Medicina Intensiva do Complexo Hospitalar do Trabalhador (CHT).
- **Flávia Castanho Hubert**
  Médica Intensivista Coordenadora da UTI do Hospital de Reabilitação, Paraná – PR.
- **Suzana Margareth Ajeje Lobo**
  Presidente da Associação de Medicina Intensiva Brasileira (AMIB), biênio 2020-2021. Titulada em Medicina Intensiva pela AMIB. Chefe do Centro Terapia Intensiva do Hospital de Base de São José do Rio Preto. Professora Livre-docente da Faculdade de Medicina de São José do Rio Preto (FAMERP).
- **Bruno Alcântara Gabardo**
  Médico pela Universidade Federal do Paraná (UFP). Cirurgião Geral pelo Hospital do Trabalhador da Universidade Federal do Paraná (UFPR).

- **Cintia Cristina Martins**

  Médica graduada em Medicina pela Universidade Federal do Paraná (UFPR). Residência em Clínica Médica pelo Hospital Universitário Cajuru – Pontifícia Universidade Católica do Paraná (PUC/PR). Residência em Terapia Intensiva pelo Hospital do Trabalhador. Médica Intensivista do Complexo Hospitalar do Trabalhador, Curitiba – PR.

- **Fernanda Baeumle Reese**

  Médica Graduada em Medicina pela Pontifícia Universidade Católica do Paraná (PUC-PR). Especialista em Medicina Intensiva pela Associação de Medicina Intensiva Brasileira (AMIB). Pós-graduação em Gestão de Emergências no SUS pelo Sírio-Libanês. Especialista em Melhoria pelo Institute for Healhtcare Improvement (IHI). Médica Intensivista do Complexo Hospitalar do Trabalhador.

- **Mariana Bruinje Cosentino**

  Médica graduada em Medicina pela Universidade do Sul de Santa Catarina (Unisul). Médica Intensivista no Hospital do Trabalhador. Titulada em Medicina Intensiva pela Associação de Medicina Intensiva Brasileira (AMIB). Pós-graduação em Emergências Clínicas pela Pontifícia Universidade Católica do Paraná (PUC-PR). Pós-graduação em Cardiologia Básica e Avançada pela PUC-PR.

- **Debora Valverde**

  Enfermeira do Hospital de Base da Faculdade de Medicina de São José do Rio Preto (FAMERP).

- **Luana Fernandes Machado**

  Médica do Hospital de Base da Faculdade de Medicina de São José do Rio Preto (FAMERP).

- **Luciana Souza Jorge**

  Médica Formada pela Faculdade de Medicina de São José do Rio Preto (FAMERP).

- **Andressa Batista Zequini de Moraes**

  Médica Formada pela Faculdade de Medicina de São José do Rio Preto (FAMERP).

- **Álvaro Réa Neto**

  Membro do Conselho Consultivo e Ex Presidentes do Comitê de Cardiointensivismo da Associação de Medicina Intensiva Brasileira (AMIB). Membro do Conselho Consultivo de Ex. Presidentes e Presidente do Comitê de Cardiointensivismo da AMIB. Título de Especialista pela Associação Brasileira de Medicina Intensiva Brasileira (AMIB). Professor de Medicina do Departamento de Clínica Médica da Universidade Federal do Paraná (UFPR). Diretor do Centro de Estudos e Pesquisas em Emergências e Terapia Intensiva (CEPETI).

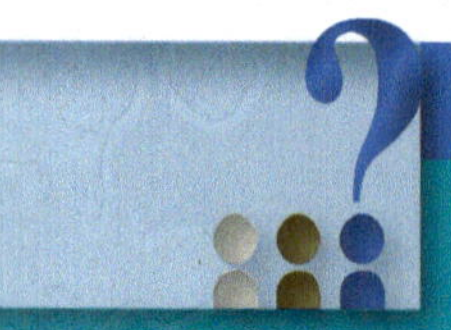

ASSUNTOS ABORDADOS

1. Engenharia
2. Fluxo de atendimento
3. Equipe
4. Orientações gerais para os isolamentos
5. Equipamentos de proteção individual
6. Orientações gerais para o uso de EPIs
7. Sequência do uso de EPIs nos isolamentos
8. Dispositivos de oxigenação e ventilação

9. Orientações gerais para intubação
10. Orientações para nebulização
11. Orientação geral de proteção durante manobra de prona
12. Medicações
13. Coleta de exames laboratoriais
14. Manejo dos fluidos corporais (diurese, evacuação, débitos de drenos e aspiração traqueal)
15. Limpeza concorrente do leito
16. Banho
17. Retirada de roupa de cama
18. Alimentos e água
19. Descarte de lixo no *box*
20. Expurgo
21. Rotina de limpeza e desinfecção de superfícies, equipamentos e materiais
22. Recomendação para identificação de descartes
23. Guarda de documentos e papéis em geral
24. Medidas de prevenção durante o transporte

1 ENGENHARIA

- A unidade com pressão negativa é o ambiente ideal para a permanência dessa população de pacientes, pois "deposita" rapidamente os aerossóis, no entanto raramente está disponível. **Recomenda-se, então, que o ambiente seja arejado**.
- Se houver aparelho de ar condicionado disponível, checar o filtro. Ver se é adequado para filtragem de vírus e como está a direção da filtragem.
- *Boxes* fechados são preferíveis, facilitam a demarcação do isolamento e tornam o ambiente mais "controlado". Na ausência de *boxes* fechados, recomenda-se delimitar fisicamente, com sinalização no chão, a área de entrada no *box*, assim como a delimitação das coortes, no caso de Unidades de Terapia Intensiva (UTIs) não dedicadas.

2 FLUXO DE ATENDIMENTO

- Estabelecer acesso único dedicado.
- Definir o fluxo de internação, preferencialmente com acesso independente da circulação de pacientes com outras doenças e equipes assistenciais de outras áreas.

3 EQUIPE

- Equipe preferencialmente exclusiva e dedicada deverá permanecer em área separada (área de isolamento) e evitar contato com outros profissionais envolvidos no cuidado de outros pacientes.
- Preferencialmente, estabelecer atendimento 1:1, **mas é improvável que isso seja possível em situação de contingência**.
- Na impossibilidade de atendimento 1:1, a aderência às medidas de precaução será ainda mais impactante na transmissão da doença entre os pacientes.
- Retirar roupa pessoal e usar apenas roupa disponibilizada pela instituição.
- Todo profissional deverá tomar banho no hospital ao término do plantão.
- Garantir fornecimento de refeições e bebidas para os profissionais de saúde na área separada, sempre que possível – recomendamos fortemente.

IMPORTANTE

Recomendamos fortemente que refeições e bebidas sejam fornecidas para os profissionais de saúde em área separada, sempre que possível.

4 ORIENTAÇÕES GERAIS SOBRE ISOLAMENTOS

- **Quartos com pressão negativa:** ao utilizar o quarto com pressão negativa, deve-se manter o controle da pressão e registrar o valor em impresso, conforme rotina. Caso o paciente receba alta ou transferência, deve-se manter a pressão negativa ligada, e não retirar a placa de identificação de precaução da porta do quarto até que seja realizada higiene terminal.
- **Quartos sem pressão negativa:** após alta ou transferência, deve-se manter as janelas abertas e a porta fechada, e não retirar a placa de identificação de precaução da porta do quarto até que seja realizada higiene terminal.

Com pressão negativa	Sem pressão negativa
▪ Ligar e conferir o funcionamento da pressão negativa. ▪ Realizar o controle de pressão e registrar o valor a cada seis horas no prontuário eletrônico. ▪ Acionar imediatamente a manutenção caso seja encontrada qualquer irregularidade.	▪ **Paciente sem máscara ou com máscara sem supervisão:** após transferência ou alta do paciente, deve ser iniciada a desinfecção do quarto e o profissional deverá estar com paramentação completa, vestindo a máscara cirúrgica.

- Caso um paciente em precaução aérea seja transferido, ou receba alta, manter pressão negativa ligada e não retirar da porta do quarto a placa que identifica precaução aérea até que se realize higiene terminal. O profissional da higiene deve utilizar máscara cirúrgica.

- **Paciente com máscara supervisionado durante todo o tempo de permanência:** o local poderá ser liberado para o próximo atendimento (exemplo: consultório, triagem, salas de exame etc.) após limpeza concorrente do ambiente e dos equipamentos pela enfermagem.

5 EQUIPAMENTOS DE PROTEÇÃO INDIVIDUAL

5.1 Máscaras

N95 ou PFF2

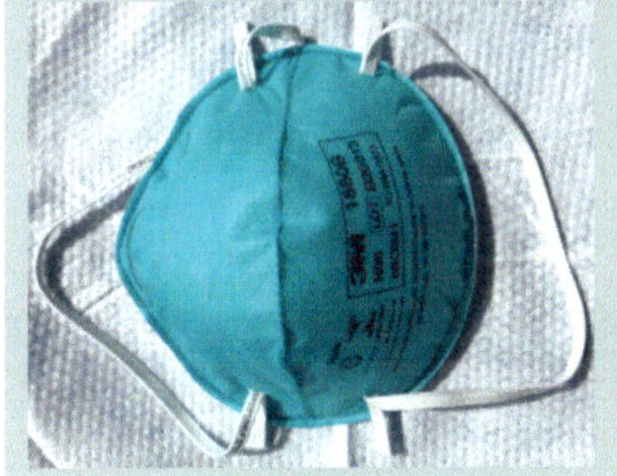

Figura 21.1 Máscara N95

A máscara N95 deve ser reservada para situações de alto risco, com grande dissipação de aerossóis: intubação orotraqueal, aspiração de vias aéreas, ressuscitação cardiopulmonar, traqueostomia; enfim, manipulação de vias aéreas em geral. Indicada também na endoscopia digestiva alta pelo risco de tosse durante o procedimento.

DICA 1

O uso indevido ou prolongado da máscara N95 pode causar lesões cutâneas, e elas podem ser aliviadas com o uso de algumas interfaces, como fita cirúrgica microporosa ou outras.

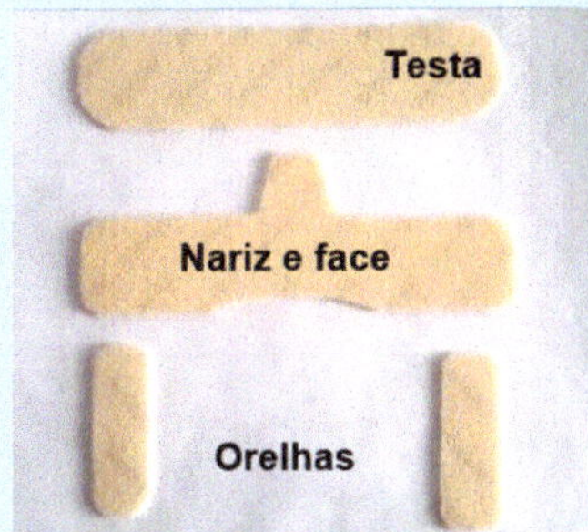

Figura 21.2 Fita cirúrgica microporosa.

DICA 2

Para a proteção da N95, pode ser utilizada viseira/*face shield*.

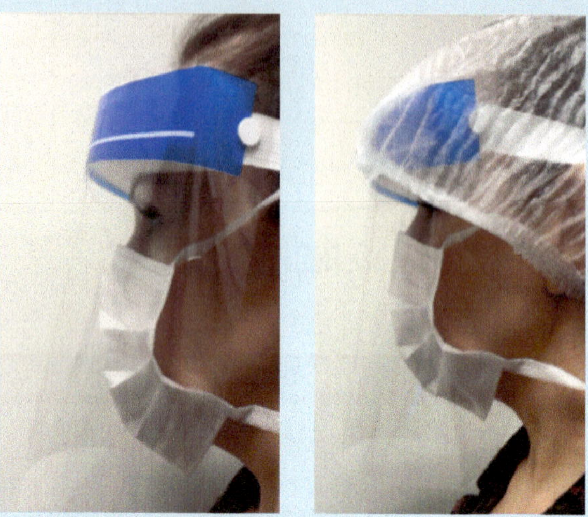

Figura 21.3 Viseira/*face shield*.

Reutilização da N95 ou da PFF2 (em caso de baixo estoque)

- Deve-se proceder à técnica adequada para retirada: sem tocar na parte da frente, retirando de trás para frente pelo elástico, e armazenar em saco/caixa de papel identificado.
- Se for utilizada para aspiração traqueal: deve ser descartada. Mas, se usada com a viseira, pode ser reutilizada, e a viseira deve ser higienizada com água e sabão, sendo a desinfecção feita com o produto padronizado pelo serviço.
- Aplicar álcool antes e depois de tocar a máscara. Usar luva de procedimento para vestir a N95 reutilizada e descartar as luvas assim que a máscara estiver ajustada. **Usar, no máximo, cinco vezes**.
- De acordo com orientações do *Centers for Disease Control and Prevention* (CDC), é possível seguir a seguinte estratégia em caso de necessidade de racionamento de insumos: oferecer cinco máscaras para cada profissional que está em atendimento direto dos pacientes com COVID-19. O profissional utilizará uma por dia e armazenará em saco de papel respirável ao final de cada turno. A ordem de uso deverá ser repetida com intervalo mínimo de cinco dias entre cada uma delas. Apesar do intervalo de tempo de uso entre elas, os cuidados devem ser redobrados considerando-se que a máscara pode estar contaminada externamente. Seguir as mesmas recomendações para reuso de máscaras descritas anteriormente.

ATENÇÃO

Se estiver contaminada com sangue, secreção nasal ou outros fluidos corporais, a máscara N95 deve ser descartada. Para o descarte, considerar uma máscara por saco descartável. Trocar o saco a cada uso.

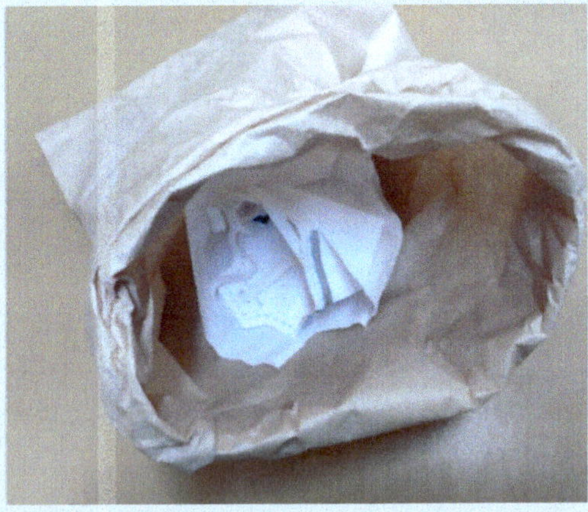

Figura 21.4 Máscara descartada em saco de uso único.

Máscara cirúrgica descartável

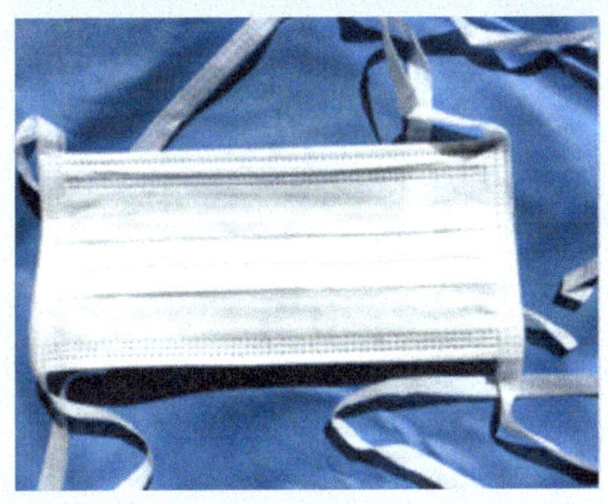

- Na escassez do modelo N95, máscara cirúrgica descartável pode ser usada **com a viseira** em procedimentos que abordem a via aérea. É preciso descartá-la após o uso.
- Deve ser utilizada em todos os procedimentos de contato com pacientes suspeitos, quando não houver abordagem de via aérea.

Máscara de Tecido

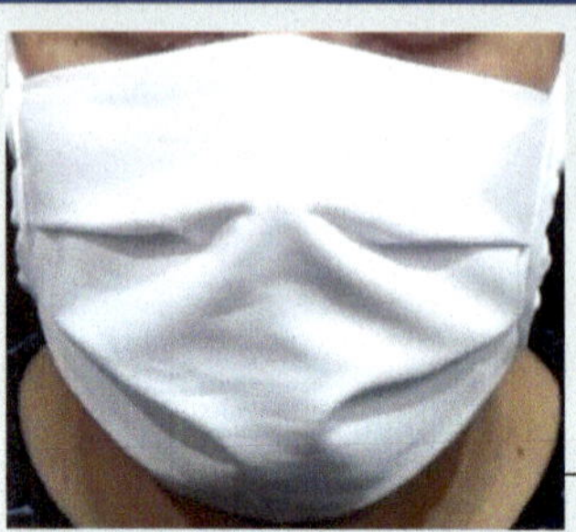

Em cenário de escassez, máscara de tecido pode ser utilizada, inclusive para abordagem de via aérea, desde que o tecido tenha gramatura 30 g, com viseira. **E ela deve ser enviada para a lavanderia em separado da rouparia de não suspeitos**.

Viseira/*Face Shield*

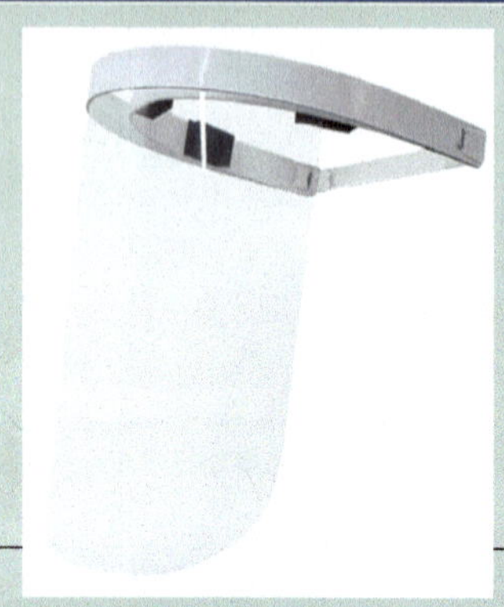

Deve ser higienizada com o produto padronizado pela instituição após cada uso. Quando utilizada para abordagem de via aérea, deve ser higienizada com água e sabão e, em seguida, passar por desinfecção com o produto padronizado pela instituição.

Aventais

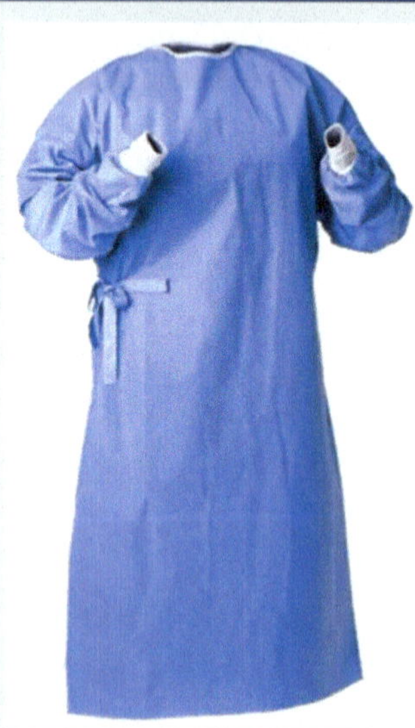

- Está recomendado o uso de avental de tecido ou descartável:
  - Tecido: deve ser lavado separadamente.
  - Descartável: precisa ser descartado após o atendimento.
- O avental deve ser trocado a cada atendimento de pacientes diferentes.

ÓCULOS	GORRO OU TOUCA
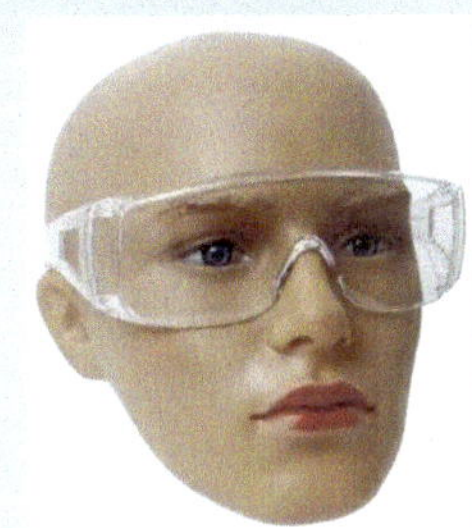 https://produto.mercadolivre.com.br/MLB-1504713884	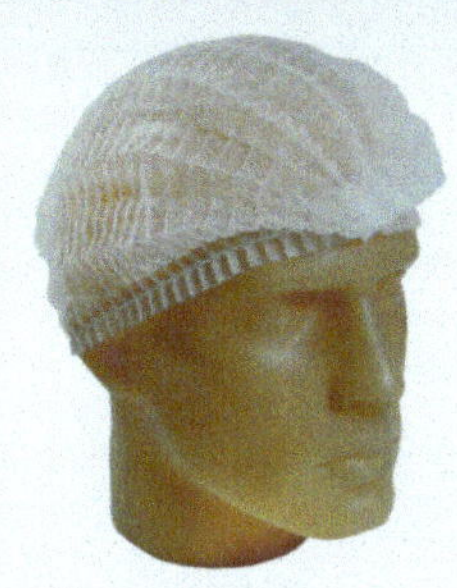 https://www.cirurgicaamorim.com.br/touca-sanfonada-hn-desc-20g-branco-c100
São de reúso e, após cada utilização, devem ser higienizados corretamente com o produto padronizado.	São descartáveis. Em cenários de escassez, pode-se utilizar o de pano, com o mesmo cuidado de lavagem já descrito para aventais e máscaras de tecido.

6 ORIENTAÇÕES GERAIS PARA USO DE EPIs

A seguir, medidas gerais aplicadas a diferentes cenários.

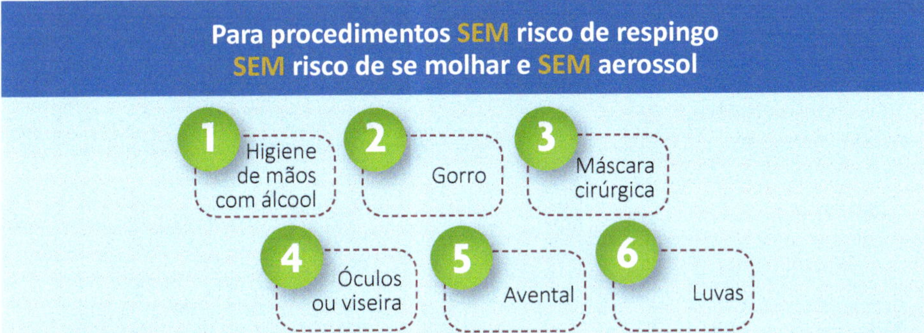

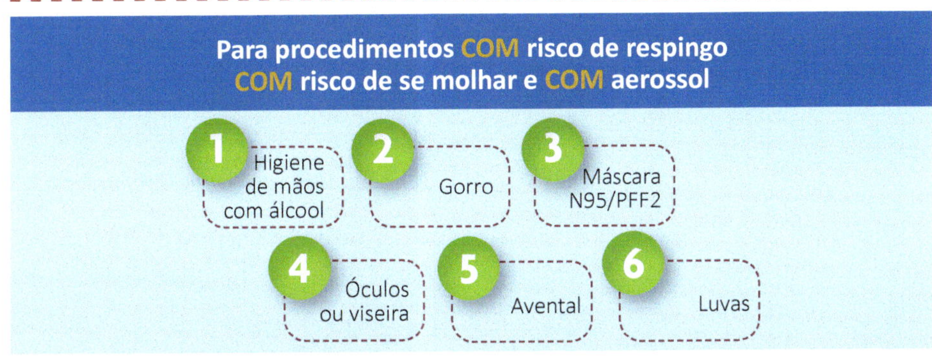

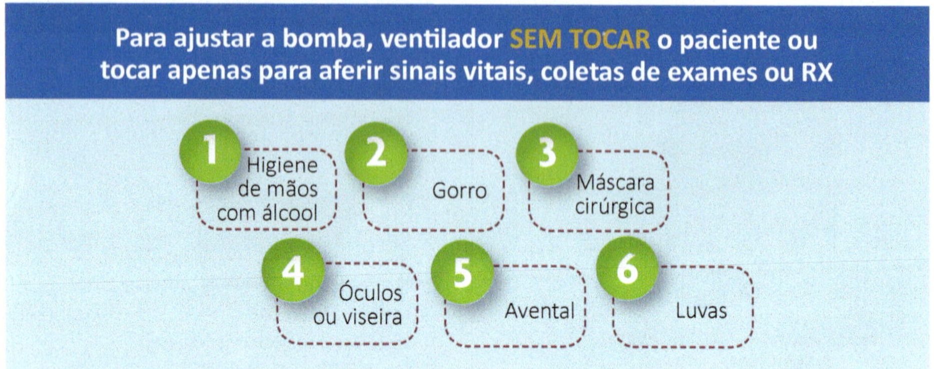

7 SEQUÊNCIA DO USO DE EPIs NOS ISOLAMENTOS

A seguir, a sequência de paramentação e desparamentação em isolamento **com antecâmara**:

***BOX* COM ANTECÂMARA**	
Sequência de paramentação	Sequência de desparamentação
Na antecâmara	**Na antecâmara**
1. Higienizar as mãos com álcool. 2. Iniciar da parte superior. 3. Colocar gorro descartável. 4. Colocar óculos. 5. Colocar avental descartável ou de tecido. 6. Colocar máscara cirúrgica ou máscara N95/PPF2, dependendo do procedimento a ser realizado (utilizar luvas de procedimento para manejar a N95, se reutilizada). 7. Colocar luvas de procedimento e garantir que elas permaneçam sobre o punho (se necessário, colocar fitas adesivas).	1. Retirar luvas de procedimento sem movimentos bruscos; higienizar as mãos com álcool. 2. Retirar máscara; álcool nas mãos. 3. Retirar avental; álcool nas mãos. 4. Retirar óculos ou protetor facial; álcool nas mãos. 5. Retirar gorro; álcool nas mãos. 6. Calçar luvas de procedimento e realizar limpeza e desinfecção dos óculos e da superfície de apoio (utilizar produto desinfetante padronizado na unidade). 7. Retirar luvas. 8. Álcool nas mãos.

A seguir, a sequência de paramentação e desparamentação em isolamento **sem antecâmara**:

***BOX* SEM ANTECÂMARA**	
Sequência de paramentação	Sequência de desparamentação
Fora do quarto	**Dentro do quarto**
1. Higienizar as mãos e, depois, passar álcool. 2. Iniciar da parte superior. 3. Colocar gorro descartável. 4. Colocar óculos. 5. Colocar avental descartável ou de tecido. 6. Colocar máscara cirúrgica ou máscara N95/PPF2, dependendo do procedimento a ser realizado (utilizar luvas de procedimento para manejar a N95, se reutilizada).	1. Retirar luvas de procedimento sem movimentos bruscos; álcool em gel nas mãos. 2. Retirar avental e descartar; álcool em gel nas mãos. **Fora do quarto** 3. Retirar óculos ou protetor facial; álcool em gel nas mãos. 4. Retirar máscara cirúrgica e descartar. Se estiver usando máscara N95, retirá-la e colocar em um saco de papel identificado; álcool em gel nas mãos.
7. Colocar luvas de procedimento e garantir que elas permaneçam sobre o punho (se necessário, colocar fitas adesivas).	5. Retirar gorro; álcool em gel nas mãos. 6. Calçar luvas de procedimento e realizar limpeza e desinfecção dos óculos e da superfície de apoio (utilizar produto desinfetante padronizado na unidade). 7. Retirar as luvas; álcool em gel nas mãos.

ORDEM DE PARAMENTAÇÃO

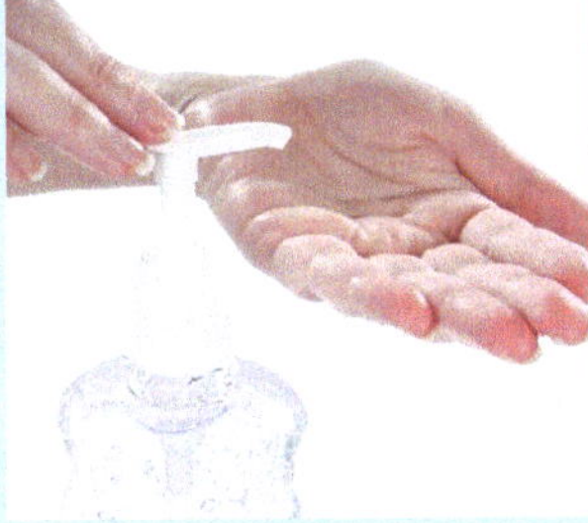

Higienização das mãos com álcool

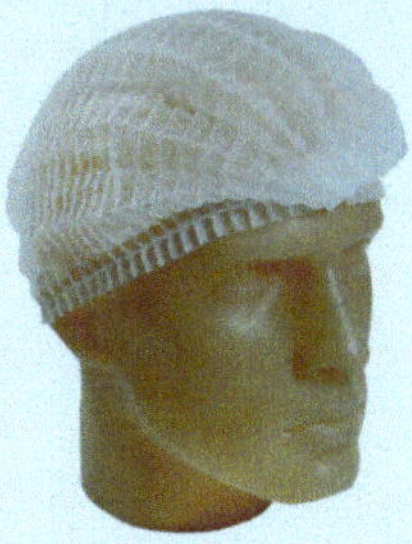

Gorro

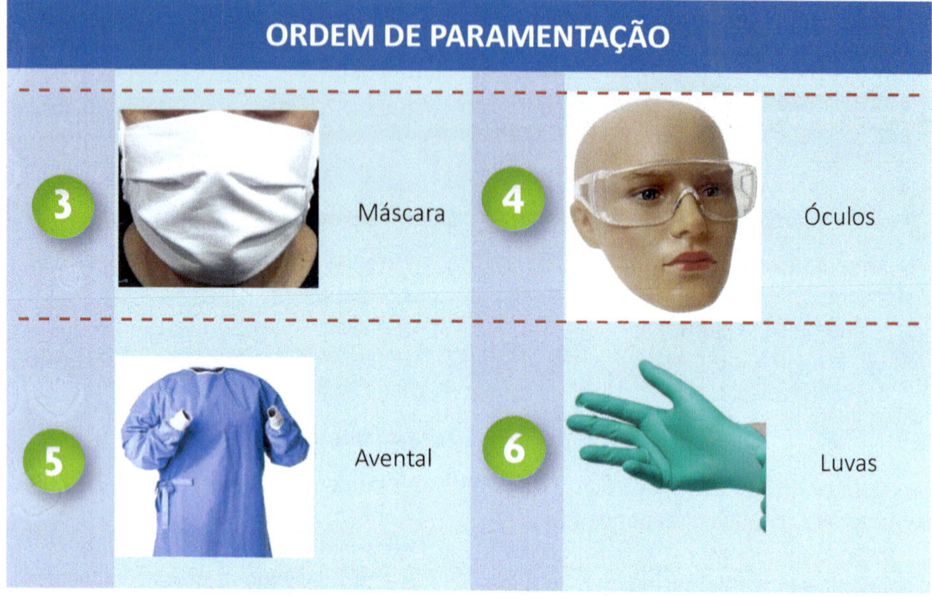

8 DISPOSITIVOS DE OXIGENAÇÃO E VENTILAÇÃO

AMBU

- Com reservatório, impedindo a dispersão de aerossóis.
- Sistema de aspiração fechado e filtro HEPA, HMEF ou HME com especificação de filtragem de vírus acoplada.
- Pinçamento ou oclusão do tubo orotraqueal (TOT) antes da desconexão e da conexão aos dispositivos de ventilação (Figura 21.5).

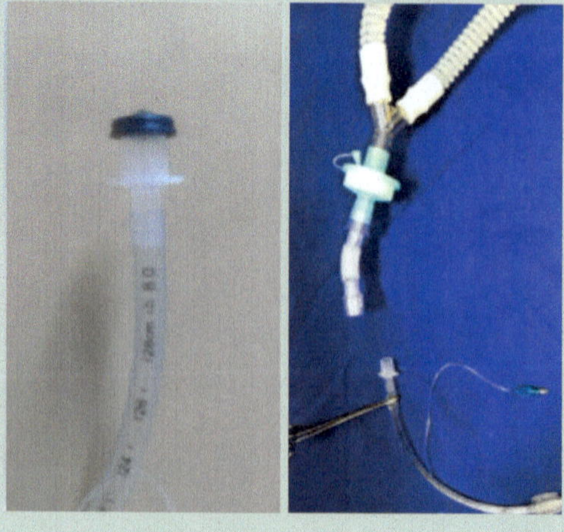

Figura 21.5

Oxigenoterapia

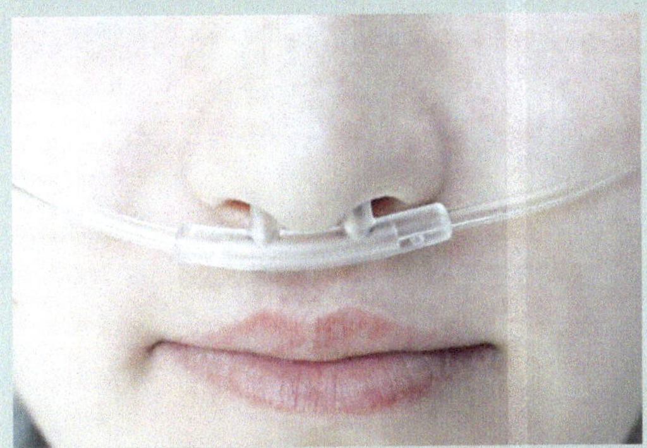

Para pacientes sem indicação de ventilação mecânica, administrar oxigênio por cateter nasal ou máscara o mais fechada possível.

ATENÇÃO! Grande risco de dispersão de aerossóis.

Ventilação Mecânica

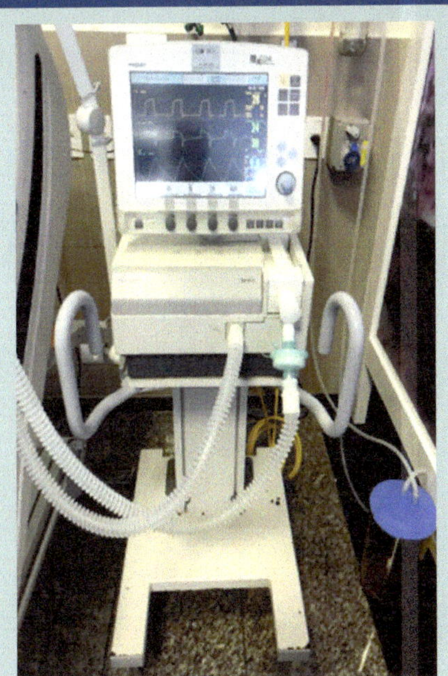

Figura 21.6 Aparelho de ventilação mecânica.

- Indicar ventilação mecânica invasiva precocemente. **Está contraindicado o uso de ventilação não invasiva**.
- Alguns ventiladores microprocessados têm filtros expiratórios N99 ou N100, com grande poder de filtragem de aerossóis. No entanto, a maioria das instituições não dispõe dessa tecnologia.
- Checar os filtros expiratórios em uso, e, se não forem adequados, ou até se estiverem vencidos, substituir por filtros HEPA, HMEF ou HME (algumas marcas filtram vírus também), que filtram bactérias e vírus.
- Considerar que os filtros HME e HMEF têm indicação de troca a cada 24 horas; e o HEPA, a cada 48 horas.
- Considerar também que, em situação de contingência, pode não haver mais filtros; deve-se pensar, pois, na possibilidade de aumentar o tempo de uso — mas, nesse caso, sem garantia de efetividade dos filtros.

9 ORIENTAÇÕES GERAIS PARA INTUBAÇÃO

- Todo material deve ser preparado fora do *box*.
- A equipe de intubação deve limitar-se ao médico e ao menor número de pessoas possível.
- Durante a intubação, um circulante poderá permanecer do lado de fora do isolamento para atender às solicitações da equipe interna.
- Instalar filtro HEPA, HMEF ou HME com filtragem para vírus no AMBU, antes da intubação; de preferência, conectar direto ao ventilador mecânico, evitando "ambuzar" o paciente.

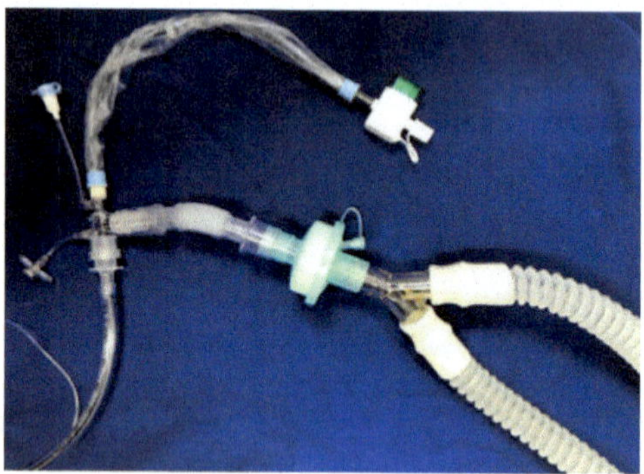

Figura 21.7 Sistema fechado de aspiração com filtro HEPA no circuito.

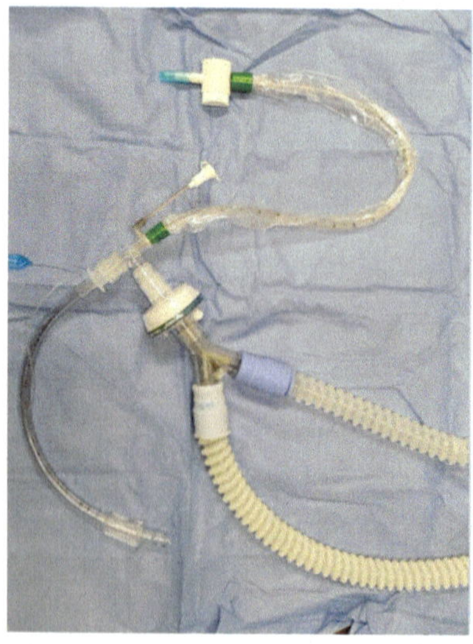

Figura 21.8. Sistema fechado de aspiração com filtro HME sem espaço morto, caso filtro HME disponível encaixe diretamente em Trach Care.

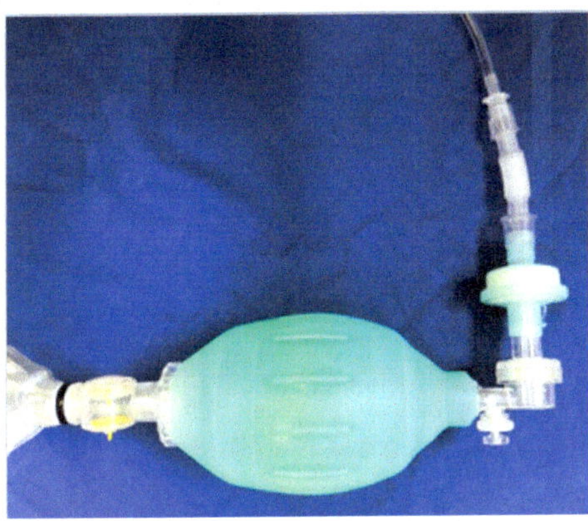

Figura 21.9 AMBU com reservatório e filtro HEPA.

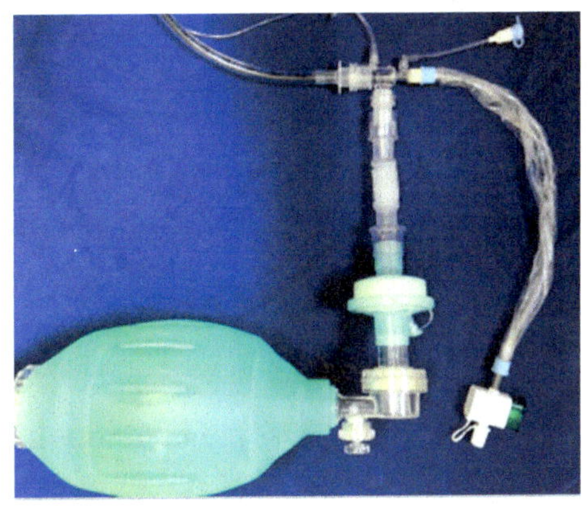

Figura 21.10 AMBU com reservatório, filtro HEPA e sistema fechado de aspiração.

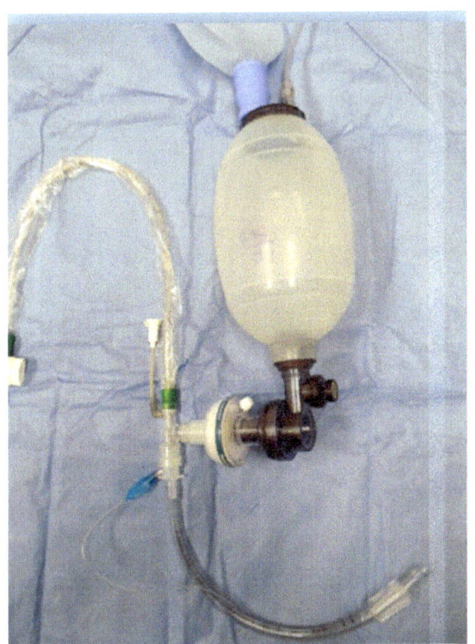

Figura 21.11 AMBU com reservatório, filtro HME e sistema fechado de aspiração sem espaço morto, caso filtro HME disponível encaixe diretamente em Trach Care.

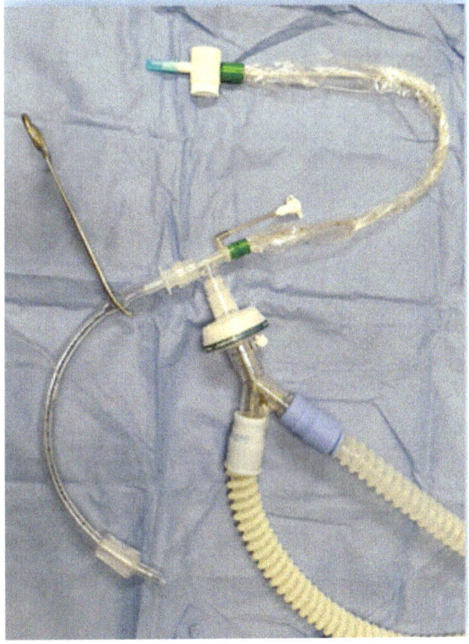

Figura 21.12 Pinçamento do TOT antes da desconexão para troca do sistema (Trach Care ou filtro HME) ou troca de ventilador de transporte por ventilador da unidade.

- Outra técnica é pinçar sempre o tubo para conexão ou desconexão de AMBU ou ventilador mecânico ou utilizar um oclusor no TOT, sempre com a ideia de não deixar a via aérea aberta para o ambiente.
- Preferencialmente, instalar sistema fechado de aspiração — Trach Care em todos os pacientes. Na impossibilidade de uso, só realizar aspiração em caso de alta pressão de pico na ventilação mecânica, presumivelmente por acúmulo de secreção.
- Não se recomenda o uso de ventilação não invasiva.
- O jogo de laringoscópio utilizado na intubação deve ser encaminhado para o expurgo, com a finalidade de desinfecção-padrão com água/sabão e álcool 70% novamente.

Orientações para suplementação de oxigênio em traqueostomias

Caso o paciente esteja em ventilação espontânea com traqueostomia, para evitar a dispersão de gotículas pelo ambiente, filtros HME específicos para conexão em traqueostomias podem ser utilizados ou ainda conexões de reservatórios à traqueostomia, como nas figuras abaixo:

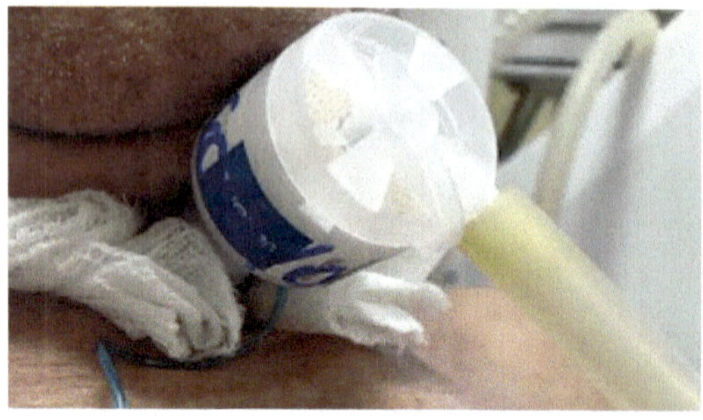

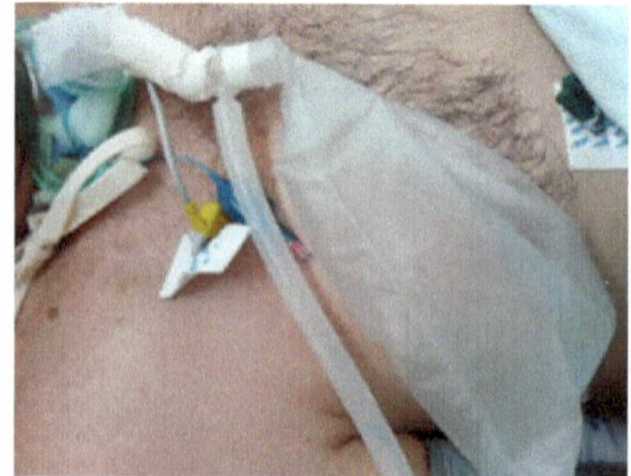

Figura 21.13

10 ORIENTAÇÕES PARA NEBULIZAÇÃO

- Devem ser evitados os dispositivos de nebulização geradores de aerossóis.
- Usar medicação broncodilatadora em *puff* administrado por dispositivo que acompanha Trach Care ou aerocâmara retrátil.

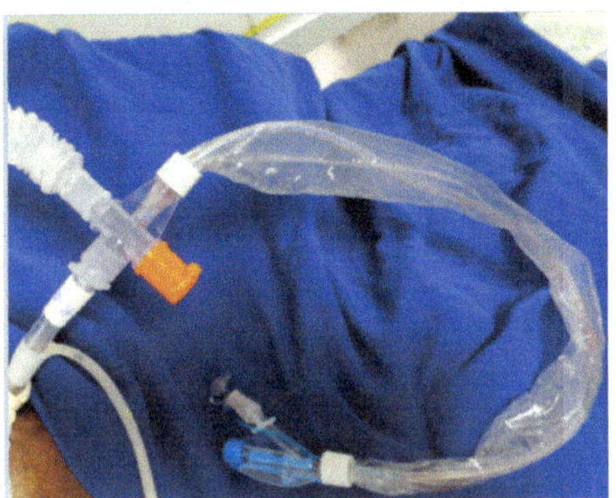

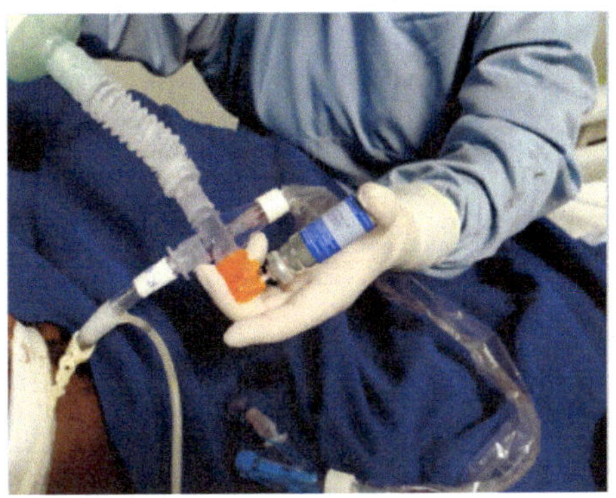

Figura 21.14 Sistema para nebulização usando dispositivo que acompanha o Trach Care e que seria descartado (dispositivo do Trach Care em laranja).

11 ORIENTAÇÃO GERAL DE PROTEÇÃO DURANTE MANOBRA DE PRONA

- Considerar a manobra passível de geração de gotículas e aerossóis.

12 MEDICAÇÕES

- Medicações devem ser preparadas fora do *box*.
- Para descarte, armazená-las em saco plástico e descartar o saco na lixeira interna do quarto.

13 COLETA DE EXAMES LABORATORIAIS

- A coleta deve ser feita preferencialmente por profissionais de enfermagem da equipe dedicada. **Evitar a exposição desnecessária de outros profissionais**.

14 MANEJO DOS FLUIDOS CORPORAIS (DIURESE, EVACUAÇÃO, DÉBITOS DE DRENOS E ASPIRAÇÃO TRAQUEAL)

- **Frasco com conteúdo de aspiração traqueal:** desprezar ao final de 24 horas de plantão. Deve-se eleger um profissional para coletar o material com o técnico do leito, levar e desprezar na área de expurgo.
- **Diurese:** em pacientes com sonda vesical de demora (SVD), a mensuração será pela bolsa coletora. Desprezar a cada seis horas ou antes, se atingir 3/4 da capacidade da bolsa, a fim de diminuir as chances de contato com fluido. Revestir o frasco coletor com saco plástico 50 x 70 e levar apenas o saco para ser desprezado.
- Em quartos que possuam banheiro dentro do isolamento, desprezar, dentro do banheiro, o saco plástico no lixo contaminado e revestir com saco limpo.

- Nos quartos sem banheiro, levar o conteúdo até a área de expurgo, onde a diurese deve ser desprezada no vaso sanitário e o saco plástico deve ser descartado no lixo contaminado; revestir novamente o frasco.
- Em pacientes masculinos com diurese espontânea, não utilizar papagaio; deve-se colocar Uripen® e quantificar de duas em duas horas pelo frasco, desprezando a cada seis horas ou antes de se atingir a capacidade do frasco.
- **Evacuação:** pacientes que estiverem em isolamento com banheiro privativo e tiverem condição, devem ir ao banheiro. Os que não tiverem condição de sair do leito, ou estiverem em quartos sem banheiro, devem evacuar na fralda descartável. A fralda deve ser descartada em lixo contaminado. Não utilizar comadres.

IMPORTANTE

Não entrar no quarto com prancheta, caneta, prescrição, celular ou qualquer outro material que possa servir como veículo de disseminação do vírus. Anotar os sinais vitais visualizando o monitor pelo vidro.

15 LIMPEZA CONCORRENTE DO LEITO

- Considerar o protocolo da instituição.
- Limpar monitor, estativas, grades de cama, bomba de infusão, ventilador mecânico e maçanetas das portas com o produto padronizado pela instituição.
- Colocar a planilha de limpeza concorrente no mural a cada *box*.
- Durante a limpeza do *box*, o profissional de higienização deve utilizar os mesmos EPIs que a equipe de saúde: avental, luvas e máscara N95 (se paciente em ventilação espontânea) ou máscara cirúrgica (se paciente em ventilação mecânica com circuito fechado).

16 BANHO

- Banho a seco para todos os pacientes acamados.
- Preferir banho de leito, inclusive para acordados.
- Se o paciente for encaminhado ao banheiro, interditar para higienização imediatamente.

17 RETIRADA DE ROUPA DE CAMA

- As roupas de cama do paciente devem ser retiradas e colocadas no *hamper* do *box*.

- Manter o *hamper* fechado com as roupas em seu interior para que, na sequência, elas sejam recolhidas pela equipe de higienização no momento da limpeza do *box*.

18 ALIMENTOS E ÁGUA

- Nenhuma garrafa, bandeja ou lixo pode sair de dentro do *box* do paciente. Todos os materiais, preferencialmente, devem ser descartáveis, com descarte em lixo infectante dentro do *box*. Na impossibilidade, fazer limpeza com água e sabão e usar o produto para desinfecção padronizado pela instituição.

19 DESCARTE DE LIXO NO BOX

- Ao retirar sonda, cateteres e fralda, descartar tudo em lixo infectante do próprio *box* do paciente.
- A coleta do lixo deve ser feita por profissional da higienização devidamente paramentado. Utilizar máscara cirúrgica.
- As roupas de cama devem ser deixadas em *hamper* específico de cada *box*.

20 EXPURGO

- A equipe de enfermagem deve designar uma pessoa, ao final do plantão, que, paramentada, fará a coleta dos sacos plásticos com os técnicos de cada *box* e o seu descarte na área de expurgo.
- Sempre haverá uma pessoa no apoio que, paramentada, mas sem entrar no *box*, poderá auxiliar no transporte de algum item à área de expurgo ou na higienização de algum material.

21 ROTINA DE LIMPEZA E DESINFECÇÃO DE SUPERFÍCIES, EQUIPAMENTOS E MATERIAIS

- Recomenda-se ampliar a frequência de limpeza, três vezes ao dia, das superfícies da UTI fora dos *boxes*, com álcool 70%, principalmente banheiros, maçanetas, corrimão e elevadores (botão de chamada, painel interno), usando-se produtos padronizados pela instituição.

22 RECOMENDAÇÃO PARA IDENTIFICAÇÃO DE DESCARTES

- Recomenda-se a identificação de descartes com saco plástico vermelho ou branco leitoso, em áreas separadas para cuidado de pacientes com suspeita de infecção pelo coronavírus.

23 GUARDA DE DOCUMENTOS E PAPÉIS EM GERAL

- Documentos e papéis em geral devem ficar em quarentena fora da área de contaminação, preferencialmente em envelope de papel ou caixa de papelão, por 24 horas antes de sua saída da UTI.

24 MEDIDAS DE PREVENÇÃO DURANTE O TRANSPORTE

- Definir equipe dedicada ao transporte, utilizando o protocolo institucional como referência.
- Usar elevadores exclusivos, quando factível.

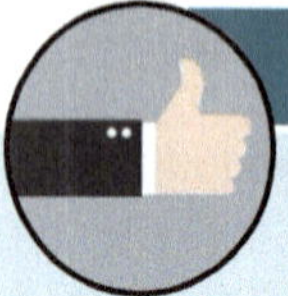

AÇÃO IMPORTANTE

IMEDIATAMENTE ANTES DO TRANSPORTE

Se o transporte for realizado por profissional que teve contato com o paciente, este deve:

- RETIRAR luvas de procedimento e aplicar álcool;
- RETIRAR avental e aplicar álcool;
- PERMANECER com máscara cirúrgica e óculos de proteção ou protetor facial;
- vestir NOVO avental; aplicar álcool;
- calçar NOVAS luvas de procedimento;
- manter distância de pelo menos 1 m, se possível, da região da via aérea do paciente.

- Prosseguir para o transporte do paciente.
- Durante o transporte, utilizar avental descartável e luvas de procedimento LIMPOS.

ATENÇÃO

Destacar um profissional APENAS para tocar superfícieis (como maçanetas, elevador etc) durante o transporte. Esta medida visa evitar a contaminação do ambiente e superfícies.

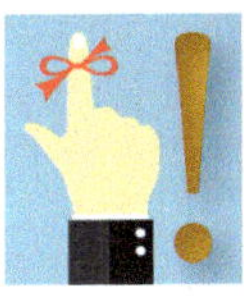

LEMBRE-SE!

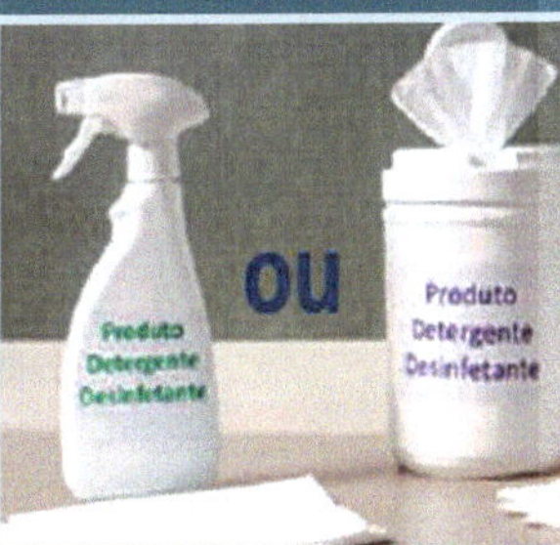

Lembre-se de realizar a LIMPEZA e DESINFECÇÃO da maca e equipamentos após a utilização!

REFERÊNCIAS

1. van Doremalen N, Bushmaker T, Morris DH, Holbrook MG, Gamble A, Williamson BN, et al. Aerosol and surface stability of SARS-CoV-2 as compared with SARS-CoV-1. N Engl J Med. 2020;382(16):1564-7.
2. World Health Organization. Rational use of personal protective equipment for coronavirus disease 2019 (COVID-19): Interim guidance. 2020 Feb 27. Available at https://apps.who.int/iris/bitstream/handle/10665/331215/WHO-2019-nCov-IPCPPE_use-2020.1-eng.pdf
3. Centers for Disease Control and Prevention. Recommended guidance for extended use and limited reuse of N95 filtering facepiece respirators in healthcare settings. 2020. Available at https://www.cdc.gov/niosh/topics/hcwcontrols/recommendedguidanceextuse.html.
4. Centers for Disease Control and Prevention. Interim infection prevention and control recommendations for patients with suspected or confirmed coronavirus disease 2019 (COVID-19) in healthcare settings. 2020. Available at https://www.cdc.gov/coronavirus/2019-ncov/hcp/infection-control.html.
5- Centers for Disease Control and Prevention. Decontamination and reuse of filtering facepiece respirators. 2020. Available at https://www.cdc.gov/coronavirus/2019-ncov/hcp/ppe-strategy/decontamination-reuse-respirators.html.

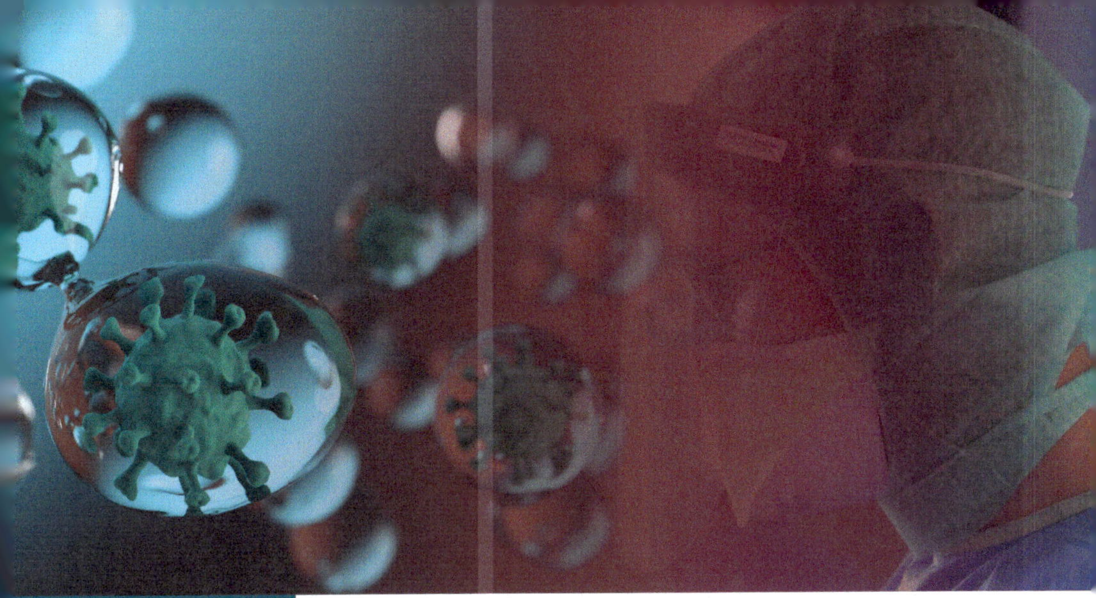

Capítulo

22

Suporte Hemodinâmico na Síndrome Respiratória Aguda Grave por COVID-19 em Adultos

Associação de Medicina Intensiva Brasileira (AMIB)

Comitê de Choque e Monitorização Hemodinâmica

Autores

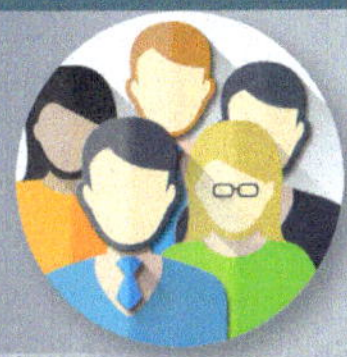

- **Fernando Suparregui Dias**

  Presidente do Comitê de Choque e Monitorização Hemodinâmica e Membro do Conselho Consultivo da Associação de Medicina Intensiva Brasileira (AMIB).

- **Murillo Santucci Cesar de Assunção**

  Membro do Comitê de Choque e Monitorização Hemodinâmica da Associação Brasileira de Medicina Intensiva Brasileira (AMIB). Coordenador da UTI do Hospital Israelita Albert Einstein (HIAE).

- **Gilberto Friedman**

  Membro do Comitê de Monitorização e Hemodinâmica da Associação Brasileira de Medicina Intensiva (AMIB). Graduado em Medicina pela Universidade Federal do Rio Grande do Sul (UFRGS). Mestrado em Medicina – Ciências Médicas – pela UFRGS. Doutorado em Ciências da Saúde – Cardiologia e Ciências Cardiovasculares – pela UFRGS.

- **Ciro Leite Mendes**

  Presidente Passado da Associação de Medicina Intensiva Brasileira (AMIB), biênio 2018-2019. Chefe das Unidades de Terapia Intensiva do Hospital Universitário Lauro Wanderley da Universidade Federal da Paraíba (HULW-UFPB). Ex-Presidente da AMIB, biênio, 2018-2019.

- **Ederlon Alves de Carvalho Rezende**

  Membro do Conselho Consultivo da Associação de Medicina Intensiva Brasileira (AMIB) e Membro do Comitê de Monitorização e Hemodinâmica. Diretor do Serviço de Medicina Intensiva do Hospital do Servidor Público Estadual de São Paulo (HSPE).

- **Nelson Akamine**

  Membro do Comitê de Monitorização Hemodinâmica da Associação de Medicina Intensiva Brasileira (AMIB). Especializações em Clínica Médica, Medicina Intensiva, Informática em Saúde, Gerenciamento de Projetos e Gestão em Saúde.

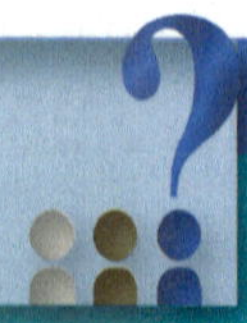

ASSUNTOS ABORDADOS

1. Fase de resgate (PA sistólica < 90 mmHg)
2. Fase de otimização
3. Fase de estabilização
4. Fase de derressuscitação
5. Métodos de monitorização

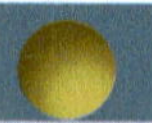

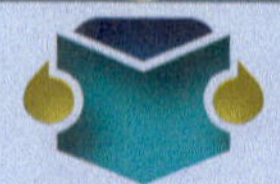

NOTAS DOS AUTORES

Na síndrome respiratória aguda grave (SARS) por COVID-19, a ocorrência de choque circulatório (CC) é variável, dependendo da população estudada, da gravidade e da definição adotada. A presença de CC é importante causa de morte, sendo a disfunção miocárdica secundária à miocardite um fator a ser considerado nesses pacientes.

A abordagem do CC nesses pacientes pode ser feita de modo pragmático, levando-se em conta as seguintes fases: (1) resgate, (2) otimização, (3) estabilização e (4) derressuscitação.

1 FASE DE RESGATE (PA SISTÓLICA < 90 MMHG)

- Pressão arterial média (PAM) alvo: 60 a 65 mmHg.
- Reposição volêmica com cristaloide (Ringer lactato) como desafio de volume.
- Infundir alíquotas de 250 mL até um volume total de 20 mL/kg/peso.

- Associar noradrenalina simultaneamente à reposição volêmica.
- Ao atingir a dose de noradrenalina de 0,5 mcg/kg/min, recomenda-se associar uma segunda droga, que pode ser adrenalina ou vasopressina.
- Quando se opta pela vasopressina, substituir por adrenalina se ocorrer alargamento do *gap* de PCO_2 > 8.
- A vasopressina deve ser evitada nos casos com evidência de disfunção miocárdica.
- Acesso venoso central e linha arterial.

2 FASE DE OTIMIZAÇÃO

- Avaliar perfusão:
- tempo de enchimento capilar (normal ≤ 3 s);
- avaliar lactatemia (sangue venoso periférico em situação de emergência).
- Avaliar variáveis de fluxo:
- gradiente venoarterial de PCO_2;
- saturação venosa mista de oxigênio (SvO_2);
- saturação venosa central de oxigênio ($ScvO_2$).

Fluidos	▪ Na fase de otimização, sugere-se o uso de parâmetros dinâmicos de fluidorresponsividade, tempo de enchimento capilar e/ou medição do lactato sérico, sobre variáveis estáticas, a fim de avaliar o benefício da infusão de fluidos. ▪ Recomenda-se estratégia conservadora em detrimento do uso liberal de fluidos.
Avaliação da Perfusão	▪ Na hipoperfusão (lactato > 2,0 mmol/L), ou tempo de enchimento capilar (TEC) alargado, em paciente sob ventilação mecânica, avaliar primeiramente a fluidorresponsividade para infundir mais fluido.
	▪ Considerar disfunção miocárdica e uso de initrópico (dobutamina) nos casos de ausência de fluidorreponsividade.
	▪ Recomenda-se não avaliar parâmetros metabólicos (lactato, gases sanguíneos) com frequência maior do que duas vezes ao dia se o TEC estiver normal, visando reduzir o risco de manipulação frequente do paciente.

Disfunção Miocárdica	▪ Na presença de disfunção miocárdica, de modo ideal documentada por ecocardiografia, persistindo a hipoperfusão após a PAM-alvo ser atingida, recomenda-se o uso de dobutamina. ▪ Em locais com poucos recursos, pode-se utilizar como referência o delta PCO_2 acima de 8 para caracterizar disfunção miocárdica.
Choque Refratário e Uso de Esteroides	▪ O uso de hidrocortisona na dose de 200 mg/dia (intermitente ou contínuo) é recomendado, persistindo a necessidade de vasopressor em até seis horas .

3 FASE DE ESTABILIZAÇÃO

- Nessa fase, a atenção é com o balanço hídrico (BH).
- Recomenda-se um BH equilibrado (zero) após a otimização (correção da hipoperfusão).
- Utilizar diurético ou ultrafiltração nos casos de oligúria persistente.
- Se os marcadores de perfusão indicarem sinais de hipoperfusão, indica-se retornar às medidas da fase de otimização.
- Recomenda-se avaliar o efeito das condutas a cada intervenção.

4 FASE DE DERRESSUSCITAÇÃO

- Após o desmame do vasopressor, o BH deve ser negativo, inclusive usando-se diurético para esse fim ou ultrafiltração nos casos de oligúria resistente ao diurético.

5 MÉTODOS DE MONITORIZAÇÃO

Monitorização do Débito Cardíaco	▪ Recomenda-se monitorizar o débito cardíaco (DC) por métodos contínuos, para reduzir a manipulação e o risco de contaminação dos profissionais. ▪ Os métodos intermitentes (ecocardiografia) aumentam o risco de contágio por manipulação do paciente.
Monitorização do Edema Pulmonar	▪ Medir a água pulmonar extravascular (APEV), quando disponível. ▪ Usar a pressão de oclusão da artéria pulmonar (POAP) como alternativa. ▪ Realizar ecocagrafia pulmonar, ressalvado o risco aumentado de contágio. A presença de linhas B é indicativa de edema pulmonar intersticial.

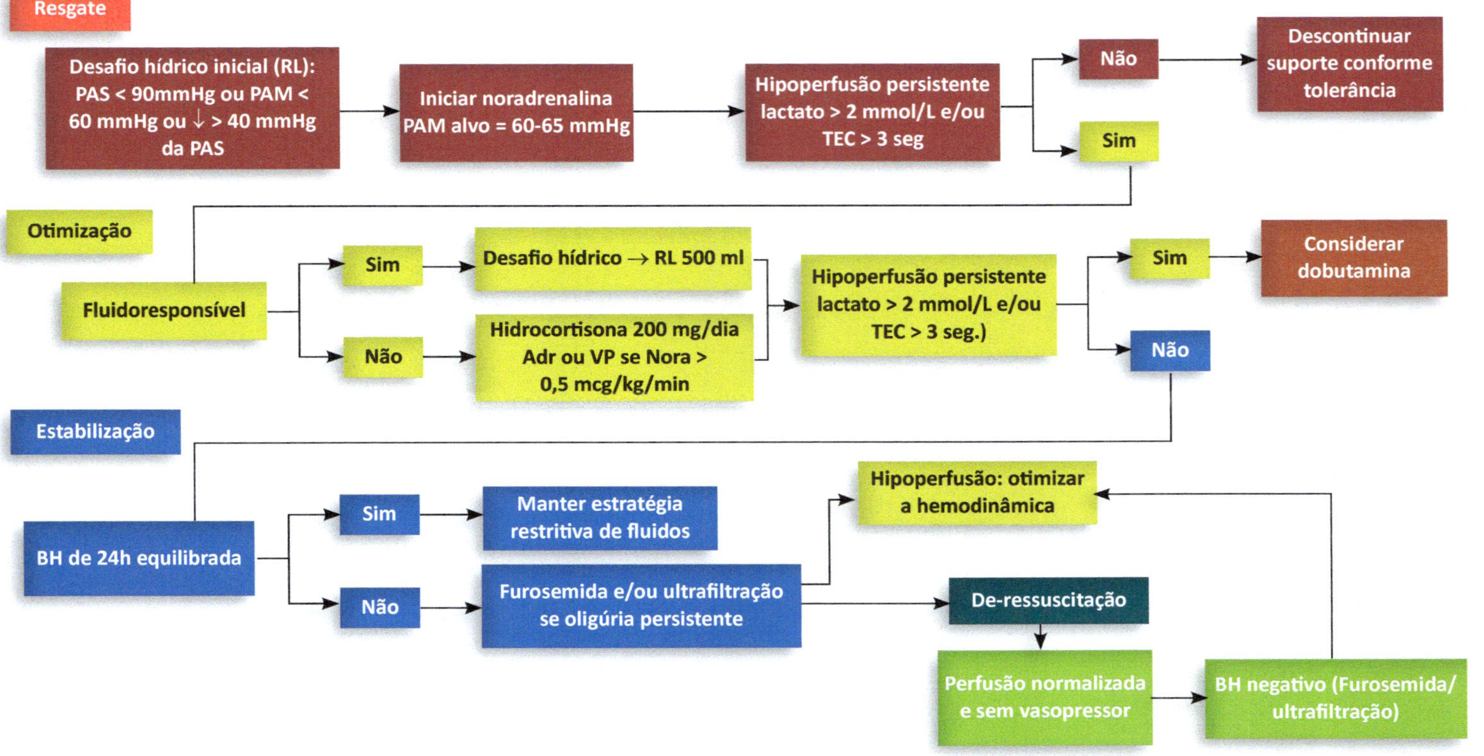

PAS = pressão arterial sistólica; PAM = pressão arterial média; Adr = adrenalina; VP = vasopressina.

REFERÊNCIAS

1. Vincent JL, De Backer D. Circulatory shock. N Engl J Med. 2013;369(18):1726-34.
2. Alhazzani W, Møller MH, Arabi YM, Loeb M, Gong MN, Fan E, et al. Surviving Sepsis Campaign: guidelines on the management of critically ill adults with coronavirus disease 2019 (COVID-19). Intensive Care Med. 2020 May;46(5):854-87.

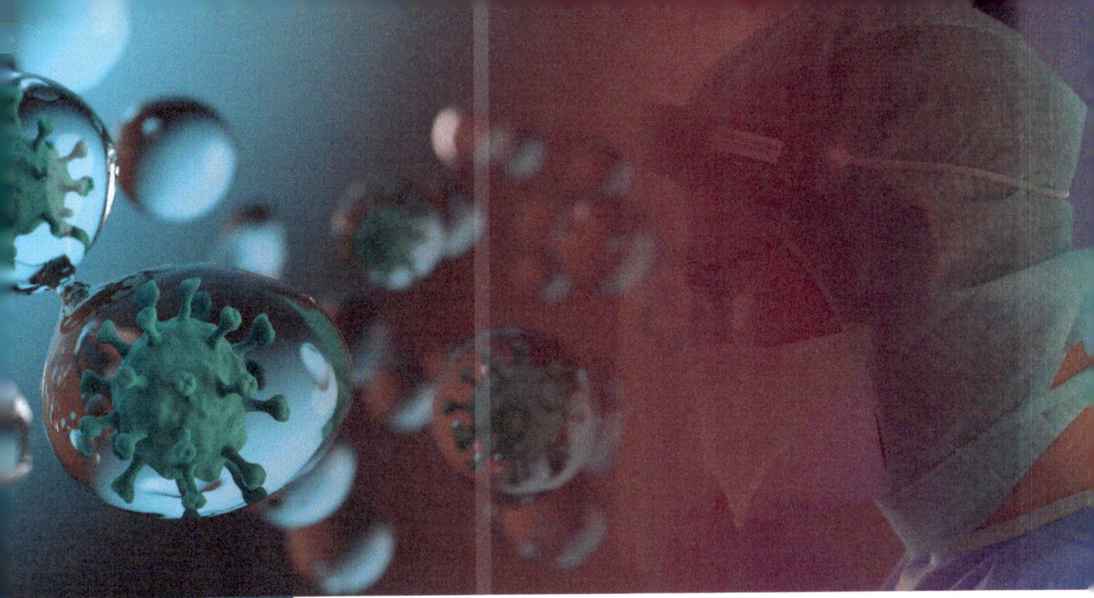

Capítulo

23 Terapia Antimicrobiana Empírica na Síndrome Respiratória Aguda Grave

Comitê de Infecção e Sepse da Associação de Medicina Intensiva Brasileira (AMIB)

Autores

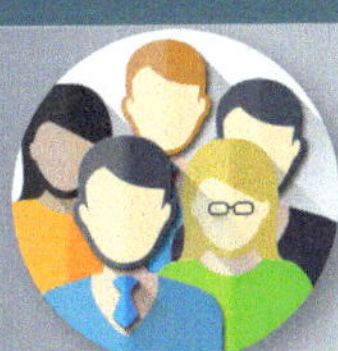

- André Miguel Japiassu
  Presidente do Comitê de Infecção e Sepse. Titulado em Medicina Intensiva pela da Associação Brasileira de Medicina Intensiva Brasileira (AMIB).
- Flávia Ribeiro Machado
  Membro do Comitê de Infecção e Sepse. Titulada em Medicina Intensiva pela da Associação Brasileira de Medicina Intensiva Brasileira (AMIB).
- Antonio Tonete Bafi
  Membro do Comitê de Infecção e Sepse. Titulado em Medicina Intensiva pela da Associação Brasileira de Medicina Intensiva Brasileira (AMIB).
- Bruno Besen
  Membro do Comitê de Infecção e Sepse. Titulado em Medicina Intensiva pela da Associação Brasileira de Medicina Intensiva Brasileira (AMIB).
- Ceila Maria Sant'Ana Málaque
  Membro do Comitê de Infecção e Sepse. Titulada em Medicina Intensiva pela da Associação Brasileira de Medicina Intensiva Brasileira (AMIB).
- Wagner Luis Nedel
  Membro do Comitê de Infecção e Sepse. Titulado em Medicina Intensiva pela da Associação Brasileira de Medicina Intensiva Brasileira (AMIB).

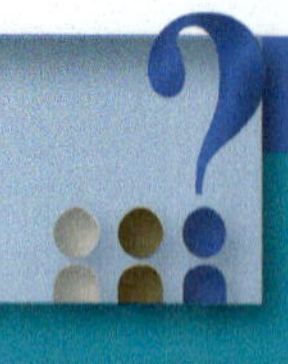

ASSUNTOS ABORDADOS

1. Antibioticoterapia empírica
2. Cobertura empírica para vírus Influenza
3. Terapia antiviral para SARS-CoV-2

1. ANTIBIOTICOTERAPIA EMPÍRICA

A síndrome respiratória aguda grave deve ser abordada, do ponto de vista do uso de drogas antimicrobianas, como uma pneumonia comunitária (PAC) grave. Nessa situação, a diretriz de 2019 da *American Thoracic Society/Infectious Diseases Society of America* recomenda antibioticoterapia empírica baseada na presença ou ausência de fatores de risco para bactérias gram-negativas e gram-positivas multirresistentes.

Segundo essa diretriz, **na ausência de tais fatores de risco**, a antibioticoterapia empírica deve consistir na combinação de um betalactâmico e um macrolídeo ou na combinação de um betalactâmico e uma fluoroquinolona respiratória. Ambos os antibióticos escolhidos devem ser administrados por via endovenosa.

Entre os antimicrobianos que podem ser utilizados, encontram-se (sem ordem de preferência):

B-lactâmicos

- ampicilina- sulbactam 1,5 a 3 g a cada seis horas;
- cefotaxima 1 a 2 g a cada oito horas;
- ceftriaxona 1 a 2 g por dia;
- ceftarolina 600 mg a cada 12 horas.

Macrolídeos:

- azitromicina 500 mg por dia;
- claritromicina 500 mg a cada 12 horas.

Fluoroquinolonas respiratórias:

- levofloxacina 750 mg por dia;
- moxifloxacina 400 mg por dia.

Uma terceira opção — para adultos com PAC que têm contraindicações para macrolídeos e fluoroquinolonas — é a terapia combinada com betalactâmico e doxiciclina (100 mg a cada 12 horas).

Na **presença de fatores de risco para bactérias multirresistentes**, a diretriz supracitada fornece outras recomendações de antibioticoterapia empírica. Os fatores de risco individuais mais consistentes para infecção respiratória por bactérias multirresistentes são:

- isolamento prévio desses organismos, principalmente do trato respiratório (em *swabs* de monitorização de rotina ou de outros focos infecciosos); e/ou
- hospitalização recente e exposição a antibióticos parenterais.

Assim sendo, as recomendações de antibioticoterapia empírica na PAC grave, em que o paciente apresente um dos fatores de risco descritos acima, são: piperacilina - tazobactam (4,5 g a cada seis horas), cefepima (2 g a cada oito horas), ceftazidima (2 g a cada oito horas), meropenem (1 g a cada oito horas) OU imipenem (500 mg a cada seis horas) ASSOCIADO a vancomicina (15 mg/kg a cada 12 horas, ajuste com base nos níveis) ou linezolida (600 mg a cada 12 horas).

A duração recomendada da antibioticoterapia é de cinco a sete dias. Não há evidências de que cursos prolongados conduzam a melhores resultados, mesmo em pacientes gravemente doentes, a menos que sejam imunocomprometidos. O paciente deve estar afebril há 48-72 horas e não deve ter sinais de instabilidade clínica associada à PAC antes da interrupção da antibioticoterapia.

2 COBERTURA EMPÍRICA PARA VÍRUS INFLUENZA

O uso do antiviral oseltamivir (75 mg, via oral, a cada 12 horas, durante cinco dias) deve ser empregado empiricamente na síndrome respiratória aguda grave. O início do tratamento dentro de dois dias do início dos sintomas ou da hospitalização apresenta os melhores resultados, embora possa haver benefícios até quatro ou cinco dias após o início dos sintomas. Não é necessário aumentar a dose para 150 mg, em duas doses diárias, para pacientes críticos, como inicialmente recomendado pela Organização Mundial da Saúde (OMS). Esse esquema de dose dobrada não determinou melhora em nenhum desfecho clínico nessa população de pacientes.

3 TERAPIA ANTIVIRAL PARA SARS-COV-2

Lopinavir/ Ritonavir	A combinação de inibidores da protease do vírus da imunodeficiência humana (HIV) — lopinavir/ritonavir — foi testada durante a epidemia de SARS-CoV-2 em Wuhan, na China, devido a seu possível efeito sobre os coronavírus causadores da síndrome respiratória aguda grave (SARS) e da síndrome respiratória do Oriente Médio (MERS). Os pacientes tinham 18 anos de idade ou mais, diagnosticados por meio de RT-PCR, com pneumonia confirmada radiologicamente e saturação de oxigênio (SaO_2) de 94% ou menos em ar ambiente ou uma razão PaO_2:FiO_2 ≤ 300 mgHg.

	Os pacientes estavam sob uma variedade de modos de suporte ventilatório, desde nenhum tipo até ventilação mecânica invasiva ou mesmo oxigenação por membrana extracorpórea (ECMO). Participaram do estudo 199 pacientes, sendo 99 designados aleatoriamente para receber lopinavir/ritonavir (400 mg/100 mg duas vezes ao dia por 14 dias) e 100 apenas para tratamento usual. Infelizmente, a combinação lopinavir/ritonavir não levou a melhora clínica mais rápida em comparação aos pacientes submetidos apenas ao tratamento usual (mediana, 16 dias ***versus*** 16 dias). O tempo de eliminação viral entre os grupos também não diferiu, com a porcentagem de pacientes com RNA viral detectável para SARS-CoV-2 semelhante nos dois grupos em qualquer dia de amostragem. Portanto, em pacientes adultos hospitalizados com COVID-19 grave, nenhum benefício a mais que o tratamento-padrão foi observado quando do tratamento com lopinavir/ritonavir.
Cloroquina ou Hidroxicloroquina	A cloroquina e seu metabólito, a hidroxicloroquina, são agentes antimaláricos amplamente utilizados, que provocam efeitos imunomodulatórios e, portanto, também são usados para tratar condições autoimunes (por exemplo, lúpus eritematoso sistêmico e artrite reumatoide).
	Um informe sugeriu, com base em seu uso em mais de 100 pacientes, "que [o fármaco] era superior ao controle na inibição da exacerbação da pneumonia, melhorando os achados de imagem pulmonar, promovendo uma negativação viral e diminuindo o tempo da doença", mas os dados ainda não foram publicados (Gao *et al.*, 2020). Como a cloroquina não está disponível em alguns países, a hidroxicloroquina pode ser uma alternativa. Estudo recente, na China, explorou vários esquemas de dosagem de cloroquina e hidroxicloroquina usando modelos farmacocinéticos fisiologicamente baseados. O estudo constatou que a hidroxicloroquina é mais potente que a cloroquina na inibição de SARS-CoV-2 ***in vitro***. Um recente estudo sugeriu aumento de risco de arritmias e morte com o uso de hidroxicloroquina ou cloroquina (Mehra *et al.*, 2020). Entretanto, o artigo foi retratado posteriormente. No estudo RECOVERY foram randomizados mais de 4500 pacientes para usar, ou não, hidroxicloroquina (www.recoverytrial.net). Embora não tenha sido publicado em sua versão completa, os resultados foram divulgados e não mostraram benefício com o uso da medicação.

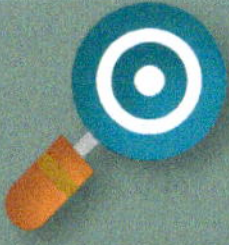

	OBSERVAÇÃO Na pendência dos resultados de estudos em andamento, a diretriz da *Surviving Sepsis Campaign* para o manejo de adultos graves com COVID-19 absteu-se de emitir uma recomendação a favor ou contra a cloroquina. Assim, nesse momento, não há evidências suficientes para amparar o uso dessas medicações, devendo ser aguardada a divulgação de novos estudos que estão em andamento.
Remdesivir	O remdesivir é um análogo da adenosina, que se incorpora nas cadeias virais de RNA resultando no término prematuro de sua cópia. O remdesivir é considerado um dos medicamentos mais promissores como candidatos a agentes terapêuticos pela OMS. O remdesivir demonstrou eficácia na inibição de SARS-CoV-2, MERS-CoV e SARS-CoV em estudos *in vitro* em animais. Estudo randomizado e controlado realizado na China com 237 pacientes com Covid-19 grave demonstrou tempos similares de recuperação clínica (21% *versus* 23%) e mortalidade semelhante (14% *versus* 13%) (Wang *et al.*, 2020). Outro estudo demonstrou que a recuperação foi mais rápida (11 *versus* 15 dias de sintomas, 32% menos tempo – p<0,001) em 1059 pacientes com pneumonia por SARS-CoV-2 confirmada; houve tendência a menor mortalidade nos pacientes que receberam remdesivir, mas não houve diferença estatística (7% *versus* 12%, *hazard ratio* 0,70 [0,47-1,04) (Beigel *et al.*, 2020). Entretanto, essa medicação não está disponível no Brasil.
Interferon	O interferon (IFN) recombinante, geralmente associado à ribavirina, foi usado em doentes com MERS e SARS. A maior coorte de pacientes críticos com MERS mostrou que IFN e ribavirina não reduziram a mortalidade nem aumentaram a eliminação viral. A eficácia de diferentes IFNs contra SARS-CoV-2 é desconhecida neste momento. Dados não publicados indicam que IFN-β inibe o SARS-CoV-2 em cultivo celular. A OMS priorizou estudos avaliando a eficácia e segurança do IFN na COVID-19.

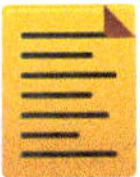

NOTA

Outros agentes em investigação incluem nitazoxanida (agente antiprotozoário com potencial antiviral), favipiravir (antiviral inibidor seletivo da RNA polimerase) e tocilizumabe (imunoglobulina humanizada bloqueadora do receptor de IL-6), entre outros.

REFERÊNCIAS

1. Metlay JP, Waterer GW, Long AC, Anzueto A, Brozek J, Crothers K, et al. Diagnosis and treatment of adults with community-acquired pneumonia: an official clinical practice guideline of the American Thoracic Society and Infectious Diseases Society of America. Am J Respir Crit Care Med. 2019;200(7):e45-e67.
2. Chow EJ, Doyle JD, Uyeki TM. Influenza virus-related critical illness: prevention, diagnosis, treatment. Crit Care. 2019;23(1):214.
3. Cao B, Wang Y, Wen D, Liu W, Wang J, Fan G, et al. A trial of lopinavir–ritonavir in adults hospitalized with severe COVID-19. N Engl J Med. 2020;382(19):1787-99.
4. Gao J, Tian Z, Yang X. Breakthrough: chloroquine phosphate has shown apparent efficacy in treatment of COVID-19 associated pneumonia in clinical studies. Biosci Trends. 2020;14(1):72-3.
5. Multicenter Collaboration Group of Department of Science and Technology of Guangdong Province and Health Commission of Guangdong Province for chloroquine in the treatment of novel coronavirus pneumonia. Expert consensus on chloroquine phosphate for the treatment of novel coronavirus pneumonia. Zhonghua Jie He He Hu Xi Za Zhi. 2020;43:E019.
6. Alhazzani W, Møller MH, Arabi YM, Loeb M, Gong MN, Fan E, et al. Surviving Sepsis Campaign: guidelines on the management of critically ill adults with coronavirus disease 2019 (COVID-19). Crit Care Med. 2020;48(6):e440-e469.
7. Beigel JHBeigel JH, Tomashek KM, Dodd LE, Mehta AK, Zingman BS, Kalil AC, et al. Remdesivir for the treatment of Covid-19 - Preliminary report. N Engl J Med. 2020 May 22. [Online ahead of print].
8. Wang Y, Zhang D, Du G, Du R, Zhao J, Jin Y, et al. Remdesivir in adults with severe COVID-19: A randomised, double-blind, placebo-controlled, multicentre trial. Lancet. 2020;395(10236):1569-78.
9. Mehra MR, Desai SS, Ruschitzka F, Patel AN. RETRACTED: Hydroxychloroquine or chloroquine with or without a macrolide for treatment of COVID-19: a multinational registry analysis. Lancet. 2020 May 22;S0140-6736(20)31180-6. [Online ahead of print].

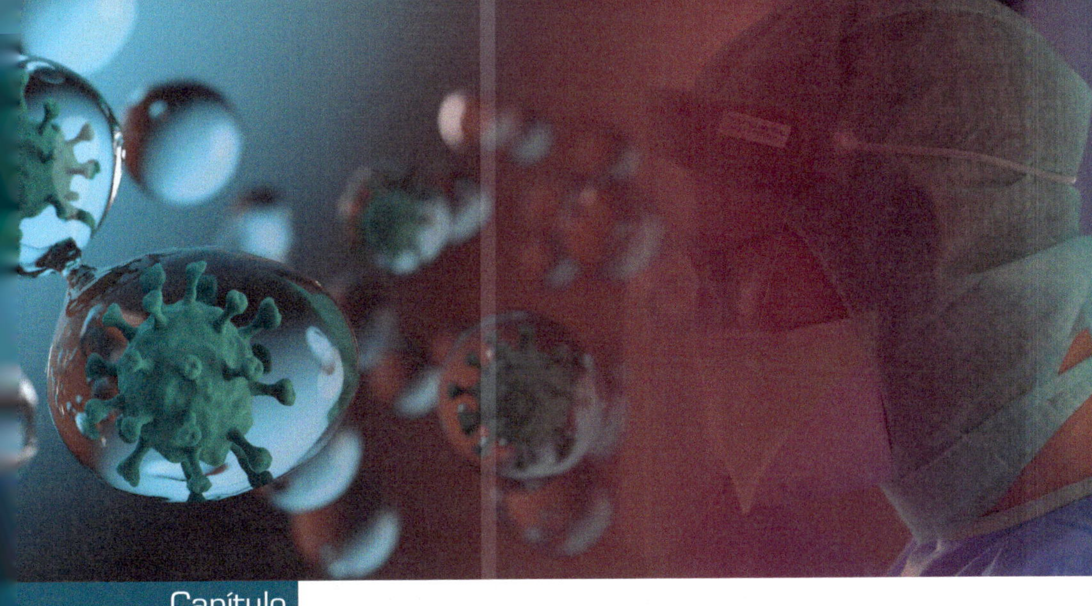

Capítulo

24 Aumento da Capacidade de Atendimento aos Doentes Críticos em Situações de Desastres

Diretoria da AMIB

- **Suzana Margareth Ajeje Lobo**
  Presidente da Associação de Medicina Intensiva Brasileira (AMIB), biênio 2020-2021. Titulada em Medicina Intensiva pela AMIB. Chefe do Centro Terapia Intensiva do Hospital de Base de São José do Rio Preto. Professora Livre-docente da Faculdade de Medicina de São José do Rio Preto (FAMERP).

- **Ricardo Maria Nobre Othon Sidou**
  Diretor Vice-Presidente da Associação de Medicina Intensiva Brasileira (AMIB), biênio 2020-2021. Professor de Pediatria da Universidade Federal do Ceará (UFC). Titulado em Medicina Intensiva Pediátrica pela AMIB. Graduado em Medicina pela UFC. Mestrado em Ciências Fisiológicas pela Universidade Estadual do Ceará (UECE). Membro do Departamento de Medicina Intensiva da Sociedade Brasileira de Pediatria (SBP). Titulado em Pediatria pela SBP.

- **Antonio Luís Eiras Falcão**
  Diretor-Secretário Geral da Associação de Medicina Intensiva (AMIB), biênio 2020-2021. Neurologia pela Faculdade de Medicina de Ribeirão Preto da Universidade de São Paulo (FMRP-USP). Título em Medicina Intensiva pela AMIB. Mestrado e Doutorado em Neurociências pela Faculdade de Ciências Médicas da Universidade Estadual de Campinas (FCM-UNICAMP). Pós-doutorado pela Melbourne University. Coordenador da Disciplina de Fisiologia e Metabologia Cirúrgica da FCM-UNICAMP UTI-HC-UNICAMP.

- **Hugo Corrêa de Andrade Urbano**
  Diretor-Científico da Associação de Medicina Intensiva Brasileira (AMIB), biênio 2020-2021. Graduado em Medicina pela Universidade Federal de Minas Gerais (UFMG). Possui Especialização em Epidemiologia em Serviços de Saúde pela UFMG. Atualmente é Coordenador-Médico da UTI do Hospital Vila da Serra.

- **Wilson de Oliveira Filho**

  Diretor-Tesoureiro da Associação de Medicina Intensiva Brasileira (AMIB), biênio 2020-2021. Supervisor do Programa de Residência em Medicina Intensiva pela Hospital Univesitário Getúlio Vargas da Universidade Federal do Amazonas (HUGV/UFAM) HPS 28 de Agosto. Médico Intensivista pela AMIB. Especialista em Clínica Médica pela UFAM. Instrutor do VENUTI e Instrutor do ACLS.

- **Ciro Leite Mendes**

  Presidente Passado da Associação de Medicina Intensiva Brasileira (AMIB), biênio 2018-2019. Chefe das Unidades de Terapia Intensiva do Hospital Universitário Lauro Wanderley da Universidade Federal da Paraíba (HULW-UFPB). Ex-Presidente da AMIB, biênio, 2018-2019.

- **Marcelo de Oliveira Maia**

  Diretor-Executivo da Associação de Medicina Intensiva Brasileira (AMIB). Presidente Futuro, biênio 2022-2023. Coordenador-Médico do CTI do Hospital Santa Luzia Rede D'Or São Luiz DF. Coordenador-Médico do CTI do Hospital DFSTAR Rede D'Or São Luiz, DF. Coordenador do PEMI da AMIB no CTI do Hospital Santa Luzia Rede D'Or São Luiz, DF. Coordenador-Regional da Pós-graduação em Medicina Intensiva da AMIB, DF. Membro da Câmara Técnica em Medicina Intensiva no Conselho Regional de Medicina do Distrito Federal (CRMDF).

Colaboradores

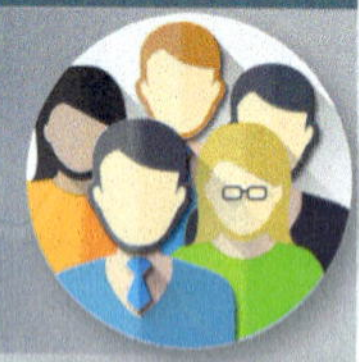

- **Cristiano Augusto Franke**

  Médico Intensivista Titular da Associação de Medicina Intensiva Brasileira (AMIB). Diretor-Presidente da Sociedade de Terapia Intensiva do Rio Grande do Sul (SOTIRGS), biênio 2012-2013. Rotina UTI de Trauma do Hospital de Pronto-Socorro de Porto Alegre (HPS). Médico Plantonista do Serviço de Medicina Intensiva do Hospital de Clínicas de Porto Alegre (HCPA). Coordenador do Curso Fundamental Disaster Management (FDM) da AMIB.

- **José Mario Meira Teles**

  Médico Intensivista Titular da Associação de Medicina Intensiva Brasileira (AMIB). Presidente da AMIB, biênio 2012-2013. Gerente-Médico do Hospital Municipal de Salvador (HMS). Diarista da UTI Adulto do HMS. Instrutor dos Cursos Construindo uma UTI de Alta *Performance* e FDM da AMIB.

- **Thiago Lisboa**

  Doutor em Ciências Pneumológicas pela Universidade Federal do Rio Grande do Sul (UFRGS). Médico Intensivista e Professor do Programa de Pós-graduação em Ciências Pneumológicas da UFRGS. Pesquisador do Instituto de Pesquisa do Hospital do Coração (HCOR).

INTRODUÇÃO

Durante uma situação em que a demanda de doentes críticos ultrapassa a capacidade de atendimento, está constituída uma situação de desastre. Nessa situação excepcional, definida e reconhecida pelas autoridades de saúde e outros órgãos, será necessário ampliar a capacidade de atendimento de vítimas graves, e a coordenação do atendimento deve ser feita pelos profissionais intensivistas.

Durante uma situação de desastre, é preciso pensar nas seguintes questões-chave para aumento da capacidade de atendimento de doentes críticos (3 Es):

- **Espaço:** que local? Quantos pacientes? Onde é possível melhor atender fora da Unidade de Terapia Intensiva (UTI)?
- **Equipamentos:** quais e quantos?
- **Equipe:** quantitativo dos diferentes profissionais e equipamentos de proteção individual (EPIs); escalas de trabalho.

A literatura sugere que as UTIs possuam plano de contingência para aumento rápido da capacidade de atendimento por pelo menos 100% da capacidade habitual, usando recursos locais, regionais e nacionais.

1 ESPAÇO

O cuidado do paciente crítico usual é realizado dentro da UTI. Em situação de desastre, os muitos pacientes podem necessitar de cuidados críticos fora da UTI. Áreas do hospital com capacidade de monitorização, como unidade de recuperação pós-anestésica e unidades cardiocoronarianas, devem ser os locais preferenciais para alocação de doentes críticos. Essas e outras unidades podem servir como UTI temporária e receber preferencialmente pacientes menos críticos (sem ventilação mecânica invasiva, suporte com drogas vasoativas ou monitorização neurointensiva, por exemplo).

Durante o planejamento e a alocação de pacientes críticos, é importante considerar a prevenção de infecções e a necessidade de organizar os pacientes em coorte, como os infectados com doença transmissível via respiratória (como a COVID-19). Também é importante lembrar que unidades e hospitais não devem trabalhar como ilhas. A possibilidade de leitos disponíveis em outras unidades e de transferência de pacientes deve ser sempre avaliada com autoridades regionais e nacionais.

Também como forma de aumentar espaço, é sugerido que se avalie a possibilidade de suspensão/postergação de procedimentos cirúrgicos eletivos pelo centro de comando de situação. Decisões como essa, e que envolvem a triagem de pacientes para cuidado intensivo, devem ser discutidas e definidas previamente e envolver todos os possíveis interessados, com reavaliação constante, nunca sendo uma decisão individual. Os cuidados intensivos são prioritários para os doentes graves com chance de recuperação, e os doentes não incluídos devem receber cuidados paliativos, com todas as medidas apropriadas.

As instituições devem ter planos de contingência para transformar leitos comuns em leitos de cuidados críticos, com estimativa de pessoal para essa cobertura.

2 EQUIPAMENTOS

O estoque de equipamentos e medicamentos é um procedimento complexo e que requer grandes recursos de espaço e financeiros. As acreditações atualmente exigem que a UTI tenha autonomia para adequado cuidado dos seus pacientes por 96 horas. Em situações de epidemias ou pandemias, esses recursos podem ser consumidos de forma rápida, podendo ser difícil a aquisição de outros devido à grande demanda em muitas regiões.

A aquisição rápida e em tempo hábil de grande número de equipamentos de UTI, como respiradores, monitores e equipamentos de infusão contínua de medicações, é muito pouco provável durante uma situação de pandemia com grande necessidade de UTI. **Os equipamentos em estoque com os fornecedores não são em quantidade suficiente para todos**.

Equipamentos de ventilação mecânica não convencionais, como os ventiladores para transporte de doentes, e equipamentos de anestesia podem ser usados nas situações de grande demanda para suporte ventilatório de doente crítico. É importante realizar o levantamento prévio em todos os setores do hospital com todos os equipamentos de ventilação e monitorização disponíveis, em uso ou não.

Durante uma situação de atendimento de doentes graves em massa, os cuidados com pacientes críticos que ocorreriam em uma situação dentro do habitual podem não ser possíveis ou pertinentes. O recurso limitado deve ser direcionado ao maior número possível de pacientes com probabilidade de benefício.

3 EQUIPE

É um ponto característico da UTI a necessidade de equipe multiprofissional numerosa e altamente capacitada. No Brasil, essa equipe usualmente está trabalhando no seu limite. Durante uma situação de epidemia, esses profissionais podem ser muito mais solicitados, e por um período prolongado, de semanas a meses. Também pode acontecer de os próprios profissionais serem vítimas da doença, o que ocasiona redução ainda maior da equipe. Isso reforça a necessidade de uso adequado dos EPIs e de treinamento prévio.

Outras possibilidades, como familiares dos profissionais acometidos e suspensão de aulas regulares dos filhos, fechamento de creches e ausência de transporte, também podem reduzir ainda mais a força de trabalho. É recomendado que o hospital providencie uma alternativa para o cuidado dos familiares desses profissionais em situações de desastres. Além dessas estratégias, usualmente, numa situação de catástrofe, férias, licenças e folgas devem ser adiadas.

Medidas para restringir a circulação de pessoal sanitário também devem ser tomadas, como a suspensão de eventos científicos e congressos e a proibição de viagens, visando maximizar a disponibilidade de recursos humanos e minimizar o risco de contaminação.

Outro recurso para uma situação de desastres é o aumento temporário do número de pacientes por profissional de saúde, estratificando, para tanto, os pacientes de menor gravidade, sempre que possível.

Numa situação de pandemia, em que o número de doentes críticos supera em muito a capacidade do profissional, pode ser necessário recrutar profissionais de outras áreas para o cuidado de pacientes críticos. Esses profissionais podem proporcionar cuidados não críticos principalmente, e sempre sob uma forma coordenada. Essas equipes devem ser coordenadas por um intensivista e por profissionais de enfermagem capacitados em terapia intensiva. O treinamento em tempo real durante uma catástrofe deve ser considerado para ampliar a capacidade de cuidado rapidamente, destacando os profissionais com essa habilidade.

A ***Figura 24.1*** apresenta uma forma de distribuição dos profissionais sugerida pela Força-Tarefa de Ontário para Epidemia de *Influenza*.

Esse exemplo pode ser adaptado às condições do cenário local: como um intensivista, três médicos, três fisioterapeutas, três a cinco enfermeiros e dez técnicos de enfermagem para o cuidado de grupos de 20 pacientes. Isso se aplica a uma situação de desastre claramente definida pela autoridade de saúde, temporária e modelada de acordo com a gravidade e as características dos doentes.

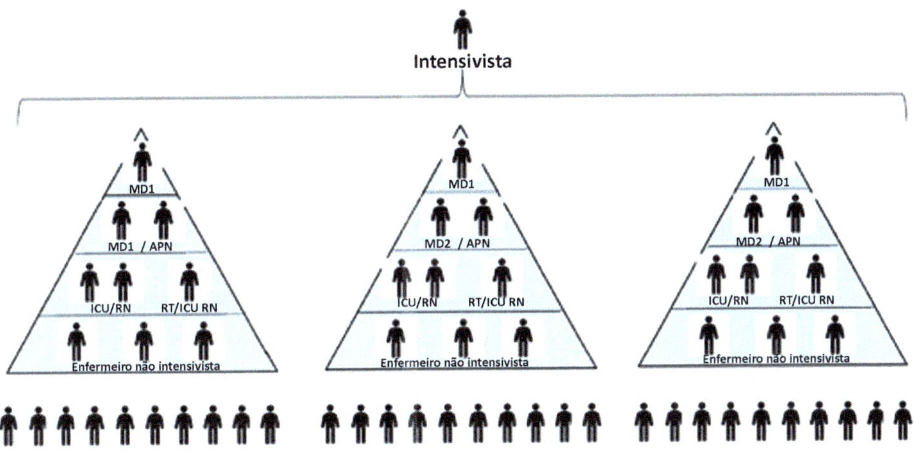

MD1/APN: Médico não-intensivista/Médico com habilidades práticas de cuidados intensivos
MD2: Médico Residente
ICU RN: Enfermeiro Intensivista
RT= Fisioterapeuta Intensivista/respiratório

Referencia: Aziz S, Arabi MY *et al*. Managing ICU surge during the COVID 19 crisis: rapid guidelines. Intensive Care Med. 2020. https://doi.org/10.1007/s00134-020-06092-5

Figura 24.1 Composição das equipes — atribuições.

Fonte: Society of Critical Care Medicine, 2013.

A ***Tabela 24.1*** lista as principais medidas para aumento da capacidade da UTI, distribuídas de acordo com a fase do evento.

Tabela 24.1 Medidas para aumento da capacidade da UTI conforme a fase do evento.

Fase do evento	Providências
Preparação	▪ Mapear todos os profissionais com treinamento em UTI ▪ Definir as habilidades necessárias da equipe ▪ Reorganizar a divisão de trabalhos e as tarefas de acordo com as habilidades necessárias ▪ Treinar outros membros da equipe do hospital ▪ Oferecer treinamento em procedimentos básicos de cuidados intensivos de massa em situações de contingência ▪ Oferecer treinamento para interação com o sistema de comando da situação
Fase aguda	▪ Convocar profissionais afastados ▪ Limitar atividades não urgentes (procedimentos eletivos) ▪ Realocar equipe para cuidados intensivos ▪ Aumentar a jornada de trabalho
Fase crônica	▪ Providenciar acomodações para a equipe e seus familiares ▪ Evitar fadiga, providenciando repouso adequado ▪ Providenciar transporte e logística da equipe ▪ Manter um ambiente seguro de trabalho ▪ Proporcionar apoio e suporte para manter a saúde mental da equipe ▪ Definir modelo de trabalho de equipe de UTI

Adaptada de Einav *et al*. (2014).

Os cuidados críticos habituais podem ser impossíveis em uma situação de catástrofe, e isso por diversos motivos. O cuidado com suporte ventilatório e hemodinâmico básico, proporcionado de maneira adequada para o maior número de vítimas possível, pode contribuir para a adequada utilização do escasso recurso de suporte ao doente crítico.

4 CONSIDERAÇÕES FINAIS

O risco de uma epidemia ou pandemia como a de COVID-19, com possível grande número de vítimas graves, é uma realidade. O adequado preparo das

UTIs e hospitais, em conjunto com as autoridades de saúde e a sociedade, é fundamental para redução do impacto na população. O planejamento antecipado do atendimento das vítimas da endemua, bem como dos doentes graves com outras patologias que necessitam de UTI habitualmente, aumenta muito a probablilidade de se promover um cuidado que possibilite um maior benefício para todos. A participação do intensivista nesse cenário de preparo e gerenciamento do atendimento dos doentes críticos é primordial.

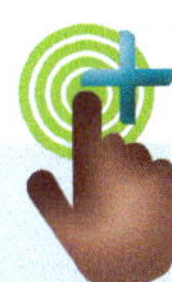

INFORMAÇÕES COMPLEMENTARES

Literatura sugerida:

Christian MD, Devereaux AV, Dichter JR, Rubinson L, Kissoon N; Task Force for Mass Critical Care. Introduction and executive summary: care of the critically ill and injured during pandemics and disasters: CHEST Consensus Statement. Chest. 2014;146(4 Suppl):8S-34S.

REFERÊNCIAS

1. Maves RC, Jamros CM, Smith AG. Intensive care unit preparedness during pandemics and other biological threats. Crit Care Clin. 2019;35(4):609-18.
2. Hick JL, Einav S, Hanfling D, Kissoon N, Dichter JR, Deveraux AV, et al. Surge capacity principles: care of the critically ill and injured during pandemics and disasters: CHEST consensus statement. Chest. 2014;146(4 Suppl):e1S-e16S.
3. Society of Critical Care Medicine. Fundamentals disaster management. 3rd ed. SCCM; 2009.
4. Farmer JC, Wax RS, Baldisseri MR. Preparing your ICU for disaster response. Society of Critical Care Medicine; 2012.
5. Wax RS. Preparing the intensive care unit for disaster. Crit Care Clin. 2019;35(4):551-62.
6. Einav S, Hick JL, Hanfling D, Erstad BL, Toner ES, Branson RD, et al. Surge capacity logistics: care of the critically ill and injured during pandemics and disasters: CHEST consensus statement. Chest. 2014;146(4 Suppl):e17S-e43S.
7. Einav S, Hick JL, Hanfling D, Erstad BL, Toner ES, Branson RD, et al. Surge capacity logistics: care of the critically ill and injured during pandemics and disasters: CHEST consensus statement. Chest. 2014;146(4 Suppl):e17S-e43S.

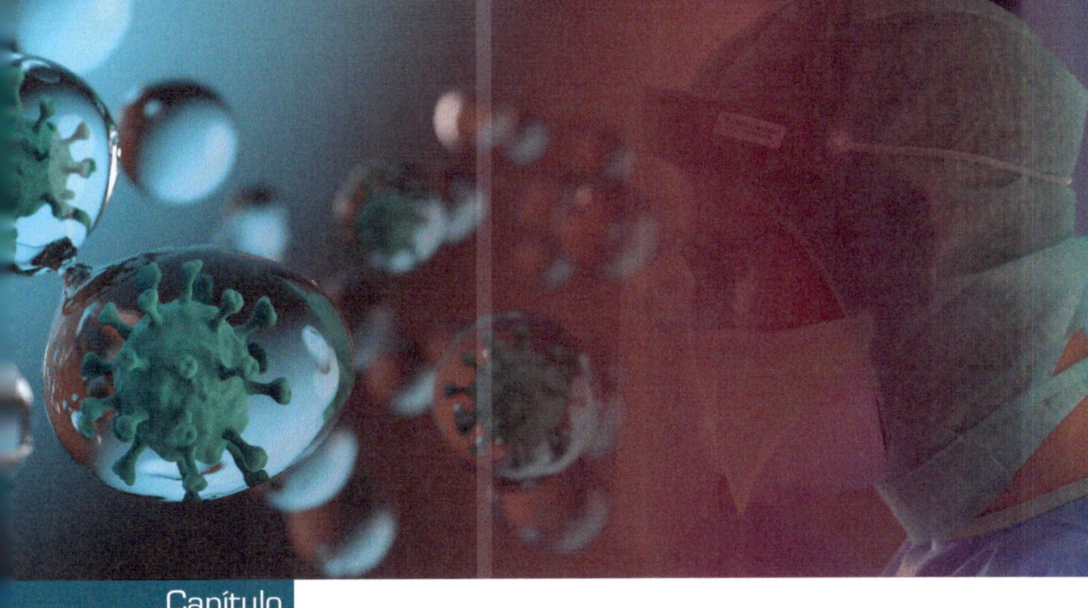

Capítulo

25 Intubação de Pacientes Pediátricos com Suspeita ou Diagnóstico de COVID-19

Autores

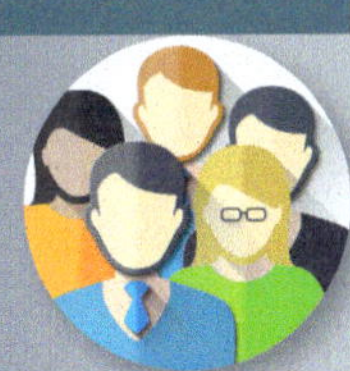

- **Ricardo Maria Nobre Othon Sidou**

  Diretor Vice-Presidente da Associação de Medicina Intensiva Brasileira (AMIB), biênio 2020-2021. Professor de Pediatria da Universidade Federal do Ceará (UFC). Titulado em Medicina Intensiva Pediátrica pela AMIB. Graduado em Medicina pela UFC. Mestrado em Ciências Fisiológicas pela Universidade Estadual do Ceará (UECE). Membro do Departamento de Medicina Intensiva da Sociedade Brasileira de Pediatria (SBP). Titulado em Pediatria pela SBP.

- **Mário Ferreira Carpi**

  Graduado em Medicina pela Universidade Estadual Paulista Júlio de Mesquita Filho (UNESP). Doutorado em Pediatria pela UNESP. É especialista em Medicina Intensiva pela Associação de Medicina Intensiva Brasileira/Sociedade Brasileira de Pediatria (AMIB/SBP).

- **Marcelo Barciela Brandão**

  Mestre e Doutor em Pediatria pela Faculdade de Ciências Médicas da Universidade Estadual de Campinas (FCM-UNICAMP). Coordenador da UTI Pediátrica do Hospital de Clínicas da UNICAMP. Membro do Departamento Científico de Terapia Intensiva da Sociedade Brasileira de Peidatria (SBP). Vice-Presidente Departamento de Pediatria da Associação de Medicina Intensiva Brasileira (AMIB). Título de Especialista em Pediatria pela AMIB. Vice-Presidente da Sociedade Paulista de Terapia Intensiva (SOPATI).

- **Tiago Henrique de Souza**

  Médico Assistente da Unidade de Terapia Intensiva Pediátrica do Hospital de Clínicas da Universidade Estadual de Campinas (HC-UNICAMP). Graduação em Medicina, residência médica em Pediatria e Medicina Intensiva Pediátrica pela UNICAMP. Título de Especialista em Pediatria pela Sociedade Brasileira de Pediatria (SBP) e de Medicina Intensiva Pediátrica pela Associação de Medicina Intensiva Brasileira (AMIB). Doutor em Saúde da Criança e do Adolescente pela UNICAMP.

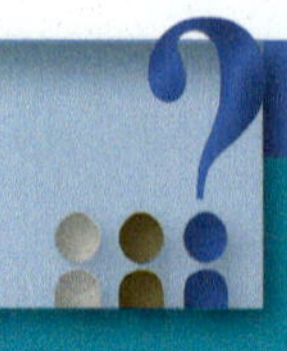

ASSUNTOS ABORDADOS

1. Preparo do procedimento
2. Durante o procedimento
3. Após o procedimento

1 PREPARO DO PROCEDIMENTO

É preciso preparar o quarto de isolamento com o material necessário. Para tanto, seguir o *checklist*:

1	Drogas de sequência rápida de intubação (SRI)	9	Seringa de 5 mL
2	Máscara facial de tamanho adequado	10	Fio-guia
3	Reanimador manual (AMBU)	11	Estetoscópio
4	Filtro HME adequado para peso/idade	12	Fixação para tubo orotraqueal (TOT)
5	Lâmina e cabo de laringoscópio	13	Sistema de aspiração fechado
6	Tubo traqueal com balonete	14	Ventilador mecânico
7	Pinça para oclusão do tubo traqueal	15	Filtro HEPA
8	Máscara laríngea ou tubo laríngeo	16	Carrinho de parada

- Tubos orotraqueais: 3,0; 3,5; 4,0; 4,5; 5,0; 5,5; 6,0; 6,5 — TODOS **com *cuff*** adequado para a idade.
- Laringoscópio convencional: cabo pediátrico com lâminas retas 1 e 2 para lactentes e crianças < 3 anos; cabo adulto com lâminas curvas 2 e 3 para crianças ≥ 3 anos.
- Videolaringoscópio com lâminas pediátricas descartáveis 1, 2 e 2,5.

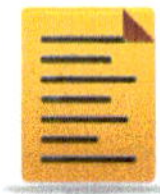

NOTA

O uso de videolaringoscópio tem sido preconizado como primeira escolha na intubação desses pacientes por facilitar a visualização e o direcionamento do tubo nas vias aéreas habituais e difíceis, além de possuir lâminas descartáveis, o que diminuiria as chances de contaminação.

- Máscara laríngea: tamanhos 1,0 (< 5 kg); 1,5 (5 a 10 kg); 2,0 (10 a 20 kg); 2,5 (20 a 30 kg); 3,0 (30 a 50 kg) — opção apenas de resgate, quando fracassar a tentativa de intubação orotraqueal (IOT).

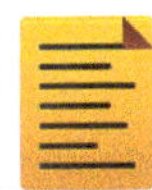

NOTA

Máscara laríngea ou outros dispositivos supraglóticos podem ser utilizados para ventilação no caso de falha na tentativa de intubação, mas, se a vedação não for adequada, pode permitir dispersão de aerossol. Em pacientes que necessitam de altas pressões (> 20cmH_2O de pressão de pico), o dispositivo supraglótico pode não selar adequadamente a via aérea, sendo insuficiente para ventilar o paciente, além de dispersar aerossóis. O dispositivo supraglótico deve ser entendido como de resgate e temporário (não é via aérea definitiva), devendo ser substituído assim que possível por tubo endotraqueal.

- Paramentação (cinco *kits* de EPIs: gorro, máscara N95, luvas, capote impermeável, óculos de proteção e/ou protetor facial): tendo em vista que a abordagem definitiva da via aérea é um procedimento gerador de aerossóis, deve-se minimizar a exposição dos profissionais. Desse modo, devem participar do procedimento o médico, o enfermeiro e o fisioterapeuta (uma equipe ideal precisaria de um *kit* de EPIs para um potencial segundo intubador e para um circulante, segundo diretrizes para IOT de pacientes graves). Para evitar potencial exposição, bem como para maximizar o sucesso em primeira tentativa, o intubador deve ser o médico mais experiente em manejo de vias aéreas críticas, incluindo dispositivos supraglóticos.

Sequência de Paramentação	Sequência de Desparamentação
1. Higienização das mãos (deve ser feita antes da colocação do EPI e após a retirada de cada EPI). Usar: ▪ sabonete líquido, lavando as mãos por 40 a 60 segundos se estiverem visivelmente sujas, contaminadas com sangue ou outros fluidos corporais; ▪ preparação alcoólica (gel ou solução), lavando as mãos por 20 a 30 segundos quando não estiverem visivelmente sujas.	1. Retirar primeiro as luvas, ainda no quarto de isolamento, puxando a primeira pelo lado externo do punho com os dedos da mão oposta; segurar a luva retirada com a outra mão que está enluvada; com o dedo indicador da mão já sem luva, tocar a parte interna do punho da mão enluvada e retirar a luva em movimento contínuo e delicado, desprezando ambas em lixeira adequada. Higienizar imediatamente as mãos com álcool em gel.

Sequência de Paramentação	Sequência de Desparamentação
2. Uniforme privativo da Unidade de Terapia Intensiva (UTI). 3. Gorro. 4. Máscara facial N95. Colocar a máscara cuidadosamente para cobrir a boca e o nariz e ajustar com segurança para minimizar os espaços entre a face e a máscara. Recomenda-se não manter barba, pois pode prejudicar a vedação. Não tocar a parte externa da máscara; para removê-la, não tocar a frente da máscara, mas segurá-la pelas tiras elásticas laterais. **Nunca tocar a parte interna da máscara!** 5. Óculos de uso individual. Após o uso, devem ser higienizados com álcool líquido a 70% ou solução de hipoclorito antes que o profissional deixe a antessala do isolamento; fazer a higienização dos óculos usando luvas descartáveis limpas; depois, higienizar as mãos com álcool em gel. 6. O capote deve ter mangas longas, punhos de malha ou elástico e abertura posterior. O capote sujo deve ser removido e descartado em lixeira própria de material infectante ainda dentro do quarto de atendimento do paciente. Proceder à correta higienização das mãos após remover o capote. 7. Luvas. Sempre usá-las, em qualquer contato com o paciente ou com seu entorno. As mãos devem ser lavadas ou higienizadas com álcool em gel antes de calçar as luvas. Calçá-las antes de entrar no quarto do paciente. Após o uso, devem ser removidas dentro do quarto do paciente; **o profissional nunca deve tocar superfícies, materiais e objetos desnecessariamente quando estiver de luvas**. Proceder à higienização imediata das mãos após retirar as luvas.	2. Retirar o capote tocando somente a sua parte interna. **Nunca tocar a parte externa**. Dobrá-lo de modo a não expor a parte externa e desprezar em lixeira adequada. Higienizar as mãos imediatamente após o procedimento. 3. Retirar o gorro e higienizar as mãos. 4. Retirar os óculos de proteção/o protetor facial; higienizar as mãos, calçar luvas descartáveis limpas e higienizar os óculos/o protetor facial com solução alcoólica a 70%. Retirar as luvas e higienizar as mãos. 5. Retirar a máscara N95 tocando-a pelo elástico, de trás para frente; **nunca tocar a superfície externa ou interna da máscara, de modo a evitar contaminá-la**. Guardá-la em envelope de papel (desprezá-la se houver sujidades). Higienizar as mãos com álcool em gel.

- Montar o ventilador pulmonar mecânico (VPM), de preferência sem a jarra de umidificação e aquecimento, posicionando o filtro HEPA no final da via expiratória.

Parametrizar o VPM para as caraterísticas do paciente	1. Checar sensor de fluxo. 2. Checar abertura de gases. 3. Configurar o peso ideal do paciente no sistema do VPM. 4. Configurar modo e valores dos parâmetros ventilatórios. 5. Configurar alarmes. 6. Deixar o VPM pronto em *stand-by*.

- Organizar a equipe de assistência, deixando clara a função de cada membro no procedimento.
- Carro de parada deve estar verificado e na porta de entrada do quarto do paciente.
- O procedimento deve ser realizado com a porta fechada.

2 DURANTE O PROCEDIMENTO

Montagem do Sistema Fechado para Intubação	▪ Conectar o conjunto bolsa/válvula (AMBU) à fonte de oxigênio. ▪ Conectar filtro HME entre o AMBU e a máscara. ▪ Iniciar com o menor fluxo de oxigênio possível (6 a 7 L/min) para manter SaO_2 > 94% (não ventilar o paciente). ▪ Conectar sistema de aspiração fechado ao circuito do ventilador.
Pré-oxigenação	Deve ser feita entre três e cinco minutos com O_2 a 100%, usando unidade máscara/filtro HME/válvula/bolsa/reservatório. Evitar nesse momento ventilação assistida com a unidade ventilatória (AMBU), pelo potencial de produção de aerossóis e de contaminação do ambiente e dos profissionais.

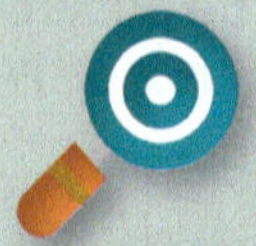

OBSERVAÇÃO

Caso o paciente apresente queda da SaO_2 e bradicardia, deve ser imediatamente ventilado com a unidade máscara/filtro HME/válvula/bolsa/reservatório. Nesse caso, realizar a técnica de ventilação, se possível, com dois socorristas: o primeiro faz a vedação firme da máscara na face do paciente e posiciona a via aérea utilizando as **duas mãos** (isso tem por objetivo minimizar a dispersão de aerossóis), enquanto o segundo socorrista comprime a bolsa.

Sequência rápida de intubação com ventilação mínima usando unidade Máscara/Filtro HME/Válvula/Bolsa/Reservatório	
	▪ Utilizar técnica de vedação da máscara com as duas mãos para minimizar escapes (particularmente em lactentes e crianças pequenas, que têm baixa capacidade residual funcional e, portanto, baixa tolerância à apneia). ▪ Considerar atropina se pré-oxigenação for ineficiente (SaO_2 < 94%), ou se succinilcolina for utilizada, ou se houver instabilidade hemodinâmica. ▪ Considerar lidocaína como supressor do reflexo laríngeo, a fim de evitar tosse. Deve ser feita três minutos antes da indução. ▪ Indução com cetamina: droga de escolha por não causar instabilidade hemodinâmica, além de ter propriedade broncodilatadora. ▪ Midazolam associado a fentanil pode ser usado para indução na ausência de cetamina ou em caso de contraindicação específica para uso de cetamina, desde que não haja instabilidade hemodinâmica. ▪ Bloqueador neuromuscular (BNM): rocurônio ou succinilcolina. O uso de BNM é muito importante, pois facilita o procedimento, aumentando as chances de sucesso, além de diminuir o risco de exposição a aerossóis.

Evitar as doses mínimas das medicações:

Medicação	Dose (IV)	Início (s)	Duração (min)
Cetamina	2 mg/kg	60 a 120	30 a 60
Fentanil	2 a 4 mcg/kg	60	30 a 60
Midazolam	0,1 a 0,4 mg/kg	60 a 120	30 a 60
Rocurônio	0,6 a 1,2 mg/kg	60 a 90	15 a 30
Succinilcolina	1 a 2 mg/kg	30 a 60	5 a 10
Lidocaína	1,5 mg/kg	fazer 3 min antes da indução	
Atropina	0,02 mg/kg	$SaO_2 < 94\%$; instabilidade hemodinâmica; uso de succinilcolina	

IV = intravenosa; s = segundo; min = minuto.

- Fazer laringoscopia e inserir tubo orotraqueal com fio-guia.
- Retirar fio-guia e insuflar balonete.
- Acoplar tubo orotraqueal ao VPM e imediatamente iniciar sua operação.
- Confirmar posição do tubo (de preferência com capnografia), observando a expansão simétrica e bilateral dos pulmões.
- Verificar escape de ar laríngeo, ajustando o volume de selamento do balonete.

3 APÓS O PROCEDIMENTO

- Realizar radiografia de tórax.
- Aspirar secreções sempre com sistema fechado de aspiração.
- Evitar ao máximo a desconexão do VPM.
- Em situações nas quais seja necessário desconectar o paciente do VPM, o tubo deve ser clampeado por uma pinça (se possível, hiperoxigenar e hiperventilar previamente), e o ventilador deve ser mantido em modo *stand-by* para evitar aerossol do ramo inspiratório.
- Se AMBU for necessário, deve ser utilizado com filtro HME interposto ao paciente.
- Manter o paciente sob sedação e analgesia contínuas, segundo protocolo de cada serviço.
- Considerar acesso venoso profundo pelos mesmos profissionais, ainda no quarto (mesmo EPI).

REFERÊNCIAS

1. World Health Organization. Clinical management of severe acute respiratory infection when novel coronavirus (2019-nCoV) infection is suspected. WHO; 2020 Jan.
2. Cheung JC, Ho LT, Cheng JV, Cham EYK, Lam KN. Staff safety during emergency airway management for COVID-19 in Hong Kong. Lancet Respir Med. 2020 Apr;8(4):e19.
3. Tran K, Cimon K, Severn M, Pessoa-Silva CL, Conly J. Aerosol generating procedures and risk of transmission of acute respiratory infections to healthcare workers: a systematic review. PLoS One. 2012;7:e35797.
4. Simonds AK, Hanak A, Chatwin M, Morrell MJ, Hall A, Parker KH, et al. Evaluation of droplet dispersion during non-invasive ventilation, oxygen therapy, nebuliser treatment and chest physiotherapy in clinical practice: implications for management of pandemic influenza and other airborne infections. Health Technol Assess. 2010;14(46):131-72.
5. Pan L, Wang L, Huang X. How to face the novel coronavirus infection during the 2019-2020 epidemic: the experience of Sichuan Provincial People's Hospital. Intensive Care Med. 2020;46(4):573-5.
6. Liao X, Wang B, Kang Y. Novel coronavirus infection during the 2019-2020 epidemic: preparing intensive care units – the experience in Sichuan Province, China. Intensive Care Med. 2020;46(2):357-60.
7. Yang X, Yu Y, Xu J, Shu H, Xia J, Liu H, et al. Clinical course and outcomes of critically ill patients with SARS-CoV-2 pneumonia in Wuhan, China: a single-centered, retrospective, observational study. Lancet Respir Med. 2020;8(5):475-81.
8. Xie J, Tong Z, Guan X, Du B, Qiu H, Slutsky AS. Critical care crisis and some recommendations during the COVID-19 epidemic in China. Intensive Care Med. 2020;46(5):837-40.
9. Gales A, Maxwell S. Ketamine: recent evidence and current uses. World Federation of Societies of Anaesthesiologists; 2018.
10. Ross W, Ellard L. Rapid sequence induction. World Federation of Societies of Anaesthesiologists; 2016.
11. Holden D, Ramich J, Timm E, Pauze D, Lesar T. Safety considerations and guideline-based safe use recommendations for "bolus-dose" vasopressors in the emergency department. Ann Emerg Med. 2018;71(1):83-92.
12. Wax RS, Christian MD. Practical recommendations for critical care and anesthesiology teams caring for novel coronavirus (2019-nCoV) patients. Can J Anaesth. 2020;67(5):568-76.
13. Peng PWH, Ho PL, Hota SS. Outbreak of a new coronavirus: what anaesthetists should know. Br J Anaesth. 2020;124(5):497-501.
14. Ong JSM, Tosoni A, Kim Y, Kissoon N, Murthy S. Coronavirus disease 2019 in critically ill children: a narrative review of the literature. Pediatr Crit Care Med. 2020 Apr 7;10.1097/PCC0000000000002376.

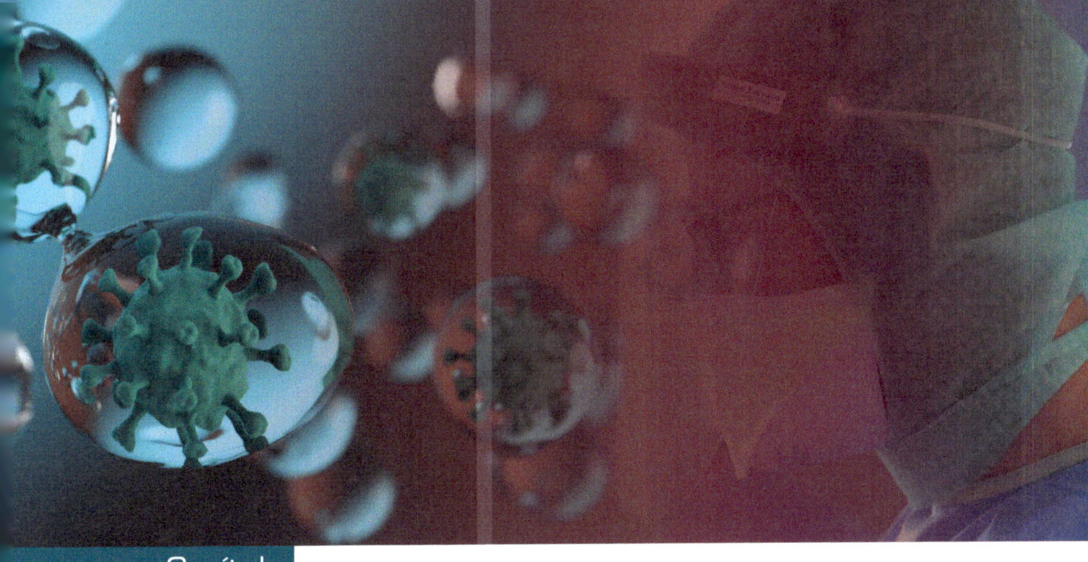

Capítulo

26

Recomendações para Ressuscitação Cardiopulmonar de Pacientes Pediátricos com Diagnóstico ou Suspeita de Covid-19

Departamento de Enfermagem da Associação de Medicina Intensiva Brasileira (AMIB)

Associação Brasileira de Enfermagem em Terapia Intensiva (ABENTI)

Presidente do Departamento de Enfermagem (2020-2021)

- **Renata Andrea Pietro Pereira Viana**
  Doutora em Ciências da Saúde. Diretora de Enfermagem (Licenciada) do Serviço de Terapia Intensiva do Hospital do Servidor Público Estadual de São Paulo (HSPE-SP). Membro Fundadora e Enfermeira Titulada em Terapia Intensiva pela Associação Brasileira de Enfermagem em Terapia Intensiva (ABENTI). Membro do Conselho Diretivo da Federação Latinoamericana de Enfermagem em Cuidados Críticos (FLECI) 2019-2021. Embaixadora da Federação Mundial de Enfermagem em Cuidados Críticos (WFCCN).

Vice-Presidente do Departamento de Enfermagem (2020-2021)

- **Clayton Lima Melo**
  Doutor em Gestão e Educação na Saúde e Enfermagem pela Universidade Federal de Minas Gerais (UFMG). Titulado em Enfermagem em Terapia Intensiva pela Associação Brasileira de Enfermagem em Terapia Intensiva/Associação de Medicina Intensiva Brasileira (ABENTI-AMIB). Especialista em Enfermagem em Terapia Intensiva, Urgência e Emergência. Docência e Gestão do Ensino Superior pela Pontifícia Universidade Católica de Minas Gerais (PUC Minas). Professor Adjunto da PUC Minas e UninCor. Supervisor de Enfermagem do Pronto-Socorro e Unidade de Terapia Intensiva da Emergência do Hospital Metropolitano Odilon Behrens, Belo Horizonte/MG. Membro do Departamento de Enfermagem da Sociedade Mineira de Terapia Intensiva (SOMITI).

Membros do Departamento de Enfermagem (2020-2021)

- **Fernanda Alves Ferreira Gonçalves**
  Doutora em Enfermagem pela Universidade de Goiânia (UFG). Enfermeira Intensivista do Hospital de Clínicas da Universidade Federal de Goiânia (HC-UFG).

- **José Melquíades Ramalho Neto**

  Enfermeiro Intensivista do Hospital Universitário Lauro Wanderley da Universidade Federal da Paraíba (UFPB). Doutor em Enfermagem pelo PPGEnf-UFPB. Titulado em Enfermagem em Terapia Intensiva Adulto pela Associação Brasileira de Enfermagem em Terapia Intensiva/Associação de Medicina Intensiva Brasileira (ABENTI-AMIB). Membro do Departamento de Enfermagem da AMIB.

- **Laurindo Pereira de Souza**

  Mestre em Ciências da Saúde pelo Instituto de Assistência Médica ao Servidor Público Estadual de S. Paulo (IAMSPE-SP). Doutorando em Ciências da Saúde pelo Iamspe-SP. Titulado em Enfermagem UTI pela Associação Brasileira de Enfermagem em Terapia Intensiva (ABENTI). Coordenador do Programa de Residência Multiprofissional em Intensivismo do Hospital Regional de Cacoal, Rondônia. Membro do Departamento de Enfermagem da Associação de Medicina Intensiva Brasileira (AMIB).

- **Sabrina dos Santos Pinheiro**

  Enfermeira Intensivista Pediátrica Titulada pela Associação Brasileira de Enfermagem em Terapia Intensiva/Associação de Medicina Intensiva Brasileira (ABENTI-AMIB). Mestre em Saúde da Criança e do Adolescente pela Universidade Federal do Rio Grande do Sul (UFRGS).

Membro da ABENTI

- **Waleska de Almeida Pereira**

  Enfermeira. Especialista em Enfermagem em Terapia Intensiva Pediátrica pela Pontifícia Universidade Católica de Minas Gerais (PUC-MG). MBA Executivo em Saúde pela Fundação Getúlio Vargas (FGV). Titulada em Terapia Intensiva Pediátrica pela Associação Brasileira de Enfermagem em Terapia Intensiva (ABENTI). Coordenadora de Enfermagem do Centro de Terapia Intensiva Pediátrica da Santa Casa de Belo Horizonte, MG (CTIP-SCMG).

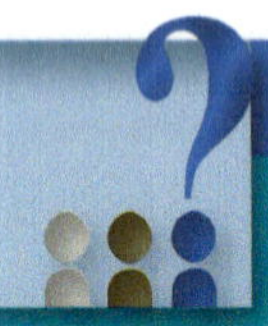

ASSUNTOS ABORDADOS

1. Equipamentos de proteção individual
2. Equipe assistencial
3. Compressão cardíaca
4. Ventilação
5. Paciente em parada cardiorrespiratória com ventilação mecânica
6. Medicamentos
7. Prona
8. Cuidados gerais

A ressuscitação cardiopulmonar (RCP) é um procedimento de emergência, podendo ocorrer em pacientes com COVID-19. A RCP nesses pacientes demanda atenção especial devido ao maior risco de produção de aerossóis durante as manobras de compressão torácica e ventilação, oferecendo risco importante de contaminação à equipe assistencial, especialmente quando o paciente ainda não está com a via aérea isolada.

Dessa forma, é preciso redobrar a atenção quando se trata de pacientes com suspeita ou diagnóstico de COVID-19. É fundamental o treinamento da equipe, bem como a disponibilidade de material adequado (e em quantidade suficiente) para atendimento dos pacientes e para proteção dos profissionais de saúde, além da separação de áreas físicas exclusivas para esses atendimentos.

Na RCP em pacientes com COVID-19, o desafio é garantir que eles tenham a melhor chance possível de sobrevivência sem comprometer a segurança dos socorristas. O atendimento deve ser iniciado por compressões cardíacas e reconhecimento do ritmo da parada cardíaca, a fim de definir o algoritmo da *American Heart Association* (AHA) a ser utilizado (***Anexo 1***).[1]

Sendo assim, almejando garantir a segurança dos profissionais e a qualidade dos cuidados de enfermagem dedicados a esses pacientes durante a RCP, recomendam-se, a seguir, as principais intervenções.

1 EQUIPAMENTOS DE PROTEÇÃO INDIVIDUAL

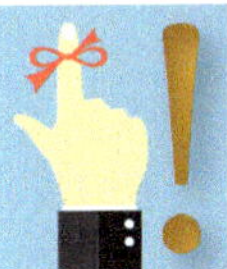

LEMBRE-SE!

Paramentação deve ser completa durante todo o procedimento.

O uso de avental impermeável, gorro, máscara N95, luvas, *face shield* e/ou óculos de proteção é indispensável para a realização do atendimento, mesmo que acarrete atraso em seu início, pois a contaminação da equipe de enfermagem diminui a força de trabalho e sobrecarrega os outros participantes da equipe.[1-4]

Sobre a paramentação adequada — avental impermeável, máscara N95, gorro, máscara cirúrgica, óculos ou protetor facial e luvas —, consulte o ***Apêndice 1***.

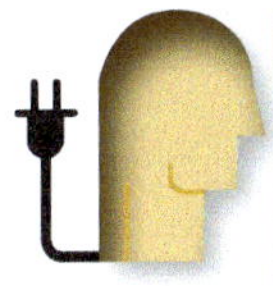

PARA REFORÇAR

Ainda que possa ocorrer atraso no início das compressões torácicas, a segurança da equipe é prioritária, e o uso de EPIs adequados é indispensável à equipe que atende parada cardiorrespiratória (PCR). Nenhum procedimento, incluindo compressões torácicas e procedimentos em via aérea, deve ser realizado sem a instalação prévia e completa dos EPIs.

2 EQUIPE ASSISTENCIAL

Limitar o número de pessoas no leito/*box* ao essencial para o atendimento do paciente.

O atendimento deve contar com a participação de um número menor de colaboradores, pois a dispersão de aerossóis é intensificada e o risco de contaminação é maior.[1-4] Para o atendimento de RCP, o ideal seria a participação de até cinco pessoas, paramentadas com EPIs, em um *box* com pressão negativa e porta fechada. Um modelo de atendimento contaria com (as funções de cada um são descritas na ***Tabela 26.1***):

- dois médicos;
- um enfermeiro;
- dois técnicos de enfermagem.

Tabela 26.1 Funções de cada membro da equipe.

Participantes do atendimento	Atividades a realizar
Médico 1	▪ Atuar como líder do atendimento. ▪ Via aérea (selar a máscara na face do paciente ou ventilar pressionando o dispositivo). ▪ Solicitar auxílio de residentes/enfermagem para selagem correta da máscara e ventilações.
Médico 2	▪ Via aérea (selar a máscara na face do paciente ou ventilar pressionando o dispositivo). ▪ Auxiliar nas compressões.
Enfermeiro	▪ Auxiliar com o carro de emergência e a medicação. ▪ Realizar compressões. ▪ Realizar procedimentos técnicos.
Técnico 1	▪ Responsável pelo carro de emergência (providenciar materiais e preparar medicações).
Técnico 2	▪ Anotar os procedimentos realizados e as medicações administradas. ▪ Controlar tempo da PCR.

3 COMPRESSÃO CARDÍACA

Considerar substituir compressões torácicas manuais por dispositivos de RCP mecânicos.[2,3]

O objetivo do uso desses dispositivos é reduzir o número de socorristas necessários, evitando o risco de contaminação.

Realizar compressão forte (≥ ⅓ do diâmetro anteroposterior do tórax) e rápida (100 a 120 movimentos/min), com retorno completo do tórax.[1]

Minimizar as interrupções nas compressões cardíacas, exceto durante a intubação traqueal.[1-3]

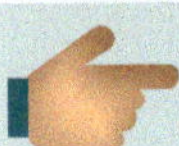

Recomenda-se pausa das compressões cardíacas durante a intubação traqueal devido à dispersão aumentada de aerossóis.

Trocar o compressor a cada dois minutos ou antes, se o profissional estiver cansado.[1]

A troca do profissional que realiza as compressões torácicas deve acontecer a cada dois minutos, tanto para evitar redução da qualidade do procedimento em virtude do cansaço quanto para verificar o retorno do pulso.

Manter relação compressão-ventilação de 15:2, quando o paciente não tiver via aérea avançada.[1]

É contraindicado o uso de respiração boca a boca ou máscara de bolso, bem como a utilização de dispositivo bolsa/máscara/válvula (BMV) sem filtro antibacteriano. Caso o material correto não esteja disponível, a prioridade serão as compressões cardíacas.

4 VENTILAÇÃO

- Utilizar filtro antibacteriano no dispositivo BMV.[1-4]
- O uso de filtro antibacteriano reduz significativamente a dispersão de aerossóis. Os filtros indicados são dos tipos HEPA e HMEF.
- Vedar a máscara no rosto da criança utilizando as duas mãos.[1-4]
- Para prevenir o risco potencial de contaminação, é necessário que uma pessoa posicione e sele a máscara na face do paciente, segurando com firmeza, e uma segunda pessoa comprima a unidade BMV do dispositivo. Essa técnica visa diminuir o escape de ar ao redor da máscara, reduzindo, desse modo, a aerossolização.
- Dar preferência à ventilação passiva ao invés da ativa.[2]
- O uso de dispositivo BMV deve ser evitado devido ao aumento da aerossoli-

zação. Deve-se considerar oxigenação passiva, encostando a máscara na face da criança, coberta por máscara cirúrgica, sem realizar as ventilações ativas.

ATENÇÃO

Atentar para o tamanho adequado do dispositivo BMV e do filtro em relação ao peso do paciente (***Figuras 26.1 e 26.2***).

Após via aérea avançada, administrar uma ventilação a cada seis segundos (dez movimentos respiratórios/minuto) com compressão torácica contínua. O ideal é, após a intubação traqueal, conectar o paciente direto ao ventilador, a fim de evitar aerossolização (***Figura 26.3***). Conexões, filtro e dispositivo para aspiração em sistema fechado devem ficar conectados para que, no momento da retirada do fio-guia, se faça a rápida junção do ventilador ao tubo endotraqueal (TET). Se disponível, deixar conectado ao sistema o capnógrafo, a fim de verificar a posição do TET, pois o uso da ausculta com estetoscópio está contraindicado.

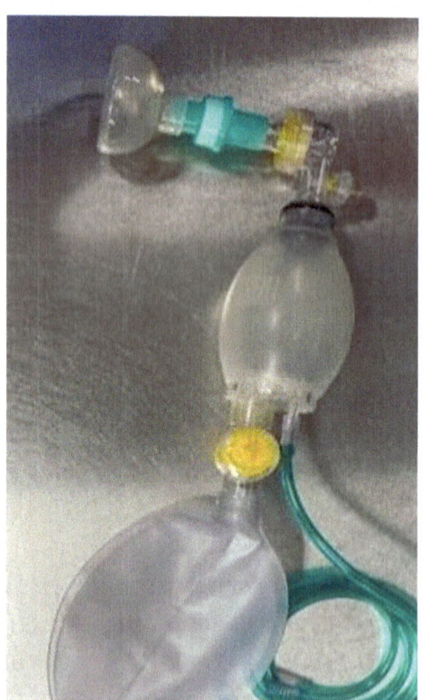

Figura 26.1 BMV e filtro pediátrico: para pacientes até 20 kg.
Fonte: acervo pessoal das autoras

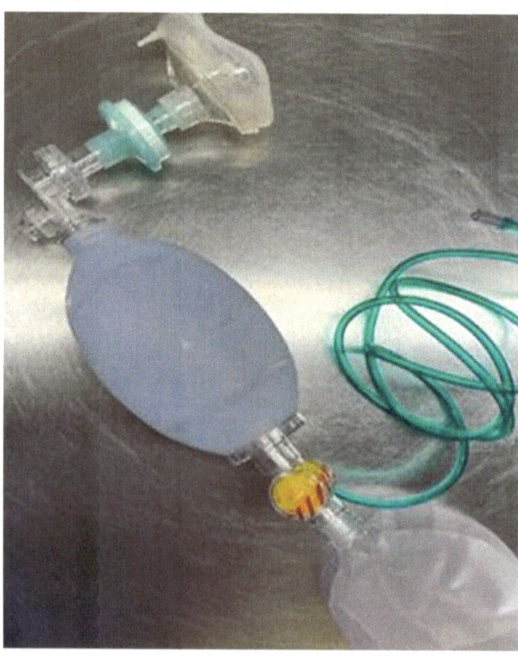

Figura 26.2 BMV e filtro adulto: para pacientes com mais de 20 kg.
Fonte: acervo pessoal das autoras

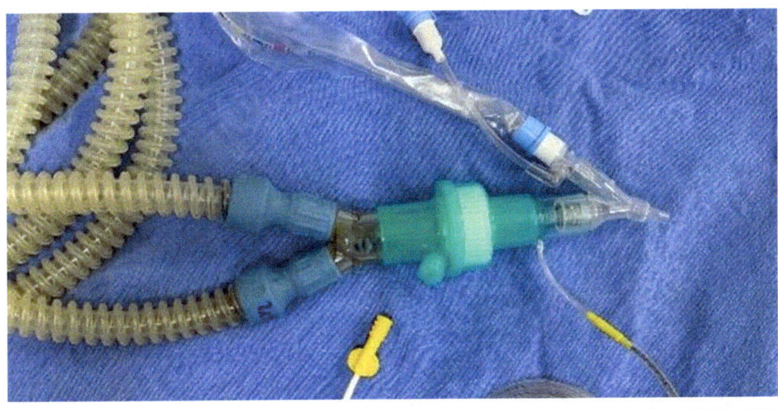

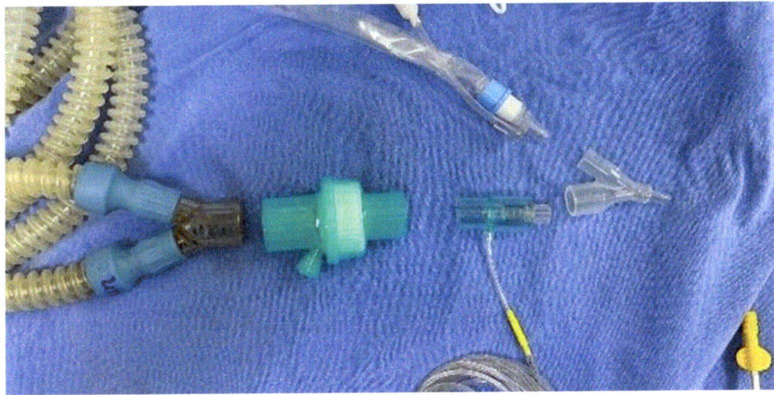

Figura 26.3 Conexão do ventilador.
Fonte: acervo pessoal das autoras

5 PACIENTE EM PARADA CARDIORRESPIRATÓRIA COM VENTILAÇÃO MECÂNICA

Manter o paciente conectado ao ventilador em circuito de ventilação fechado, com fração inspirada de oxigênio a 100%, modo assíncrono, frequência respiratória em torno de 10 a 12 por minuto. Esse é um procedimento multiprofissional.[1-4]

Inicia-se o atendimento com compressões cardíacas, mantendo o paciente conectado ao ventilador, de modo a reduzir o risco de contaminação por aerossóis.

Parâmetros recomendados durante a RCP: VC = 10 mL/kg; FR = 12; PEEP ≤ 5; FiO_2 = 100%.

Manter, nesse caso, três profissionais (médico, enfermeiro e técnico) revezando as compressões e demais funções.[1]

Garantir, com isso, a exposição desnecessária de outros profissionais.
Evitar ventilação com BMV. Se necessário, pinçar o TET, desconectar as traqueias, conectar a unidade BMV e retirar a pinça para então ventilar.[1,4]
O pinçamento do TET é imprescindível para prevenir a disseminação do vírus.
Garantir o retorno das configurações do ventilador apropriadamente à condição clínica do paciente, após o retorno da circulação espontânea.[1-4]
A equipe assistencial deve lembrar-se de modificar os parâmetros ventilatórios ao que for adequado àquele momento (pós-parada cardíaca).

6 MEDICAMENTOS

- Evitar administrar medicamentos pelo tubo endotraqueal.[1]
- A desconexão do TET durante as compressões aumenta a aerossolização e o risco de contaminação.
- Administrar as doses dos medicamentos conforme orientação médica.[2,3,5]
- Durante a RCP, está recomendado o uso da Folha de Parada, na qual se verificam as doses dos medicamentos conforme a idade e o peso do paciente. Ela deve ser individual e feita na admissão do paciente pela equipe médica. Por se tratar de um atendimento de emergência, as medicações podem ser administradas por ordem verbal médica, sendo prescritas após o término do atendimento.
- Visando reduzir os erros com medicamentos, sugere-se o uso de uma bandeja identificada com as principais drogas a serem usadas durante o atendimento. Podem ser criadas indicações para as bandejas conforme os protocolos institucionais (***Figura 26.4***).

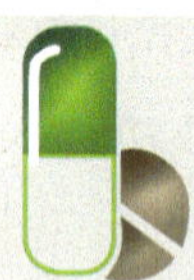

Dose de epinefrina IO/IV

- 0,01 mg/kg (0,1 mL/kg da concentração de 0,1 mg/mL). Repetir a cada três a cinco minutos.

Dose de amiodarona IO/IV

- *Bolus* de 5 mg/kg durante uma PCR. Pode-se repetir até duas vezes para FV refratário/TV sem pulso.

Dose de lidocaína IO/IV

- *Inicial:* 1 mg/kg em ***bolus***; *manutenção:* 20 a 50 mcg/kg por minuto de infusão (repetir a dose em ***bolus*** se a infusão iniciar > 15 minutos após o ***bolus*** inicial).

IO = intra oral; IV = intravenoso; TV = taquicardia ventricular

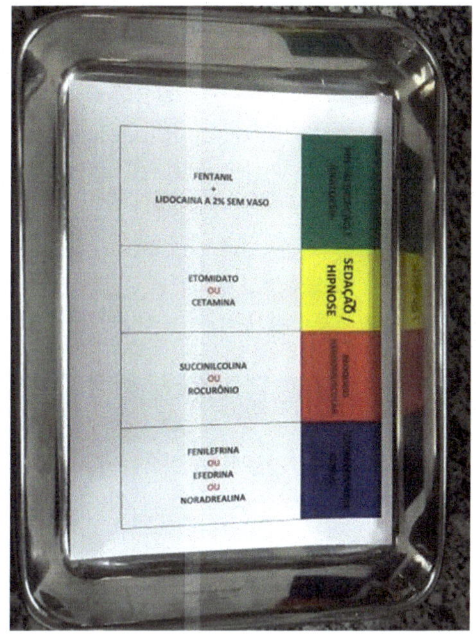

Figura 26.4 Bandeja para medicamentos.
Fonte: acervo pessoal das autoras

7 PRONA

Paciente Pronado sem Via Aérea Avançada	Colocar em decúbito dorsal para continuar a ressuscitação.[1] Busca-se, assim, facilitar o manuseio da via aérea e as compressões cardíacas.
Paciente Pronado em Ventilação Mecânica	Manter o paciente na posição ventral, reduzindo o risco de desconexão do equipamento e de aerossolização.[1] Evitar colocar o paciente na posição supina, considerando dispor os eletrodos do desfibrilador na posição anteroposterior, e proceder à RCP com as mãos na posição-padrão (sobre as vértebras T7/T10).

8 CUIDADOS GERAIS

- Comunicar aos demais profissionais que se trata de paciente com suspeita ou diagnóstico de COVID-19.[1]
- Atentar para a comunicação em alça fechada (confirmando a demanda antes de iniciar a ação), pois as máscaras dificultam a comunicação.[3]

- Monitorar os sinais e sintomas de deterioração clínica para minimizar a necessidade de intubação de emergência, a qual coloca pacientes e profissionais sob maior risco.[1-5]
- Realocar o paciente que apresentar risco de parada cardíaca para quarto ou *box* com pressão negativa, se disponível, a fim de minimizar o risco de exposição dos socorristas durante uma ressuscitação.[1,3,4]
- Providenciar TET adequado à idade do paciente (números de tubos pediátricos: 3,0; 3,5; 4,0; 4,5; 5,0; 5,5; 6,0; 6,5 — todos com *cuff*), preferencialmente com guia e vedado[5] (***Figura 26.5***).

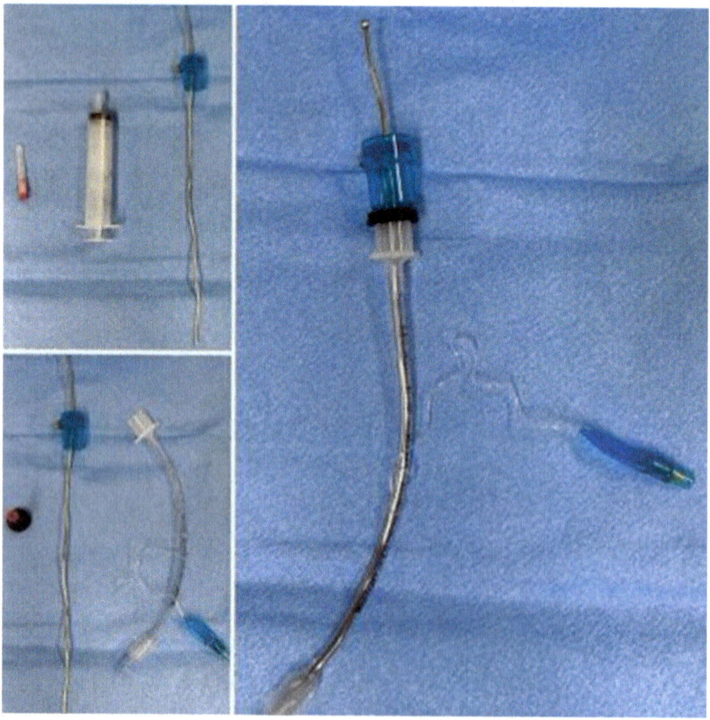

Figura 26.5 Montagem do TET com fio-guia e vedado.
Fonte: acervo pessoal das autoras

- Minimizar a probabilidade de falhas nas tentativas de intubação, designando o profissional mais experiente e a abordagem com melhor chance de sucesso na primeira tentativa de intubação.[1-5]
- Providenciar ventilação manual com máscara laríngea (tamanhos 1,0 (< 5 kg); 1,5 (5 a 10 kg); 2,0 (10 a 20 kg); 2,5 (20 a 30 kg); 3,0 (30 a 50 kg) ou dispositivo BMV com filtro antibacteriano, caso haja atraso na intubação.[1-5]

- Dispor de pinça para vedar o TET após retirada do fio-guia e desconexões no sistema.[5]
- Verificar a pressão do balonete do TET, de modo a minimizar o risco de geração de aerossóis, mantendo pressão em torno de 20 a 25 cmH_2O.[5,6]
- Desfibrilar ritmos chocáveis rapidamente, quando necessário, pois a restauração precoce da circulação pode evitar a necessidade de vias aéreas e suporte ventilatório.[2] É sabido que crianças, na maioria das vezes, sofrem parada cardíaca por assistolia, ou seja, sem necessidade de desfibrilação, mas é preciso garantir o correto funcionamento desse equipamento e o fácil acesso a ele para agilizar seu uso no atendimento, quando necessário.[2]
- Minimizar as desconexões do ventilador após intubação, a fim de reduzir a aerossolização.[1-5]
- Auxiliar na identificação e no tratamento das causas reversíveis de PCR em crianças: hipovolemia, hipóxia, íon hidrogênio (acidose), hipoglicemia, hipotermia, pneumotórax hipertensivo, tamponamento cardíaco, toxinas, trombose pulmonar e trombose coronária.[1,3,4]
- Ao final do atendimento, é de suma importância que a equipe proceda à desparamentação dos EPIs com atenção e cuidado, em razão do alto risco de contaminação nessa etapa (***Apêndice 2***).
- Outro ponto fundamental no final do atendimento consiste no correto descarte e limpeza dos materiais utilizados durante o procedimento, bem como das superfícies utilizadas, com produto definido pela instituição.

REFERÊNCIAS

1. Edelson DP, Sasson C, Chan PS, Atkins DL, Aziz K, Becker LB, et al. Interim guidance for basic and advanced life support in adults, children, and neonates with suspected or confirmed COVID-19. Circulation. 2020 Apr 9. doi: 10.1161/CIRCULATIONAHA.120.047463 .
2. Guimarães HP, Timerman S, Correa T, Rodrigues RR, Freitas AP, Rea Neto A. Recomendações para ressuscitação cardiopulmonar (RCP) de pacientes com diagnóstico ou suspeita de COVID-19 [Internet]. ABRAMEDE, SBC, AMIB; 2020. [acesso em 23 maio 2020]. Disponível em: https://www.amib.org.br/fileadmin/user_upload/amib/2020/marco/22/RCP_ABRAMEDE_SBC_AMIB-4__210320_21h.pdf.
3. Sociedade Brasileira de Pediatria. Nota de alerta: recomendações para ressuscitação cardiopulmonar pediátrica em pacientes com suspeita ou confirmação de COVID-19 [Internet]. SBP; 27 abr 2020. [acesso em 25 maio 2020]. Disponível em: https://www.sbp.com.br/fileadmin/user_upload/22465c-NA_-_Recom_Ressusc_Cardpul_Pediatrica_Pac_COVID-19.pdf.

4. Resuscitation Council UK. Resuscitation Council UK statement on COVID-19 in relation to CPR and resuscitation in acute hospital settings [Internet]. 2020 [acesso em 25 maio 2020]. Disponível em: https://www.resus.org.uk/media/statements/resuscitation-council-uk-statements-on-covid-19-coronavirus-cpr-and-resuscitation/covid-healthcare/.
5. Sidou RMNO, Carpi MF, Brandão MB, de Souza TH. Intubação de pacientes pediátricos com suspeita ou confirmação de COVID-19 [Internet]. [atualização em 23 mar 2020]. [acesso em 24 maio 2020]. Disponível em: https://www.amib.org.br/fileadmin/user_upload/amib/2020/marco/23/15_INTUBACAO_DE_PACIENTES_PEDIATRICOS_COM_SUSPEITA_OU_CONFIRMACAO_DE_COVID-19.pdf.
6. Penitenti RM, Vilches JIG, de Oliveira JSC, Mizohata MGG, Correa DI, Alonso TRMB, et al. Controle da pressão do cuff na unidade de terapia intensiva: efeitos do treinamento. Rev Bras Ter Intensiva. 2010;22(2):192-5.

Anexo 1

Algoritmo Modificado pela American Heart Association para Ressuscitação Cardiopulmonar de Pacientes Pediátricos com Suspeita ou Diagnóstico de COVID-19

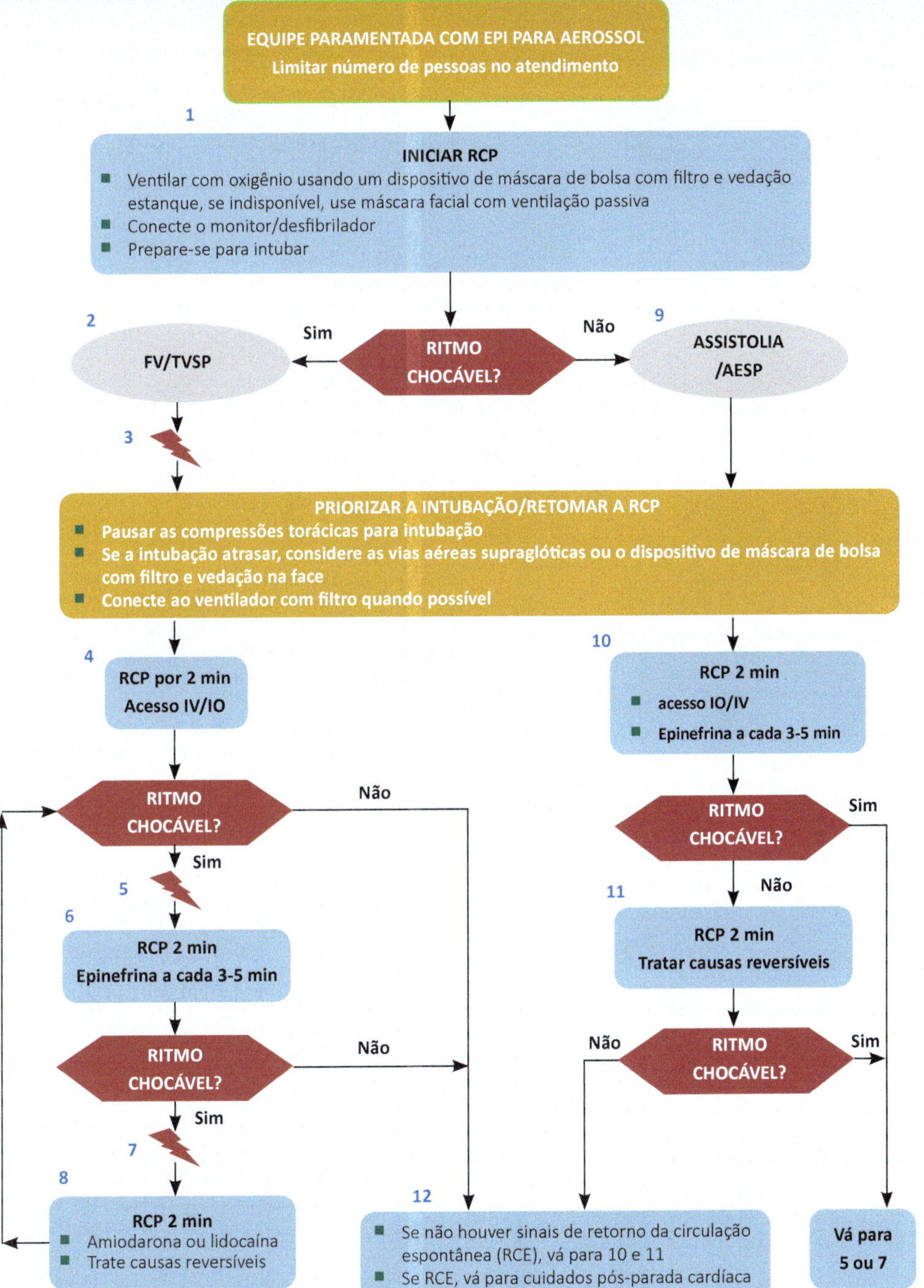

Traduzido conforme atualização de abril de 2020 da American Heart Association

Apêndice 1

Recomendação Sobre Paramentação dos Equipamentos de Proteção Individual

A paramentação dos EPIs para atendimento de pacientes com suspeita ou diagnóstico de COVID-19 deve ocorrer na sequência apresentada a seguir.

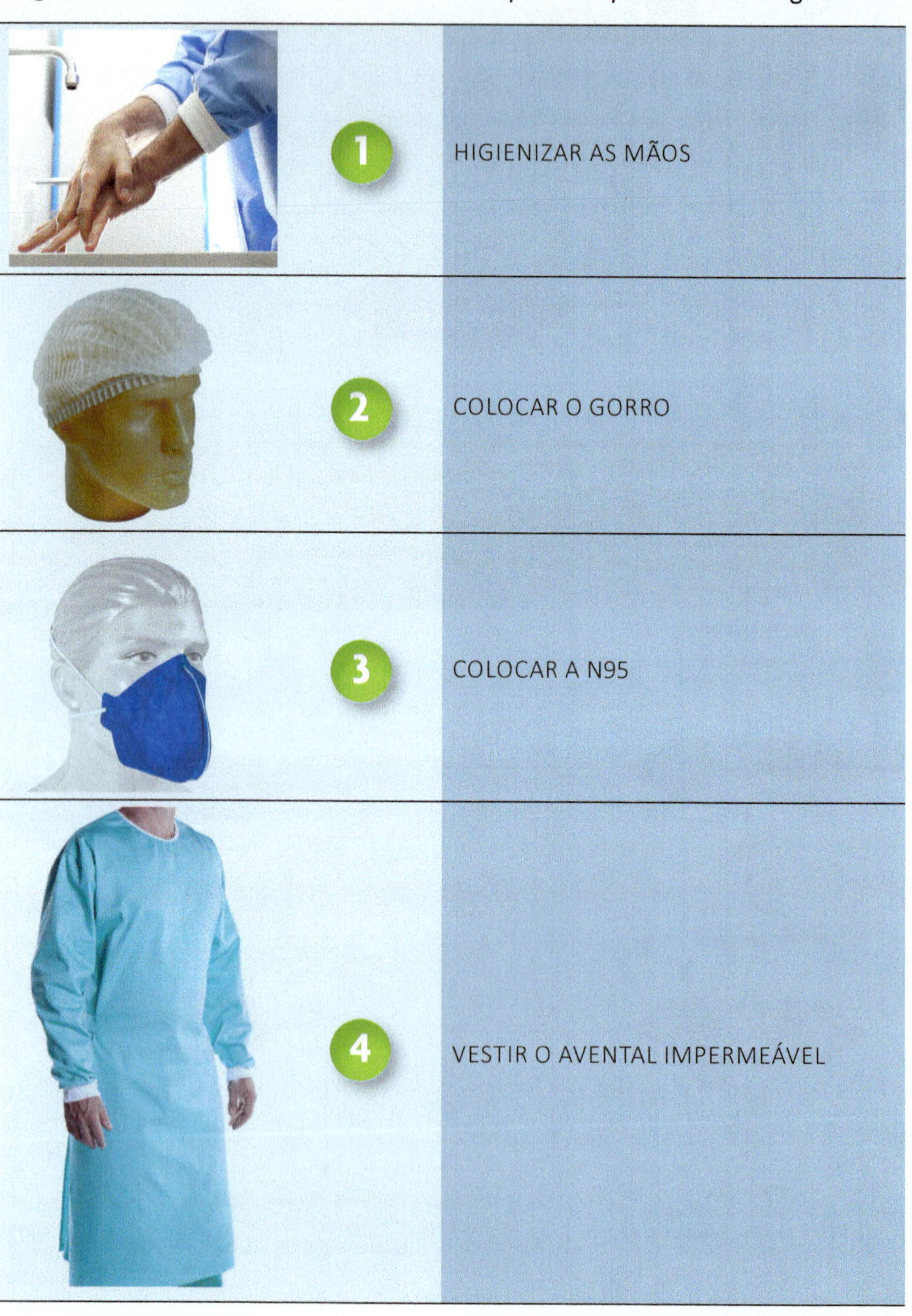

Apêndice 1

Recomendação Sobre Paramentação dos Equipamentos de Proteção Individual (Cont.)

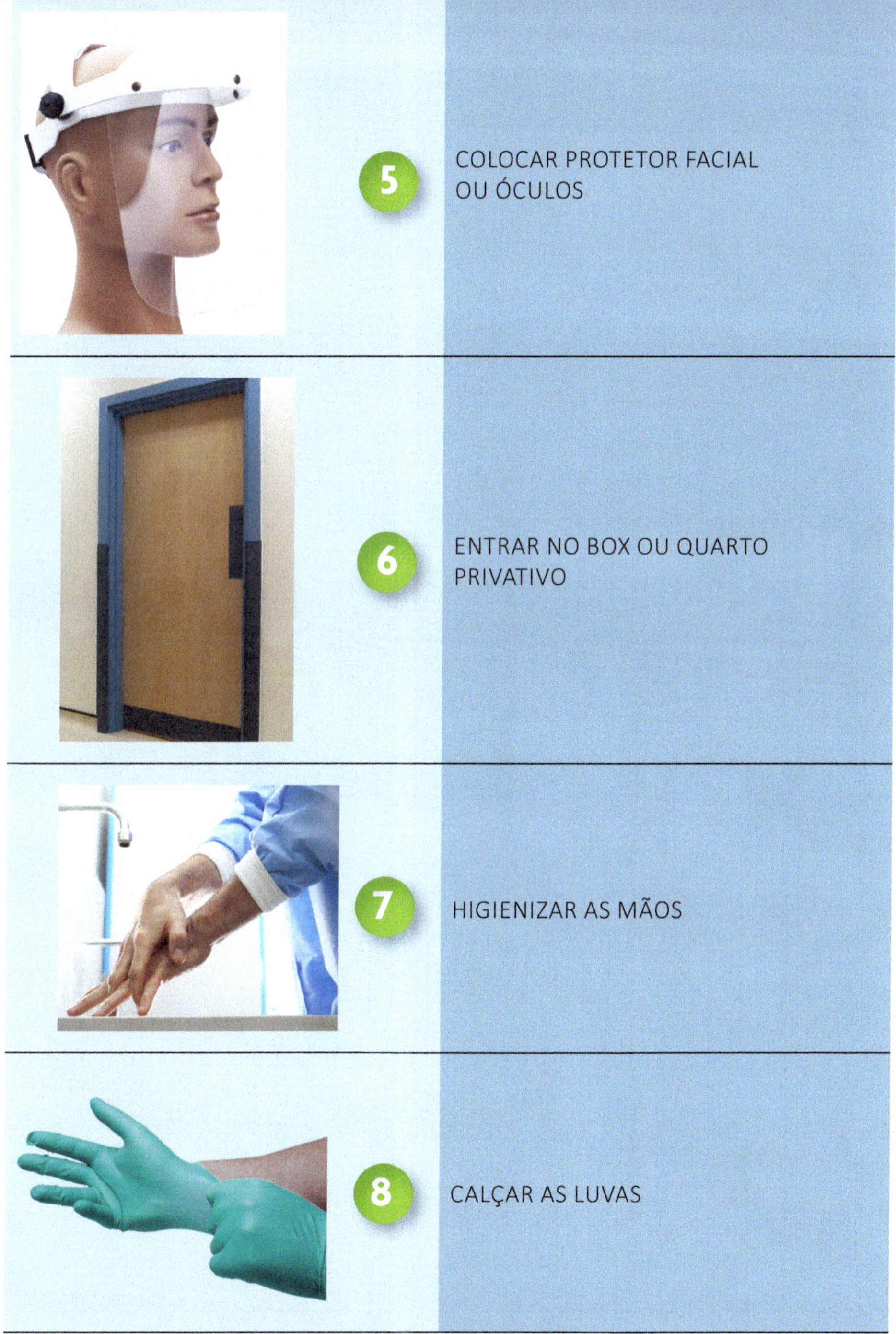

Apêndice 2

Recomendação Sobre Desparamentação dos Equipamentos de Proteção Individual

A desparamentação dos EPIs quando do atendimento de pacientes com suspeita ou diagnóstico de COVID-19 deve ocorrer na sequência apresentada a seguir.

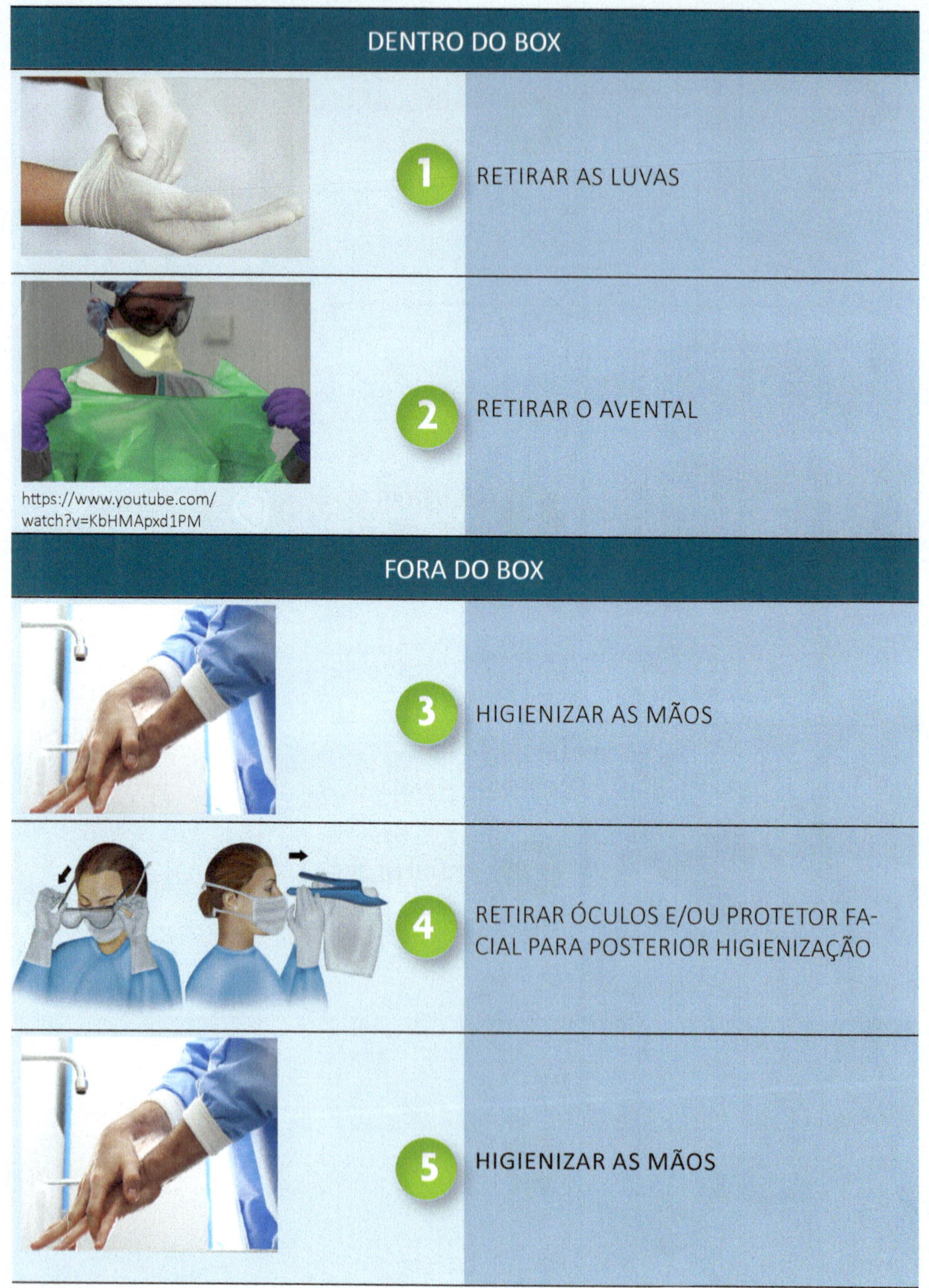

Apêndice 2

Recomendação Sobre Desparamentação dos Equipamentos de Proteção Individual (Cont.)

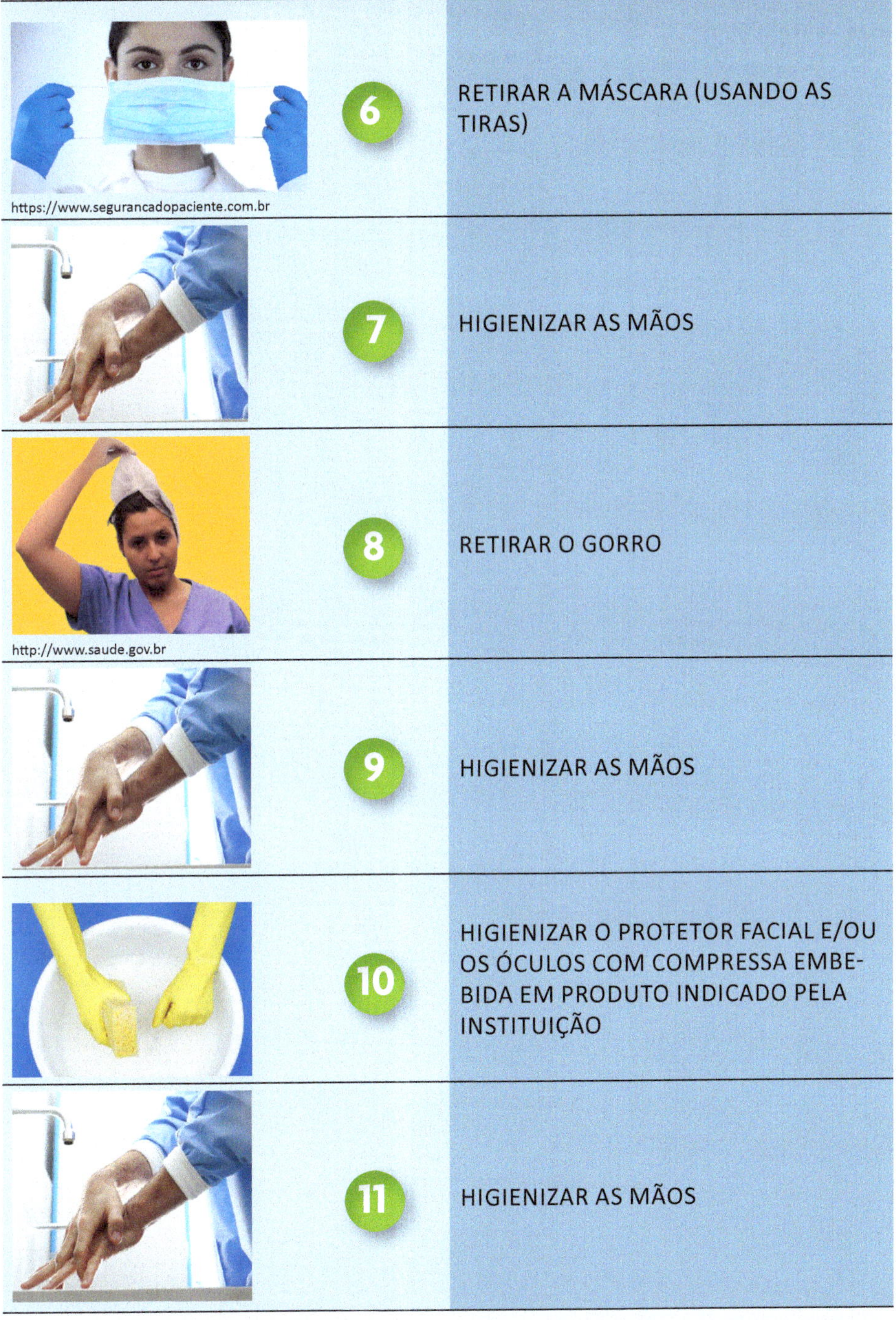

Passo	Recomendação
6	RETIRAR A MÁSCARA (USANDO AS TIRAS)
7	HIGIENIZAR AS MÃOS
8	RETIRAR O GORRO
9	HIGIENIZAR AS MÃOS
10	HIGIENIZAR O PROTETOR FACIAL E/OU OS ÓCULOS COM COMPRESSA EMBEBIDA EM PRODUTO INDICADO PELA INSTITUIÇÃO
11	HIGIENIZAR AS MÃOS

https://www.segurancadopaciente.com.br

http://www.saude.gov.br

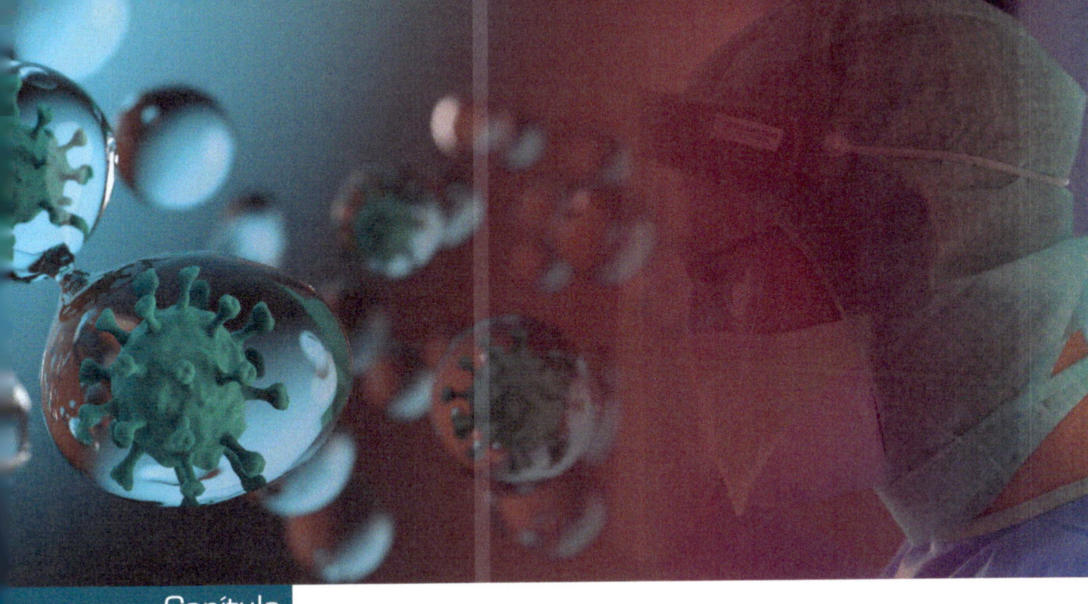

Capítulo

27

Recomendações para o Modelo Assistencial de Enfermagem no Cuidado ao Paciente Crítico com Covid-19

Departamento de Enfermagem da Associação de Medicina Intensiva Brasileira (AMIB)

Associação Brasileira de Enfermagem em Terapia Intensiva (ABENTI)

Presidente do Departamento de Enfermagem (2020-2021)

- Renata Andrea Pietro Pereira Viana

Doutora em Ciências da Saúde. Diretora de Enfermagem (Licenciada) do Serviço de Terapia Intensiva do Hospital do Servidor Público Estadual de São Paulo (HSPE-SP). Membro Fundadora e Enfermeira Titulada em Terapia Intensiva pela Associação Brasileira de Enfermagem em Terapia Intensiva (ABENTI). Membro do Conselho Diretivo da Federação Latinoamericana de Enfermagem em Cuidados Críticos (FLECI) 2019-2021. Embaixadora da Federação Mundial de Enfermagem em Cuidados Críticos (WFCCN).

Vice-Presidente do Departamento de Enfermagem (2020-2021)

- Clayton Lima Melo

Doutor em Gestão e Educação na Saúde e Enfermagem pela Universidade Federal de Minas Gerais (UFMG). Titulado em Enfermagem em Terapia Intensiva pela Associação Brasileira de Enfermagem em Terapia Intensiva/ Associação de Medicina Intensiva Brasileira (ABENTI-AMIB). Especialista em Enfermagem em Terapia Intensiva, Urgência e Emergência. Docência e Gestão do Ensino Superior pela Pontifícia Universidade Católica de Minas Gerais (PUC Minas). Professor Adjunto da PUC Minas e UninCor. Supervisor de Enfermagem do Pronto-Socorro e Unidade de Terapia Intensiva da Emergência do Hospital Metropolitano Odilon Behrens, Belo Horizonte/MG. Membro do Departamento de Enfermagem da Sociedade Mineira de Terapia Intensiva (SOMITI). Vice-Presidente do Departamento Enfermagem da AMIB, biênio 2020-2021.

Membros do Departamento de Enfermagem (2020-2021)

- Fernanda Alves Ferreira Gonçalves

Doutora em Enfermagem pela Universidade de Goiânia (UFG). Enfermeira Intensivista do Hospital de Clínicas da Universidade Federal de Goiânia (HC-UFG).

- **José Melquíades Ramalho Neto**

  Enfermeiro Intensivista do Hospital Universitário Lauro Wanderley da Universidade Federal da Paraíba (UFPB). Doutor em Enfermagem pelo PPGEnf-UFPB. Titulado em Enfermagem em Terapia Intensiva Adulto pela Associação Brasileira de Enfermagem em Terapia Intensiva/Associação de Medicina Intensiva Brasileira (ABENTI-AMIB). Membro do Departamento de Enfermagem da AMIB.

- **Laurindo Pereira de Souza**

  Mestre em Ciências da Saúde pelo Instituto de Assistência Médica ao Servidor Público Estadual de S. Paulo (IAMSPE-SP). Doutorando em Ciências da Saúde pelo Iamspe-SP. Titulado em Enfermagem UTI pela Associação Brasileira de Enfermagem em Terapia Intensiva (ABENTI). Coordenador do Programa de Residência Multiprofissional em Intensivismo do Hospital Regional de Cacoal, Rondônia. Membro do Departamento de Enfermagem da Associação de Medicina Intensiva Brasileira (AMIB).

- **Sabrina dos Santos Pinheiro**

  Enfermeira Intensivista Pediátrica Titulada pela Associação Brasileira de Enfermagem em Terapia Intensiva/Associação de Medicina Intensiva Brasileira (ABENTI-AMIB). Mestre em Saúde da Criança e do Adolescente pela Universidade Federal do Rio Grande do Sul (UFRGS).

Membro da ABENTI

- **Waleska de Almeida Pereira**

  Enfermeira. Especialista em Enfermagem em Terapia Intensiva Pediátrica pela Pontifícia Universidade Católica de Minas Gerais (PUC-MG). MBA Executivo em Saúde pela Fundação Getúlio Vargas (FGV). Titulada em Terapia Intensiva Pediátrica pela Associação Brasileira de Enfermagem em Terapia Intensiva (ABENTI). Coordenadora de Enfermagem do Centro de Terapia Intensiva Pediátrica da Santa Casa de Belo Horizonte, MG (CTIP-SCMG).

- **Patrícia Rezende do Prado**

  Enfermeira pela Escola de Enfermagem de Ribeirão Preto da Universidade de São Paulo (EERP/USP). Especialista em UTI. Doutora em Ciências da Saúde pela Escola Paulista de Enfermagem da Universidade Federal de São Paulo (EPE/UNIFESP). Professora da Universidade Federal do Acre (UFA). Coordenadora da Residência em UTI.

- **Widlani Sousa Montenegro**

  Presidente da Associação Brasileira de Enfermagem em Terapia Intensiva (ABENTI). Gerente de Qualidade e Experiência do Paciente do Hospital São Domingos. Titula em Enfermagem em Terapia Intensiva Adulto pela ABENTI. Coordenadora da Pós-graduação de Enfermagem em UTI pela Associação de Medicina Intensiva Brasileira (AMIB/Redentor). Presidente da Comissão de Residência Multiprofissional em Saúde (COREMU) Hospital São Domingos. Pós-graduanda em Executivos em Saúde pela Fundação Dom Cabral. Coordenação e Docente da Pós na AMIB-ABENTI-HSD de Enfermagem em Terapia Intensiva em São Luís-MA. Pós-graduada em Executivos em Saúde pela Fundação Dom Cabral.

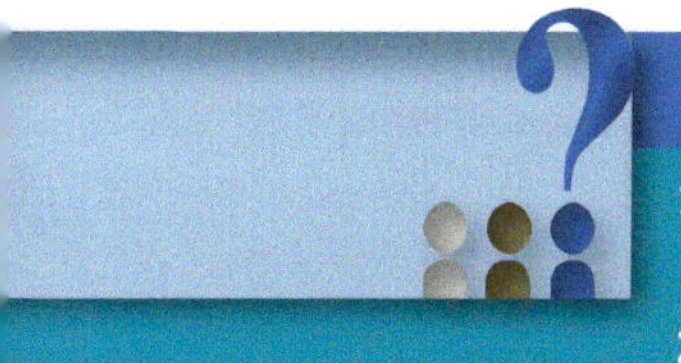

ASSUNTOS ABORDADOS

1. Recomendações sobre dimensionamento da equipe de enfermagem
2. Recomendações sobre a utilização do modelo disruptivo
3. Recomendações sobre a sistematização da assistência de enfermagem

O cuidado prestado pela equipe de enfermagem na terapia intensiva requer conhecimento, habilidade e atitudes cujo desenvolvimento exige contínuas capacitações técnico-científicas. Habitualmente, a recomendação seria a de um modelo robusto e que acompanhe a complexidade do doente crítico, mas temos vivenciado, com a pandemia de COVID-19, diferentes desafios e experiências na assistência de enfermagem em todo o mundo.

Além do fator desconhecido atrelado ao cuidado do paciente com COVID-19, os profissionais de saúde precisam enfrentar o contínuo adoecimento de membros da equipe, a ansiedade e até mesmo o medo do desconhecido, o que acarreta índices elevados de absenteísmo. Mesmo com a substituição dos profissionais afastados, a revisão das escalas de trabalho passa a ser diária, e não mais mensal, e estratégias muitas vezes são alteradas durante o turno de trabalho.

Contratações temporárias, reorganizações de fluxos hospitalares, aberturas de hospitais e de Unidades de Terapia Intensiva (UTIs) de campanha têm levado, muitas das vezes, à contratação de profissionais sem experiência hospitalar, tampouco em cuidados ao paciente crítico, o que coloca em xeque a segurança do paciente e do profissional de saúde.

Este documento tem como principal objetivo apresentar recomendações para o modelo assistencial de enfermagem no cuidado ao paciente crítico com COVID-19. O modelo deve ser continuamente revisitado e revisto, considerando que o dimensionamento é fator crucial e decisivo para o sucesso do tratamento dedicado ao paciente com COVID-19. A pandemia é dinâmica, e as informações e recomendações aqui dispostas podem requerer atualização à medida que novos conhecimentos científicos forem publicados.

1 RECOMENDAÇÕES SOBRE DIMENSIONAMENTO DA EQUIPE DE ENFERMAGEM

Devido à gravidade e à complexidade do cuidado prestado aos pacientes com COVID-19, torna-se imprescindível que o dimensionamento de enfermagem ocorra norteado pela estratificação de escores como o Nursing Activities Score (NAS) e o Therapeutic Intervention Scoring System-28 (TISS-28).

No Brasil, boa parte das UTIs segue como dimensionamento a Resolução da Diretoria Colegiada n. 26 (RDC 26), que contempla minimamente: um enfermeiro para dez pacientes e um técnico de enfermagem para dois pacientes. O atual cenário de pandemia, porém, vem causando sobrecarga e exaustão aos profissionais, sendo necessário otimizar uma retaguarda para o capital humano — e ambos os escores oferecem maior segurança ao dimensionamento da equipe de enfermagem. Merece destaque o fato de que, quanto maiores o conhecimento e a habilidade dos profissionais, melhores serão o aspecto atitudinal e a *performance* profissional. Por exemplo, um enfermeiro com o título de especialista em Terapia Intensiva certamente detém conhecimentos e habilidades específicas para o cuidado ao paciente crítico. É um profissional bem treinado e capacitado, que ao certo fará diferença na gestão, na assistência direta e, também, no direcionamento do cuidado crítico.

Especificamente na pandemia atual, contratações temporárias podem ser um dos recursos utilizados para os equipamentos de saúde. Outra opção de retaguarda é a oferta de treinamento às equipes de setores que estão em baixa de atendimento, como centro cirúrgico (CC), central de material e esterilização (CME) e, ainda, os ambulatórios, que tendem a reduzir demanda. Certamente existem riscos relacionados a esse tipo de estratégia; no entanto, o maior e mais iatrogênico dos riscos é a ausência de profissionais capacitados para a assistência segura ao doente com COVID-19. Por isso, a preocupação, neste momento, é promover o adequado dimensionamento para aumento da oferta de leitos, sendo importante objetivar um time de alta *performance* para um cuidado seguro e de qualidade.

Diante dessas preocupações e inquietações, o Departamento de Enfermagem da Associação de Medicina Intensiva Brasileira (AMIB) e a Associação Brasileira de Enfermagem em Terapia Intensiva (ABENTI) uniram esforços de modo a traçar uma proposta de modelo assistencial para a atuação da enfermagem intensiva durante a pandemia de COVID-19.

2 RECOMENDAÇÕES SOBRE A UTILIZAÇÃO DO MODELO DISRUPTIVO

O modelo procura orientar as rotinas assistenciais, com etapas, metas e também pontos essenciais e secundários para o direcionamento do processo de trabalho de enfermagem durante a pandemia.

	Fundamento	Ações Essenciais	Ações Secundárias
Admissão	Etapa primordial para um resultado assistencial seguro.	■ Coletar história objetiva. ■ Realizar exame físico. ■ Implementar plano de cuidados alinhado ao plano terapêutico.	Utilizar lista de verificação com o setor administrativo para obtenção de informações relevantes, como alergias, entre outros destaques não informados.
Riscos assistenciais	Etapa que direciona a equipe na realização de medidas preventivas. A maioria dos pacientes graves apresenta risco de lesão por pressão (LPP), queda, pneumonia associada à ventilação mecânica (PAV), infecção de cateter urinário (ITUAC), ***delirium***, flebite, edemas, má perfusão etc.	■ Aplicar medidas preventivas para LPP, queda, PAV e ITUAC. ■ Avaliar o nível de consciência por escalas padronizadas, bem como o nível de sedação e o desmame precoce, para prevenir ***delirium***. ■ Avaliar dor e sinais de flebite, de edema e de hipoperfusão.	■ Aplicar escalas validadas de riscos: queda, LPP, medidas para prevenir infecções relacionadas com a assistência à saúde (IRAS), como PAV, ITUAC e da corrente sanguínea. ■ Potencializar o tempo de enfermagem à beira-leito. ■ Reavaliar o intervalo de aplicação de escalas como RASS e BPS para uma vez ao turno ou a cada 12 horas em pacientes profundamente sedados.
Escalas e índices	Escalas administrativas no atual momento serão pouco utilizadas para potencializar a prática.	■ Avaliar o dimensionamento de pessoas conforme recomendado acima, ajustando ao recurso humano disponível.	Aplicar escalas de dimensionamento e acompanhar o cotidiano da unidade.

	Fundamento	Ações Essenciais	Ações Secundárias
Diagnósticos de Enfermagem (DE)	Padronizar os principais diagnósticos de enfermagem, norteando-se pelo raciocínio e pelo julgamento clínico das manifestações apresentadas pelos pacientes com COVID-19.	▪ Padrão respiratório ineficaz; ventilação espontânea prejudicada; troca de gases prejudicada; infecção. ▪ Febre (hipertermia); dor; contaminação. ▪ Risco de: contaminação, choque, prejuízo à integridade da pele, queda, flebite, sangramento, tromboembolismo venoso e ***delirium***. ▪ Risco de solidão. ▪ Isolamento social.	Para esses pacientes, aplicam-se vários diagnósticos. No entanto, na tentativa de elaborar ações imediatas para a promoção das necessidades humanas básicas mais afetadas pela COVID-19, esses são os principais DE sugeridos.
Plano de cuidados	Etapa de planejamento do cuidado de extrema relevância para atuação do enfermeiro e do técnico de enfermagem.	Pode ser aplicado com a evolução de enfermagem, para evitar impressos repetidos.	▪ Apoio familiar. ▪ Controle de risco comunitário. ▪ Controle da ventilação mecânica invasiva. ▪ Identificação de riscos. ▪ Inserção e estabilização de vias aéreas. ▪ Monitorização respiratória. ▪ Oxigenoterapia. ▪ Prevenção de choque. ▪ Proteção contra infecção. ▪ Regulação hemodinâmica. ▪ Regulação da temperatura.

	Fundamento	Ações Essenciais	Ações Secundárias
Procedimentos exclusivos do Enfermeiro	Em razão do domínio técnico-científico, muitos procedimentos são exclusivos do profissional enfermeiro; e, no momento de crise, podem ser otimizados.	Redirecionar atividades, exceto as privativas do enfermeiro: aspiração de vias aéreas; passagem de cateter gástrico e enteral ou de cateter vesical; curativos de maior complexidade; preparo e administração de drogas endovenosas de maior risco.	O técnico de enfermagem assumirá atividades com menor grau de complexidade técnica, sendo as ações sempre supervisionadas e delegadas pelo enfermeiro.
Registros	O prontuário deve conter informações precisas, objetivas e claras, para ser utilizado como ferramenta pelas equipes que vão dar continuidade ao cuidado.	A evolução de enfermagem realizada de maneira objetiva pode estar associada a ferramentas de passagem de plantão, evitando a utilização de impressos desnecessários.	Padronizar instrumentos para passagem de plantão que sejam objetivos, claros e precisos.

3 RECOMENDAÇÕES SOBRE A SISTEMATIZAÇÃO DA ASSISTÊNCIA DE ENFERMAGEM

3.1 Diagnósticos de Enfermagem e Condutas

O planejamento da execução, levando-se em conta os aspectos mais relevantes no cuidado ao paciente com COVID-19, é importante fator de auxílio ao operacionalizar a Sistematização da Assistência de Enfermagem (SAE).

Apresentam-se a seguir, de maneira didática, possíveis Diagnósticos de Enfermagem (DE) que podem ser utilizados durante a pandemia. Vale destacar que a caracterização da clientela e o conhecimento da filosofia do serviço de enfermagem, bem como da instituição, são importantes para o desenvolvimento de um plano operacional que envolva recursos humanos e materiais aplicados no cotidiano assistencial.

Risco de Contaminação	■ Orientar sobre a necessidade de isolamento do paciente. ■ Treinar todos os membros da equipe para a correta utilização dos equipamentos de proteção individual (EPIs). ■ Capacitar os colaboradores para a correta paramentação (higiene de mãos com álcool 70%; uso de gorro, óculos de proteção, máscara, avental e luvas) e reforçar a importância da desparamentação segura. ■ Orientar medidas de acionamento da equipe.
Contaminação	■ Otimizar o controle e a segurança do ambiente. ■ Realizar proteção contra infecção. ■ Realizar precauções contra aspiração por gotículas e aerossol.
Isolamento Social	■ Prover apoio familiar. ■ Identificar fatores para a melhoria do sistema de apoio.
Troca de Gases Prejudicada	■ Realizar a interpretação de dados laboratoriais (gasometria). ■ Promover oxigenoterapia. ■ Otimizar uma assistência ventilatória segura e interdisciplinar.
Risco de Solidão	■ Avaliar estado emocional do paciente. ■ Promover medidas de conforto. ■ Estimular a participação do paciente e dos familiares no tratamento. ■ Acionar a equipe de psicologia em caso de sinais de alerta.
Padrão Respiratório Ineficaz	■ Manter cabeceira elevada entre 30 e 45°. ■ Registrar movimentos torácicos, observando existência de simetria, uso de musculatura acessória e retração de músculos supraclaviculares e intercostais. ■ Monitorar frequência, ritmo, profundidade e esforços na respiração. ■ Avaliar a necessidade de oferta de oxigênio suplementar por meio de cânula nasal até no máximo 5 L/min.

	▪ Monitorar a ocorrência de fadiga dos músculos diafragmáticos (movimento paradoxal). ▪ Auscultar os sons respiratórios, observando áreas com ventilação diminuída/ausente e presença de ruídos adventícios. ▪ Avaliar a presença de cianose. ▪ Monitorar a ocorrência de aumento da inquietação, ansiedade e falta de ar. ▪ Registrar mudanças de SaO_2, SpO_2, SvO_2, $PaCO_2$ e $ETCO_2$. ▪ Monitorar a ocorrência de dispneia e eventos que melhorem ou piorem o quadro. ▪ Monitorar a ocorrência de crepitação. ▪ Promover aplicação de peróxido de hidrogênio 0,5% a 1% ou povidona 0,2% nas estruturas bucais antes da realização de higiene bucal com solução aquosa de digluconato de clorexidina a 0,12% a cada 12 horas.
Ventilação Espontânea Prejudicada	▪ Manter cabeceira elevada entre 30 e 45°. ▪ Mensurar peso e altura do paciente para cálculo do volume corrente predito (≤ 6 mL/kg). ▪ Monitorar os ajustes do ventilador mecânico, registrando aumentos nas pressões inspiratórias e reduções no volume corrente, conforme apropriado. ▪ Ajustar e monitorar os alarmes ventilatórios. ▪ Monitorar assincronias. ▪ Utilizar o sistema de aspiração fechado e aspirar se estritamente necessário; anotar aspecto das secreções. ▪ Aspirar vias aéreas superiores, se necessário. ▪ Manter o balonete do tubo (*cuff*) com ar até uma pressão entre 25 e 30 cmH_2O. ▪ Trocar filtro HME e/ou sistema de aspiração fechado a cada sete dias em caso de sujidade, condensação ou dano.

	▪ Realizar o clampeamento do tubo traqueal e pausar o ventilador mecânico em caso de desconexão. ▪ Efetivar a mobilização no leito. ▪ Promover a contenção física em caso de risco de extubação acidental.
Risco de Flebite, Sangramento e Tromboembolismo Venoso	▪ Avaliar a presença de edema e sinais flogísticos de inflamação nos membros. ▪ Apreciar tempo de enchimento capilar. ▪ Realizar a troca de acesso venoso se houver suspeita de flebite. ▪ Avaliar extremidades por meio da perfusão. ▪ Investigar febre.
Risco de *Delirium*	▪ Avaliar orientação auto e alopsíquica. ▪ Promover medidas de conforto e suporte emocional. ▪ Avaliar nível e tipo de droga de sedação. ▪ Realizar avaliação do nível de consciência pela escala RASS. ▪ Avaliar paciente pela escala CAM-ICU, se possível. ▪ Acionar equipe de psicologia em caso de sinais de alerta.
Risco de Queda	▪ Avaliar orientação auto e alopsíquica. ▪ Orientar o paciente a pedir ajuda (se consciente e orientado). ▪ Manter grades elevadas.
Dor	▪ Avaliar a presença de edema e sinais flogísticos nos membros. ▪ Suspeitar se o paciente apresentar aumento de FC, de PA ou face de dor. ▪ Avaliar a dor conforme escala preconizada pela instituição. ▪ Medicar conforme prescrição médica.

REFERÊNCIAS

1. Brasil. Agência Nacional de Vigilância Sanitária. Resolução RDC n. 26, de 11 de maio de 2012 [Internet]. Altera a Resolução RDC n. 7, de 24 de fevereiro de 2010, que dispõe sobre os requisitos mínimos para funcionamento de Unidades de Terapia Intensiva e dá outras providências. [acesso em 27 abr 2020]. Disponível em: http://bvsms.saude.gov.br/bvs/saudelegis/anvisa/2012/rdc0026_11_05_2012.html.
2. Brasil. Agência Nacional de Vigilância Sanitária. Orientações para serviços de saúde: medidas de prevenção e controle que devem ser adotadas durante a assistência aos casos suspeitos ou confirmados de infecção pelo novo coronavírus (SARS-CoV-2) [Internet]. ANVISA; 2020. [acesso em 8 jun 2020]. Disponível em: http://portal.anvisa.gov.br/documents/33852/271858/Nota+T%C3%A9cnica+n+04-%202020+GVIMS-GGTES-ANVISA-ATUALIZADA/ab598660-3de4-4f14-8e6f-b9341c196b28.
3. Associação de Medicina Intensiva Brasileira. Recomendações da Associação de Medicina Intensiva Brasileira para a abordagem do COVID-19 em medicina intensiva [Internet]. São Paulo: AMIB; 2020. [acesso em 30 abr 2020]. Disponível em: https://www.amib.org.br/fileadmin/user_upload/amib/2020/abril/13/Recomendaco__es_AMIB-atual.-16.04.pdf.
4. Bertoncello KCG, Cavalcanti CDK, Ilha P. Diagnósticos reais e proposta de intervenções de enfermagem para os pacientes vítimas de múltiplos traumas [Internet]. Rev Eletr Enferm. 2013;15(4):905-14. [acesso em 8 jun 2020]. Disponível em: https://doi.org/10.5216/ree.v15i4.19497.
5. do Canto DF, Almeida MA. Resultados de enfermagem para padrão respiratório ineficaz e ventilação espontânea prejudicada em terapia intensiva [Internet]. Rev Gaúcha Enferm. 2013;34(4):137-45. [acesso em 1 maio 2020]. Disponível em: http://www.scielo.br/scielo.php?script=sci_arttext&pid=S1983-14472013000400018&lng=en. https://doi.org/10.1590/S1983-14472013000400018.
6. Herdman TH, Kamitsuru S. Diagnósticos de enfermagem da NANDA-I: definições e classificação 2018-2020. 11a. ed. Porto Alegre: Artmed; 2018.
7. Johnson M, Moorhead S, Bulechek G, Butcher H, Maas M, Swanson E. Ligações NANDA-NOC-NIC: condições clínicas: suporte ao raciocínio e assistência de qualidade. 3a ed. Rio de Janeiro: Elsevier; 2013.
8. Kampf G, Todt D, Pfaender S, Steinmann E. Persistence of coronavirus es on inanimate surfaces and their inactivation with biocidal agents. J Hosp Infect. 2020 Mar;104(3):246-51. doi: 10.1016/j.jhin.2020.01.022.
9. Meng L, Qiu H, Wan L, Ai Y, Xue Z, Guo Q, et al. Intubation and ventilation amid the COVID-19 outbreak: Wuhan's experience [Internet]. Anesthesiology. 2020;132:1317-32. Disponível em: https://dx.doi.org/10.1097/ALN.0000000000003296.
10. Murthy S, Gomersall CD, Fowler RA. Care for critically ill patients with COVID-19. JAMA. Published online 2020 Mar 11. doi:10.1001/jama.2020.3633.
11. World Health Organization. Clinical management of severe acute respiratory infection (SARI) when COVID-19 disease is suspected: interim guidance [Internet]. 2020 Mar. Geneva (CH): WHO; 2020. [acesso em 30 abr 2020]. Disponível em: https://www.who.int/publications-detail/clinical-management-of-severe-acute-respiratory-infection-when-novel-coronavirus-(ncov)-infection-is-suspected.

Evolução de Enfermagem

1. Identificação do paciente: ____________________

Dias de UTI: ____________________

2. Situação: ____________________

3. Exame clínico

Neurológico: ____________________

Respiratório: ____________________

Hemodinâmica: ____________________

Nutrição: ____________________

Pele: presença de lesão: __________ local: ____________

Curativos: ____________________

Dispositivos: ____________________

Eliminações vesicointestinais: diurese________ evacuação__________

Sinais vitais

PA máxima: _________ PA mínima: __________ PA média: __________

FC: _____ temperatura: _____ FR: ______ $SatO_2$: ______

4. Hemotransfusão nas últimas 24 horas

( ) Sim ( ) Não ____________________

Apresentou reação adversa após a transfusão: ( ) Sim ( ) Não | Quais: ________

Condutas: ____________________

5. Estratégias de ventilação mecânica

Ventilação: ( ) espontânea ( ) VMI ( ) TOT n. ____ ( ) TQT n. _____

VMI: modo ventilatório: ____________ ajustes: __________ FIO_2: __________

Assincronia ( ) Sim ( ) Não

Ausculta pulmonar: ( ) | MV presentes ( ) D ( ) E ( ) | MV diminuídos ( ) D__ ( ) E __

Ruídos adventícios: ___________ | Tosse: ( ) Não ( ) Sim: ( ) Produtiva ( ) Improdutiva

Expectoração: ( ) Não ( ) Sim | Quantidade/aspecto: ______________

Necessidade de aspiração traqueal ( ) S ( ) N | Aspecto: ______________

6. Recomendações

Apêndice 1

Recomendação de Conteúdo para Formulário de Evolução de Enfermagem

ANOTAÇÕES DE ENFERMAGEM

1. Identificação do paciente: ______________________________

Dias de UTI: ______________________________

2. Situação: ______________________________

3. Sinais vitais: realizar anotação no impresso de sinais vitais

4. Oxigenoterapia

Cateter de O_2 ( ) Máscara concentradora ( ) __________ L/min

TOT ( ) TQT ( ) Observações: ____________________ Horário:

5. Dispositivo venoso

( ) Jelco n. ____ Local: _____ Data da punção: _______ Data da troca: ________

( ) Polifix | 2 vias ( ) 3 vias ( )

( ) CVC _______ Local: _____ Data da punção: _______ Data da troca: ________

( ) PICC ______ Local: _____ Data da punção: _______ Data da troca: ________

Infusões: ___________

6. Dieta

( ) Via oral ( ) Enteral ( ) Parenteral

7. Eliminações

( ) Espontâneas ( ) SVD ( ) SVA

8. Evacuação

( ) Presente ( ) Ausente

9. Anotações sobre estado clínico do paciente e cuidados realizados

____

____

____

____

____

____

____

Apêndice 2

Recomendação de Conteúdo para Anotações de Enfermagem a Serem Preenchidas pelos Técnicos de Enfermagem

INSTRUMENTO DE TRANSFERÊNCIA DE CUIDADO – COVID-19

1. HD/diagnóstico/procedimento: Caso confirmado ( ) Caso suspeito ( )

2. Alergia: ( ) Não ( ) Sim | Qual: ______________________________

3. Reconciliação medicamentosa atualizada: ( ) Não ( ) Sim ( ) NA

4. Quadro atual

Piora das condições clínicas de base ( ) | Hipotensão responsiva a volume ( )

Sinais de desconforto respiratório ( ) | Instabilidade hemodinâmica ou choque ( )

Sinais de má perfusão orgânica ou periférica ( ) | Sepse ou choque séptico ( )

5. Dispositivos vasculares

( ) AVP ( ) PICC ( ) CVC

( ) PAM ( ) PVC ( ) Outros | Qual? ______________________________

6. Outros dispositivos

( ) Cateter de O_2 ( ) Máscara concentradora de O_2 ( ) TOT ( ) TQT

( ) NPT ( ) GTT ( ) SNE ( ) Dreno ( ) DVE ( ) SDV

( ) Bomba de infusão ( ) Outros | Qual? ______________________________

7. Exames realizados

( ) ECG ( ) Raio X ( ) Painel viral

( ) Tomografia ( ) COVID-19

8. Sinais vitais:

PA: _____/_____ | FC: _____ bpm | FR: _____irpm | Tax_____ºC | SPO_2 _____% |

Mews: _____

9. Recomendações/orientações

____

____

____

____

10. Setor de destino

( ) UTI ( ) Unidade de Internação

Hora da transferência: _____

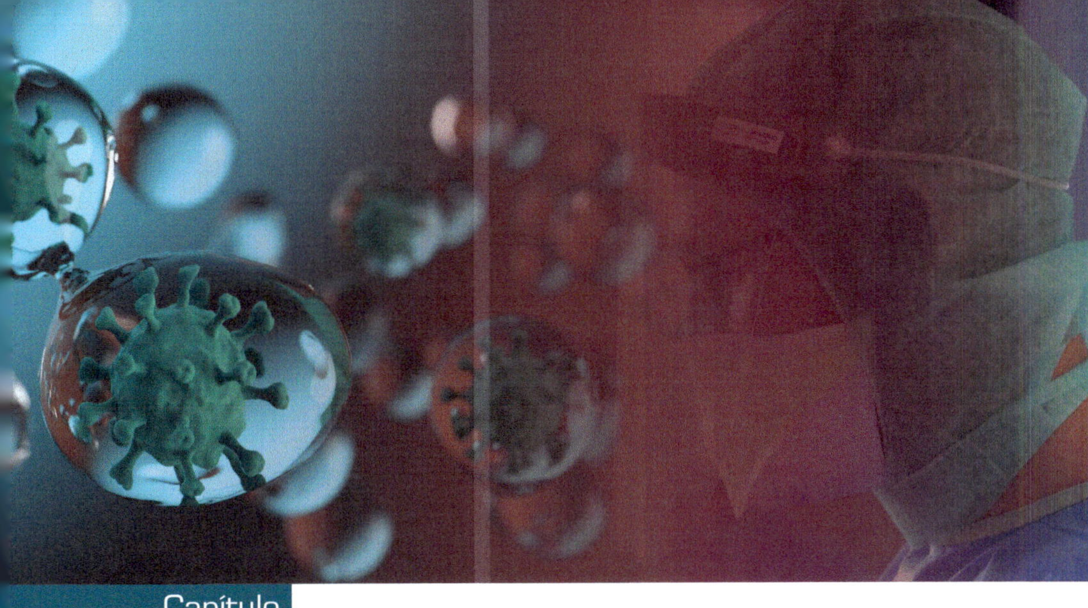

Capítulo

28 Recomendações para o Cuidado Farmacêutico do Paciente Crítico com COVID-19

Associação de Medicina Intensiva Brasileira (AMIB)

Autores

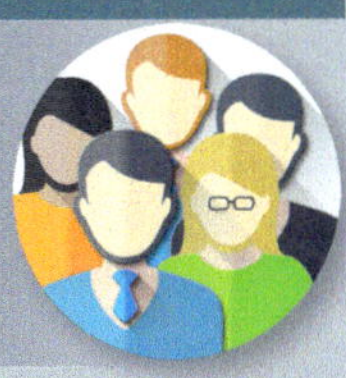

- **Alex Júnior Ferreira**
  Farmacêutico Clínico Especialista em Farmácia Hospitalar e Clínica pela Universidade de Ribeirão Preto (UNAERP). Mestre em Ciências pela Faculdade de Medicina de Ribeirão Preto da Universidade de São Paulo (FMRP/USP).
- **Álisson Menezes Araújo Lima**
  Farmacêutico Clínico. Mestre em Ciências Farmacêuticas pela Universidade Federal do Ceará (UFC). Doutor em Ciências Médicas pela UFC.
- **Ana Carolina Alves Fabrini Magalhães**
  Farmacêutica Clínica Especialista em Farmacologia pela Universidade Federal de Lavras (UFLA).
- **Erika Michelle do N. Facundes Barbosa**
  Farmacêutica Clínica Especialista em Farmácia Clínica pelo Instituto de Ciências Sociais Humanas (ICSH) e em Saúde Pública pela Universidade de Pernambuco (UPE).
- **Gabriela Araújo de Abreu**
  Farmacêutica Clínica Especialista em Terapia Intensiva pelo Programa de Residência Multiprofissional em Atenção à Saúde do Hospital Universitário Walter Cantídio (UFC).
- **Isabella do Vale de Souza**
  Farmacêutica Clínica Especialista em Neonatologia pelo Programa de Residência Integrada Multiprofissional em Saúde do Hospital Universitário Regional dos Campos Gerais (HURCG/UEPG).

- **Kamila Maria Maranhão Sidney (CE)**
  Farmacêutica Clínica Especialista em Atenção ao Paciente Crítico Cardiopulmonar pelo Programa de Residência Integrada à Saúde do Hospital Dr. Carlos Alberto Studart Gomes da Escola de Saúde Pública do Ceará (ESP-CE), em Farmácia Clínica é atenção Farmacêutica pelo Instituto de Pós-graduação e Graduação (IPOG). Mestre em Ciências Farmacêuticas pela Universidade Federal do Ceará (UFC).
- **Lívia Maria Gonçalves Barbosa (SP)**
  Farmacêutica Clínica Especialista em Farmácia Clínica pelo Centro de Ensino Procardíaco com Aperfeiçoamento em Farmácia Clínica e Hospitalar pela Universidade do Chile.
- **Mayra Carvalho Ribeiro (SP)**
  Farmacêutica Clínica. Mestre em Saúde Coletiva pelo Instituto Sírio Libanês de Ensino e Pesquisa.
- **Michelle Silva Nunes**
  Farmacêutica Clínica Especialista em Terapia Intensiva do Adulto pelo Programa de Residência Integrada Multiprofissional em Saúde do Hospital Universitário Onofre Lopes Universidade Federal do Rio Grande do Norte (UFRN).
- **Nathalia Lobão Barroso de Souza Silveira (DF)**
  Farmacêutica Clínica Especialista em Farmacologia Clínica pela Universidade de Brasília (UnB).
- **Vanessa de Andrade Conceição (SP)**
  Farmacêutica Clínica Especialista em Atenção Farmacêutica e Farmácia Clínica pela Universidade Gama Filho (UGF), em UTI – enfoque multidisciplinar pela Universidade de Taubaté (Unitau) e em Nutrição Clínica e Hospitalar pelo GANEP.

Departamento de Farmácia

- **Aline Palma Santos (DF)**
  Farmacêutica Clínica Especialista em Atenção Cardiopulmonar pelo Programa de Residência Integrada Multiprofissional em Saúde do Hospital Universitário de Brasília (HUB).
- **Daiandy da Silva (RS)**
  Farmacêutica Clínica. Especialista em Gestão em Saúde pela Fundação Oswaldo Cruz (FIOCRUZ) e Mestre em Ciências Médicas pela Universidade Federal do Rio Grande do Sul (UFRGS).
- **Jaqueline Pilon de Meneses (SP)**
  Farmacêutica Clínica Especialista em Farmácia Clínica e Farmacologia pelo Instituto de Pesquisa e Educação em Saúde de São Paulo (IPESSP). Mestre em Ciências da Saúde pela Disciplina de Infectologia da Universidade Federal de São Paulo (UNIFESP).
- **José Martins de Alcântara Neto (CE)**
  Farmacêutico Clínico Especialista em Terapia Intensiva pelo Programa de Residência Integrada Multiprofissional em Saúde do Hospital Universitário Walter Cantídio (HUWC/UFC), em Farmácia Hospitalar pelo HUWC/UFC e em Farmacologia na Farmácia Clínica pelo Instituto Brasil de Pós Graduação (IBRAS).
- **Michelle Silva Nunes (RN)**
  Farmacêutica Clínica Especialista em Terapia Intensiva do Adulto pelo Programa de Residência Integrada Multiprofissional em Saúde do Hospital Universitário Onofre Lopes- UFRN.

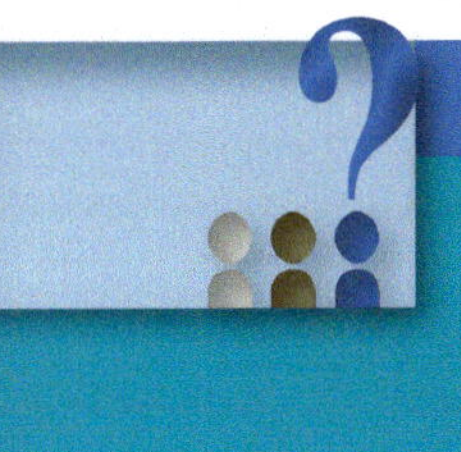

ASSUNTOS ABORDADOS

1. Recomendações sobre proteção individual e coletiva
2. Recomendações sobre os processos da farmácia hospitalar na UTI
3. Recomendações sobre o cuidado farmacêutico de pacientes com COVID-19
4. Considerações finais

A pandemia de COVID-19 surpreendeu todas as categorias da saúde com mudanças necessárias e urgentes em seus processos de trabalho. Em todo o mundo, os farmacêuticos têm-se engajado na manutenção dos estoques de medicamentos e demais produtos para a saúde, especialmente equipamentos de proteção individual (EPIs), saneantes e medicamentos incluídos nos protocolos de tratamento dos pacientes possivelmente infectados pelo SARS-HCoV-2, a fim de garantir o cuidado e a segurança desses pacientes e dos profissionais de saúde.

Nas Unidades de Terapia Intensiva (UTIs), os farmacêuticos clínicos intensivistas têm papel fundamental no cuidado de pacientes com COVID-19, uma vez que, em seu estágio mais grave, a doença provoca lesão tecidual capaz de desencadear falência orgânica em sucessivos sistemas fisiológicos. Essa condição pode requerer a utilização de inúmeros fármacos simultaneamente, muitos de alta vigilância, com consequentes interações e incompatibilidades medicamentosas, além do risco de reações adversas e da necessidade de individualizar a posologia dos medicamentos com o objetivo de otimizar o tratamento farmacológico.

Para orientar o uso efetivo e seguro de medicamentos em pacientes críticos com COVID-19, bem como o suporte técnico à equipe multiprofissional e a segurança dos farmacêuticos e da equipe da farmácia hospitalar no cuidado desses pacientes durante a pandemia, o Departamento de Farmácia da Associação de Medicina Intensiva Brasileira (AMIB) traz algumas recomendações aos profissionais de farmácia que atuam na UTI ou em sua interface.

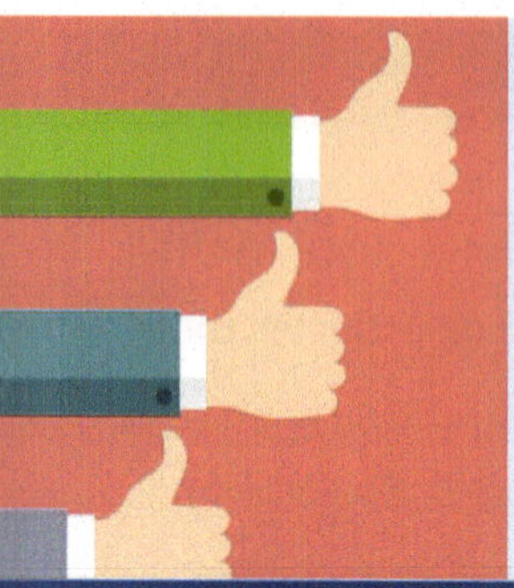

RECOMENDAÇÕES 1

PROTEÇÃO INDIVIDUAL E COLETIVA

1 Limitar o Movimento de Pessoas e a Circulação de Materiais no Hospital[1,2]

Com o objetivo de reduzir ao mínimo possível o deslocamento de profissionais entre os setores e contribuir na redução do contágio entre profissionais de saúde, pacientes e acompanhantes, sugere-se privilegiar o contato telefônico e outros meios de comunicação remota, sempre que possível.

2 Limitar o Acesso à UTI-COVID[3-6]

Considerem-se as seguintes condições:

- Os farmacêuticos que cumprem expediente na UTI devem manter suas atividades clínicas, evitando atividades à beira-leito, e aderir aos cuidados de proteção preconizados dentro da unidade.
- Os farmacêuticos que ficam alocados fora da UTI devem manter suas atividades clínicas e o apoio aos demais profissionais, reduzir ao mínimo o deslocamento à unidade e dar preferência à busca de informações por meio de prontuário eletrônico, comunicação telefônica ou outras alternativas digitais permitidas na instituição.

3 Realizar Lavagem das Mãos com Água e Sabão ou Higienização com Álcool a 70%[7]

Esse procedimento deve ocorrer nos seguintes momentos da assistência farmacêutica:

- ao deslocar-se entre UTI e farmácia, sempre que o profissional entrar em ambos os setores ou sair de ambos os setores;
- após ter contato com objetos inanimados e superfícies ou com ambientes próximos ao paciente infectado, o que compreende: prescrições médicas, prontuários físicos, equipos, bombas de infusão

contínua (BIC), pertences do paciente, objetos de uso comum na unidade (grampeador, tesoura etc.), entre outros;

- antes de preparar e manipular medicamentos;
- após a manipulação de produtos devolvidos à farmácia;
- após a manipulação em carros de emergência da UTI.

ATENÇÃO

Álcool a 70% deve ser usado quando da impossibilidade de lavagem das mãos com água e sabão. Os farmacêuticos devem dominar a técnica de higienização das mãos e orientar os colaboradores da farmácia sempre que necessário.

4 Sobre o uso de EPI na UTI[7]

Para os farmacêuticos que cumprem expediente nas dependências da UTI, recomenda-se que façam uso dos EPIs conforme preconizado pela própria instituição ou, na ausência de protocolo, pela Agência Nacional de Vigilância Sanitária (ANVISA).

Para os farmacêuticos que ficam alocados fora da UTI, recomenda-se reduzir o deslocamento à UTI ao mínimo possível, privilegiando a comunicação por meios remotos. Caso seja necessária a entrada na UTI, recomenda-se que esses profissionais façam uso dos EPIs conforme preconizado pela própria instituição ou, na ausência de protocolo, pela ANVISA.

5 Participação do Farmacêutico na Visita Multiprofissional[3-6,8-11]

A participação do farmacêutico na visita multiprofissisonal deve resguardar as seguintes considerações e estratégias:

Se mantidas as discussões presenciais *in loco*, os integrantes devem seguir as recomendações institucionais quanto ao uso de EPI ou, na sua ausência, seguir as orientações da ANVISA. Se possível, deve-se prezar pelo distanciamento mínimo de 1 metro entre os integrantes, bem como pela realização em local onde não haja circulação de outros profissionais ou pacientes.

Se suspensas as discussões presenciais, elas poderão acontecer por meios remotos, com o uso de aplicativos ou *sites* que permitam videoconferência entre os membros da equipe para discussão dos casos clínicos, a fim de evitar deslocamentos desnecessários dos profissionais nas unidades de internação e de terapia intensiva.

6 Manter comunicação efetiva com a equipe multiprofissional e intervenções farmacêuticas pertinentes[2]

Para esse fim, utilizem-se as seguintes estratégias:

- Contato telefônico;
- Registro das atividades em prontuário eletrônico;
- Outras tecnologias para comunicação remota;
- Comunicação e intervenções no momento da visita multiprofissional, caso as visitas não estejam suspensas.

RECOMENDAÇÕES 2

OS PROCESSOS DA FARMÁCIA HOSPITALAR NA UTI

1 Elaborar uma Lista de Itens Essenciais ao Cuidado do Paciente Crítico com SARS-HCov-2[12-16]

A lista tem o objetivo de oferecer suporte ao setor responsável pelo abastecimento. Deve ser elaborada com base nos protocolos estabelecidos na UTI, tais como: sequência rápida de intubação, manejo da síndrome respiratória aguda grave (SRAG), terapia antimicrobiana empírica, tratamento da COVID-19, de modo que não haja desabastecimento de itens estratégicos que possivelmente terão seu consumo ampliado.

2 Reduzir o Número de Horários de Entrega das Doses Individualizadas nas UTIs para o Mínimo Possível[17]

Como forma de reduzir a circulação de pessoas e materiais na unidade, sugere-se que sejam aproveitadas ou criadas rotas que potencializem a eficácia dos circuitos de distribuição e devolução internos, minimizando contatos pessoais.

3 Desinfetar Todos os Produtos Devolvidos das UTIs para a Farmácia[18,19]

A desinfecção pode ser feita com álcool a 70%, hipoclorito de sódio a 1% ou desinfetantes à base de quaternário de amônio, a depender da disponibilidade na instituição, antes que os produtos retornem ao estoque da farmácia. Tais cuidados são necessários em virtude da persistência do vírus SARS-CoV-2 em diferentes superfícies. Como cuidado adicional, pode-se submeter à quarentena os produtos devolvidos, mas isso não dispensa a necessidade de desinfecção, uma vez que o objetivo é inativar eficientemente uma potencial contaminação residual pelo vírus SARS-CoV-2 após manipulação. Caso seja possível, sugere-se que comprimidos, ampolas e frascos-ampola sejam unitarizados em embalagem secundária de material plástico, para facilitar sua desinfecção sem danificar o rótulo ou a etiqueta de identificação do produto, especialmente nas UTIs destinadas exclusivamente ao tratamento de pacientes com COVID-19.

4 Manter Ações de Prevenção de Eventos Adversos no Processo de Medicação, Ainda que Remotamente[20]

Dessa forma, recomenda-se que o farmacêutico avalie todos os medicamentos prescritos em termos de dose, via, diluição e frequência. Informar principais reações adversas, interações medicamentosas, incompatibilidades, entre outros dados relevantes, diariamente, utilizando-se as estratégias elencadas na ***Recomendação 1, Tópico 6*** (National Coordinating Council for Medication Error Reporting and Prevention [NCC MERP]).

5 Realizar Manutenção dos Processos Ativos de Farmacovigilância[21,22]

Para essa finalidade, considerem-se as seguintes estratégias:

- busca ativa de reações adversas por meio da prescrição de medicamentos definidos como *trigger tools* nas UTIs;
- investigação de prontuários de pacientes em terapia experimental ou em uso *off-label* de medicamentos para COVID-19;
- ampla divulgação, à equipe multiprofissional, de potenciais reações adversas a medicamentos, de perfil grave ou incomum, associadas à terapia experimental ou ao uso *off-label* de medicamentos para COVID-19, incentivando a notificação.

RECOMENDAÇÕES 3

O CUIDADO FARMACÊUTICO DE PACIENTE COM COVID-19

1 Manter Serviço de Conciliação de Medicamentos em Apoio à Equipe Multiprofissional E Para Otimização Da Farmacoterapia[17]

O serviço deve ser reduzido ao mínimo contato físico/presencial. Sugere-se que os farmacêuticos solicitem auxílio dos profissionais da equipe da UTI cujo contato direto com o paciente seja inevitável, como médicos e enfermeiros, para coleta de informações sobre o uso prévio de medicamentos, bem como para acesso a seus registros em anamnese e evolução, a fim de evitar visita à beira-leito e consumo de EPI. Alternativamente, entrevistas com familiares poderão ser agendadas, realizadas por contato telefônico ou outro meio eletrônico.

2 Manter Avaliação do Paciente, Considerando as Particularidades Relacionadas à COVID-19[23]

As informações sobre condições fisiopatológicas dos pacientes e parâmetros de monitorização necessários ao cuidado farmacêutico devem ser coletadas do prontuário eletrônico; na sua impossibilidade, uma das estratégias de comunicação sugeridas na ***Recomendação 1, Tópico 6*** deve ser adotada.

- **Verificar Disponibilidade de Acessos Venosos e Volumes de Infusão dos Medicamentos em Bomba de Infusão Contínua[23,24]**

  Recomenda-se verificar os acessos venosos disponíveis por meio de registros em prontuário, realizados pela equipe de enfermagem. O volume de infusão nas bombas pode ser, em princípio, verificado na prescrição de medicamentos. É importante confirmar a infusão dos medicamentos em bomba de infusão contínua (BIC), especialmente quando prescritos a critério médico e envolvidos em incompatibilidades medicamentosas.

- **Verificar Condições Respiratórias e Suporte Ventilatório Empregado**[25-27]

  Sugere-se que as condições do aparelho respiratório e o suporte ventilatório necessário ao paciente sejam consultados no registro em prontuário, realizado pelas equipes de fisioterapia, médica e/ou de enfermagem, o que inclui: frequência respiratória, saturação de oxigênio, suporte ventilatório e seus parâmetros. É importante que o farmacêutico tenha domínio dessas informações para que possa promover o uso racional e seguro de medicamentos por via inalatória que porventura sejam prescritos, além de poder sugerir alternativas farmacológicas para o manejo da pneumonia e da insuficiência respiratória, de acordo com os medicamentos padronizados e disponíveis no hospital.

- **Verificar Vias de Alimentação Disponíveis e Terapia Nutricional Empregada**[28,29]

  É importante verificar as vias de alimentação do paciente por meio de registros em prontuário realizados pela equipe de nutrição e/ou enfermagem, bem como a dieta escolhida por meio da prescrição e da evolução nutricional. Os farmacêuticos devem basear-se nas diretrizes da equipe multiprofissional de terapia nutricional (EMTN) da instituição, no parecer da Sociedade Brasileira de Nutrição Parenteral e Enteral (BRASPEN/AMIB) e nas sugestões do Departamento de Nutrição da AMIB sobre terapia nutricional na COVID-19, com o objetivo de oferecer o melhor suporte quanto à utilização segura de medicamentos por via enteral e parenteral e quanto à formulação e ao monitoramento da terapia nutricional parenteral.

- **Realizar Monitoramento da Dor e da Resposta à Analgesia**[30]

  Recomenda-se consultar em prontuário o registro da avaliação da dor com base em escala numérica, ou nas escalas BPS (Behavioral Pain Scale) e CPOT (Critical Care Pain Observation Tool), realizada pelas equipes médica e/ou de enfermagem. Não há nenhuma recomendação formal baseada em evidências que indique ou contraindique analgésicos específicos na COVID-19, portanto os esquemas de analgesia utilizados seguem os mesmos padrões e precauções aplicados às demais infecções respiratórias em pacientes críticos.

- **Realizar Monitoramento da Sedação**[31-33]

  Sugere-se consultar em prontuário o registro da avaliação do nível de consciência com base nas escalas RASS (Richmond Agitation-Sedation

Scale) ou SAS (Sedation Agitation Scale), para verificar resposta à sedação, realizada pelas equipes médica e/ou de enfermagem. A sedação de pacientes potencialmente infectados pelo SARS-HCoV-2 deve ser suficiente para evitar a propagação de aerossóis durante procedimentos nas vias aéreas, sendo necessária a utilização de anestésicos e bloqueadores neuromusculares durante a sequência de intubação rápida de pacientes adultos e pediátricos. A evolução da síndrome do desconforto respiratório agudo (SDRA) grave nos pacientes com COVID-19 pode requerer sedação profunda, com neurobloqueio, e também o uso de anestésicos de ação curta na fase de desmame. Os farmacêuticos devem monitorar a eficiência e a segurança dos anestésicos e sedativos, bem como sua utilização, de acordo com as diretrizes recomendadas pela AMIB para intubação orotraqueal de adultos e crianças com suspeita ou diagnóstico de COVID-19 e para manejo de pneumonia e insuficiência respiratória desses pacientes.

- **Realizar Controle Glicêmico[23]**

  Recomenda-se manter o monitoramento da glicemia capilar periférica e da glicemia sérica por meio dos registros em prontuário. O controle glicêmico deve ser realizado conforme protocolo-padrão da UTI. Não há nenhuma recomendação formal baseada em evidências que indique um controle diferenciado na COVID-19; no entanto, deve-se ter maior atenção aos pacientes em uso de corticosteroides, os quais têm maior risco de apresentar hiperglicemia.

- **Verificar Estabilidade Hemodinâmica e Monitoramento Cardiovascular[4,34,35]**

  Recomenda-se verificar os parâmetros de monitorização cardiovascular no prontuário, tais como: pressão arterial sistólica e diastólica, pressão arterial média, frequência cardíaca, enzimas cardíacas, além do eletrocardiograma. A literatura tem indicado que pacientes com COVID-19 apresentam maiores complicações cardiovasculares, mas não há nenhuma evidência que ampare condutas diferentes do tratamento empregado nas demais infecções respiratórias de origem viral. Além disso, alguns dos medicamentos em teste para o SARS-CoV-2, tais como hidroxicloroquina e azitromicina, que já vêm sendo utilizadas compassivamente, podem provocar prolongamento do intervalo QT. Os farmacêuticos, portanto, devem estar atentos a possíveis alterações cardiovasculares relacionadas com a utilização de medicamentos.

- **Verificar Parâmetros de Monitorização do Risco Farmacoterapêutico e Reações Adversas a Medicamentos**[23]

  Indica-se manter monitoramento de exames laboratoriais, sinais vitais, sintomas relatados pelos pacientes e registrados nas evoluções pelos demais profissionais da equipe multidisciplinar, por meio de prontuário eletrônico, com o objetivo de identificar potenciais efeitos negativos da utilização de medicamentos. Os farmacêuticos devem notificar todas as suspeitas de reações adversas a medicamentos (RAM) ao serviço de farmacovigilância, monitorar o uso de medicamentos *off-label* e orientar a equipe sobre prevenção e manejo de eventos adversos relacionados a medicamentos.

3 Avaliar a Prescrição de Medicamentos

Observem-se, para tanto, as considerações descritas a seguir.

- **Profilaxia de Tromboembolismo Venoso**[5,6,12,36,37]

  Indica-se que os pacientes críticos com COVID-19 recebam profilaxia de tromboembolismo venoso com heparina não fracionada ou heparina de baixo peso molecular, conforme protocolo da instituição e prescrição médica. Os farmacêuticos devem monitorar os parâmetros de coagulação. Pacientes em anticoagulação plena devem ser monitorizados com a devida frequência, a fim de evitar eventos adversos.

- **Profilaxia de Úlcera de Estresse**[12]

  Recomenda-se manter os mesmos cuidados de profilaxia dos pacientes sob ventilação mecânica em geral, pois não há recomendações específicas que se apliquem a pacientes com COVID-19.

- **Fluidoterapia**[38]

  Recomenda-se manter as mesmas condutas para sepse ou choque séptico, tendo em vista que até o momento não há relatos, na literatura, que demonstrem necessidade de condutas diferenciadas para pacientes com COVID-19.

- **Uso de Dispositivos Inalatórios**[12,25,26]

  Sugere-se evitar o uso de dispositivos inalatórios que possam gerar aerossóis. A indicação de broncodilatadores inalatórios fica restrita ao broncoespasmo nesses pacientes. Caso seja necessário, indica-se medicamentos em spray, administrados por meio de dosador milimetrado em sistemas fechados (espaçador, máscara reinalante, aerocâmara), pelo menor risco de formação de aerossóis. O farmacêutico deve orientar a equipe multiprofissional quanto ao manuseio correto e ao uso individualizado dos dispositivos inalatórios. O uso desses dispositivos durante a ventilação mecânica invasiva não possui evidência que ateste eficácia terapêutica; ademais, o uso pode gerar aerossóis, caso seja necessária a desconexão do circuito para sua administração.

- **Adaptação de Forma Farmacêutica**[23]

  Recomenda-se que a administração de formas farmacêuticas sólidas por sonda, em pacientes com disfagia ou em crianças, bem como a utilização do medicamento por via diversa da recomendada pelo fabricante, na COVID-19, siga as mesmas orientações para todos os pacientes críticos. O farmacêutico deve orientar as adaptações de modo a evitar alterações que prejudiquem a eficácia ou a segurança dos medicamentos e a obstrução da sonda. É aconselhável o preparo na farmacotécnica hospitalar ou em farmácia de manipulação terceirizada.

- **Terapia Antimicrobiana Empírica**[38,39]

  Em pacientes com SRAG, recomenda-se abordagem semelhante à da pneumonia comunitária (PAC) grave, com uso de antibioticoterapia empírica de acordo com a padronização do serviço, considerando fatores de risco para bactérias gram-negativas e gram-positivas multirresistentes. Recomenda-se, ainda, cobertura para vírus Influenza. Reavaliar diariamente duração de tratamento, espectro de cobertura e possibilidade de descalonamento.

- **Terapia em Teste para COVID 19**[40]

  Indica-se que os medicamentos em teste sejam utilizados preferencialmente dentro de estudos clínicos. Em caso de uso *off-label*, deve ser documentado em termo de consentimento informado. Estão em estudo diversos esquemas terapêuticos para o tratamento da COVID-19, incluindo cloroquina, hidroxicloroquina e remdesivir. No entanto, até o momento, não há evidência de efetividade de nenhum medicamento contra o SARS-CoV-2.

- **Interações Medicamentosas Potenciais**[34,41]

  Sugere-se manter a pesquisa de interações medicamentosas por meio das bases de dados tradicionais e também por meio da utilização de terapias experimentais para a COVID-19.

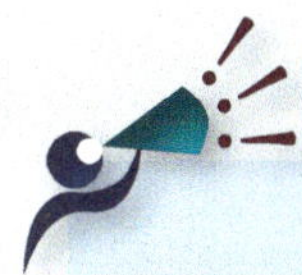

IMPORTANTE

Considerar os dados disponíveis na plataforma:
www.covid19-druginteractions.org (em inglês; acesso em 28 maio 2020)

- **Incompatibilidades Medicamentosas**[42]

  Recomenda-se disponibilizar quadro ou tabela para pesquisa rápida com as principais informações sobre os medicamentos que serão usados nos tratamentos específicos de COVID-19, contendo: incompatibilidades, diluição adequada, concentração máxima, estabilidade, tempo e/ou velocidade de infusão, bem como identificação de vesicantes e irritantes para prevenção do risco de flebite.

4 **Manter o Registro da Evolução Farmacêutica em Prontuário**[43]

É aconselhável que sejam registradas todas as informações de relevância para o acompanhamento clínico do paciente. No entanto, na impossibilidade de se fazer o registro completo rotineiramente, devido ao possível aumento da demanda de atendimentos e da gravidade dos pacientes, recomenda-se priorizar os seguintes aspectos: conciliação de medicamentos, intervenções farmacêuticas e alertas de risco de interações medicamentosas, incompatibilidades medicamentosas e de RAM.

CONSIDERAÇÕES FINAIS

Cientes das mais diferentes realidades nas diversas regiões do país, este documento oferece referências capazes de orientar processos de trabalho e diretrizes institucionais locais. As recomendações propostas têm o objetivo de orientar os serviços de farmácia hospitalar e farmácia clínica prestados às UTIs com base na melhor literatura científica disponível, exclusivamente durante a pandemia de COVID-19. Os hospitais devem adaptar suas rotinas de modo a garantir a manutenção do cuidado farmacêutico aos pacientes críticos e a segurança da equipe da farmácia.

REFERÊNCIAS

1. American Society of Health-System Pharmacists. Checklist for pharmacists and pharmacy technicians to protect themselves in outpatient care settings [Internet]. Bethesda: ASHP; 2020. [acesso em 28 maio 2020]. Disponível em: https://www.ashp.org/-/media/assets/pharmacy-practice/resource-centers/Coronavirus/docs/

Work-safety-recommendations_Final.ashx?la=en&hash=0F016BE8F4D70ACE41E3C41309FF9EE0880FA32E.
2. Liu S, Luo P, Tang M, Hu Q, Polidoro JP, Sun S, et al. Providing pharmacy services during the coronavirus pandemic. Int J Clin Pharm. 2020;42:299-304.
3. Brasil. Ministério da Saúde. Plano de contingência nacional para infecção humana pelo novo coronavírus: COVID-19 [Internet]. Brasília, DF: Ministério da Saúde; 2020 [acesso em 28 maio 2020]. Disponível em: http://portalarquivos2.saude.gov.br/images/pdf/2020/fevereiro/13/plano-contingencia-coronavirus-COVID19.pdf.
4. Calvo C, López-Hortelano G, Carlos Vicente JC, Vázquez Martínez JL. Recomendaciones sobre el manejo clínico de la infección por el «nuevo coronavirus» SARS-CoV-2. Grupo de trabajo de la Asociación Española de Pediatría (AEP). An Pediatr(Barc). 2020;92(4):241.e1-e11.
5. Gobierno de España. Ministerio de Sanidad. Informe técnico: manejo clínico del COVID-19: unidades de cuidados intensivos [Internet]. [atualização em 19 mar 2020]. [acesso em 28 maio 2020]. Disponível em: https://dx.doi.org/10.13140/RG.2.2.21297.53601.
6. Gobierno de España. Ministerio de Sanidad. Guía de actuación frente a COVID-19 en los profesionales sanitarios y socio-sanitarios [Internet]. [versão de 13 abr 2020]. [acesso em 28 maio 2020]. Disponível em: https://www.mscbs.gob.es/profesionales/saludPublica/ccayes/alertasActual/nCov-China/documentos/Protocolo_Personal_sanitario_COVID-19.pdf.
7. Brasil. Agência Nacional de Vigilância Sanitária. Nota técnica GVIMS/GGTES/ANVISA n. 04/2020 [Internet]. Orientações para serviços de saúde: medidas de prevenção e controle que devem ser adotadas durante a assistência aos casos suspeitos ou confirmados de infecção pelo novo coronavírus (SARS-CoV-2). [atualização em 30 mar 2020]. [acesso em 7 abr 2020]. Disponível em: http://portal.anvisa.gov.br/documents/33852/271858/Nota+T%C3%A9cnica+n+04-2020+GVIMS-GGTES-ANVISA/ab598660-3de4-4f14-8e6f-b9341c196b28.
8. Crispim D, Silva MJP, Cedotti W, Câmara M, Gomes SA. Comunicação difícil e COVID-19: recomendações práticas para comunicação e acolhimento em diferentes cenários da pandemia [Internet]. 2020 [acesso em 28 maio 2020]. Disponível em: https://ammg.org.br/wp-content/uploads/comunicação-COVID-19.pdf.pdf.
9. Nazareth RT, Almeida JJ, Bastos AT. Utilização do WhatsApp e o parecer CFM n. 14/2017. Rev Ibirapuera. 2020 jan-jun;19:17-22.
10. Brasil. Conselho Federal de Medicina. Resolução CFM n. 2.227/2018 [Internet]. Define e disciplina a telemedicina como forma de prestação de serviços médicos mediados por tecnologias. Brasília, DF: CFM; 2018. [acesso em 28 maio 2020]. Disponível em: https://portal.cfm.org.br/images/PDF/resolucao222718.pdf.
11. Lima CMAO, Monteiro AMV, Ribeiro EB, Portugal SM, Silva LSX, João Junior M. Videoconferências: sistematização e experiências em telemedicina [Internet]. Radiol Bras. 2007;40(5):341-4. [acesso em 28 maio 2020]. Disponível em: https://doi.org/10.1590/S0100-39842007000500012.
12. Anesi GL. Coronavirus disease 2019 (COVID-19): critical care issues. UpToDate; 2020. [acesso em 28 maio 2020]. Disponível em: https://www.uptodate.com/contents/

coronavirus-disease-2019-covid-19-critical-care issues/print?topicRef=126981&source=related_link.

13. Aronson JK, Ferner RE, DeVito N, Heneghan C. COVID-19 trials registered up to 8 March 2020: an analysis of 382 studies. The Centre for Evidence-Based Medicine. Oxford; 2020. [acesso em 28 maio 2020]. Disponível em: https://www.cebm.net/covid-19/registered-trials-and-analysis/.
14. World Health Organization. Coronavirus disease (COVID-19) technical guidance: COVID-19 critical items. Geneva: WHO; 2020. [acesso em 28 maio 2020]. Disponível em: https://www.who.int/emergencies/diseases/novel-coronavirus-2019/technical-guidance/covid-19-critical-items.
15. Phua J, Weng L, Ling L, Egi M, Lim CM, Divatia JV, et al. Intensive care management of coronavirus disease 2019 (COVID-19): challenges and recommendations [Internet]. Lancet Respir Med. 2020 [acesso em 28 maio 2020]. Disponível em: https://doi.org/10.1016/S2213-2600(20)30161-2.
16. Public Health England. Guidance on infection prevention and control for COVID-19 [Internet]. [versão de 2 abr 2020]. [acesso em 28 maio 2020]. Disponível em: https://www.gov.uk/government/publications/wuhan-novel-coronavirus-infection-prevention-and-control.
17. Portugal. Ordem dos Farmacêuticos. Plano de contingência da farmácia hospitalar no âmbito da pandemia: COVID-19 [Internet]. Lisboa; 2020. [acesso em 28 maio 2020]. Disponível em: https://www.ordemfarmaceuticos.pt/fotos/editor2/2019/WWW/campanhas/coronavirus/PlanoFH.pdf.
18. Kampf G, Todt D, Pfaender S, Steinmann E. Persistence of coronaviruses on inanimate surfaces and its inactivation with biocidal agents [Internet]. J Hosp Infect. 2020;104(3):246-51. [acesso em 28 maio 2020]. Disponível em: https://dx.doi.org/10.1016/j.jhin.2020.01.022.
19. van Doremalen N, Bushmaker T, Morris DH, Holbrook MG, Gamble A, Williamson BN, et al. Aerosol and surface stability of SARS-CoV-2 as compared with SARS-CoV-1 [Internet]. N Engl J Med. 2020;382(16):1564-7. [acesso em 28 maio 2020]. Disponível em: https://doi.org/10.1056/NEJMc2004973.
20. National Coordinating Council for Medication Error Reporting and Prevention. [Home page]. [acesso em 28 maio 2020]. Disponível em: http://www.nccmerp.org.
21. International Pharmaceutical Federation. COVID-19: guidelines for pharmacists and the pharmacy workforce [Internet]. Hauge: FIP; 2020. [acesso em 7 abr 2020]. Disponível em: https://www.fip.org/files/content/priority-areas/coronavirus/COVID-19-Guidelines -for-pharmacists-and-the-pharmacy-workforce.pdf.
22. National Institutes of Health. Clinical trials related to COVID-19 listed on ClinicalTrails.gov [Internet]. Maryland: NIH; 2020. [acesso em 7 abr 2020]. Disponível em: https://clinicaltrials.gov/ct2/results?cond=COVID-19.
23. Royal Pharmaceutical Society of Great Britain. Critical care units flat hugs for pharmacists [Internet]. London: RPS; 2019 [acesso em 28 maio 2020]. Disponível em: https://www.rpharms.com/Portals/0/RPS%20document%20library/Open%20access/Coronavirus/CRITICAL%20CARE%20UNITS%20FLAT%20HUGS%20CHECKLIST%20FOR%20PHARMACISTS.pdf?ver=2020-03-31-103301-567.

24. Bertsche T, Mayer Y, Stahl R, Hoppe-Tichy T, Encke J, Haefeli WE. Prevention of intravenous drug incompatibilities in an intensive care unit [Internet]. Am J Health Syst Pharm. 2008;65(19):1834-40. [acesso em 28 maio 2020]. Disponível em: https://dx.doi.org/10.2146/ajhp070633.
25. British Thoracic Society. BTS information: respiratory inhalers. BTS/SIGN guideline for the management of asthma [Internet]. London: BTS; 2019 [acesso em 28 maio 2020]. Disponível em: https://brit-thoracic.org.uk/about-us/pressmedia/2019/bts-sign-british-guideline-on-the-management-of-asthma-2019/.
26. Maccari JG, Teixeira C, Gazzana MB, Savi A, Dexheimer-Neto FL, Knorst MM. Inhalation therapy in mechanical ventilation [Internet]. J Bras Pneumol. 2015;41(5):467-72. [acesso em 28 maio 2020]. Disponível em: http://dx.doi.org/10.1590/S1806-37132015000000035.
27. Associação de Medicina Intensiva Brasileira. Orientações sobre o manuseio do paciente com pneumonia e insuficiência respiratória devido a infecção pelo coronavírus (SARS-CoV-2) [Internet]. [versão 4]. São Paulo: AMIB; 2020. [acesso em 28 maio 2020]. Disponível em: https://www.amib.org.br/fileadmin/user_upload/amib/2020/marco/31/0904202_1026_Orientac__o__es_sobre_o_manuseio_do_paciente_com_pneumonia_e_insuficie__ncia_respirato__ria_v4.pdf.
28. Associação de Medicina Intensiva Brasileira. Sociedade Brasileira de Nutrição Parenteral e Enteral. Parecer BRASPEN/AMIB para o enfrentamento do COVID-19 em pacientes hospitalizados [Internet]. São Paulo: AMIB; 2020. [acesso em 28 maio 2020]. Disponível em: https://www.amib.org.br/fileadmin/user_upload/amib/2020/marco/25/Parecer_BRASPEN_-_AMIB_para_o_Enfrentamento_do_COVID-19_em_Pacientes_Hospitalizados.pdf.
29. Associação de Medicina Intensiva Brasileira. Departamento de Nutrição. Sugestões para assistência nutricional de pacientes críticos com SARS-CoV-2 [Internet]. São Paulo: AMIB; 2020. [acesso em 28 maio 2020]. Disponível em: https://www.amib.org.br/fileadmin/user_upload/amib/2020/marco/31/vjsASSOCIACAO_DE_MEDICINA_INTENSIVA_BRASILEIRA_DEPARTAMENTO_DE_NUTRICAO_DA_AMIBvjs.pdf.
30. Associação de Medicina Intensiva Brasileira. Recomendações da Associação de Medicina Intensiva Brasileira para a abordagem do COVID-19 em medicina intensiva [Internet]. São Paulo: AMIB; 2020. [acesso em 28 maio 2020]. Disponível em: https://www.amib.org.br/fileadmin/user_upload/amib/2020/abril/13/Recomendaco__es_AMIB-atual.-16.04.pdf.
31. Associação de Medicina Intensiva Brasileira. Intubação de pacientes pediátricos com suspeita ou confirmação de COVID-19 [Internet]. São Paulo: AMIB; 2020. [acesso em 28 maio 2020]. Disponível em: https://www.amib.org.br/fileadmin/user_upload/amib/2020/abril/09/SRI_Ped_template.pdf.
32. Associação de Medicina Intensiva Brasileira. Protocolo de intubação orotraqueal [para] caso suspeito ou confirmado de COVID-19 [Internet]. São Paulo: AMIB; 2020. [acesso em 28 maio 2020]. Disponível em: https://www.amib.org.br/fileadmin/user_upload/amib/2020/marco/19/POP_IOT_COVID_-170320-1-1__1_.pdf.
33. Associação de Medicina Intensiva Brasileira. Orientações sobre o manuseio do paciente com pneumonia e insuficiência respiratória devido a infecção pelo coro-

navírus (SARS-CoV-2) [Internet]. [versão 4]. São Paulo: AMIB; 2020. [acesso em 28 maio 2020]. Disponível em: https://www.amib.org.br/fileadmin/user_upload/amib/2020/marco/31/0904202_1026_Orientac__o__es_sobre_o_manuseio_do_paciente_com_pneumonia_e_insuficie__ncia_respirato__ria_v4.pdf.

34. American College of Cardiology. Ventricular arrhythmia risk due to hydroxychloroquine-azithromycin treatment for COVID-19 [Internet]. Washington: ACC; 2020. [acesso em 28 maio 2020]. Disponível em: https://www.acc.org/latest-in-cardiology/articles/2020/03/27/14/00/ventricular-arrhythmia-risk-due-to-hydroxychloroquine-azithromycin-treatment-for-covid-19.
35. Strabelli TMV, Uip DE. COVID-19 e o coração. Arq Bras Cardiol. 2020; [online]. ahead print. [acesso em 28 maio 2020]. Disponível em: http://dx.doi.org/10.36660/abc.20200209.
36. Tang N, Li D, Wang X, Sun Z. Abnormal coagulation parameters are associated with poor prognosis in patients with novel coronavirus pneumonia [Internet]. J Thromb Haemost. 2020;18(4):844-7. [acesso em 28 maio 2020]. Disponível em: http://dx.doi.org/10.1111/jth.14768.
37. Coleção especial: coronavírus (COVID-19): evidências relevantes para pacientes que precisam de cuidados intensivos [Internet]. Cochrane; 2020. [acesso em 28 maio 2020]. Disponível em: https://www.cochrane.org/pt/special-collection-coronavirus-covid-19-evidence-relevant-critical-care.
38. Associação de Medicina Intensiva Brasileira. Terapia antimicrobiana empírica na síndrome respiratória aguda grave: pelo Comitê de Infecção e Sepse da AMIB [Internet]. São Paulo: AMIB; 2020. [acesso em 28 maio 2020]. Disponível em: https://www.amib.org.br/fileadmin/user_upload/amib/2020/marco/26/19_Terapia_antimicrobiana_empirica_na_sindrome_respiratoria_aguda_grave_pelo_Comite_de_Infeccao_e_Sepse_da_AMIB.pdf.
39. Alhazzani W, Møller MH, Arabi YM, Loeb M, Gong MN, Fan E, et al. Surviving Sepsis Campaign: guidelines on the management of critically ill adults with coronavirus disease 2019 (COVID-19). Crit Care Med. 2020;43(5):854-87.
40. Associação de Medicina Intensiva Brasileira. Departamento de Farmácia. Considerações sobre os medicamentos com potencial efeito farmacológico para o vírus SARS-HCoV-2 [Internet]. São Paulo: AMIB; 2020. [acesso em 28 maio 2020]. Disponível em: https://www.amib.org.br/fileadmin/user_upload/amib/2020/abril/16/Consideracoes_sobre_os_medicamentos_com_potencial_efeito_farmacologico_para_o_virus_SARS-HCoV-2_pelo_Departamento_de_Farmacia_AMIB_.pdf.
41. University of Liverpool. COVID-19 drug interactions [Internet]. 2020. [acesso em 28 maio 2020]. Disponível em: https://www.covid19-druginteractions.org/checker.
42. Micromedex 2.0 [Internet]. Ann Arbor, MI: Truven Health Analytics Inc.; 2020.
43. Amorim AS, Lima AMA, Alcântara Neto JM, Andrade CC, Sidney KMM. Construção de um modelo de evolução farmacêutica em prontuário médico. Infarma Ciênc Farm. 2019;31:129-34.

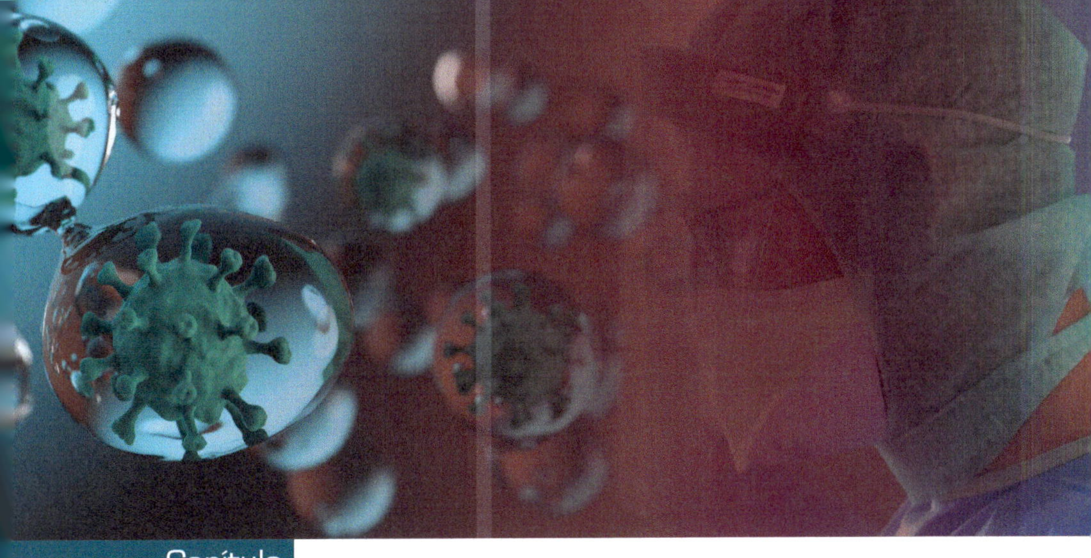

Capítulo

29 Considerações sobre Medicamentos com Potencial Efeito Farmacológico Contra o Vírus SARS-HCOV-2

Associação de Medicina Intensiva Brasileira (AMIB)

Autores

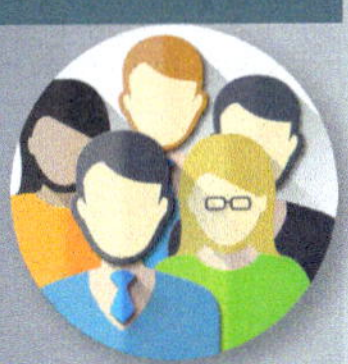

- **Elana Figueiredo Chaves**
  Farmacêutica Clínica Especialista em Terapia Intensiva do Adulto pelo Programa de Residência Integrada Multiprofissional em Saúde do Hospital Universitário Walter Cantídio da Universidade Federal do Ceará (UFC).
- **Gabriel Daltoso Esteves**
  Farmacêutico Clínico Especialista em Farmacologia pela Universidade de São Caetano do Sul (USCS) e em Farmácia Clínica pelo Instituto de Pós-graduação (IPOG) de São Paulo.
- **Jaqueline Pilon de Meneses**
  Farmacêutica Clínica Especialista em Farmácia Clínica e Farmacologia pelo Instituto de Pesquisa e Educação em Saúde de São Paulo (IPESSP). Mestre em Ciências da Saúde pela Disciplina de Infectologia da Universidade Federal de São Paulo (UNIFESP).
- **José Martins de Alcântara Neto**
  Farmacêutico Clínico Especialista em Terapia Intensiva pelo Programa de Residência Integrada Multiprofissional em Saúde do Hospital Universitário Walter Cantídio da Universidade Federal do Ceará (HUWC/UFC), em Farmácia Hospitalar pelo HUWC/UFC e em Farmacologia na Farmácia Clínica pelo Instituto Brasil de Pós Graduação (IBRAS).
- **Michelle Silva Nunes**
  Farmacêutica Clínica Especialista em Terapia Intensiva do Adulto pelo Programa de Residência Integrada Multiprofissional em Saúde do Hospital Universitário Onofre Lopes da Universidade Federal do Rio Grande do Norte (UFRN).
- **Romênio Nogueira Borges**
  Farmacêutico Clínico Especialista em Terapia Intensiva do Adulto pelo Programa de Residência Integrada Multiprofissional em Saúde do Hospital Universitário Walter Cantídio da Universidade Federal do Ceará (HUWC/UFC).

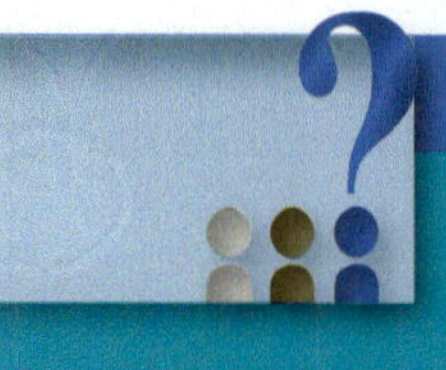

ASSUNTOS ABORDADOS

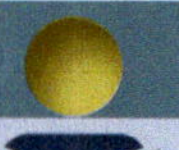

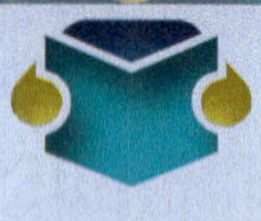

NOTAS DOS AUTORES

O Departamento de Farmácia da Associação de Medicina Intensiva Brasileira (AMIB) compilou os recentes estudos sobre potenciais tratamentos farmacológicos contra o SARS-HCoV-2, que serão comentados à luz da farmacologia neste documento.

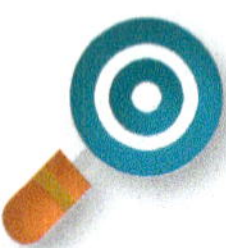

OBSERVAÇÃO

Foi realizada uma revisão integrativa na base de dados PubMed até 5 de abril de 2020, tendo sido selecionados os principais estudos sobre medicamentos — disponíveis no Brasil — que estão sendo testados para o tratamento da COVID-19.

1 O NOVO CORONAVÍRUS

Os coronavírus humanos (HCoV) são vírus envelopados de morfologia característica com grandes projeções em forma de pétalas na superfície, sugerindo a forma de uma coroa.[1] O vírus que causa a COVID-19 é designado como coronavírus 2 da síndrome respiratória aguda grave (SARS-CoV-2). Existem muitas semelhanças entre o SARS-CoV-2 e o SARS-CoV-1; ambos têm proteína S (*spike*) inserida no envelope viral, a qual se liga ao receptor celular (aminopeptidase humana) e possui forte afinidade com a enzima conversora de angiotensina 2 (ECA2). O SARS-CoV-2 reconhece a ECA2 humana de maneira mais eficiente que o SARS-CoV-1, aumentando a capacidade do SARS-CoV-2 de transmitir a doença.[2] Seu genoma policistrônico de RNA de polaridade positiva é o maior genoma de vírus de RNA conhecido, fazendo com que a síntese de mRNAs aconteça devido a uma transcrição descontínua do RNA de polaridade negativa complementar ao genoma. A montagem dos novos vírus ocorre ancorada às membranas intracelulares, e a liberação se dá por brotamento através da via secretória.[1]

A transmissão de SARS-HCoV-2 chama atenção pela sua infectividade, o que indica transmissão eficiente por pequenos aerossóis. Os sintomas da síndrome respiratória aguda grave são geralmente precedidos por sinais sistêmicos, tais como febre, fadiga, mialgia e dor de cabeça. Os sintomas respiratórios são tosse improdutiva, dispneia e dor de garganta. Aproximadamente metade dos pacientes apresenta quadros graves, com queda da saturação de oxigênio, e muitos deles são admitidos em Unidades de Terapia Intensiva (UTI) e necessitam de ventilação mecânica.[3,4]

Até o momento, nenhum medicamento demonstrou segurança e eficácia em humanos diagnosticados com COVID-19 ou expostos ao vírus. Cloroquina, hidroxicloroquina, lopinavir + ritonavir, interferon, tocilizumabe, azitromicina, teicoplanina e ivermectina, entre outros não disponíveis no Brasil, como baloxavir, remdesivir e favipiravir, são medicamentos em estudo contra o novo coronavírus, mas, ainda, sem nenhuma evidência comprovada.[5] Entender os mecanismos do SARS-HCoV-2, a farmacodinâmica e a química farmacêutica das substâncias candidatas à cura é a luz para a pesquisa clínica aplicada de novos e velhos medicamentos no tratamento da COVID-19.

2 MEDICAMENTOS COM POTENCIAL EFEITO FARMACOLÓGICO CONTRA O NOVO CORONAVÍRUS (SARS-HCOV-2) DISPONÍVEIS NO BRASIL

Cloroquina e Hidroxicloroquina	A cloroquina é um fármaco tradicionalmente usado na prevenção e no tratamento da malária. Além disso, é eficaz no tratamento de doenças autoimunes, como artrite reumatoide e lúpus eritematoso sistêmico.[6,7] Ela, assim como seu derivado com maior perfil de segurança clínica, a hidroxicloroquina, faz parte da lista de medicamentos essenciais da Organização Mundial da Saúde.[8]
	Os efeitos antivirais da cloroquina são conhecidos desde a década de 1960. Diversos estudos mostraram que a cloroquina inibe a replicação *in vitro* de vários vírus, como os da *influenza* A e B,[9] o da hepatite C,[10] o da dengue,[11] o vírus Zika,[12] o vírus da imunodeficiência humana (HIV),[13] entre outros. Em relação aos coronavírus, há evidências de que a cloroquina inibe a replicação do vírus SARS-CoV-1[14] e, mais recentemente, do vírus SARS-CoV-2.[15,16] Entretanto, apesar da sua potente ação *in vitro* demonstrada, estudos *in vivo* e clínicos nem sempre reproduzem esses efeitos, como no caso de ensaios clínicos realizados para *influenza*[17] e dengue,[18] os quais não obtiveram bons resultados. No caso do vírus Chikungunya, estudos em animais mostraram que a cloroquina aumentou a replicação do vírus.[19]

Cloroquina e Hidroxicloroquina cont.	A ação da cloroquina no bloqueio da infecção viral está relacionada, principalmente, a mecanismos dependentes de pH. A cloroquina seria capaz de aumentar o pH endossômico necessário para a fusão vírus/célula e de interferir na glicosilação de um receptor da superfície celular do vírus, a enzima conversora de angiotensina 2 (ACE2).[6,20] Além disso, estudos relatam a existência de um efeito imunomodulador da cloroquina, por meio de supressão da produção de citocinas pró-inflamatórias TNFα, IL-1β e IL-6, o que poderia contribuir para um potencial efeito *in vivo* na COVID-19.[6,20,21]
	Atualmente, estudos clínicos estão em andamento em busca de atestar a eficácia e a segurança da cloroquina na COVID-19. O uso de cloroquina para infecções respiratórias severas de pacientes internados tem sido recomendado por algumas diretrizes europeias.[22] Embora os dados clínicos sobre uso da cloroquina para o tratamento da COVID-19 não tenham evidências científicas suficientes, um consenso de especialistas do governo chinês recomendou a dose de 500 mg (difosfato de cloroquina) duas vezes por dia durante dez dias para pacientes diagnosticados como casos leves, moderados e graves de pneumonia por SARS-CoV-2.[23]
	Como era esperado, considerando os resultados *in vitro* com a cloroquina, a hidroxicloroquina também demonstrou atuação sobre o SARS-CoV-2, podendo inibir eficientemente a infecção *in vitro*. Entretanto, esse efeito sobre o vírus parece ser menos potente que o da cloroquina.[24] Quanto à aplicação clínica da hidroxicloroquina, recente estudo francês, que incluiu 20 pacientes com COVID-19 no grupo tratado, avaliou a ação na redução da carga viral em amostras nasofaríngeas. O tratamento com 600 mg/dia (200 mg três vezes ao dia) por dez dias promoveu redução ou desaparecimento da carga viral de SARS-CoV-2, com efeito sinérgico importante com a azitromicina (500 mg/dia no primeiro dia, seguido de 250 mg/dia por quatro dias). Seis dias após o tratamento, 100% (n = 6) dos pacientes tratados com hidroxicloroquina e azitromicina foram curados virologicamente, comparados com 57,1% (n = 14) dos pacientes tratados apenas com hidroxicloroquina e 12,5% (n = 16) do grupo de controle.[25]

Cloroquina e Hidroxicloro cont.

OBSERVAÇÃO

Ainda que tais dados sobre o uso de hidroxicloroquina na COVID-19 pareçam promissores, as seguintes limitações do estudo devem ser consideradas:

- não houve randomização nem padronização do tratamento do grupo de controle;
- o tamanho amostral é pequeno;
- faltam dados sobre a ocorrência de efeitos colaterais;
- pacientes transferidos para UTIs e com desfecho de óbito foram excluídos da amostra.

Um segundo estudo clínico observacional, não publicado, realizado recentemente pelo mesmo grupo francês, descreveu o uso de hidroxicloroquina e azitromicina, no mesmo esquema posológico proposto anteriormente, com um maior número de pacientes (n = 80). A avaliação foi ampliada, abrangendo alguns parâmetros clínicos, além da análise microbiológica. Apesar do maior tamanho amostral, o recente estudo tem a importante limitação de não apresentar grupo de controle. Em conjunto, tais evidências do grupo francês ainda são limitadas e não garantem a efetividade e a segurança no uso clínico de hidroxicloroquina em combinação ou não com azitromicina no tratamento da COVID-19. Uma posologia eficaz e segura da hidroxicloroquina para o tratamento da COVID-19 é ainda uma decisão incerta e dependente de estudos clínicos de melhor qualidade.[26] Novos estudos clínicos estão em andamento para testar os efeitos clínicos da hidroxicloroquina na COVID-19.[22]

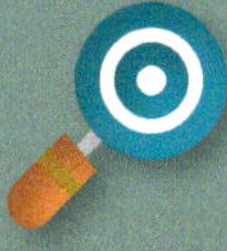

OBSERVAÇÃO

Embora a hidroxicloroquina seja considerada um medicamento relativamente bem tolerado e com toxicidade limitada, reações adversas, tais como dor de estômago, náusea, vômito e dor de cabeça, são comuns, além de efeitos colaterais que requerem monitoramento (como toxicidade ocular, boca seca, fadiga, perda de apetite e de peso) a longo prazo.[7,25] Recomenda-se a realização de eletrocardiograma de rotina para monitorar a ocorrência de prolongamento do intervalo QT ou bradicardia, especialmente em uso concomitante a outros medicamentos que prolongam o intervalo QT, como ondansetrona, quinolonas e macrolídeos, o que inclui a azitromicina.[22]

Lopinavir 200 Mg + Ritonavir 50 Mg	O lopinavir é um inibidor da protease aspartato do vírus da imunodeficiência humana (HIV) tipo 1. O ritonavir é combinado com o lopinavir para aumentar sua meia-vida plasmática por meio da inibição do citocromo P450. Essa combinação é indicada para o tratamento de pacientes com infecção por HIV e está relacionada a reações adversas, como: pancreatite, hepatite, aumento do intervalo QT, infarto do miocárdio, diarreia, náusea, relato de síndrome de Stevens-Johnson e eritema multiforme.[27]
	Chu *et al*. (2004) sugeriram que a adição de lopinavir + ritonavir 400/100 mg à ribavirina reduziria a carga viral e o risco de resultados clínicos negativos, como insuficiência respiratória aguda e óbito, em comparação com um grupo de controle que recebeu apenas ribavirina, em pacientes com coronavírus humano associado à síndrome respiratória aguda grave.[28] No entanto, a falta de randomização e de um grupo de controle contemporâneo em associação ao uso concomitante de glicocorticoides e ribavirina, nesse estudo, dificultou a avaliação do efeito do medicamento.[28]
	O lopinavir possui atividade tanto *in vitro* quanto em modelo animal contra o coronavírus responsável pela síndrome respiratória do Oriente Médio (MERS-CoV). Relatos de caso sugeriram que a combinação de lopinavir + ritonavir com ribavirina e interferon-alfa resultou em depuração e sobrevivência virológicas.[29]
	Recentemente, foi conduzido um estudo aberto, randomizado e controlado, com pacientes adultos hospitalizados com COVID-19, comparando o tratamento com lopinavir + ritonavir (LPV/r) 400/100 mg — por via oral, duas vezes ao dia, por 14 dias (n = 99) — associado a tratamento-padrão *versus* tratamento-padrão sem LPV/r (n = 100). O tratamento-padrão consistiu em oxigênio suplementar, ventilação não invasiva e invasiva, antibioticoterapia, suporte vasopressor, terapia de substituição renal e oxigenação por membrana extracorpórea (ECMO), conforme necessário. Corticoides sistêmicos foram administrados em cerca de um terço dos pacientes e de forma similar nos dois grupos de tratamento do estudo.[30]
	O desfecho primário foi o tempo até a melhora clínica, avaliado em uma escala ordinal que categorizava desde pacientes não hospitalizados que retomaram suas atividades normais até os que evoluíram com óbito. Os desfechos secundários incluíram mortalidade em 28 dias, tempo de internação e tempo de depuração virológica em amostras de *swab* orofaríngeo.[30]

Lopinavir 200 Mg + Ritonavir 50 Mg cont.	A idade média da população era de 58 anos (IQR de 49 a 68 anos), e comorbidades não foram frequentes. Do total de pacientes, 92% tiveram febre, 19% apresentaram taquipneia (> 24 irpm) e 1% apresentaram hipotensão (< 90 mmHg). Na escala ordinal referente ao desfecho primário, a categoria mais frequente foi de pacientes hospitalizados necessitando de oxigênio suplementar (70%). A média de dias da doença no início da randomização foi de 13 dias (IQR de 11 a 16), e a carga viral basal média foi de 4,0 ± 2,1 log10. Não houve diferenças entre os dois grupos em nenhuma dessas variáveis.[30] Também não houve diferença no tempo para melhora clínica entre o grupo tratado com LPV/r (mediana: 16 dias; IQR de 13 a 17 dias) e o grupo que recebeu apenas o tratamento-padrão (mediana: 16 dias; IQR de 15 a 18 dias; p = 0,09).[30]
	A mortalidade em 28 dias foi numericamente menor nos pacientes tratados com LPV/r (19,2% *versus* 25,0%, diferença de 5,8%; IC 95%, 17,3 a 5,7), o tempo de permanência na UTI pareceu ser mais curto com a adição de LPV/r (mediana: 6 dias; IQR de 2 a 11 ***versus*** mediana: 11 dias; IQR de 7 a 17 apenas com tratamento-padrão). O tratamento com LPV/r dentro de 12 dias após o início dos sintomas foi associado a menor tempo para melhora clínica (HR de 1,25; IC 95%, 1,77 a 2,05) em comparação ao tratamento tardio (HR de 1,30; IC 95%, 0,84 a 1,99),[30] mas esses resultados, quando analisados considerando-se as limitações e falhas estatísticas — tais como: pacientes não sobreviventes tratados com LPV/r que morreram antes dos pacientes do grupo de controle, interferindo no cálculo do tempo de permanência na UTI; limite inferior do IC de 95% para "tratamento dentro de 12 dias" igual a 0,77 (corrigido pela revista New England Journal Medicine em 25 de março de 2020) —, não foram, portanto, significativos . Além disso, não houve diferenças na erradicação viral entre os dois grupos em diversos dias de amostragem, e as taxas de eventos adversos foram semelhantes em ambos.[31]
	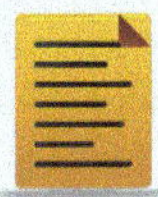 **NOTA 1:** É provável que qualquer terapia antiviral que se mostre eficaz para a COVID-19, naturalmente, ofereça maior benefício quando utilizada mais precocemente (a fim de conter a replicação viral e o consequente avanço da lesão tecidual), em vez de duas semanas após o início da doença.

Lopinavir 200 Mg + Ritonavir 50 Mg cont.	Destaca-se, ainda, que a combinação de lopinavir e ritonavir implica inúmeras interações medicamentosas, pois, sendo o ritonavir um inibidor enzimático, ele altera a concentração plasmática de outros medicamentos. O estudo supracitado menciona algumas reações adversas detectadas: náusea, vômito, diarreia e erupção cutânea; também relata que alguns pacientes não tiveram condições clínicas para continuar o tratamento em razão do surgimento de eventos adversos graves, como gastrite aguda. A pesquisa não avaliou o uso concomitante de outros medicamentos, o que pode ser um fator limitante ou confundidor, considerando as possíveis interações e incompatibilidades medicamentosas e o fato de que mais de 30% dos pacientes que fizeram uso de lopinavir + ritonavir também utilizaram glicocorticoides.
	Apesar da falha em alcançar significância estatística, a terapia com LPV/r foi associada a uma redução absoluta de 33% da mortalidade quando comparada ao tratamento-padrão nesse estudo.[30] Desse modo, pesquisas futuras devem confirmar ou excluir a possibilidade de um real benefício do tratamento.
Interferon-Beta	Os interferons (IFNs) são um grupo de citocinas de fundamental importância na resposta imune inata a infecções virais. Essas moléculas podem induzir a transcrição de genes relacionados a funções imunomoduladoras que ajudam a combater a replicação viral, como estimulação de linfócitos Th1 e ativação de macrófagos e células NK.[32] A relevância biológica dos IFNs evidencia-se também pelas inúmeras proteínas produzidas pelos vírus que inibem a sua função.[33]
	O uso específico de IFNs para o tratamento da COVID-19 pode ser sugerido com base em estudos pré-clínicos e clínicos prévios que investigaram o tratamento de infecções por outros vírus emergentes: o vírus da síndrome respiratória aguda grave (SARS) e o vírus da síndrome respiratória do Oriente Médio (MERS). Nesses estudos, devido ao reconhecimento de que tais infecções são mediadas pela replicação viral e pela resposta inflamatória do hospedeiro, o IFN é usado em combinação a terapias antivirais, como lopinavir + ritonavir e ribavarina.[34]

Interferon-Beta cont.	O uso de IFN-b em combinação com lopinavir + ritonavir mostrou-se eficaz para o tratamento de infecção por MERS em primatas não humanos,[29] embora Sheahan *et al.* (2020) tenham mostrado baixa eficácia dessa combinação *in vitro* e em camundongos.[35] Atualmente, há estudos clínicos randomizados em andamento para a investigação dessa combinação para o tratamento de MERS na Arábia Saudita[36] e na China.[37] Em relação ao uso de IFN com ribavarina, dois estudos clínicos, coortes e retrospectivos, não mostraram dados robustos de melhora na taxa de mortalidade em pacientes com MERS.[36,38]
	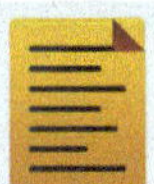 **NOTA 2:** É importante ressaltar que ainda não há estudos que tenham avançado para além da fase clínica I para tais infecções.[37]
	Nesse contexto, as limitações para o uso de IFN no tratamento da COVID-19 devem-se à falta de estudos clínicos específicos sobre o SARS-CoV-2. Além disso, há um desconhecimento sobre as diferenças de patogênese entre o SARS-CoV-2 e os vírus da SARS e da MERS.[37] Entretanto, uma recente diretriz publicada por pesquisadores chineses recomenda considerar, para o tratamento de pneumonia associada à COVID-19, a inalação de INF-α (5 milhões de unidades, duas vezes ao dia) em associação a lopinavir + ritonavir por via oral (duas cápsulas, duas vezes ao dia).[34,39] As principais reações adversas do IFN incluem sintomas semelhantes aos da gripe, como febre, fadiga, mialgia e dor de cabeça, seguidos por supressão leve da medula óssea.[39]
Tocilizumabe	O tocilizumabe é um anticorpo monoclonal recombinante, antagonista dos receptores da interleucina-6 (IL-6), substância endógena induzida por estímulos inflamatórios que medeia uma variedade de respostas imunológicas. A inibição desses receptores reduz a produção de citocinas e reagentes de fase aguda e pode potencialmente combater a síndrome de liberação de citocinas e os sintomas em doentes graves com COVID-19.[40-42]
	Diversos estudos de casos em série, na China e na Europa, têm relatado o uso de tocilizumabe nesses pacientes.[43] Dados preliminares de um estudo observacional envolvendo 20 pacientes com infecção grave por COVID-19, na China, indicaram rápida redução da febre e da necessidade de oxigênio suplementar por vários dias após uma dose única de 400 mg por via endovenosa, que foi repetida após 12 horas em três pacientes cuja febre não cedeu com a única dose.[42]

Tocilizumabe cont.	Atualmente, não há evidências de ensaios clínicos randomizados e controlados que sustentem a eficácia e a segurança do tocilizumabe na COVID-19. Na China, esse imunomodulador tem sido usado para tratar pacientes críticos com lesões pulmonares extensas e altos níveis de IL-6.[41] Está em andamento no país um ensaio clínico randomizado, multicêntrico, controlado, para avaliar a eficácia e a segurança do tocilizumabe em 188 pacientes com COVID-19, com conclusão prevista para outubro de 2020 .[44] O laboratório Roche registrou um ensaio clínico de fase III, randomizado, duplo-cego e controlado por placebo, realizado em colaboração com a US Health and Human Services–Biomedical Advanced Research and Development Authority (BARDA). O estudo avaliará a segurança e a eficácia do tocilizumabe mais tratamento-padrão em comparação com o tratamento-padrão mais placebo. Espera-se recrutar cerca de 330 pacientes em todo o mundo, inclusive nos Estados Unidos, a partir de abril de 2020 .[45,46] Outros ensaios clínicos com tocilizumabe em pacientes com COVID-19 estão em andamento na China e na Europa.[47]
	O sistema de saúde canadense emitiu um alerta sobre a ocorrência de lesão hepática grave induzida por tocilizumabe, inclusive casos em que a insuficiência hepática aguda culminou em transplante.[48] Além disso, os imunomoduladores naturalmente trazem um risco aumentado de desenvolvimento de infecções graves, em especial quando associados a corticosteroides.[49] Os riscos e benefícios do tratamento com tocilizumabe devem ser cuidadosamente considerados em pacientes com infecção, pois a imunomodulação traça uma linha muito tênue e subjetiva entre (a) controle e direcionamento do sistema imunológico e (b) desequilíbrio das reações inflamatórias e sua consequente resposta sistêmica.[49] Protocolos de pesquisa e estudos chineses desencorajam ultrapassar a segunda dose de tocilizumabe em caso de persistência do quadro febril.[41]
Azitromicina	A azitromicina é um antibacteriano classificado quimicamente como macrolídeo, que age inibindo a síntese proteica ao se ligar à subunidade 50s do RNA ribossômico das bactérias. Embora a dose usual produza concentrações séricas relativamente baixas, a concentração tecidual e fagocitária alcançada costuma ser superior à plasmática, e a eliminação tecidual pode levar até quatro dias. A literatura aponta para a atividade *in vitro* da

azitromicina contra alguns vírus, como Influenza A (H1N1) e Zika.[50-52] Até o momento, não existem dados sobre a atividade *in vitro* contra SARS-CoV-2, no entanto a azitromicina é usada como terapia adjuvante para cobertura antibacteriana e possíveis efeitos imunomoduladores e anti-inflamatórios no tratamento de infecções virais do trato respiratório[53,54] e outras patologias respiratórias, como bronquiolite, fibrose cística, doença pulmonar obstrutiva crônica (DPOC) e síndrome do desconforto respiratório agudo (SDRA),[55-57] embora seus efeitos imunomoduladores e anti-inflamatórios sejam controversos devido à evidência limitada.[53,54,58]

Um estudo de coorte retrospectivo em pacientes críticos com MERS mostrou não haver diferença estatística significante nas taxas de mortalidade nem na depuração viral do MERS-CoV, em 90 dias, entre os que receberam terapia com macrolídeo e os que não foram tratados.[58] Outro estudo de coorte retrospectivo em pacientes com SDRA moderada ou grave revelou melhora estatisticamente significativa na sobrevida, em 90 dias, daqueles que receberam azitromicina na terapia adjuvante.[56]

Na COVID-19, a azitromicina foi utilizada para cobertura antibacteriana em seis pacientes hospitalizados com *swab* nasofaríngeo positivo para SARS-CoV-2, em um pequeno estudo não randomizado, na França, em associação com hidroxicloroquina, na dose de 500 mg no primeiro dia e 250 mg nos dias subsequentes, por até cinco dias. Os achados preliminares indicaram que todos os seis pacientes apresentaram resultados negativos nas amostras nasofaríngeas no sexto dia.[25] No entanto, os dados desse estudo são insuficientes para avaliar possíveis benefícios clínicos da azitromicina em pacientes com COVID-19.[59]

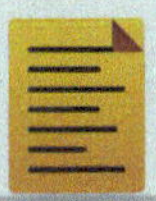

NOTA 3: A azitromicina e a hidroxicloroquina estão associadas ao prolongamento do intervalo QT, portanto se recomenda cautela ao considerar o uso dessa associação em pacientes com doenças crônicas ou que estejam recebendo outros medicamentos que possam causar arritmias. Além disso, as reações adversas mais comuns da azitromicina são alterações gastrointestinais, tais como diarreia, distensão e dor abdominal, náusea e vômito.[60]

	Os dados atuais são insuficientes para estabelecer vantagens do uso adjuvante de azitromicina no tratamento da COVID-19. Mais pesquisas são necessárias para a obtenção de dados conclusivos sobre seu uso nesses pacientes.
Teicoplanina	A teicoplanina é um glicopeptídeo, portanto age inibindo a formação da parede celular bacteriana (ao interferir na síntese do peptidoglicano, do RNA citoplasmático) e a consequente alteração da permeabilidade da membrana citoplasmática das bactérias. Indicada no tratamento de infecções por bactérias gram-positivas, já demonstrou eficácia em inibir o primeiro estágio do ciclo de vida viral do coronavírus da MERS (MERS-CoV) em células humanas, e, de acordo com Baron ***et al.*** (2020), essa atividade é conservada contra o SARS-CoV-2.[61,62]
	A teicoplanina já demonstrou eficácia contra outros vírus, tais como: Ebola, Influenza, Flavivírus, o vírus da hepatite C e o HIV, além do coronavírus da MERS (MERS-CoV) e do SARS-CoV.[63,64] Nos coronavírus, a teicoplanina atua no início do ciclo de vida viral, ao alterar o pH e inibir a clivagem da proteína S pela catepsina L nos endossomos virais, impedindo a liberação de RNA e a continuação do ciclo de replicação do vírus.[63] Um estudo *in vitro* concluiu que essa atividade é conservada contra SARS-CoV-2. Nesse estudo, a concentração de teicoplanina necessária para inibir 50% do vírus (IC 50) *in vitro* foi de 1,66 uM, mais baixa do que a concentração inibitória mínima para infecções estafilocócicas, o que se traduz em uma dose de 400 mg/dia do medicamento.[61]
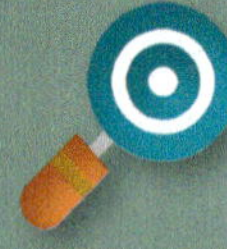	**OBSERVAÇÃO** Os estudos *in vitro* precisam avançar para ensaios clínicos randomizados que ofereçam melhor evidência e uma indicação precisa do uso desse medicamento em pacientes com COVID-19. A teicoplanina é um medicamento relativamente seguro; suas reações adversas mais comuns são alterações cutâneas, e pode ocorrer disfunção hepática em alguns pacientes.[62]

Ivermectina	A ivermectina é um antiparasitário de amplo espectro que provoca hiperpolarização e consequente paralisia muscular ao agir sobre os canais de cloreto, via glutamato, nos nervos dos invertebrados, com ação residual na via gabaérgica. É indicada para o tratamento de filariose, ascaridíase, oncocercose, escabiose e pediculose. Um estudo *in vitro* reportou sua atividade em células infectadas com SARS-CoV-2.[65] A atividade antiviral da ivermectina já havia sido demonstrada *in vitro* para outros vírus[66-69] e foi identificada como um inibidor da interação entre a proteína integrase do HIV-1 e o heterodímero da importina α/β1, responsável pela importação nuclear da proteína integrase, inibindo a replicação do HIV-1.[69,70] Recentemente, a ivermectina foi o foco de um ensaio clínico de fase III em pacientes com dengue, na Tailândia, no qual uma dose única diária, definida previamente por estudos *in vitro*, foi considerada segura, mas não produziu nenhum benefício clínico, sendo necessário otimizá-la em estudos futuros.[71]
	**ATENÇÃO** **É importante considerar que o fato de um medicamento apresentar atividade *in vitro* para determinado microrganismo não quer dizer que o tratamento *in vivo* seja bem-sucedido. Considerando-se o perfil de segurança da ivermectina, a dose única diária e a sua licença prévia para outras patologias, devem ser realizados ensaios clínicos randomizados e controlados, nos termos da ética em pesquisa, para que esse medicamento seja elegível no tratamento da COVID-19. Reações dermatológicas, gástricas, neuromusculares e cardiovasculares estão entre os efeitos colaterais da ivermectina, portanto o seu uso em pacientes com patologias neurológicas, musculares e miocárdicas prévias deve ser analisado com maior cautela.**[71]

3 CONCLUSÃO

Com base na revisão realizada, o Departamento de Farmácia da AMIB conclui que, apesar de estudos *in vitro* sinalizarem uma ação efetiva dos medicamentos citados contra o SARS-CoV-2, os dados de uso em humanos **ainda são insuficientes, incertos e limitados a estudos com metodologias heterogêneas e frágeis**, justificados sob a retórica de uma pandemia provocada por um vírus recém-

-descoberto e de uma doença infecciosa pouco conhecida que está causando enorme impacto sobre doentes, profissionais de saúde, governos e sociedade.

Às instituições que adotarem essas terapias, é necessário ter consciência de que a utilização de quaisquer desses medicamentos para casos de COVID-19 é sem licença (*off-label*), **e providências para proteção jurídica da instituição e dos seus profissionais são recomendáveis**. Além disso, é importante que os estabelecimentos de saúde estimulem o desenvolvimento de estudos de utilização de medicamentos e de pesquisa clínica, sob autorização de um comitê de ética em pesquisa.

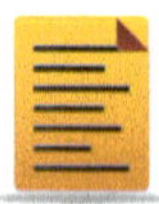

NOTA

Após a elaboração desse material, novos estudos avaliando a eficácia e segurança da hidroxicloroquina e cloroquina no tratamento de pacientes com COVID-19 foram publicados e, apesar de possuírem limitações metodológicas, não suportam o seu uso nesses pacientes. Na China, um estudo multicêntrico e randomizado realizado com pacientes hospitalizados com COVID-19 leve a moderada, mostrou que o uso de hidroxicloroquina não apresentou benefícios adicionais na eliminação do vírus quando comparado ao grupo controle que recebeu tratamento padrão. Adicionalmente, os pacientes tratados com hidroxicloroquina apresentaram maior incidência de reações adversas, especialmente gastrointestinais.[75]

Em Nova York, uma coorte retrospectiva avaliou o uso de hidroxicloroquina e azitromicina em pacientes hospitalizados com COVID-19 e mostrou que o tratamento com hidroxicloroquina, azitromicina ou ambos não foi associado à redução da taxa de mortalidade.[76] Um outro estudo observacional realizado em um hospital de Nova York avaliou o efeito do uso de hidroxicloroquina e demonstrou que não houve associação entre o seu uso e um risco reduzido ou aumentado de intubação ou morte.[77] Além disso, o estudo do grupo Francês citado na referência nº 25, publicado no *International Journal of Antimicrobial Agents* em 20 de março de 2020, foi retratado pelos autores em 20 de maio, na comunicação, eles afirmaram não desejar que o artigo seja citado devido à controvérsia sobre a hidroxicloroquina e à natureza retrospectiva do estudo, eles pretendem revisar o manuscrito após a revisão por pares[78].

Nesse sentido, ressaltamos que, até o momento, não há evidência que suporte o uso da cloroquina ou hidroxicloroquina em pacientes com COVID-19 e que seu uso não é recomendado. Além disso, enfatizamos que ensaios clínicos mais robustos, randomizados e controlados ainda estão em andamento e poderão trazer novas conclusões.

No dia 18 de maio de 2020 a AMIB, em parceria com a Sociedade Brasileira de Infectologia (SBI) e a Sociedade Brasileira de Pneumologia e Tisiologia (SBPT) com apoio técnico do Hospital Moinhos de Vento, Hospital Alemão Oswaldo Cruz e Hospital Sírio-Libanês, publicou Diretrizes para o tratamento farmacológico da COVID-19, na qual um grupo de 27 especialistas e metodologistas elaboraram 11 recomendações de acordo com o método GRADE de avaliação de qualidade das evidências. Algumas alternativas farmacológicas adjacentes não contempladas aqui estão descritas nas Diretrizes. O consenso estabelecido entre os especialistas não recomendou o uso rotineiro de nenhum dos medicamentos comentados neste capítulo, em consonância com as nossas conclusões prévias[79].

REFERÊNCIAS

1. Brasil. Agência Nacional de Vigilância Sanitária. Microbiologia clínica para o controle de infecção relacionada à assistência à saúde. Módulo 9: infecções virais. Brasília, DF: ANVISA; 2013.
2. Zhang H, Penninger JM, Li Y, Zhong N, Slutsky AS. Angiotensin-converting enzyme 2 (ACE2) as a SARS-CoV-2 receptor: molecular mechanisms and potential therapeutic target [Internet]. Intensive Care Med. 2020;46:586-90. [acesso em 28 maio 2020]. Disponível em: https://doi.org/10.1007/s00134-020-05985-9.
3. Brasil. Ministério da Saúde. Coronavírus: COVID-19. O que você precisa saber [Internet]. 2020. [acesso em 28 maio 2020]. Disponível em: https://coronavirus.saude.gov.br/.
4. World Health Organization. Coronavirus disease (COVID-19) pandemic [Internet]. WHO; 2020. [acesso em 28 maio 2020]. Disponível em: https://www.who.int/emergencies/diseases/novel-coronavirus-2019.
5. American Society of Health-System Pharmacists. Assessment of evidence for COVID-19-related treatments [Internet]. ASHP; 2020. [acesso em 28 maio 2020]. Disponível em: https://www.ashp.org/-/media/assets/pharmacy-practice/resource-centers/Coronavirus/docs/ASHP-COVID-19-Evidence-Table.ashx.
6. Savarino A, Boelaert JR, Cassone A, Majori G, Cauda R. Effects of chloroquine on viral infections: an old drug against today's diseases? Lancet Infect Dis. 2003;3(11):722-7.
7. Thomé R, Lopes SCP, Costa FTM, Verinaud L. Chloroquine: modes of action of an undervalued drug [Internet]. Immunol Lett. 2013;153(1-2):50-7. Disponível em: http://dx.doi.org/10.1016/j.imlet.2013.07.004.
8. World Health Organization. World Health Organization model list of essential medicines: 21st list 2019 [Internet]. WHO; 2019. [acesso em 28 maio 2020]. Disponível em: https://apps.who.int/iris/handle/10665/325771. [Licença: CC BY-NC-SA 3.0 IGO.]
9. Yan Y, Zou Z, Sun Y, Li X, Xu KF, Wei Y, et al. Anti-malaria drug chloroquine is highly effective in treating avian influenza A H5N1 virus infection in an animal model. Cell Res. 2013;23(2):300-2.
10. Mizui T, Yamashina S, Tanida I, Takei Y, Ueno T, Sakamoto N, et al. Inhibition of hepatitis C virus replication by chloroquine targeting virusassociated autophagy. J Gastroenterol. 2010;45:195-203.
11. Farias KJ, Machado PR, de Almeida Junior RF, de Aquino AA, da Fonseca BA. Chloroquine interferes with dengue-2 virus replication in U937 cells. Microbiol Immunol.

2014;58:318-26.
12. Delvecchio R, Higa LM, Pezzuto P, Valadao AL, Garcez PP, Monteiro FL, et al. Chloroquine, an endocytosis blocking agent, inhibits Zika virus infection in different cell models. Viruses. 2016;8:E322. doi: 10.3390/v8120322.
13. Savarino A, Gennero L, Sperber K, Boelaert JR. The anti-HIV-1 activity of chloroquine. J Clin Virol. 2001;20:131-5.
14. Keyaerts E, Li S, Vijgen L, Rysman E, Verbeeck J, Van Ranst M, et al. Antiviral activity of chloroquine against human coronavirus OC43 infection in newborn mice. Antimicrob Agents Chemother. 2009;53:3416-21.
15. Liu J, Cao R, Xu M, Wang X, Zhang H, Hu H, et al. Hydroxychloroquine, a less toxic derivative of chloroquine, is effective in inhibiting SARS-CoV-2 infection in vitro [Internet]. Cell Discov. 2020;6:16. [acesso em 28 maio 2020]. Disponível em: http://www.ncbi.nlm.nih.gov/pubmed/32194981%0Ahttp://www.pubmedcentral.nih.gov/articlerender.fcgi?artid=PMC7078228.
16. Wang M, Cao R, Zhang L, Yang X, Liu J, Xu M, et al. Remdesivir and chloroquine effectively inhibit the recently emerged novel coronavirus (2019-nCoV) in vitro [Internet]. Cell Res. 2020;30(3):269-71. [acesso em 28 maio 2020]. Disponível em: https://pubmed.ncbi.nlm.nih.gov/32020029/ .
17. Paton NI, Lee L, Xu Y, Ooi EE, Cheung YB, Archuleta S, et al. Chloroquine for influenza prevention: a randomised, doubleblind, placebo controlled trial. Lancet Infect Dis. 2011;11:677-83 .
18. Tricou V, Minh NN, Van TP, Lee SJ, Farrar J, Wills B, et al. A randomized controlled trial of chloroquine for the treatment of dengue in Vietnamese adults. PLoS Neglected Trop Dis. 2010;4(8):e785.
19. Touret F, de Lamballerie X. Of chloroquine and COVID-19 [Internet]. Antiviral Res. 2020 May;177:104762. [acesso em 28 maio 2020]. Disponível em: https://doi.org/10.1016/j.antiviral.2020.104762.
20. Devaux CA, Rolain J, Colson P, Raoult D. New insights on the antiviral effects of chloroquine against coronavirus: what to expect for COVID-19? [Internet] J Antimicrob Agents. 2020;55(5):105938. [acesso em 28 maio 2020]. Disponível em: https://doi.org/10.1016/j.ijantimicag.2020.105938.
21. Gao J, Tian Z, Yang X. Breakthrough: chloroquine phosphate has shown apparent efficacy in treatment of COVID-19 associated pneumonia in clinical studies [Internet]. Biosci Trends. 2020;14(1):72-3. [acesso em 28 maio 2020]. Disponível em: http://www.ncbi.nlm.nih.gov/pubmed/32074550.
22. Cortegiani A, Ingoglia G, Ippolito M, Giarratano A, Einav S. A systematic review on the efficacy and safety of chloroquine for the treatment of COVID-19 [Internet]. J Crit Care. 2020;57:279-83. [acesso em 28 maio 2020]. Disponível em: https://www.sciencedirect.com/science/article/pii/S0883944120303907.
23. Multicenter Collaboration Group of Department of Science and Technology of Guangdong Province, Health Commission of Guangdong Province for chloroquine in the treatment of novel coronavirus pneumonia. Expert consensus on chloroquine phosphate for the treatment of novel coronavirus pneumonia. Zhonghua Jie He He Hu Xi Za Zhi. 2020;43(3):185-8.

24. Liu J, Cao R, Xu M, Wang X, Zhang H, Hu H, et al. Hydroxychloroquine, a less toxic derivative of chloroquine, is effective in inhibiting SARS-CoV-2 infection in vitro [Internet]. Cell Discov. 2020;6:16. [acesso em 28 maio 2020]. Disponível em: http://www.ncbi.nlm.nih.gov/pubmed/32194981%0A.
25. Gautret P, Lagiera JC, Parolaa P, Hoanga VH, Meddeba L, Mailhea M, et al. Hydroxychloroquine and azithromycin as a treatment of COVID-19: results of an open-label non-randomized clinical trial. Int J Antimicrob Agents. 2020 Mar;105949.
26. Colson P, Rolain JM, Raoult D. Chloroquine for the 2019 novel coronavirus SARS-CoV-2 [Internet]. Int J Antimicrob Agents. 2020;55(3):105923. [acesso em 28 maio 2020]. Disponível em: https://doi.org/10.1016/j.ijantimicag.2020.105923.
27. Huang C, Wang Y, Li X, Ren L, Zhao J, Hu Y, et al. Clinical features of patients infected with 2019 novel coronavirus in Wuhan, China. Lancet. 2020;395:497-506.
28. Chu CM, Cheng VC, Hung IF, Wong MM, Chan KH, Kao RY, et al. Role of lopinavir/ritonavir in the treatment of SARS: initial virological and clinical findings. Thorax. 2004;59:252-6.
29. Chan JFW, Yao Y, Yeung ML, Deng W, Bao L, Jia L, et al. Treatment with lopinavir/ritonavir or interferon-β1b improves outcome of MERS-CoV infection in a nonhuman primate model of common marmoset. J Infect Dis. 2015;212:1904-13.
30. Cao B, Wang Y, Wen D, Liu W, Wang J, Fan G, et al. A trial of lopinavir-ritonavir in adults hospitalized with severe COVID-19. N Engl J Med. 2020;382(19):1787-99.
31. McCreary EK, Pogue JM. COVID-19 treatment: updates March 19-24, 2020. 2020. [acesso em 28 maio 2020]. Disponível em: https://s3.amazonaws.com/contagion/COVID-19%20Treatment%20Updates%20March%2019-24,%202020.pdf.
32. Fensterl V, Sen GC. Interferons and viral infections. BioFactors. 2009;35(1):14-20.
33. Fung SY, Yuen KS, Ye ZW, Chan CP, Jin DY. A tug-of-war between severe acute respiratory syndrome coronavirus 2 and host antiviral defence: lessons from other pathogenic viruses [Internet]. Emerg Microbes Infect. 2020;9(1):558-70. [acesso em 28 maio 2020]. Disponível em: http://www.ncbi.nlm.nih.gov/pubmed/32172672.
34. Lu H. Drug treatment options for the 2019-new coronavirus (2019-nCoV). Biosci Trends. 2020;14(1):69-71.
35. Sheahan TP, Sims AC, Leist SR, Schäfer A, Won J, Brown AJ, et al. Comparative therapeutic efficacy of remdesivir and combination lopinavir, ritonavir, and interferon beta against MERS-CoV [Internet]. Nat Commun. 2020;11(1). [acesso em 28 maio 2020]. Disponível em: http://dx.doi.org/10.1038/s41467-019-13940-6.
36. Arabi YM, Alothman A, Balkhy HH, Al-Dawood A, AlJohani S, Al Harbi S, et al. Treatment of Middle East respiratory syndrome with a combination of lopinavir-ritonavir and interferon-β1b (MIRACLE trial): study protocol for a randomized controlled trial. Trials. 2018;19(1):81.
37. Martinez MA. Compounds with therapeutic potential against novel respiratory 2019 coronavirus [Internet]. Antimicrob Agents Chemother. 2020 Apr;64(5):e00399-20. [acesso em 28 maio 2020]. Disponível em: http://www.ncbi.nlm.nih.gov/pubmed/32152082.
38. Omrani AS, Saad MM, Baig K, Bahloul A, Abdul-Matin M, Alaidaroos AY, et al. Ribavirin and interferon alfa-2a for severe Middle East respiratory syndrome coronavirus infec-

tion: a retrospective cohort study [Internet]. Lancet Infect Dis. 2014;14(11):1090-5. [acesso em 28 maio 2020]. Disponível em: http://dx.doi.org/10.1016/S1473-3099(14)70920-X.
39. Jin YH, Cai L, Cheng ZS, Cheng H, Deng T, Fan YP. A rapid advice guideline for the diagnosis and treatment of 2019 novel coronavirus (2019-nCoV) infected pneumonia (standard version). Mil Med Res. 2020;7(1):4.
40. Genentech, Inc. Actemra use in coronavirus disease 2019 (COVID-19) standard reply letter. San Francisco, CA; 2020 Mar 26.
41. National Health Commission, State Administration of Traditional Chinese Medicine. Diagnosis and treatment protocol for novel coronavirus pneumonia. [trial version 7]. 2020 Mar 26.
42. Xu X, Han M, Li T, Sun W, Wang D, Fu B, et al. Effective treatment of severe COVID-19 patients with tocilizumab. Proc Natl Acad Sci U S A. 2020 May 19;117(20):10970-5.
43. Harrison C. Coronavirus puts drug repurposing on the fast track. Nat Biotechnol. 2020;38(4):379-81.
44. U.S. National Library of Medicine. ClinicalTrials.gov [Internet]. [NLM identifier: NCT04317092]. [acesso em 29 maio 2020]. Disponível em: https://clinicaltrials.gov/ct2/show/study/NCT04317092.
45. F. Hoffmann-La Roche Ltd. Roche initiates phase III clinical trial of Actemra/RoActemra in hospitalized patients with severe COVID-19 pneumonia [Media Release]. Basel, Switzerland: Roche; 2020 Mar 19. [acesso em 29 maio 2020]. Disponível em: https://www.roche.com/dam/jcr:f26cbbb1-999d-42d8-bbea-34f2cf25f4b9/en/19032020-mr-actemra-covid-19-trial-en.pdf.
46. U.S. National Library of Medicine. ClinicalTrials.gov [Internet]. [NLM identifier: NCT04320615]. [acesso em 29 maio 2020]. Disponível em: https://clinicaltrials.gov/ct2/show/study/NCT04320615.
47. U.S. National Library of Medicine. ClinicalTrials.gov [Internet]. [acesso em 29 maio 2020]. Disponível em: https://clinicaltrials.gov.
48. Government of Canada. Health Canada. Important safety information on Actemra® (tocilizumab): risk of hepatotoxicity. 2019. [acesso em 29 maio 2020]. Disponível em: https://www.healthycanadians.gc.ca/recall-alert-rappel-avis/hc-sc/2019/69991a-eng.php.
49. Mehta P, McAuley DF, Brown M, Sanchez E, Tattersall RS, Manson JJ, et al. COVID-19: consider cytokine storm syndromes and immunosuppression. Lancet. 2020 Mar 28;395(10229):1033-4.
50. Tran DH, Sugamata R, Hirose T, Suzuki S, Noguchi Y, Sugawara A, et al. Azithromycin, a 15-membered macrolide antibiotic, inhibits influenza A (H1N1) pdm09 virus infection by interfering with virus internalization process. J Antibiot (Tokyo). 2019;72(10):759-68.
51. Bermejo-Martin JF, Kelvin DJ, Eiros JM, Castrodeza J, Lejarazu RO. Macrolides for the treatment of severe respiratory illness caused by novel H1N1 swine influenza viral strains. J Infect Dev Ctries. 2009;3(3):159-61.
52. Retallack H, Di Lullo E, Arias C, Knoop KA, Laurie MT, Sandoval-Espinosa C, et al. Zika virus cell tropism in the developing human brain and inhibition by azithromycin. Proc Natl Acad Sci U S A. 2016;113(50):14408-13.

53. Lee N, Wong CK, Chan MCW, Yeung ESL, Tam WWS, Tsang OTY, et al. Anti-inflammatory effects of adjunctive macrolide treatment in adults hospitalized with influenza: a randomized controlled trial. Antiviral Res. 2017;144:48-56.
54. Ishaqui AA, Khan AH, Sulaiman SAS, Alsultan MT, Khan I, Naqvi AA. Assessment of efficacy of oseltamivir-azithromycin combination therapy in prevention of Influenza-A (H1N1)pdm09 infection complications and rapidity of symptoms relief. Expert Rev Respir Med. 2020;14(5):533-41.
55. Zhang Y, Dai J, Jian H, Lin J. Effects of macrolides on airway microbiome and cytokine of children with bronchiolitis: a systematic review and meta-analysis of randomized controlled trials. Microbiol Immunol. 2019;63(9):343-9.
56. Kawamura K, Ichikado K, Takaki M, Eguchi Y, Anan K, Suga M. Adjunctive therapy with azithromycin for moderate and severe acute respiratory distress syndrome: a retrospective, propensity score-matching analysis of prospectively collected data at a single center. Int J Antimicrob Agents. 2018;51(6):918-24.
57. Gordon CL. Azithromycin. In: Grayson ML, editor. Kucers' the use of antibiotics: a clinical review of antibacterial, antifungal, antiparasitic, and antiviral drugs. 7th ed. Boca Raton, FL: CRC Press; 2018. p. 1122-44.
58. Arabi YM, Deeb AM, Al-Hameed F, Mandourah Y, Almekhlafi GA, Sindi AA, et al. Macrolides in critically ill patients with Middle East respiratory syndrome. Int J Infect Dis. 2019;81:184-90.
59. Associação de Medicina Intensiva Brasileira. Departamento de Farmácia. Artigo comentado [Internet]. mar 2020. [acesso em 29 maio 2020]. Disponível em: https://www.amib.org.br/fileadmin/user_upload/amib/2020/abril/02/Artigo_Comentado_-_Departamento_de_Farmacia_Abr20.pdf.
60. Coronavirus disease 2019 (COVID-19): information for clinicians on investigational therapeutics for patients with COVID-19 [Internet]. Centers for Disease Control and Prevention. [atualização em 25 abr 2020]. [acesso em 29 maio 2020]. Disponível em: https://www.cdc.gov/coronavirus/2019-ncov/hcp/therapeutic-options.html.
61. Zhang J, Ma X, Yu F, Liu J, Zou F, Pan T, et al. Teicoplanin potently blocks the cell entry of 2019-nCoV [Internet]. bioRxiv; 2020. [acesso em 29 maio 2020]. Disponível em: https://www.biorxiv.org/content/10.1101/2020.02.05.935387v1.full.pdf+html.
62. Baron SA, Devaux C, Colson P, Raoult D, Rolain JM. Teicoplanin: an alternative drug for the treatment of coronavirus COVID-19? Int J Antimicrob Agents. 2020;55(4):105944.
63. Zhou N, Pan T, Zhang J, Li Q, Zhang X, Bai C, et al. Glycopeptide antibiotics potently inhibit cathepsin L in the late endosome/lysosome and block the entry of Ebola virus, Middle East respiratory syndrome coronavirus (MERS-CoV), and severe acute respiratory syndrome coronavirus (SARS-CoV). J Biol Chem. 2016;291(17):9218-32.
64. Colson P, Raoult D. Fighting viruses with antibiotics: an overlooked path. Int J Antimicrob Agents. 2016;48(4):349-52.
65. Caly L, Druce JD, Catton MG, Jans DA, Wagstaff KM. The FDA-approved drug ivermectin inhibits the replication of SARS-CoV-2 in vitro [Internet]. Antiviral Res. 2020;178:104787. [acesso em 29 maio 2020]. Disponível em: https://doi.org/10.1016/j.antiviral.2020.104787.
66. Gotz V, Magar L, Dornfeld D, Giese S, Pohlmann A, Höper D, et al. Influenza A viruses escape from MxA restriction at the expense of efficient nuclear vRNP import. Sci Rep. 2016;6:23138.

67. Lundberg L, Pinkham C, Baer A, Amaya M, Narayanan A, Wagstaff KM, et al. Nuclear import and export inhibitors alter capsid protein distribution in mammalian cells and reduce Venezuelan equine encephalitis virus replication. Antiviral Res. 2013;100(3):662-72.
68. Tay MY, Fraser JE, Chan WK, Moreland NJ, Rathore AP, Wang C, et al. Nuclear localization of dengue virus (DENV) 1-4 non-structural protein 5; protection against all 4 DENV serotypes by the inhibitor Ivermectin. Antiviral Res. 2013;99(3):301-6.
69. Wagstaff KM, Sivakumaran H, Heaton SM, Harrich D, Jans DA, et al. Ivermectin is a specific inhibitor of importin alpha/beta-mediated nuclear import able to inhibit replication of HIV-1 and dengue virus. Biochem J. 2012;443(3):851-6.
70. Wagstaff KM, Rawlinson SM, Hearps AC, Jans DA. An AlphaScreen-based assay for high-throughput screening for specific inhibitors of nuclear import. J Biomol Screen. 2011;16(2):192-200.
71. Yamasmith E, Avirutnan P, Mairiang D, Tanrumluk S, Suputtamongkol Y, Saleh-arong FA, et al. Efficacy and safety of ivermectin against dengue infection: a phase III, randomized, double-blind, placebo-controlled trial. In: 34th Annual Meeting The Royal College of Physicians of Thailand. Internal Medicine and One Health. Chonburi; 2018.
72. Rowland RR, Chauhan V, Fang Y, Pekosz A, Kerrigan M, Burton MD. Intracellular localization of the severe acute respiratory syndrome coronavirus nucleocapsid protein: absence of nucleolar accumulation during infection and after expression as a recombinant protein in vero cells. J Virol. 2005;79(17):11507-12.
73. Timani KA, Liao Q, Ye L, Zeng Y, Liu J, Zheng Y, et al. Nuclear/nucleolar localization properties of C-terminal nucleocapsid protein of SARS coronavirus. Virus Res. 2005;114(1-2):23-34.
74. Wulan WN, Heydet D, Walker EJ, Gahan ME, Ghildyal R. Nucleocytoplasmic transport of nucleocapsid proteins of enveloped RNA viroses. Front Microbiol. 20156:553.
75. Tang W, Cao Z, Han M, Wang Z, Chen J, Wenjin Sun W. Hydroxychloroquine in patients with mainly mild to moderate coronavirus disease 2019: open label, randomised controlled trial. BMJ. 2020;369:m1849. doi: 10.1136/bmj.m1849.
76. Rosenberg ES, Dufort EM, Udo T, Wilberschied LA, Kumar J, Tesoriero J. Association of Treatment With Hydroxychloroquine or Azithromycin With In-Hospital Mortality in Patients With COVID-19 in New York State. JAMA. 2020 May 11: e208630. doi: 10.1001/jama.2020.8630.
77. Geleris J, Sun Y, Platt J, Zucker J, Baldwin M, Hripcsak G. Observational Study of Hydroxychloroquine in Hospitalized Patients with Covid-19. N Engl J Med. 2020 May 7;NEJMoa2012410. doi: 10.1056/NEJMoa2012410
78. Davido, B., Lansaman, T., Lawrence, C., Alvarez, J. C., Bouchand, F., Moine, P., ... & De Truchis, P. (2020). Hydroxychloroquine plus azithromycin: a potential interest in reducing in-hospital morbidity due to COVID-19 pneumonia (HI-ZY-COVID)?. medRxiv.
79. Falavigna, M., et al. Diretrizes para o Tratamento Farmacológico da COVID-19. Disponível em: https://www.amib.org.br/fileadmin/user_upload/amib/2020/maio/19/Diretrizes_para_o_Tratamento_Farmacologico_da_COVID_-_v18mai2020__2_.pdf. Acesso em: 07 jun. 2020.

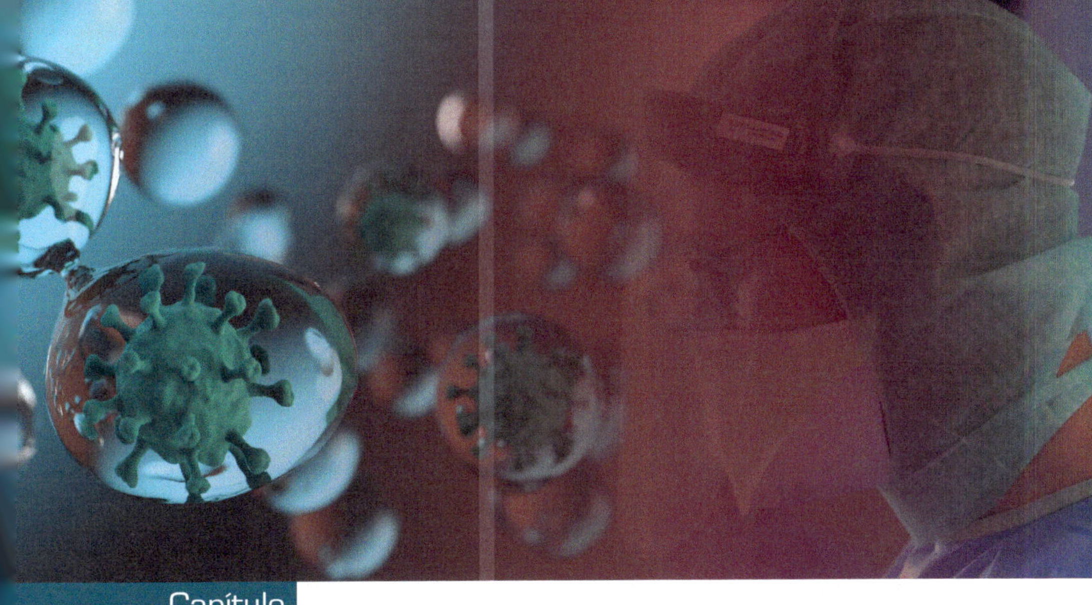

Capítulo

30 Recomendações para o Bem-Estar Emocional da Equipe Multidisciplinar Durante a Pandemia de COVID-19

Departamento de Psicologia da Associação de Medicina Intensiva Brasileira (AMIB)

Autores

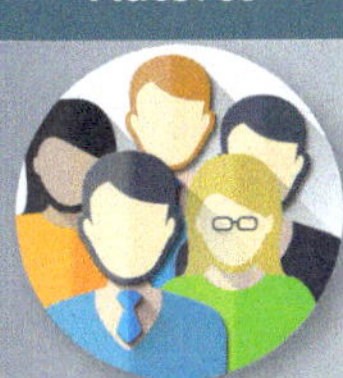

Presidente

- Fernanda Saboya Rodrigues Almendra

  Graduação em Psicologia pela Universidade Federal do Rio de Janeiro (UFRJ). Especialista em Psicologia Médica pela Faculdade de Ciências Médicas da Universidade Estadual do Rio de Janeiro (FCM-UERJ). Coordenadora do Serviço de Psicologia dos Hospitais Copa D'Or, Copa Star e Pró-criança Jutta Batista, RJ. Membro do Instituto Sephora de Ensino e Pesquisa de Orientação Lacaniana Membro do Departamento de Psicologia da Sociedade de Terapia Intensiva do Rio de Janeiro (SOTIERJ).

Membros do Departamento de Psicologia da AMIB

- Denise F. C. Coelho

  Especialização e Residência em Psicologia Hospitalar pela Faculdade de Medicina da Universidade de São Paulo (FMUSP). Psicóloga do Hospital Universitário da Universidade Federal do Piauí (HU-UFPI). Preceptora da Residência em Alta Complexidade da UFPI. Representante da Psicologia na Residência em Cuidados Intensivos do HU-UFPI. Especializanda do Programa de Preceptoria do Sistema Único de Saúde (SUS) pelo Hospital Sírio Libanês – PSUS. Curso de Formação em Tutoria em Saúde pela Universidade Estadual do Rio de Janeiro (UERJ).

- Marcelle P. Maia

  Especialista em Psicologia da Saúde e Hospitalar. Mestranda em Psicologia da Saúde. Coordenadora de Psicologia dos Hospitais: Santa Lúcia Sul e Santa Lúcia Norte e DF Star Rede D'Or São Luiz.

- **Mariana Batista Leite Leles**

  Especialista em Psico-oncologia. Especialista em Cuidados Paliativos. Residência em Psicologia Hospitalar de Urgência e Trauma. Coordenadora do Projeto Psicologia Hospitalar Acessível. Psicóloga Intensivista no Hospital Alberto Rassi e Hospital do Coração de Goiás. Docente Pós-graduação INCURSOS e HUCI-CEISAL Coordenadora da Pós-graduação Multidisciplinar em Humanização de Cuidados Intensivos INCURSOS.

- **Raquel Pusch de Souza**

  Mestre em Políticas Públicas pela FAE Business School. Especialista em Psicologia Hospitalar – *Latu Sensu* em Saúde Mental. Psicopatologia – *Lato Sensu* em Filosofia Clínica.

- **Rita Gomes Prieb**

  Especialista em Psicologia Hospitalar pelo Conselho Federal de Psicologia do Brasil (CFP). Mestre em Ciências Médicas pela Universidade Federal do Rio Grande do Sul (UFRGS). Psicológa do CTI do Hospital de Clínicas de Porto Alegre (HCPA). Preceptora Adulto Crítico.

- **Tárcia Regina Coura Dutra Dutra**

  Psicóloga Clínica na Fundação Hospitalar do Estado de Minas Gerais – Hospital de Pronto Socorro João XXIII: Núcleo de Ensino e Pesquisa. Membro do NDAE da Residência Multiprofisssional em Urgência e Emergência/HJXXIIII. Especialista em Psicologia Hospitalar e em Gestão Pública. Coordenadora do Departamento de Psicologia da Sociedade Mineira de Terapia Intensiva (SOMITI) e membro da Associação Brasileira de Medicina Diagnóstica ABRAMEDE. Docente em Pós-graduação de Psicologia Hospitalar no IPE da Santa Casa de Belo Horizonte (SCBH). Tutora do Curso de Cuidados Paliativos (EAD) da Fundação Educacional Lucas Machado/Faculdade de Ciências Médicas (Feluma/FCM).

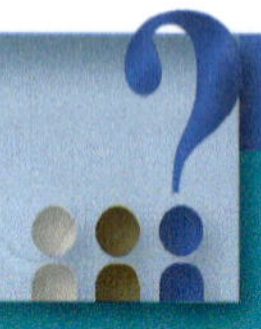

ASSUNTOS ABORDADOS

1. Possíveis riscos aos profissionais de saúde e medidas cabíveis

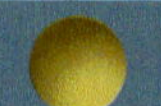

NOTAS DOS AUTORES

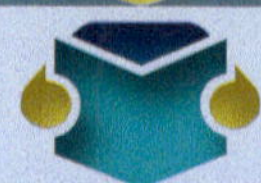

Sabe-se que a grave crise provocada pela COVID-19 causou aumento exponencial da demanda por serviços médico-hospitalares em todo o mundo. Precisamos estar preparados para enfrentar a inevitável sobrecarga emocional e de trabalho da equipe multidisciplinar. Dessa forma, é urgente reconhecer os riscos, bem como planejar intervenções que busquem garantir a segurança dos processos e a redução de danos à saúde — tanto física quanto psicológica — dos profissionais envolvidos no cuidado de pacientes com COVID-19.

1. POSSÍVEIS RISCOS AOS PROFISSIONAIS DE SAÚDE E MEDIDAS CABÍVEIS

A seguir, apresentam-se os possíveis riscos a que estão expostos os profissionais de saúde e também as respectivas medidas preventivas/protetoras **que concernem tanto aos indivíduos quanto às instituições**.

Risco	Medidas
Contaminação do profissional	▪ O profissional deve conhecer fluxo e protocolo institucionais para o manejo de pacientes com COVID-19. ▪ A instituição deve garantir treinamento para utilização correta (e obrigatória) dos equipamentos de proteção individual (EPIs) e das áreas de isolamento por parte dos profissionais de saúde, que estão em contato com o doente e, portanto, com fluidos corporais — garantir também a disponibilidade desses EPIs. ▪ É preciso restringir o número de profissionais de saúde na área de isolamento. ▪ Os profissionais de saúde devem higienizar as mãos antes e depois da manipulação do paciente.
Estresse ocupacional e fadiga (por carga horária excedente ou desequilíbrio entre demanda e recursos para atendê-la)	▪ As recomendações da legislação vigente sobre carga horária máxima diária devem ser seguidas rigorosamente; respeitar os intervalos de trabalho. ▪ Estabelecer rodízio para a realização das tarefas mais estressantes, sempre que possível. ▪ Facilitar períodos para descanso e alimentação. ▪ As lideranças devem estar disponíveis para apoio e orientação. ▪ Atendimento psicológico de apoio e suporte deve ser oferecido aos profissionais de saúde.
Estresse psicológico	▪ Detectar risco psicossocial prévio . ▪ Identificar os profissionais em condição de vulnerabilidade (aqueles com doenças crônicas ou que residem com filhos pequenos ou familiares idosos). ▪ A instituição deve disponibilizar acompanhamento psicológico para os profissionais envolvidos no cuidado ao paciente, a fim de favorecer a expressão emocional. ▪ Oferecer também estratégias de enfrentamento (auxiliar o profissional a lidar com pensamentos intrusivos, crises de ansiedade antecipatória ou situacional, entre outros). ▪ Trabalhar com a equipe a capacidade de empatia diante de colegas mais fragilizados.

Estigma	▪ Proporcionar apoio emocional, encorajamento e apreciação aos profissionais de saúde. ▪ Reduzir a estigmatização dos profissionais de saúde por membros mal informados. ▪ Os profissionais de saúde devem tratar os pacientes com respeito, compaixão e dignidade. ▪ A confidencialidade do paciente deve ser garantida pelos profissionais de saúde .
Falhas de comunicação	▪ A instituição deve viabilizar um canal ágil e direto para comunicação interna, de modo a disseminar informações e treinamentos que digam respeito à COVID-19. ▪ Realizar *safety huddle* no início dos plantões. ▪ Reforçar na equipe a importância de suas atividades e seus objetivos. ▪ Criar um clima de empatia e compaixão nas tratativas com a equipe . ▪ Promover momentos frequentes de ***debriefing***.
Isolamento e qualidade do sono	▪ Distância física não é sinônimo de distância emocional. Os meios de comunicação digital podem ser aliados neste momento . ▪ O profissional deve estabelecer uma rotina de sono e evitar atividades estimulantes no período noturno. O sono pouco reparador, assim como sonhos de angústia, pode ocorrer no atual contexto de ansiedade intensa.
Desamparo emocional (quando a epidemia acabar)	▪ Manter espaço para que a equipe fale sobre seus sentimentos. ▪ É importante que haja grupos de apoio a fim de prevenir e/ou trabalhar manifestações de *burnout*, como desgaste emocional, fadiga por compaixão, entre outras. ▪ Orientar a equipe com relação a sintomas de estresse pós-traumático, ansiedade e depressão.

REFERÊNCIAS

1. World Health Organization. Coronavirus disease (COVID-19) outbreak: rights, roles and responsibilities of health workers, including key considerations for occupational safety and health [Internet]. WHO; 2020. [acesso em 26 maio 2020]. Disponível em: https://www.who.int/docs/default-source/coronaviruse/who-rights-roles-respon-hw-covid-19.pdf?sfvrsn=bcabd401_0.

2. Herrer MG. Coronar la cumbre: riesgos emocionales y cuidado del personal sanitario ante el COVID-19 [Internet]. HUCI; 14 mar 2020. [acesso em 26 maio 2020]. Disponível em: https://humanizandoloscuidadosintensivos.com/es/coronar-la-cumbre-riesgos-emocionales-y-cuidado-del-personal-sanitario-ante-el-covid-19/.
3. Valdés BC, Corrales FA, Kienhelger LH, Hernández JS, Valero CZV. Prevalencia del síndrome de burnout y estratégias de afrontamiento durante una epidemia de influenza AH1N1. Suma Psicol. 2011;18(2):17-28.

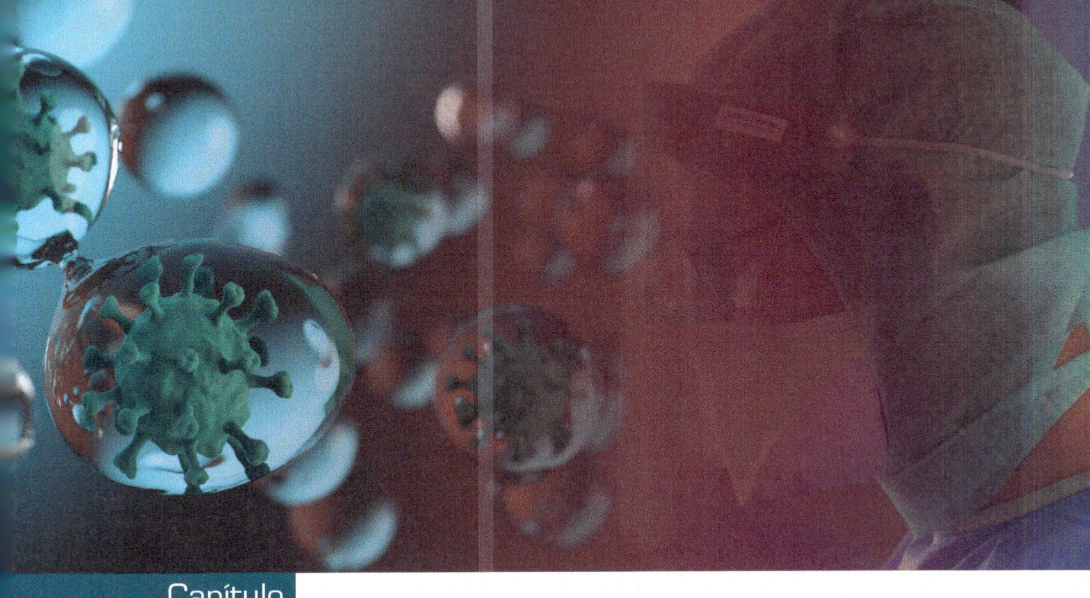

Capítulo

31 Recomendações AMIB/CFO para Atendimento Odontológico COVID-19

Comitê de Odontologia da Associação de Medicina Intensiva Brasileira (AMIB) e do Conselho Federal de Odontologia (CFO) de Enfrentamento ao COVID-19

Presidente do Departamento de Odontologia – AMIB

- **Alessandra Figueiredo de Souza**
  Doutoranda em Estomatologia pela Faculdade de Odontologia da Universidade Federal de Minas Gerais (FO/UFMG). Mestre em Saúde Pública pela FO/UFMG. Especialista em Pacientes com Necessidades Especiais do Conselho Federal de Odontologia (CFO). Habilitação em Odontologia Hospitalar e Laserterapia no CFO. Presidente da Comissão de Odontologia Hospitalar do Conselho Regional de Odontologia de Minas Gerais (CRO-MG). Presidente do Departamento de Odontologia da Associação de Medicina Intensiva Brasileira (AMIB). Preceptora do Centro Universitário Newton Paiva.

Membros do Departamento de Odontologia & Colaboradores da AMIB

- **Antônio Carlos Moura de Albuquerque Melo**
  Graduado em Odontologia pela Universidade Federal de Pernambuco (UFPE), Especialista em Odontogeriatria pela Associação Paulista de Cirurgião Dentista, SP (APCD). Mestre em Gerontologia pelo Programa de Pós-graduação em Gerontologia da UFPE. Especialista em Dentística Restauradora pela Associação Brasileira de Odontologia, Pernanbuco (ABO-PE). Habilitação em Odontologia Hospitalar e Laserterapia pelo Conselho Federal de Odontologia (CFO). Coordenador da Residência Multiprofissional de Odontologia em Terapia Intensiva do Real Hospital Português de Pernambuco.

- **Edela Puricelli**
  Professora Titular do Departamento de Cirurgia e Ortopedia da Faculdade de Odontologia da Universidade Federal do Rio Grande do Sul (UFRGS). Professora do PPG Pediatria e do Estágio do Curso de Fonoaudiologia da Universidade Federal de Ciências da Saúde de Porto Alegre (UFCSPA) e da Santa Casa de Misericórdia de Porto Alegre (SCMPA). Habilitação em Odontologia Hospitalar pelo Conselho Federal de Odontologia (CFO).

- **Karen Loureiro Weigert**

  Graduação em Odontologia pela Universidade Federal de Santa Maria (UFSM). Doutorado em Estomatologia Clínica pela Pontifícia Universidade Católica do Rio Grande do Sul (PUCRS). Especialista em Estomatologia pelo Conselho Federal de Odontologia (CFO). Especialização em Odontologia em Saúde Coletiva pela Associação Brasileira de Odontologia – Seção Rio Grande do Sul (ABORS).

- **Fernando Martins Baeder**

  Doutorado em Odontopediatria (Pacientes Especiais) pela Universidade Cruzeiro do Sul (UNICSUL). Mestre em Laser pela UNICSUL. Especialista em Farmacologia pela Universidade Federal de Lavras (UFLA). Habilitação em Odontologia Hospitalar pelo Conselho Federal de Odontologia (CFO). Coordenador dos Cursos de Habilitação em Odontologia Hospitalar (COESP-PB, FAOA- APCD0).

- **José Augusto Santos Silva**

  Especialista em Cirurgia e Traumatologia Bucomaxilofaciais. Habilitação em Odontologia Hospitalar. Preceptor em Residência Multiprofissional em UTI-Adulto pela Fundação de Beneficência Hospital de Cirurgia (FBHC/UNIT)

- **Juliana Santiago Setti Koutchin**

  Cirurgiã-dentista Graduada pela Universidade Estadual Paulista Júlio de Mesquita Filho (UNESP). Especialista em Pacientes Críticos e Odontologia Hospitalar pela Residência Multiprofissional em Saúde do Hospital Universitário de Campo Grande, MS. Especialista em pacientes com necessidades especiais pelo Conselho Federal de Odontologia (CFO).

- **Lilian Aparecida Pasetti**

  Graduado em Odontologia pela Universidade Estadual de Ponta Grossa (UEPG). Especialização em Implantodontia pela Sociedade Educacional Herrero. Doutorado em Medicina e Cirurgia Bucofacial pela Universidad Complutense de Madrid.

- **Monira Samaan Kallás**

  Graduada pela Universidade Paulista (UNIP). Especialista e Mestre em Odontologia Social pela Faculdade de Odontologia da Universidade de São Paulo (FOUSP). Habilitada em Odontologia Hospitalar pelo Conselho Federal de Odontologia. Doutora em Ciências da Saúde pelo Instituto de Ensino e Pesquisa do Hospital Sírio Libanês (HSL).

- **Teresa Marcia de Morais**

  Graduada em Odontologia pela Centro Universitário da Fundação Educacional de Barretos (UNIFEB). Mestre em Odontologia Clínica e Integrada pela Universidade de São Paulo (USP). Especialista em Periodontia pela FEB. Membro da Diretoria do Departamento de Odontologia da Associação de Medicina Intensiva Brasileira (AMIB).

Comissão de Odontologia Hospitalar – CFO

- **Keller De Martini**

  Especialista, Mestre e Doutor em Periodontia. Habilitado em Odontologia Hospitalar pelo Conselho Federal de Odontologia (CFO). Coordenador da Comissão de Odontologia Hospitalar do Conselho Federal de Odontologia (CFO). Supervisor Técnico de Odontologia no Hospital São Paulo (HSP). Membro do Grupo de Trabalho de Odontologia Hospitalar do Ministério da Saúde. Professor Adjunto do Curso de Odontologia da Universidade Metropolitana de Santos (UNIMES)

- **Andreia Cristina Leal Figueiredo**

  Doutora em Odontologia. Área de Concentração de Saúde Coletiva. UPE. Especialista em Gestão em Saúde pela Universidade Federal do Rio Grande do Sul (UFRGS).

- **Jacqueline Webster**

  Mestre em Reabilitação Oral pela Pontifícia Universidade Católica do Rio Grande do Sul (PUC/RS). Especialista em Gestão Hospitalar pela Fundação Oswaldo Cruz (FIOCRUZ/GHC). Habilitada em Odontologia Hospitalr pelo Conselho Federal de Odontologia (CFO). Referência Técnica da Linha de Cuidado em Onco-hematologia do Hospital Nossa Senhora da Conceição (HNSC/GHC).

- **Frederico Eugeno - TO**

  Mestre em Ciências da Saúde pela Universidade Federal do Tocantis (UFT-TO). Especialista em Periodontia. Habilitado em Odontologia Hospitalar pelo Conselho Federal de Odontologia (CFO).

Presidente do Departamento de Farmácia AMIB

- **Michelle Silva Nunes – RN**

  Farmacêutica Clínica Especialista em Terapia Intensiva do Adulto pelo Programa de Residência Integrada Multiprofissional em Saúde do Hospital Universitário Onofre Lopes (UFRN).

Presidente Associação de Medicina Intensiva – AMIB

- **Suzana Margareth Ajeje Lobo**

  Presidente da Associação de Medicina Intensiva Brasileira (AMIB), biênio 2020-2021. Titulada em Medicina Intensiva pela AMIB. Chefe do Centro Terapia Intensiva do Hospital de Base de São José do Rio Preto. Professora Livre-docente da Faculdade de Medicina de São José do Rio Preto (FAMERP).

Presidente do Conselho Federal de Odontologia – CFO

- **Juliano do Vale – TO**

  Graduado em Odontologia pela Universidade de Uberaba (Iniube). Cirurgião-Dentista da Secretaria de Saúde do Tocantins (SST). Major – Quadro de Saúde – do Corpo de Bombeiros Militares do Estado do Tocantins. Diretor-tesoureiro do Conselho Estadual de Saúde do Tocantins (CES-TO). Presidente do CES-TO, biênio 2015/2016. Presidente do Conselho Regional de Odontologia do Tocantins (CRO-TO (2006-2008/2008-2010/2010-2012/2012-2014/2014/2015). Tesoureiro do Conselho Federal de Odontologia, biênio 2015- 2016. Atual Presidente do Conselho Federal de Odontologia (desde 2016).

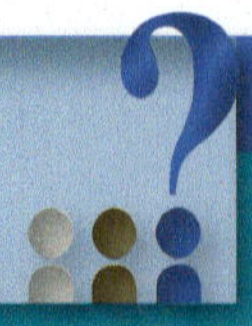

ASSUNTOS ABORDADOS

1. Triagem de pacientes para atestar COVID-19
2. Conduta para tratamento odontológico
3. Definição de urgências e emergências odontológicas segundo a American Dental Association
4. Medidas para atendimento odontológico de urgência/emergência de pacientes com suspeita ou diagnóstico de COVID-19
5. Medidas de atendimento odontológico ao paciente com diagnóstico de COVID-19 em hospital/UTI
6. Considerações finais

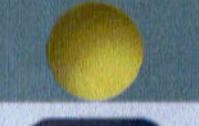

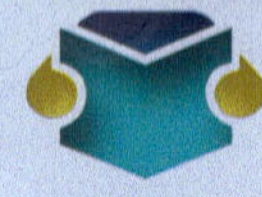

NOTA DOS AUTORES

Vivemos um momento crítico da pandemia da COVID-19. Este informe tem como principais objetivos fazer recomendações que possam auxiliar os cirurgiões-dentistas e agentes públicos e privados que atendem pacientes com suspeita ou confirmados com COVID-19 a tomarem decisões clínicas que possam minimizar a propagação desta pandemia histórica.

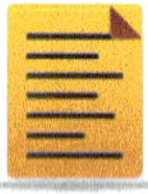

NOTA

A pandemia é dinâmica, e as informações aqui apresentadas podem passar por atualização à medida que novos conhecimentos científicos forem publicados.

1. TRIAGEM DE PACIENTES PARA COVID-19

Telefone ou presencial

Apresenta sintomas gripais ou teve contato próximo com alguma pessoa que os apresentava?

Presencial

- Aferir a temperatura corporal do paciente e do acompanhante.
- Monitorar a temperatura da equipe de saúde bucal.
- Febre será definida como temperatura acima de 37,8°C.
- O paciente com suspeita de COVID-19 deve ser orientado a fazer isolamento domiciliar imediato e entrar em contato o mais rápido possível com o serviço de saúde conforme recomendação da OMS.
- Evitar aglomeração de pacientes e acompanhantes na sala de espera, devendo ser mantida distância de pelo menos 1 metro entre as pessoas.

2. CONDUTA PARA TRATAMENTO ODONTOLÓGICO

Tratamento Eletivo	
Paciente SEM suspeita de COVID-19	Postergar o tratamento odontológico.
Paciente COM suspeita ou confirmado de COVID-19	Postergar o tratamento odontológico. O paciente com suspeita de COVID-19 deve ser orientado a fazer isolamento domiciliar imediatamente e entrar em contato o mais rápido possível com o serviço de saúde conforme recomendação da OMS.

Tratamento de Urgência/Emergência	
Paciente SEM suspeita de COVID-19	O tratamento odontológico deve ser realizado com precaução padrão e adicionais para toda a equipe (ver ***Tópico 4*** Equipamento de proteção individual – EPI). Se forem necessárias suturas realizá-las com material absorvível. Fazer a limpeza concorrente do consultório odontológico ao fim de cada atendimento, podendo ser limpeza imediata e/ou terminal. Descartar EPI's e materiais infectantes no lixo apropriado. Lavar as mãos. Realizar o suporte necessário após o atendimento de urgência/emergência via telefone, de forma evitar contato com o paciente.
Paciente COM suspeita ou confirmado de COVID-19	O tratamento odontológico deve ser realizado com precaução padrão e adicionais para toda a equipe (consulte no ***Tópico 4*** Equipamento de proteção individual – EPI). Se forem necessárias suturas realizá-las com material absorvível. Fazer a limpeza concorrente do consultório odontológico aguardando duas horas após o final de cada atendimento. Aguardar este período com a sala fechada e se houver janelas com ventilação estas devem permanecer abertas. Ao final do turno de trabalho realizar de limpeza terminal. Descartar EPI's e materiais infectantes no lixo apropriado. Lavar as mãos. Realizar o suporte necessário após o atendimento de urgência/emergência via telefone, de forma evitar contato com o paciente. O paciente com suspeita de COVID-19 deve ser orientado a fazer isolamento domiciliar imediato e entrar em contato o mais rápido possível com o serviço de saúde conforme recomendação da OMS.

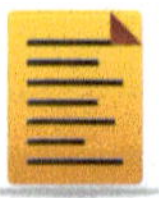

NOTA

Sugerimos aos profissionais seguirem orientações dos respectivos Conselhos Regionais e as Secretarias Estaduais e Municipais de Saúde em relação a flexibilização dos atendimentos odontológicos eletivos.

3. DEFINIÇÃO DE EMERGÊNCIAS E URGÊNCIAS ODONTOLÓGICAS SEGUNDO A *AMERICAN DENTAL ASSOCIATION* (ADA, 2020)

Segundo a *American Dental Association* (ADA, 2020), as emergências odontológicas de acordo com a ADA, "são potencialmente fatais e requerem tratamento imediato para interromper o sangramento contínuo dos tecidos ou aliviar dores ou infecções graves". Ainda segundo a ADA, as emergências odontológicas são condições que incluem sangramento descontrolado; celulite ou infecção bacteriana difusa dos tecidos moles com edema intrabucal ou extrabucal que comprometa potencialmente as vias aéreas do paciente; ou trauma envolvendo ossos faciais que potencialmente comprometa as vias aéreas do paciente. As urgências odontológicas "concentram-se no gerenciamento de condições que requerem atenção imediata para aliviar dores severas e/ou risco de infecção e dessa forma reduzir o número de pacientes assistidos nos serviços de emergência dos hospitais".

QUADRO 31.1 Tratamento odontológico de emergência (ADA, 2020)

Tipo de Tratamento Odontológico – ADA 2020	
Emergência	Sangramento descontrolado
	Celulite ou infecção difusa de tecidos moles com potencial comprometimento das vias aéreas do paciente
	Trauma envolvendo os ossos da face com potencial comprometimento das vias aéreas do paciente

Fonte: (modificado de American Dental Association (ADA), 2020)
https://success.ada.org/~/media/CPS/Files/Open%20Files/ADA_COVID19_Dental_Emergency_DDS.pdf

Quadro 31.2 Tratamento odontológico de urgência (ADA, 2020).

Tipos de Tratamento Odontológico (ADA, 2020)	
Urgência	Eletivo
▪ Pulpite irreversível ▪ Pericoronite ▪ Osteíte pós-operatória cirúrgica ou troca de curativos de cavidade seca ▪ Abscesso ou infecção bacteriana localizada, resultando em dor e inchaço localizados ▪ Fratura de dente, resultando em dor ou causando trauma nos tecidos moles ▪ Trauma dentário com avulsão/luxação ▪ Confecção de restauração temporária caso a restauração tenha sido perdida, esteja quebrada ou causando irritação gengival ▪ Cárie extensa ou restaurações defeituosas que causam dor ▪ Remoção de suturas ▪ Mucosite ▪ Ajustes de dentadura em pacientes com radiação/oncologia ▪ Ajustes ou reparos de dentadura quando a função é impedida ▪ Substituição de preenchimento temporário nas aberturas de acesso endodôntico em pacientes com dor ▪ Corte ou ajustes de um fio ou de aparelhos ortodônticos que perfuram ou ulceram a mucosa bucal	▪ Exame odontológico inicial ou de manutenção ▪ Radiografias de rotina ▪ Profilaxias dentárias ▪ Terapia periodontal de rotina ▪ Procedimentos ortodônticos diferentes daqueles para tratar problemas agudos (por exemplo: dor, infecção, trauma) ▪ Extração de dentes assintomáticos ▪ Dentística restauradora, incluindo tratamento de lesões cariosas assintomáticas ▪ Procedimentos odontológicos estéticos

Fonte: Modificada de *American Dental Association* (ADA), 2020) https://success.ada.org/~/media/CPS/Files/Open%20Files/ADA_COVID19_Dental_Emergency_DDS.pdf

Para reduzir possível estímulo à tosse e aumento de salivação, preferir, quando necessárias, radiografias extrabucais como as panorâmicas e tomografias computadorizadas de feixe cônico.

4. MEDIDAS PARA ATENDIMENTO ODONTOLÓGICO DE URGÊNCIA/ EMERGÊNCIA DE PACIENTES COM SUSPEITA E/OU DIAGNÓSTICO DE COVID-19

4.1 Medidas Ambulatoriais (Consultório)

Para o atendimento, recomenda-se a observância rigorosa de todas as precauções indicadas pelo *Centers for Disease Control and Prevention* (CDC), Nota Técnica ANVISA Nº 05/2020 e pelo Manual de biossegurança da ANVISA. O profissional de saúde é exposto a diversos riscos na sua prática diária. Para minimizar, prevenir ou reduzir estes riscos, é necessária a adoção de medidas, como:

Imunização do profissional	Os profissionais da área da saúde, por estarem mais expostos, possuem um risco elevado de contrair doenças infecciosas, por isso devem estar imunizados. O Ministério da Saúde antecipou a Campanha Nacional de Vacinação contra a ***Influenza*** como estratégia para diminuir a quantidade de pessoas com gripe neste inverno. A vacina não apresenta eficácia contra o SARS-CoV-2.
Higiene das mãos	Realizar a lavagem rigorosa das mãos com água e sabão ou proceder à fricção com álcool em gel 70% se não houver sujidade visível. Lavar as mãos antes e depois da retirada das luvas. Secar as mãos com papel-toalha.
Uso dos equipamentos de proteção individual 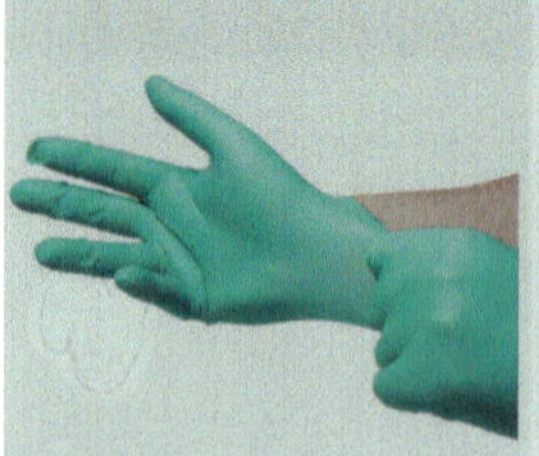	É necessário proteger membranas mucosas de olhos, nariz e boca durante os procedimentos. O equipamento a ser utilizado deve ser selecionado de acordo com o tipo de atendimento. Os EPIs compreendem luvas, óculos e/ou máscaras e também viseiras para proteção facial. **Luvas** de procedimento não cirúrgico devem ser utilizadas quando o profissional tiver contato com pacientes com suspeita ou diagnóstico de COVID-19, principalmente se houver risco de contato com sangue, fluidos corporais, secreções, mucosas e pele não íntegra, bem como artigos ou equipamentos contaminados. **Lembrar que o uso de luvas não substitui a higiene das mãos**.

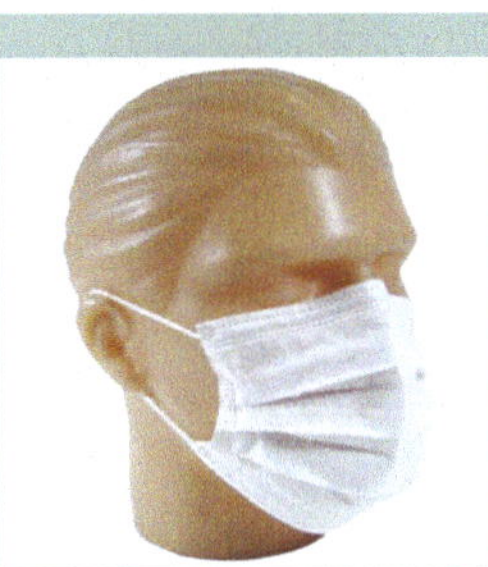

Máscara cirúrgica A indicação do uso da máscara cirúrgica para a odontologia em ambiente hospitalar e ambulatorial segue a indicação da NT da ANVISA (triagem, tarefas administrativas e qualquer atividade que não envolva contato a menos de 1 metro do paciente. Nas demais áreas hospitalares e ambulatoriais a utilização da máscara N95 ou PFF2 ou padrão PFF3, ou equivalente fica diretamente relacionada a qualquer procedimento odontológico realizado incluindo avaliação da cavidade bucal. O CDC complementa que profissionais de saúde que prestam atendimento em Unidades de Tratamento Intensivo e Semi intensivo devem usar máscara (N95 ou FFP2 ou Padrão FFP3, ou equivalente descrito abaixo). A máscara cirúrgica tem que possuir, no mínimo, uma camada interna e uma camada externa e, obrigatoriamente, um elemento filtrante com eficiência de filtragem de partículas (EFP) > 98% e eficiência de filtragem bacteriológica (BFE) > 95%, além do certificado de aprovação junto ao INMETRO. Também deve ser substituída sempre que estiver visivelmente suja e/ou umedecida.

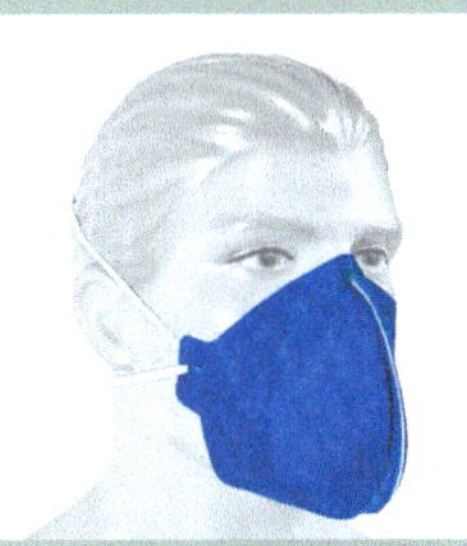

Em procedimentos nos quais serão gerados aerossóis, a máscara de escolha, que oferece melhor proteção é a N95 ou PFF2 que quando estiverem úmidas, sujas, rasgadas, amassadas ou com vincos, devem ser imediatamente descartadas. Porém, devido à escassez de EPI's se faz necessária a adaptação à realidade de cada serviço, respeitando-se as normas vigentes propostas por cada Comissão de Controle de Infecção Hospitalar (CCIH). Assim, o descarte ou armazenagem da máscara N95 devem ser feitos de acordo com as normas do serviço de saúde em consonância com a CCIH.

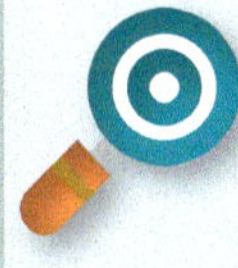

Observação: É importante ressaltar que a máscara N95/PFF2 ou equivalente que contém válvula expiratória não pode ser utilizada como controle de fonte, pois ela permite a saída do ar expirado pelo profissional que, caso esteja infectado, pode vir a contaminar pacientes, outros profissionais e o ambiente

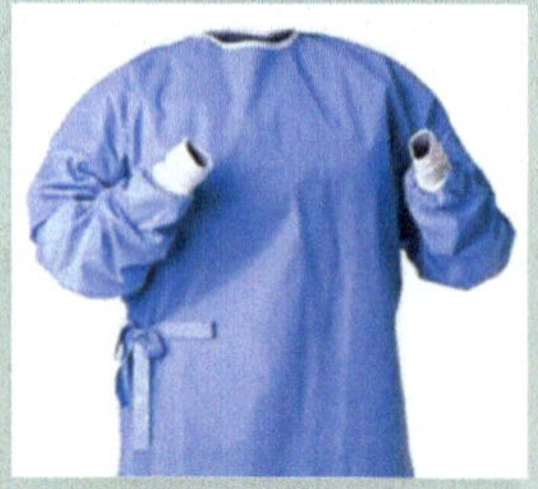	**Capote ou avental** deve ter mangas longas, punho de malha ou elástico e abertura posterior. Deve ser impermeável com gramatura mínima de 50g/m^2. O material deve ser de boa qualidade, não alergênico e resistente, proporcionando barreira antimicrobiana efetiva (Teste de Eficiência de Filtração Bacteriológica- EFB). Deve permanecer fechado durante todos os procedimentos.
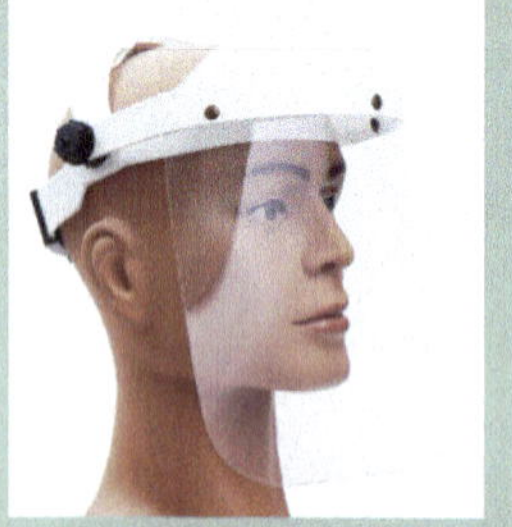	**Protetor ocular e/ou protetor facial** devem cobrir a frente e as laterais do rosto, sendo de uso exclusivo para cada profissional responsável pela assistência. Após o uso, o protetor deve ser limpo e desinfetado com álcool 70% ou outro desinfetante padronizado pelo serviço de saúde para essa finalidade.
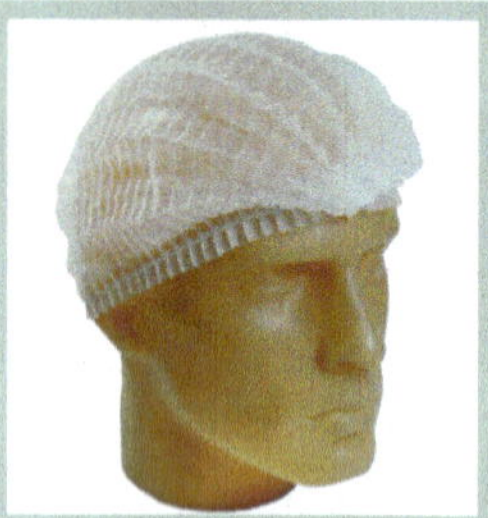	**Gorro descartável** deve ser utilizado.
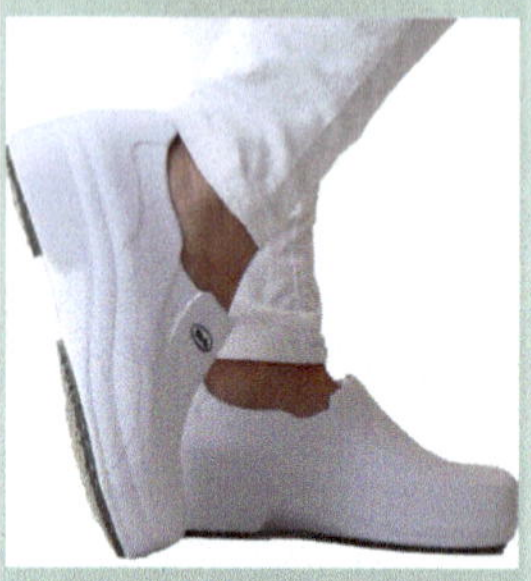 www.boutiquedosjalecos.com.br	Os **calçados** devem ser fechados e ter solado antiderrapante.
Procedimentos Para Diminuir o Risco de Transmissão Aérea	▪ Usar dique de borracha, sempre que o procedimento permitir. Quando o isolamento não for possível, dar preferência a instrumentos manuais para remoção de cáries e a extratores (Curetas, Cinzéis, Foices, Enxadas e Limas periodontais) de cálculo em vez de aparelhos ultrassônicos, a fim de minimizar a geração de aerossóis.

	▪ Usar sugadores de alta potência. O trabalho a quatro mãos deve ser estimulado para controle de disseminação. ▪ Evitar o uso de seringa tríplice na sua forma *spray*, acionando os dois botões ao mesmo tempo. Regular a saída de água de refrigeração. ▪ Higienizar previamente a boca do paciente por meio de remoção mecânica e/ou bochecho com antisséptico. Fornecer bochechos com peróxido de hidrogênio a 1% antes de cada atendimento (o SARS-CoV-2 é vulnerável à oxidação). Ambos são recomendados para reduzir a carga viral salivar (ainda não há evidências robustas para essa aplicação). Não há recomendação do uso de digluconato de clorexidina, em qualquer concentração. Ainda não há evidências científicas que demonstrem a eficácia da clorexidina contra o novo SARS- CoV-2. ▪ Manter o ambiente ventilado. 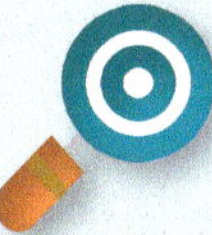 **Observação:** Os procedimentos que podem gerar aerossóis devem ser realizados, preferencialmente, em uma unidade de isolamento respiratório com pressão negativa e filtro HEPA (High Efficiency Particulate Arrestance). Na ausência desse tipo de unidade, deve-se colocar o paciente em um quarto com portas fechadas (com janelas abertas) e restringir o número de profissionais durante os procedimentos. Além disso, deve-se orientar a obrigatoriedade do uso da máscara de proteção respiratória (respirador particulado) com eficácia mínima na filtração de 95% de partículas de até 0,3μ (tipo N95, N99, N100, PFF2 ou PFF3) pelos profissionais de saúde.
Limpeza e Desinfecção de Superfícies	Recomenda-se que a limpeza das áreas de isolamento seja concorrente, imediata ou terminal. ▪ A limpeza concorrente é aquela realizada diariamente; ▪ A limpeza imediata é aquela realizada em qualquer momento, quando ocorrem sujidades ou contaminação do ambiente e equipamentos com matéria orgânica, mesmo após ter sido realizada a limpeza concorrente e ▪ A limpeza terminal é aquela realizada após a alta, óbito ou transferência do paciente. ▪ Manipular cuidadosamente o material perfurocortante. ▪ Proceder ao descarte adequado de resíduos, conforme procedimento operacional padrão (POP).

Limpeza e Desinfecção de Superfícies (cont.)	▪ Realizar remoção de sujidades com água e detergente neutro, bem como desinfecção rigorosa de superfícies e objetos do consultório (maçanetas, cadeiras, banheiro) e/ou do ambiente hospitalar. Para tal, sugere-se: hipoclorito de sódio a 0,1%; ou peróxido de hidrogênio a 0,5%; ou álcool a 70%; ou desinfetante padronizado pelo serviço de saúde para essa finalidade. No ambiente hospitalar, a limpeza e a desinfecção com desinfetante devem seguir a rotina hospitalar, sob os cuidados da enfermagem. Todas as superfícies tocadas devem ser desinfetadas. Observar o uso de barreiras de proteção, as quais devem ser trocadas para cada paciente. Há relatos de sobrevivência do coronavírus por dois a nove dias em superfícies. ▪ Durante os procedimentos (com luvas), não atender telefone nem abrir ou fechar portas usando a maçaneta; não tocar com as mãos locais passíveis de contaminação. ▪ Tudo que for utilizado no atendimento deve ser limpo, desinfetado e/ou esterilizado para o atendimento de outro paciente. As peças de mão devem ser autoclavadas para cada paciente — e devem ter válvulas antirrefluxo. ▪ A limpeza das mangueiras que compõe o sistema de sucção da cadeira odontológica deve ser realizada, ao término de cada atendimento, com hipoclorito de sódio. ▪ Os serviços de saúde devem fornecer capacitação a todos os profissionais de saúde (próprios ou terceirizados) quanto às medidas de precaução e ao uso correto dos EPIs (paramentação e desparamentação).

4.2 Tratamento de Resíduos

De acordo com Nota Técnica n. 04/2020, da ANVISA, os resíduos devem ser acondicionados em saco branco leitoso, que deve ser substituído quando atingir dois terços da capacidade, ou pelo menos uma vez a cada 48 horas, e identificado com símbolo de substância infectante, com rótulos de fundo branco, desenho e contornos pretos. Os sacos devem estar contidos em recipientes de material lavável, resistente a punctura, ruptura, vazamento e tombamento, com tampa provida de sistema de abertura sem contato manual, com cantos arredondados.

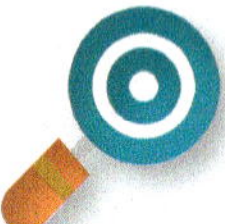

OBSERVAÇÃO

Todos os resíduos provenientes de assistência a pacientes com suspeita ou diagnóstico de COVID-19 devem ser enquadrados na categoria A1, conforme Resolução RDC/ANVISA n. 222, de 28 de março de 2018.

Consulte:
http://portal.anvisa.gov.br/documents/10181/3427425/RDC_222_2018_.pdf/c5d3081d-b331-4626-8448-c9aa426ec410 (acesso em 27 maio 2020).

4.3 Medidas Hospitalares/Unidade de Terapia Intensiva

Para o atendimento de casos de urgência/emergência em Unidade de Terapia Intensiva (UTI), devem ser observadas as recomendações elaboradas e publicadas pela Associação de Medicina Intensiva Brasileira (AMIB). Ressalte-se que os **tratamentos odontológicos eletivos serão postergados**, conforme mencionado anteriormente.

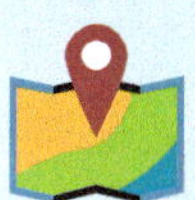

Consulte:
https://www.amib.org.br/fileadmin/user_upload/amib/2020/marco/07/COVID-19_seguranca_equipev14032020_18h16.pdf (acesso em 27 maio 2020)

4.4 Pacientes em Intubação Orotraqueal/Traqueostomizados

A manutenção da higiene bucal para prevenção de pneumonia associada à ventilação mecânica (PAVM) adotada pelas instituições hospitalares deve ser mantida com o intuito de evitar novos casos de pneumonia por infecção de microrganismos que não o SARS-CoV-2. Recomendamos que seja preconizado o protocolo da AMIB para UTI adulto 2.

IMPORTANTE

Associações de Classe do Brasil, Espanha e Portugal, baseados no estudo de Peng *et al.* (2020), tem recomendado o uso do peróxido de hidrogênio e iodopovidona com o propósito de redução da quantidade de partículas virais (SARS-CoV-2) na cavidade bucal, diminuindo assim a probabilidade de contaminação e infecção entre profissionais de saúde e do ambiente com aerossol contaminado. Porém, não há até o momento evidências robustas publicadas sobre a eficácia clínica do uso de enxaguatórios pré-procedimentos que reduzem carga viral específica do SARS-CoV-2 ou impedem sua transmissão. Embora a COVID-19 não tenha sido estudado, os enxaguatórios bucais antimicrobianos, atualmente são utilizados previamente a procedimentos reduzindo a carga de microrganismos em aerossóis e respingos gerados durante procedimentos odontológicos. Pelas evidências clínicas colhidas anteriormente e diante dos trabalhos publicados até o momento, sugere-se que substâncias oxidantes, como o peróxido de hidrogênio a 1% pode ser utilizada para o SARS-CoV-2, sem prejuízo para o paciente assistido desde que instituída a precaução de proteção de via aérea sugerida para evitar eventos adversos desconhecido até o momento.

Após aspiração inicial de secreções acima do *cuff*, complementar a proteção pulmonar com tampão de gaze para utilização do peróxido de hidrogênio 1%, sendo imprescindíveis: cabeceira da cama elevada e aspiração contínua. A escolha do uso do tampão deve ser decidida em conjunto com equipe multiprofissional e CCIH de cada serviço, desde que possua cirurgião-dentista habilitado na equipe. O tampão deve ser colocado pelo cirurgíão-dentista, médico ou enfermeiro habilitado na equipe. (***ver Anexo 1 - Tampão Orofaringeo***).

A menor concentração de peróxido de hidrogênio disponível no mercado é 3%, e o serviço de Farmácia Hospitalar deve ser contactado em tempo hábil para definir a melhor maneira de viabilizar a formulação a 1%.

ATENÇÃO

- Pacientes confirmados de COVID-19 em UTI com IOT ou TQT em ventilação mecânica (VM) devem suspender a escovação dentária com a escova dental pelo risco de geração de gotículas e/ou aerossol com risco de contaminação da equipe de saúde. A remoção mecânica do biofilme deverá ser realizada com a boneca (espátula + gaze). Após o paciente testar negativo o exame PCR, poderá ter sua escovação dentária reintroduzida com escova dental conforme decisão colegiada multidisciplinar. Caso a opção seja por escovas dentais, essas não devem ser armazenadas e sim descartadas.
- Dispositivos protéticos bucais usados por pacientes com suspeita e/ou diagnóstico de COVID-19, quando retirados, NÃO devem ser armazenados no hospital. Serão entregues devidamente desinfetados a um responsável. Em havendo necessidade de seu uso, determinada pelo cirurgião-dentista, a prótese deve ser entregue com antecedência à equipe de assistência para desinfecção, em conformidade com o protocolo de cada hospital.

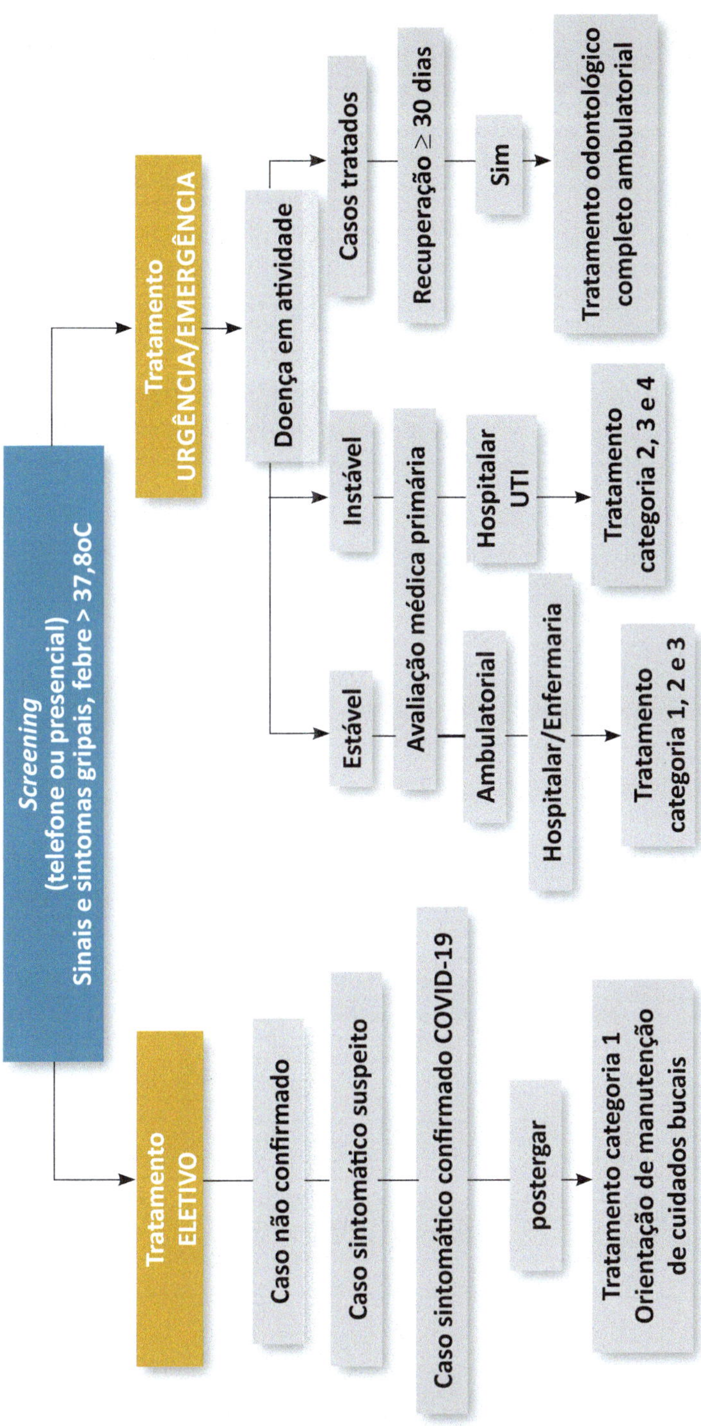

Figura 31.1 Screening para tratamento odontológico durante a pandemia COVID-19.

Fonte: (modificado de Alharbi *et al.*, 2020)

Tratamento categoria 1	Orientação de manutenção de cuidados bucais: manter higiene bucal de forma habitual. Atenção para relato de hiposmia/anosmia, disgeusia/hipogeusia ou ageusia e presença de alteração de mucosas. Deve-se levar em consideração o rigor da lavagem das mãos antes da manipulação da cavidade bucal para a escovação dentária e uso do fio dental para evitar a contaminação pelo vírus. Na presença de alterações, informar ao cirurgião-dentista.
Tratamento categoria 2	tratamento de urgência /emergência: realizar de forma habitual.
Tratamento categoria 3	tratamento descontaminação orofaríngea: Indicado em procedimentos que produzam aerossol, ou seja, realizar no pré-procedimento odontológico e higiene bucal. Na intubação* ou aspiração traqueal, ventilação mecânica não invasiva, ressuscitação cardiopulmonar*, ventilação manual antes da intubação, coletas de amostras nasotraqueais e broncoscopias.
Tratamento categoria 4	Paciente sob intubação orotraqueal (IOT) ou traqueostomizado (TQT): deve instituir tratamento preventivo PAVM em paciente COVID-19.

Nota: *Avaliar se há tempo hábil para realizar a descontaminação orofaríngea sem prejuízo para o procedimento e no desfecho clínico do paciente.

Tratamento de descontaminação orofaríngea

Quadro 31.2 Tratamento de descontaminação orofaríngea

Substância Oxidante	Frequência	Cavidade Bucal	Tampão Orofaríngeo	Observação
Peróxido de hidrogênio a 1%	12/12 horas	Bochecho ou aplicação (15 mL por 30 segundos)	Posicionar na orofaringe (ver ANEXO 1)	Substância oxidante MAIS recomendada para uso.
Polvidona a 0,2%	12/12 horas	Bochecho ou aplicação (15 mL por 30 segundos)	Posicionar na orofaringe (VER ANEXO I)	Não aplicar em pacientes inconscientes e/ou pacientes confusos. Atenção para risco de reação de hipersensibilidade leve a grave

5. CONSIDERAÇÕES FINAIS

O Comitê de Odontologia AMIB/CFO COVID-19, está destinando todo seu esforço nas discussões, análises criteriosas de evidências científicas e reunião a fim de organizar todo material para publicação de Recomendações coerentes, concisas e baseadas em evidências clínicas e científicas com objetivo de auxiliar e orientar profissionais a aplicarem medidas protocolares técnicas precisas. Lembrando que o posicionamento do Departamento de Odontologia da AMIB assume a responsabilidade frente as novas medidas a serem tomadas, inclusive sua modificação em função de novas evidências.

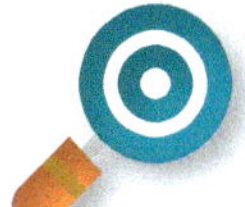

OBSERVAÇÃO

O Departamento Nacional de Odontologia da AMIB, com sua equipe, assume a responsabilidade de posicionar-se diante de novas medidas a serem tomadas, inclusive quando da necessidade de modificação em virtude de novas descobertas.

REFERÊNCIAS

1. Brasil. Ministério da Saúde. Agência Nacional de Vigilância Sanitária. Serviços odontológicos: prevenção e controle de riscos [Internet]. Brasília, DF: Ministério da Saúde; 2006. [acesso em 27 maio 2020]. Disponível em: http: //portal.anvisa.gov.br/documents/33852/271892/Manual+-Servi%C3%A7os+Odontol%C3%B3gicos+Preven%C3%A7%C3%A3o+e+Controle+de+Riscos/9f2ca1be-b4fc-49b4-b3a9-17eb6ba2c7de.
2. American Dental Association. What constitutes a dental emergency? [Internet]. ADA; 2020. [acesso em 27 maio 2020]. Disponível em: h ttps://success.ada.org/~/media/CPS/Files/Open%20Files/ADA_COVID19_Dental_Emergency_DDS.pdf.
3. Associação de Medicina Intensiva Brasileira. Na UTI, a segurança da equipe é fundamental! [Internet]. AMIB; 2020. [acesso em 27 maio 2020]. Disponível em: https://www.amib.org.br/fileadmin/user_upload/amib/2020/marco/07/COVID-19_seguranca_equipev14032020_18h16.pdf.
4. Conselho Federal de Odontologia. Recomendações para atendimentos odontológicos em tempos de COVID-19 [Internet]. CFO; 2020. [acesso em 27 maio 2020]. Disponível em: http://website.cfo.org.br/plano-de-prevencao-cfo-anuncia-novas-medidas-para-auxiliar-na-contencao-do-coronavirus/.
5. American Dental Association. America's leading advocate for oral health [Internet]. ADA; 2020. [acesso em 27 maio 2020]. Disponível em: https://www.ada.org/en.
6. Centers for Disease Control and Prevention. Interim infection prevention and control recommendations for patients with suspected or confirmed coronavirus disease 2019 (COVID-19) in healthcare settings [Internet]. [atualização em 18 maio 2020]. [acesso em 27 maio 2020]. Disponível em: https://www.cdc.gov/coronavirus/2019-ncov/infection-control/control-recommendations.html.

7. Organization for Safety, Asepsis and Prevention. From policy to practice: OSAP's guide to the CDC guidelines [Internet]. Atlanta: OSHA [atualização 2019]. [acesso em 27 maio 2020]. Disponível em: https://cdn.ymaws.com/www.osap.org/resource/resmgr/publications/book_chapters/from_policy_to_practice_osap.pdf.
8. Organization for Safety, Asepsis and Prevention. OSHA and CDC guidelines: interact training system. 5th ed. [acesso em 27 maio 2020]. Disponível em: https://www.osap.org/store/ViewProduct.aspx?id=11683128.
9. Sociedade Brasileira de Infectologia. Informe n. 9 da Sociedade Brasileira de Infectologia sobre o novo coronavírus: perguntas e respostas para profissionais da saúde e para o público em geral. SBI; 2020 [atualização em 20 mar 2020].
10. World Health Organization. Rational use of personal protective equipment for coronavirus disease 2019 (COVID-19) [Internet]. WHO; 27 fev 2020. [acesso em 27 maio 2020]. Disponível em: https://apps.who.int/iris/bitstream/handle/10665/331215/WHO-2019-nCov-IPCPPE_use-2020.1-eng.pdf.
11. World Health Organization. Considerations for quarantine of individuals in the context of containment for coronavirus disease (COVID-19) [Internet]. WHO; 19 mar 2020. [acesso em 27 maio 2020]. Disponível em: https://www.who.int/publications-detail/considerations-for-quarantine-of-individuals-in-the-context-of-containment-for-coronavirus-disease-(covid-19).
12. Zhang W, Jiang X. Measures and suggestions for the prevention and control of the novel coronavirus in dental institutions [Internet]. Front Oral Maxillofac Med. 2020;2:4. [acesso em 27 maio 2020]. Disponível em: http://fomm.amegroups.com/article/view/36147/pdf.
13. Li R, Pei S, Chen B, Song Y, Zhang T, Yang W, et al. Substantial undocumented infection facilitates the rapid dissemination of novel coronavirus (SARS-CoV-2). Science. 2020;368(6490):489-93.
14. Meng L, Hua F, Bian Z. Coronavirus disease 2019 (COVID-19): emerging and future challenges for dental and oral medicine. J Dent Res. 2020;99(5):481-7.
15. Minas Gerais. Governo do Estado de Minas Gerais. Secretaria de Estado de Saúde. Centro de Operações de Emergência em Saúde – COES Minas COVID-19. Atualização técnica ao Protocolo de Infecção Humana pelo SARS-CoV-2 n. 03/2020: medidas de precaução e uso de equipamentos de proteção individual (EPI). Belo Horizonte; 2020.
16. Consejo General de Dentistas de España. Organizacion Colegial de Dentistas da España. Informe técnico del Consejo General de Dentistas de España: el nuevo coronavirus 2019-nCOV y el manejo del paciente dental. CGDE; mar 2020.
17. Hydrogen peroxide: drug information [Internet]. UpToDate; 2020. [acesso em 27 maio 2020]. Disponível em: https://www.uptodate.com/contents/hydrogen-peroxide-drug-information/print.
18. Peng X, Xu X, Li Y, Cheng L, Zhou X, Ren B. Transmission routes of 2019-nCoV and controls in dental practice. Int J Oral Sci. 2020;12(1):9.
19. Pasetti LA, Leão MTC, Araki LT, Albuquerque AMM, Ramos TMB, Santos SF et al. Odontologia hospitalar: a importância do cirurgião-dentista na unidade de terapia intensiva. Rev Odontol. 2013;13(4):211-6.
20. Valentini-Mioso F, Maske TT, Cenci MS, Boscato N, Pereira-Cenci T. Chemical hygiene

protocols for complete dentures: a crossover randomized clinical trial. J Prosthet Dent. 2019 Jan;121(1):83-9.

21. World Health Organization. Novel coronavirus (COVID-2019) technical guidance. WHO; 2020. [acesso em 27 maio 2020]. Disponível em: https://www.who.int/emergencies/diseases/novel-coronavirus-2019.
22. World Health Organization. Advice on the use of masks the community, during home care and in health care settings in the context of the novel coronavirus (2019-nCoV) outbreak: interim guidance [Internet]. 29 jan 2020. [acesso em 27 maio 2020]. Disponível em: https://apps.who.int/iris/handle/10665/330987.
23. Brasil. Ministério da Saúde. Secretaria de Vigilância em Saúde. Boletim Epidemiológico n. 1. SVS/MS-COE; 2020. [acesso em jan 2020]. Disponível em: http://portalarquivos2.saude.gov.br/images/pdf/2020/janeiro/28/Boletim-epidemiologico-SVS28jan20.pdf .
24. Brasil. Ministério da Saúde. Secretaria de Ciência, Tecnologia e Insumos Estratégicos. Departamento do Complexo Industrial e Inovação em Saúde. Classificação de risco dos agentes biológicos. 3. ed. Brasília, DF: Ministério da Saúde; 2017.
25. Brasil. Ministério da Saúde. Agência Nacional de Vigilância Sanitária. Nota técnica GVIMS/GGTES/ANVISA n. 04/2020 [Internet]. Orientações para serviços de saúde: medidas de prevenção e controle que devem ser adotadas durante a assistência aos casos suspeitos ou confirmados de infecção pelo novo coronavírus (SARS-CoV-2). [acesso em 27 maio 2020]. Disponível em: http://portal.anvisa.gov.br/documents/33852/271858/Nota+T%C3%A9cnica+n+04-2020+GVIMS-GGTES-ANVISA/ab598660-3de4-4f14-8e6f-b9341c196b28.
26. American Dental Association (ADA) – ADA develops guidance on dental emergency, nonemergency care – Recommendations parto f dentiss response over COVID-19 concerns. March,18, 2020. Acesso em: https://www.ada.org/en/publications/ada-news/2020-archive/march/ada-develops-guidance-on-dental-emergency-nonemergency-care
27. ADA develops guidance on dental emergency, nonemergency care Recommendations part of dentists' response over COVID-19 concerns March 18, 2020.
28. AMERICAN DENTAL ASSOCIATION (ADA). American Dental Association. Summary of ADA Guidance During the SARS-CoV-2 Crisis.
29. Ruiyun Li, Sen Pei, Bin Chen, Yimeng Song, Tao Zhang, Wan Yang, Jeffrey Shaman. Substantial undocumented infection facilitates the rapid dissemination of novel coronavirus (SARS-CoV2). Science 10.1126/Science.abb3221 (2020).
30. Nobahar M, Razavi MR, Malek F, Ghorbani R. Effects of hydrogen peroxide mouthwash on preventing ventilator-associated pneumonia in patients admitted to the intensive care unit. b r a z j i n f e c t d is . 2 0 1 6;2 0(5):444–450.
31. Wong J, Goh QY, Tan Z, Lie SA, Tay YC et al. Preparing for a COVID-19 pandemic: a review of operating room outbreak response measures in a large tertiary hospital in Singapore. Can J Anesth/J Can Anesthhttps://doi.org/10.1007/s12630-020-01620-9
32. dela Cruz F, Brown DH, Leikin JB, Franklin C, Hryhorczuk DO. Iodine absorption after topical administration. Western Journalof Medicine 1987.
33. Ramaswamykanive H, Nanavati Z, Mackie J, Linderman R, Lavee O. Cardiovascular

collapse following povidone-iodine wash. AnaesthesiaandIntensiveCare. 2011. DOI: 10.1177/0310057x1103900121.
34. Lachapelle JM. A comparison of the irritant and allergenic properties of antiseptics. European Journal of Dermatology. 2014. DOI:10.1684/ejd.2013.2198.
35. Alharbi, A. et al., Guidelines for dental care provision during the COVID-19 pandemic. Saudi Dental Journal (2020), https://doi.org/10.1016/j.sdentj.2020.04.001.
36. Bayley JK, Challacombe S, Rushton M, Sunkaraneni VS, Combes J. The use of Povidone Iodine nasal spray and mouthwash during the current COVID-19 pandemic may protect healthcare workers and reduce cross infection. Draft version, awaiting journal acceptance and full peer review. March 31, 202
37. Polli VA, Camargo AR, Munhoz EA. Abordagem clínica de pacientes com necessidades especiais. Trabalho de Conclusão de Curso. Universidade Federal de Santa Catarina Curso de Graduação em Odontologia. Florianópolis 2014.
38. Ortega KL, Rodrigues de Camargo A, Bertoldi Franco J, Mano Azul A, Pérez Sayáns M, Braz Silva PH. SARS-CoV-2 and dentistry [published online ahead of print, 2020 Jun 5]. Clin Oral Investig. 2020;1-2. HYPERLINK "C:\Users\Juliana\Downloads\Ortega2020_Article_SARS-CoV-2AndDentistry.pdf"doi:10.1007/s00784-020-03381-7
39. Brasil. Ministério da Saúde. Secretaria de Vigilância em Saúde. NOTA TÉCNICA Nº 51/2020/SEI/COSAN/GHCOS/DIRE3/ANVISA. Acesso em 19/06/2020. http://portal.anvisa.gov.br/documents/219201/4340788/Nota+t%C3%A9cnica+51+equipamentos+de+desinfec%C3%A7%C3%A3o/83744f1e-e422-4a02-acee-8add5a4ad2e5

Anexo 1

Passo a Passo – Tampão Orofaríngeo

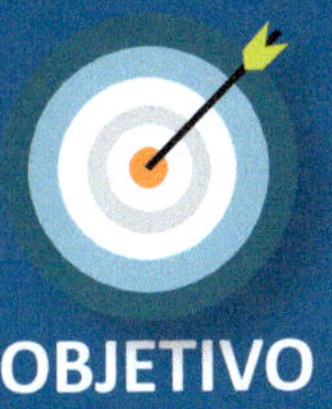

OBJETIVO

O tampão tem por finalidade diminuir o risco de broncoaspiração durante a aplicação do peróxido de hidrogênio a 1%, sendo considerado uma proteção de via área. Nos pacientes sob intubação orotraqueal ou traqueostomizados a descontaminação prévia da cavidade bucal com o peróxido resulta em redução da carga viral localmente presente e consequentemente redução do vírus no aerossol produzido, contribuindo para a segurança do paciente e equipe assistencial no enfrentamento ao COVID 19.

QUEM REALIZA Cirurgião-dentista, médico ou enfermeiro habilitado

ETAPAS:

1. **Solicitar o material necessário para realizar o tampão orofaríngeo (tampão orofaríngeo, pinça anatômica e tesoura)**
2. **Retira-se da embalagem proveniente da farmácia da UTI o comprimento suficiente para vedar toda a superfície sobre o *cuff*;**
3. **Com pinça anatômica introduzir o conteúdo cortado sobre o *cuff*, e com delicadeza acomodá-lo de tal forma que toda a região de orofaringe esteja vedada com o tampão devidamente posicionado;**

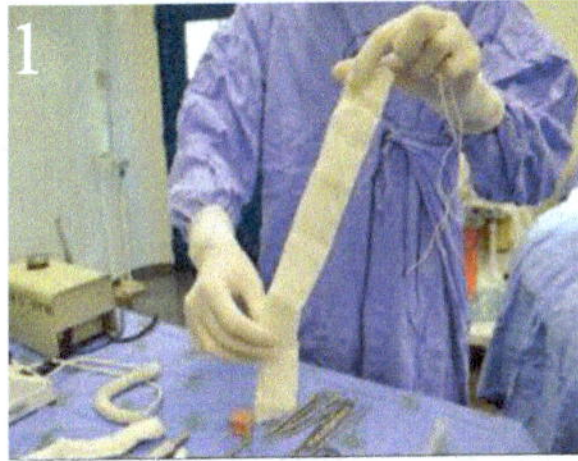

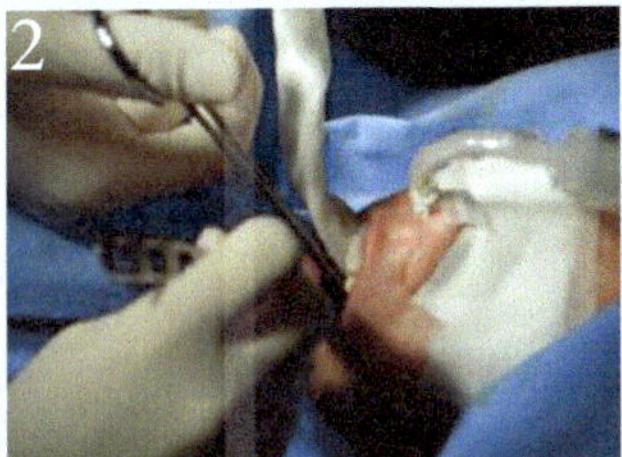

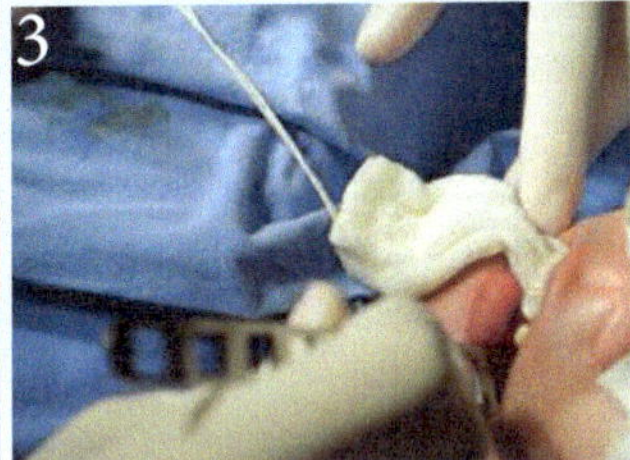

Figura 31.2 (1, 2 E 3) Posicionamento do tampão orofaríngeo
Fonte: Abordagem clínica de pacientes com necessidades especiais (Camargo & Munhoz, 2014).

4. **Após o tampão ser posicionado, fazer a aplicação de peróxido de Hidrogênio a 1% por embrocação com gaze embebida, esperar toda a oxidação e aspirar constantemente;**
5. **Realizar a aspiração final de excesso de produto e sobrenadantes;**
6. **Realizar a inspeção final da cavidade bucal;**
7. **Com pinça anatômica remover o tampão.**